Prüfungsbuch für Zahnmedizinische Fachangestellte

Fragen und Antworten

- für die Vorbereitung auf die Zwischenprüfung und Abschlussprüfung
- zur Wiederholung
- zum Nachschlagen

Helmut Nuding
Margit Wagner
Dr. med. dent. Frank Marahrens

3., neu bearbeitete Auflage

Best.-Nr. 5860
Holland + Josenhans Verlag Stuttgart

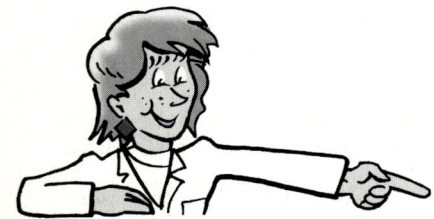

Das Prüfungsbuch für Zahnmedizinische Fachangestellte enthält des Öfteren Berufsbezeichnungen und Gruppenbezeichnungen nur in der männlichen Form. Wir bitten, diese sinngemäß als Doppelbezeichnungen wie z. B. Zahnärztin/Zahnarzt, Patientin/Patient, Käuferin/Käufer usw. zu interpretieren und anzuwenden. Dem Anteil der weiblichen Angehörigen in Beruf und Bevölkerung soll auf diese Weise entsprochen werden, gleichzeitig jedoch soll die Übersichtlichkeit nicht zusätzlich beeinträchtigt und der Lesefluss nicht unnötig gehemmt werden. Da die Berufsbezeichnung „Zahnarzthelferin" für alle diejenigen, die ihre Ausbildung vor dem 1. 8. 2001 aufgenommen haben, weiterhin Gültigkeit hat, werden im vorliegenden Prüfungsbuch beide Berufsbezeichnungen verwendet.

3., neu bearbeitete Auflage 2002

Dieses Werk folgt der reformierten Rechtschreibung und Zeichensetzung.

Dieses Buch ist auf Papier gedruckt, das aus 100 % chlorfrei gebleichten Faserstoffen hergestellt wurde.

© Holland + Josenhans GmbH & Co., Postfach 10 23 52, 70019 Stuttgart, Tel.: 07 11/6 14 39 20, Fax: 07 11/6 14 39 22, E-Mail: verlag@huj.03.net, Internet: www.holland-josenhans.de

Satz und Druck: Oertel + Spörer, 72764 Reutlingen
Umschlagfoto: IZZ, 70174 Stuttgart
Zeichnungen: Hans Hermann Kropf, 89428 Syrgenstein; Angelika Kramer, 70178 Stuttgart
Bindearbeit: Industrie- und Verlagsbuchbinderei Dollinger GmbH, 72555 Metzingen

ISBN 3-7782-5860-5

Vorwort

Das vorliegende Prüfungsbuch enthält alle wichtigen Fragen, die zur erfolgreichen Ablegung der theoretischen und praktischen Prüfungen beherrscht werden sollten. Darüber hinaus dient es als Wegbegleiter während der gesamten Ausbildung zur Zahnarzthelferin/Zahnmedizinischen Fachangestellten.

Entsprechend den neuesten Lehrplänen besteht es aus fünf Teilen: Zahnmedizin (zahnmedizinische Fachkunde, Hygiene, physikalische und chemische Grundlagen, Röntgenlehre, Werkstoffkunde), Fachmathematik, Buchführung sowie Betriebs- und Wirtschaftskunde.

Durch ein ausführliches Verzeichnis der medizinischen und zahnmedizinischen Fachausdrücke ist das Buch auch gut als Nachschlagewerk geeignet.

Des Weiteren hilft ein umfangreiches Sachwortverzeichnis, alle Wissensgebiete rasch aufzufinden.

Mit Ausnahme der Fachmathematik ist das Buch in zwei Spalten aufgeteilt. Die linke Spalte ist die Frage- bzw. Aufgabenspalte, in der rechten finden Sie die entsprechenden Antworten bzw. Lösungen. Diese Anordnung ermöglicht es den Helferinnen/Fachangestellten, durch Abdecken der rechten Seite ihren jeweiligen Kenntnisstand zu überprüfen.

Für manche Fragen oder Aufgaben ist eine umfangreiche Lösung erforderlich. Hier lässt es sich nicht immer vermeiden, dass ein Teil der Lösung auf der folgenden Buchseite fortgesetzt wird. Solche Lösungen erkennen Sie daran, dass die Seite mit einem Hinweispfeil (→) endet. Auf der folgenden Buchseite finden Sie dann den Vermerk „▷ *Fortsetzung der Antwort* ▷".

Viele Fragen wurden umfangreicher beantwortet, als es bei der Fragestellung verlangt wurde. Dieses Verfahren wurde gewählt, um die Leserinnen gründlicher zu informieren.

Die Gemeinschaftspraxis **Uwe Wolf Waldenmaier** und **Sabine Röder** hat uns mit zahlreichen Abbildungen unterstützt. Wir bedanken uns dafür recht herzlich.

Für die Arbeit mit dem Buch und für die nachfolgenden Prüfungen wünschen wir viel Erfolg.

Die Verfasser

Inhaltsverzeichnis

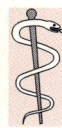

Zahnmedizin

Zahnärztliche Praxis 9

Verhaltensregeln in der zahnärztlichen Praxis 11
  Sicherheitsvorschriften 11
  Absauganlage und Amalgamabscheider 13
  Abfallbeseitigung 15

Elektrizitätslehre 16
  Grundlagen 16
  Elektrische Gefahrenquellen und Sicherungsmaßnahmen 20

Hygiene 24
  Krankheitserreger 24
  Infektion und Infektionsübertragung 27
  Desinfektion und Sterilisation 31
  Impfungen 39
  Präventive Maßnahmen 41

Zelle und Gewebe 43
  Bau und Funktion der Zelle 43
  Gewebe 47

Haut und Schleimhaut 50

Stütz- und Bewegungsapparat 51
  Passiver Bewegungsapparat 51
  Aktiver Bewegungsapparat 55
  Bau des Schädels 55

Nervensystem 59
  Bau und Funktion 59
  Reflexe 61
  Schmerz 61

Sinnesorgane 62
  Auge 62
  Ohr und Gleichgewichtsorgan 63
  Geschmack 65
  Geruch 65

Kreislaufapparat 66

Bau und Funktion des Herzens 66
Bau und Funktion von Blutkreislauf und Blutgefäßen 69
Zusammensetzung und Funktion des Blutes 71
Bau und Funktion des lymphatischen Systems 75
Immunabwehr 76

Atmungssystem 77

Verdauungssystem 81

Lage, Bau und Funktion der Verdauungsorgane 81
Ernährung 85

Kauapparat 88

Anatomischer Aufbau des Zahnes und Gebisses 88
Anatomischer Aufbau der Mundhöhle 91
Zahnbezeichnungen, Zahnflächen und Richtungsbezeichnungen
der Zähne 94
Kiefergelenk 97
Gesichtsmuskulatur 98
Gefäßversorgung des Kopfes 99

Allgemeine Krankheitslehre (Pathologie) 101

Krankheitsursachen, Krankheitsverläufe, Behandlungsmöglichkeiten 101
Entzündung 103
Störungen des Wachstums und Stoffwechsels von Zellen und
Geweben 105

Ausgewählte Krankheiten 107

Allergie 107
Diabetes 109
Tuberkulose 112
Hepatitis 113
HIV 114

Diagnostik und Arbeitsplatzvorbereitung 116

Anamnese 116
Befunderhebung 119
Behandlungsplan 121
Arbeitsplatzvorbereitung 123
Schmerzausschaltung 125
  1 Nervenversorgung im Kiefer-, Gesichts- und Zahnbereich 125
  2 Lokalanästhesie 126

Konservierende Zahnheilkunde 131

Karies 131
  1 Entstehung, Verlauf und Folgen von Karies 131
  2 Prophylaxemaßnahmen 135
      Ursachen von Karies und Parodontalerkrankungen 135
      Zahnputztechniken 138
      Fluoridierung 140
      Zuckeraustausch- und Zuckerersatzstoffe 141

Maßnahmen der konservierenden Zahnheilkunde 142
  1 Füllungsarten 142
  2 Pulpaerkrankungen 144
  3 Instrumente 149
  4 Materialien für die konservierende Behandlung 154

Chirurgische Zahnheilkunde 161

Maßnahmen der chirurgischen Zahnheilkunde 161
Implantate 166
Instrumente 168

Prothetik 171

Arten des Zahnersatzes 171
Behandlungsplanung und -ablauf 173
Zahnärztliche Werkstoffe für die Abformung 177
Zahnärztliche Werkstoffe in der Prothetik und Kieferorthopädie 183

Kieferorthopädie 190

Zahn- und Kieferanomalien 190
Grundlagen der kieferorthopädischen Behandlung 198

Verletzungen der Zähne und Kiefer 202

Mundschleimhauterkrankungen 206

Ursachen und Arten 206
Therapie 208

Parodontalerkrankungen 208

Ursachen 208
Therapie 210
Prophylaxe 214

Anwendung von Röntgenstrahlen in der zahnärztlichen Praxis 216

Grundlagen 216
Röntgenfilme 219

Aufnahmetechnik 222
Röntgenfilmentwicklung und Fehleranalyse 227
Röntgenverordnung und Strahlenschutz 230
Digitale Bildverarbeitung 236

Kommunikation und Patientenbetreuung 237
Grundlagen der Kommunikation 237
Das Gespräch 239
Rollen und Konflikte 241
Stress 243
Patientenbetreuung 245

Notfälle in der zahnärztlichen Praxis 253
Lebensrettende Sofortmaßnahmen 253
Besondere Notfallsituationen in der Praxis 255

Arzneimittellehre 262

Wirtschafts- und Betriebskunde

Der Eintritt in das Berufsleben im Gesundheitswesen 270

Grundlagen des Vertragsrechts 293

Behandlungsvertrag 317

Praxisorganisation 328

Umgang mit Geld 343

Sparen und Kredit 361

Grundlagen des Arbeitsrechts 369

Entlohnung der Arbeit 382

Grundlagen der sozialen Marktwirtschaft 389

Öffentliche Abgaben 417

Geschäftsbrief 426

Datenverarbeitung

Aufbau und Funktion eines Computersystems 432

Betriebssystem Windows 439

Datenschutz und Datensicherung 442
Berufsbezogene Datenverarbeitung 444
Internet 448

Fachmathematik

Maßeinheiten 453
Dreisatz 457
Währungsrechnen 460
Durchschnittsrechnung 463
Verteilungsrechnen 465
Mischungsrechnen 467
Legierungsrechnung 470
Prozentrechnen 472
Zinsrechnen 477

Buchführung

Notwendigkeit der Buchführung 481
Vorschriften über Inhalte und Form der Buchführung 482
Unterlagen der Buchführung 484
Honorare für zahnärztliche Leistungen 487
Praxisausgaben 489
Verbuchung von Praxisausgaben und Praxiseinnahmen 492
Ausgaben für höherwertige Wirtschaftsgüter der Praxis 495
Abschreibungen 497

Verzeichnis medizinischer und zahnmedizinischer Fachausdrücke

.... 500

Sachwortverzeichnis

.... 512

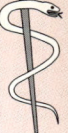

Zahnmedizin

Zahnärztliche Praxis

1 **Worauf sollte bei der Praxisplanung und Praxisaufteilung geachtet werden?**

a) Die Praxisgeräte und das Praxismobiliar sollten funktionell sein.

b) Auf ergonomische und hygienische Gesichtspunkte sollte in besonderem Maße geachtet werden.

c) Die Arbeitsabläufe und die Arbeitswege des Behandlers und des Personals sowie die Wege der Patienten sollten bei der Planung der Praxis bedacht werden (d. h. möglichst getrennte Wege).

2 **Welche Funktionsbereiche werden in einer modernen Zahnarztpraxis unterschieden?**

a) Der Behandlungsbereich mit Behandlungszimmern und ggf. Prophylaxebereich/Beratungsbereich

b) der Röntgenbereich (siehe auch Kapitel Röntgenlehre)

c) der Hygienebereich (siehe auch Kapitel Hygiene)

d) der Laborbereich

e) die Verwaltungszone

f) der Archivier- und Vorratsbereich

g) der Wartebereich

h) der Sozialbereich

i) Toiletten

3 **Das Behandlungszimmer ist das Herz einer Zahnarztpraxis und dient der Patientenbehandlung. Die Zahnmedizinische Fachangestellte hat dafür Sorge zu tragen, dass die einzelnen Elemente funktionstüchtig sind.**

Welche Elemente müssen zu diesem Zweck ständig kontrolliert und gereinigt werden?

a) der Patientenstuhl

b) der Behandler- und Assistenzstuhl

c) das Zahnarztelement

d) das Assistenzelement

e) die Absauganlage

f) die Händewaschelemente

g) die Behandlungsschränke

4 Nennen Sie wichtige Anforderungen, die ein Zahnarztelement/Behandlungsstuhl einer modernen Praxis erfüllen sollte.

a) Der Patientenstuhl sollte eine gute Zugänglichkeit zur Mundhöhle des Patienten ermöglichen.

b) Das Speibecken sowie die Stuhlmechanik sollten auch von der Stuhlassistenz bedient werden können.

c) Es sollten möglichst viele Glattflächen verwendet werden, die wegen der häufigen Hygienemaßnahmen leicht zu reinigen sind und keine Schmutznischen haben.

d) Die Absauganlage und der Amalgamabscheider sollten leicht zu bedienen sein.

5 Welche Instrumente befinden sich in einem Zahnarztelement?

a) Mikromotoren zum Antrieb von Hand- und Winkelstücken
b) eine Turbine
c) eine Multifunktionsspritze für Luft- und Wasserspray
d) ein Ultraschallgerät zur Entfernung von harten Belägen
e) ein Elektrotom für elektrochirurgische Eingriffe

6 Welche Bestandteile befinden sich im Assistenzelement?

a) ein Absaugschlauch
b) ein Speichelsauger
c) eine Multifunktionsspritze
d) ein Speibecken
e) evtl. Bedienungselemente für die Stuhlmechanik und das Speibecken

7 Wozu dient eine Absauganlage?

Sie dient zum Absaugen des während der Behandlung entstehenden Spraynebels. Hierbei werden Amalgamreste, Goldstaub, Schleifstaub, Speichel und Kühlwasser aus der Mundhöhle abgesaugt und gefiltert.
Seit 1.10.1993 muss Amalgam in einem speziellen Amalgamabscheider aufgefangen werden. Altgeräte müssen   →

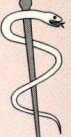

▷ *Fortsetzung der Antwort* ▷

verbindlich nachgerüstet werden und Neugeräte dürfen seit 1.1.1990 nicht mehr ohne Amalgamabscheider aufgestellt werden, es sei denn, es wird kein Amalgam entfernt.

8 Welche Geräte gehören zum Hygienebereich?

a) Tauchwanne zur Desinfektion von Instrumenten aus dem Behandlungsbereich
b) Thermodesinfektor
c) Folienschweißgerät zur Verpackung von Instrumenten
d) Ultraschallbad und Waschvorrichtung
e) Sterilisationsgeräte (Autoklav, Heißluftsterilisationsgeräte)
f) Schnellsterilisationsgeräte für Hand- und Winkelstücke

9 Zählen Sie verschiedene Geräte auf, die in den Röntgenbereich gehören.

a) Dentalröntgengerät, wobei dieses auch im Behandlungsbereich integriert sein kann (Schild „Vorsicht Röntgen" muss sichtbar angebracht sein)
b) Röntgengerät für Panoramaschichtaufnahmen (Orthopantomograph)
c) Fernröntgengerät
d) Bleischürzen
e) Röntgenfilmentwicklungsgerät
f) Röntgenfilmbetrachter

Verhaltensregeln in der zahnärztlichen Praxis

Sicherheitsvorschriften

1 Erläutern Sie die vier wichtigsten Vorschriften und Verordnungen, die im medizinisch-technischen Arbeitsbereich vom Gesetzgeber erlassen wurden.

Geben Sie zusätzlich die Abkürzung dazu an.

a) *Unfallverhütungsvorschriften (UVV)* werden von der zuständigen Berufsgenossenschaft für Gesundheitsdienst und Wohlfahrtspflege herausgegeben. Dementsprechend muss der Zahnarzt seine Angestellten jährlich über die Gefahren der Tätigkeit belehren.

→

▷ *Fortsetzung der Antwort* ▷

b) Die *Medizingeräteverordnung (MedGV)* gilt seit 1.1.1986 und teilt die Geräte, die in der Praxis verwendet werden, in vier Gruppen ein.

Gruppe 1:
Energetisch betriebene medizinisch-technische Geräte (Elektrotom, Schweizer Gerät) müssen in einem separaten Gerätebuch geführt werden.

Gruppe 2:
Energetisch betriebene Implantate (bisher ohne Bedeutung).

Gruppe 3:
Alle übrigen medizinisch-technischen Geräte, die nicht in Gruppe 1 oder 2 gehören (Behandlungsstuhl, Sterilisatoren, usw.).

Gruppe 4:
Alle sonstigen medizinisch-technischen Geräte.

Alle Geräte müssen eine Zulassung gemäß MedGV haben oder das Prüfzeichen „GS" (Geprüfte Sicherheit) aufweisen.

c) Die *Röntgenverordnung (RÖV)* dient seit 1.1.1988 dem Schutz vor Strahlenschäden. Der Betreiber muss die Röntgenverordnung zur Einsicht auslegen (siehe Kap. „Röntgen").

d) Die *Druckbehälterverordnung (DruckbehV)* teilt die Geräte nach Größe des Überdrucks ein und regelt die Art und Weise der Prüfungen. Zu den in der Praxis gebräuchlichen Geräten gehören z. B. Kompressor, Autoklav, Drucktopf, Feuerlöscher usw.

2 Welche Materialien der Zahnarztpraxis dürfen nicht in unmittelbarer Nähe von Zündquellen aufgestellt oder gebraucht werden?

In erster Linie leicht brennbare Materialien wie Desinfektionsmittel, Alkohol und Benzin. Es sollten auch keine Kunststoffartikel oder Kunststoffmonomere in die Nähe von offenen Flammen wie Bunsenbrennern oder von Infrarotstrahlern gebracht werden.

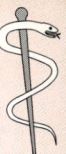

3 Wie sind Sie als Zahnmedizinische Fachangestellte bei einem Arbeitsunfall versichert?

Als Arbeitnehmer ist man in der gesetzlichen Unfallversicherung versichert. Diese ist zuständig für Unfälle, die in Zusammenhang mit der Praxistätigkeit stehen, aber auch für Wegeunfälle und Berufskrankheiten. Die Unfallversicherung trägt die Kosten der Heilbehandlung sowie einer Rehabilitation bis hin zur notwendigen Umschulung.
Der Unternehmer (Praxisinhaber) muss Unfälle mit einer Arbeitsunfähigkeit von mehr als drei Tagen der Berufsgenossenschaft (Versicherungsträger) melden. Diese setzt dann die jeweilige Entschädigung fest, die auch aus einem Verletztengeld oder einer Verletztenrente bestehen kann.

Absauganlage und Amalgamabscheider

1 Wozu dient die Absauganlage?

Die Absauganlage beseitigt Aerosole, Flüssigkeiten und feste Stoffe aus der Mundhöhle des Patienten.

2 Welche Einrichtung ist in der zahnärztlichen Praxis immer mit einer Absauganlage verbunden?

Der Amalgamabscheider. Er ist für jeden zahnärztlichen Behandlungsplatz vorgeschrieben und verhindert, dass Amalgamreste ins Abwasser gelangen.

3 Warum ist für jeden zahnärztlichen Behandlungsplatz ein Amalgamabscheider vorgeschrieben?

– zur Verringerung der Umweltbelastung, indem die Schadstoffe im Abwasser reduziert werden
– zur Rückgewinnung wichtiger Rohstoffe

4 Nennen Sie den wesentlichen Schadstoff des Amalgams.

Quecksilber

5 Welcher wesentliche Rohstoff ist im Amalgam enthalten?

Silber. Die Silber-Zinn-Legierung des Amalgams enthält mindestens 65 % Silber.

6 Nennen Sie mindestens vier Punkte, die Sie bei der hygienischen Wartung einer Absauganlage beachten müssen.

– Speichelsauger muss nach jedem Patienten gewechselt werden.

– Schlauchöffnungen sind bei jedem Patientenwechsel außen und – soweit erreichbar – auch innen mit einem Flächendesinfektionsmittel zu reinigen.

– Absaugschläuche und Mundspülbecken werden außen mit einem Flächendesinfektionsmittel desinfiziert.

– Nach jeder Behandlung soll die Absauganlage mit kaltem Wasser durchgespült werden.

– Am Ende des Behandlungstages soll die Absauganlage innen mit einem nicht schäumenden Reinigungs- und Desinfektionsmittel entsprechend den Herstellerangaben gereinigt werden.

– Bei Eingriffen in die Absauganlage müssen Schutzhandschuhe, Mund-Nasen-Maske und Schutzbrille getragen werden.

7 Welche Wartungsarbeiten müssen am Amalgamabscheider durchgeführt werden?

– Schwerteilesammler alle 4 Wochen entleeren und reinigen

– Einmal jährlich die Anzeigen auf dem Anzeigenmodul überprüfen

– Amalgam-Auffangbehälter mindestens einmal jährlich wechseln und vorschriftsgemäß entsorgen

– Alle fünf Jahre muss der ordnungsgemäße Zustand der Anlage von einem unabhängigen Prüfer geprüft werden

8 Welche Vorschriften bestehen für Amalgamreste aus Sekretbehältern, Filtern und Sieben sowie aus Amalgamabscheidern?

Sie dürfen auf keinen Fall ins Abwasser gelangen und müssen in fest verschlossenen Behältern in einer postgeprüften Spezialverpackung an Recyclingfirmen oder Entsorgungsbetriebe abgegeben werden. Nachweise über die korrekte Entsorgung müssen aufbewahrt werden.

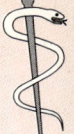

9 **Worüber müssen beim Wechsel des Amalgam-Auffangbehälters Aufzeichnungen geführt werden?**

– Wann wurde der Behälter gewechselt?
– Wer hat den Behälter gewechselt?
– Bescheinigung der Entsorgungsfirma anheften.

10 **Wie oft muss die Funktionstüchtigkeit des Abscheiders überprüft werden?**

Alle fünf Jahre.

Abfallbeseitigung

(Siehe auch Entsorgung von Entwickler- und Fixierlösungen, Kapitel Röntgen, S. 230)

1 **Auch in der Zahnarztpraxis fallen durch den täglichen Betrieb viele Abfallstoffe an.**
Worauf sollte eine versierte Zahnmedizinische Fachangestellte bei der Müllentsorgung achten?

a) Man sollte frühzeitig Müll trennen und wenn möglich auf Mehrwegverpackungen, insbesondere für zahntechnische Arbeiten, umsteigen.

b) Risikoabfälle, wie scharfe, spitze und zerbrechliche Gegenstände, müssen in sicher umschlossenen, unzerbrechlichen Behältern entsorgt werden.

c) Flüssigkeiten aus dem Röntgenentwickler sind getrennt in Plastikflaschen zu sammeln und von Spezialunternehmen zu entsorgen.

d) Amalgamreste sind unter Luftabschluss zu sammeln und mit Resten aus den Amalgamabscheidern einer Scheideanstalt zuzuführen.

e) Altmedikamente und Medikamente, deren Verfallsdatum abgelaufen ist, sind dem Lieferanten (i. d. R. der Apotheke) oder dem Pharmaunternehmen zurückzugeben.

2 **Wie entsorgen Sie den allgemeinen Praxismüll?**

Der allgemeine Praxisabfall wird in stabilen, reißfesten, geruchsdichten und feuchtigkeitsbeständigen Plastiksäcken gesammelt, sicher verschlossen und dem Hausmüll beigegeben.

3 Wie entsorgen Sie folgende Abfälle?

a) Hausmüllähnliche Praxisabfälle

b) Abscheidegut aus Amalgamabscheidern

c) Kanülen, Skalpelle

d) Mikrobiologische Testkulturen (Speicheltests)

e) Blutige Tupfer, Watterollen

f) Leere Verpackungen von Reinigungs- und Desinfektionsmitteln mit dem grünen Punkt?

a) im verschlossenen Abfallsack dem Hausmüll beigeben

b) in dicht verschließbaren Behältern an Hersteller oder Recyclingfirma versenden (Entsorgungsnachweis aufbewahren)

c) in durchstichsicheren, transportfesten Behältern sicher umschlossen dem Hausmüll beigeben

d) sicher umschlossen dem Hausmüll beigeben

e) sicher umschlossen in Abfallsäcken dem Hausmüll beigeben

f) – im gelben Sack oder der gelben Tonne zur Abholung bereitstellen
   – zum Wertstoffhof bringen

Elektrizitätslehre

Grundlagen

1 Wann spricht man von einem ungeladenen Körper?

Wenn die positiven Ladungen in den Atomkernen (Protonen) den negativen Ladungen in den Atomhüllen (Elektronen) entsprechen.

2 Wann spricht man von einem geladenen Körper?

Wenn auf einem Körper überwiegend positive **oder** negative Ladungsträger vorhanden sind. Diese *Ladungstrennung* kann man z. B. durch Reibung, auf chemischem Weg oder mithilfe von Magnetfeldern erreichen.

3 Erklären Sie, was passiert, wenn ein ungeladener Acrylglasstab mit einem Wolltuch gerieben wird.

Von der Oberfläche des Acrylglasstabes werden durch das Reiben Elektronen (= negative Ladungsträger) entfernt, die auf dem Wolltuch haften bleiben. Im Acrylglasstab überwiegen nun die Protonen (= positive Ladungsträger).   →

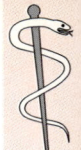

▷ *Fortsetzung der Antwort* ▷

Die Folge: Er ist positiv geladen. Auf dem Wolltuch befinden sich jetzt mehr Elektronen als Protonen. Die Folge: Es ist negativ geladen. Demnach bedeutet:
- *positive Ladung*
  → Elektronenmangel
- *negative Ladung*
  → Elektronenüberschuss

4 Wie wirken positive und negative Ladungen aufeinander?

a) Gleichartige Ladungen stoßen sich ab
b) ungleichartige Ladungen ziehen sich an

5 Erklären Sie, was man unter folgenden Begriffen versteht:
a) freie Elektronen
b) Ionen

a) *Freie Elektronen:*
= Elektronen der äußeren Schale eines Atoms, die sich vom Atom gelöst haben oder sich leicht lösen lassen

b) *Ionen:*
= „geladene" Atome, die durch Elektronenaufnahme bzw. Elektronenabgabe entstehen

6 Wovon hängt die elektrische Leitfähigkeit eines Materials ab?

a) In festen Stoffen von der Zahl der freien Elektronen
b) In Flüssigkeiten und Gasen von der Zahl der Ionen

7 Weshalb leiten Salzlösungen den elektrischen Strom?

Salze liegen in Flüssigkeiten als frei bewegliche Ionen vor, die im elektrischen Feld wandern. Man nennt Salzlösungen deshalb auch *Elektrolyte*.

8 Man unterscheidet gute und schlechte Leiter.
a) Wann spricht man von einem guten Leiter?
b) Wann von einem schlechten Leiter?

a) *Gute Leiter:*
wenn viele frei bewegliche Ladungsträger vorhanden sind, z. B. in Metallen wie Kupfer, Aluminium, Silber
b) *schlechte Leiter:*
wenn eine geringere Anzahl frei beweglicher Ladungsträger (Elektronen bzw. Ionen) vorhanden ist, z. B. in Metalllegierungen oder in Elektrolyten (verdünnte Säuren, Laugen, Salzlösungen)

9 Nennen Sie mindestens drei Nichtleiter.

a) Glas
b) Gummi
c) Kunststoff
d) Keramik
e) Öl
f) Aqua destillata
g) Luft

10 Wie werden Nichtleiter noch genannt?

Nichtleiter werden als _Isolatoren_ bezeichnet

11 Wozu verwendet man Nichtleiter?

Zum Isolieren freiliegender elektrischer Leitungen

12 a) Erläutern Sie, was man unter elektrischer Spannung versteht.
b) Nennen Sie das Formelzeichen und die Einheit für die elektrische Spannung.

a) Unter _elektrischer Spannung_ versteht man den Unterschied zwischen dem Elektronenüberschuss am einen Pol und dem Elektronenmangel am anderen Pol.
b) Formelzeichen: U
Einheit: V (_Volt_)

13 Wodurch entsteht elektrische Spannung?

Elektrische Spannung entsteht durch Ladungstrennung.

14 Nennen Sie drei Möglichkeiten der Spannungserzeugung.

Ladungstrennung kann erreicht werden durch
– chemische Wirkung, z. B. in Batterien, Akkumulatoren
– durch Licht, z. B. Fotoelemente in Taschenrechnern, Uhren
– durch Wärme, z. B. Thermoelemente zur Temperaturmessung
– durch Induktion, z. B. Generatoren

15 Für den Patienten kann die Spannungserzeugung durch chemische Wirkung im Mund ziemlich unangenehm sein.
Erklären Sie, wie es dazu kommen kann.

Befinden sich im Mund verschiedene Metalle, z. B. Goldinlay neben Amalgamfüllung, dann kann es durch den Speichel (= Elektrolyt) zur Bildung eines galvanischen Elements kommen.

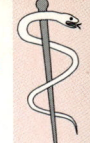

16 Was versteht man unter elektrischem Strom?

Unter elektrischem Strom versteht man jede gerichtete Bewegung von freien Elektronen oder anderen Ladungsträgern.

17 Welche Wirkungen des elektrischen Stroms werden bei den nachfolgenden Geräten ausgenutzt?

a) Bügeleisen
b) UV-Lampe
c) Defibrillator
d) Türöffner
e) Batterie
f) Herzschrittmacher

a) *Bügeleisen* – Wärmewirkung
b) *UV-Lampe* – Lichtwirkung
c) *Defibrillator* – biologische Wirkung
d) *Türöffner* – magnetische Wirkung
e) *Batterie* – chemische Wirkung
f) *Herzschrittmacher* – biologische Wirkung

18 a) Was versteht man unter elektrischer Stromstärke?
b) Nennen Sie das Formelzeichen und die Einheit der Stromstärke.

a) *Stromstärke:* Je mehr freie Elektronen in einer Sekunde durch einen Leiterquerschnitt fließen, umso größer ist die Stromstärke.
b) Formelzeichen: *I*
Einheit: *A* (Ampere)

19 Welcher Zusammenhang besteht zwischen Stromstärke und Spannung?

Mit zunehmender Spannung steigt auch die Stromstärke.

20 Welche Voraussetzungen müssen gegeben sein, damit elektrischer Strom fließt?

a) Ein geschlossener Stromkreis
b) Vorhandensein einer Spannung
c) Vorhandensein von beweglichen Ladungsträgern

21 Zählen Sie die Bestandteile auf, die ein elektrischer Stromkreis mindestens enthalten muss.

a) Stromquelle (Batterie, Generator)
b) Hin- und Rückleiter
c) Verbraucher

22 a) **Erläutern Sie, was man unter dem elektrischen Widerstand versteht.**

b) **Nennen Sie das Formelzeichen und die Einheit für den elektrischen Widerstand.**

a) Unter *elektrischem Widerstand* versteht man die Bremswirkung des Leiters gegen den Ladungsfluss (abhängig von Material, Länge und Querschnitt des Leiters sowie der Temperatur).

b) Formelzeichen: *R*
Einheit: Ω (Ohm)

23 **Der Zusammenhang von Widerstand, Spannung und Stromstärke wird in einem Gesetz ausgedrückt.**
Wie lautet dieses Gesetz?

Ohmsches Gesetz:
$U = R \cdot I$
Spannung = Widerstand · Stromstärke

24 **Nennen Sie die Formelzeichen und Einheiten von**
a) **elektrischer Leistung**
b) **elektrischer Arbeit.**

a) *Elektrische Leistung:*
Formelzeichen: *P*
Einheit: Watt (W)

b) *elektrische Arbeit:*
Formelzeichen: *W*
Einheit: Wattstunde (Wh)

Elektrische Gefahrenquellen und Sicherungsmaßnahmen

1 **Wozu dienen Sicherungen?**

Sicherungen (= Überstromschutzeinrichtungen) schützen Leitungen und Geräte vor Überlastung und Kurzschluss, indem sie den Stromkreis unterbrechen, wenn der Strom einen unzulässig hohen Wert annimmt.

2 **Beschreiben Sie die Funktionsweise einer Schmelzsicherung.**

In einer Porzellanpatrone befindet sich ein dünner Draht.
Bei Überbelastung schmilzt dieser durch und unterbricht somit den Stromkreis.

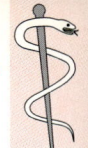

3 Welchen Hauptvorteil bietet der Sicherungsautomat gegenüber der Schmelzsicherung?

Ein Sicherungsautomat kann nach der Unterbrechung des Stromkreises wieder eingeschaltet werden; die Schmelzsicherung dagegen ist nicht mehr verwendbar.

4 In medizinisch genutzten Räumen und in Bädern muss ein Fehlerstrom-Schutzschalter (= FI-Schutzschalter) eingebaut werden.

Welche Aufgabe hat diese Einrichtung?

Ein FI-Schutzschalter reagiert auf Stromstärkeunterschiede in der Hin- und Rückleitung. Berührt z. B. ein Mensch, der im Bad auf nassem Fußboden steht, ein defektes Elektrogerät, so kann es sein, dass der Strom durch seinen Körper zur Erde fließt. In diesem Fall ist die Stromstärke in der Hinleitung deutlich stärker als in der Rückleitung. Beträgt der Unterschied mehr als 30 mA, schaltet der FI-Schutzschalter den Strom innerhalb von 0,03 bis 0,2 s ab.

5 Ein Schutzkontaktstecker (= Schuko-Stecker) enthält drei Adern (Leitungen).
a) **Nennen Sie diese und ihre Funktion.**
b) **Wozu dient die Erdung?**

a) – ein *brauner* Außenleiter für die Stromzufuhr
   – ein *blauer* Neutralleiter für die Stromrückleitung
   – ein *grün-gelber* Schutzleiter für die Erdung
b) Steht das Metallgehäuse eines Elektrogerätes infolge eines Isolationsfehlers unter Spannung, so wird der Strom über den Schutzleiter sofort zum Neutralleiter abgeleitet. Es entsteht ein Kurzschluss und die Sicherung unterbricht den Stromkreis.

6 Welche Veränderung bewirkt der elektrische Strom, wenn er durch den menschlichen Körper fließt?

a) *Elektrothermische Veränderungen:*
   – Strommarken (zum Teil tiefe Verbrennungen) an der Stromeintritt- und -austrittstelle
   – innere Verbrennungen, z. B. an Gelenken
   – Flüssigkeitsverluste, Verkochungen
   – oberflächliche Verbrennungen und Augenverblitzung bei Lichtbogen

$\rightarrow$

▷ *Fortsetzung der Antwort* ▷

b) *spezifisch elektrische Veränderungen:*
   – Muskelkontraktionen (sie können
     Muskelrisse, Verrenkungen und
     Knochenbrüche verursachen)
   – Nervenschäden
   – Muskelverkrampfung
   – Vorhofflimmern
   – Herzkammerflimmern bzw.
     Herzstillstand

[7] **Weshalb sind Menschen, die Stromunfälle erleiden, häufig nicht in der Lage, von den Strom führenden Teilen loszukommen?**

Bei den Verunglückten verkrampft sich die Muskulatur.

[8] **Die Schwere eines Elektrounfalls hängt von verschiedenen Faktoren ab.**

Nennen Sie diese.

Die Schwere eines Elektrounfalls hängt ab von

a) der Stromstärke und der Spannung

b) der Dauer der Durchströmung

c) dem Körperwiderstand: Je feuchter die Haut ist, desto geringer ist der Widerstand.

[9] **Nennen Sie drei mögliche Ursachen für Stromunfälle.**

a) Benutzung von elektrischen Geräten im Bad

b) selbst reparierte Geräte

c) Isolationsfehler an Geräten

[10] **Zählen Sie in sinnvoller Reihenfolge die Erste-Hilfe-Maßnahmen bei einem Elektrounfall auf.**

Vorsicht, Selbstgefährdung!

1. Stromkreis unterbrechen (z. B. Stecker aus der Steckdose ziehen, NOT-AUS-Taste am Gerät bedienen, Sicherung herausnehmen, Hauptschalter betätigen und gegen Wiedereinschalten sichern).

2. Verunglückten aus der Gefahrenzone bergen

3. Atemwege freimachen, stabile Seitenlage   →

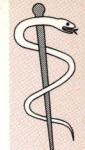

▷ *Fortsetzung der Antwort* ▷

4. Reanimation bei Herz- und/oder Atemstillstand
5. Notarzt rufen
6. Wundversorgung

Wichtig:
Rekonstruktion des Unfallhergangs (Lage des Verunglückten, verursachendes Elektrogerät) ermöglicht Rückschlüsse auf den Stromweg durch den menschlichen Körper. Dies ist für die weitere Behandlung des Verletzten sehr wichtig.

11 Zählen Sie fünf Schutzmaßnahmen auf, die Stromunfälle verhindern sollen.

a) Nur geprüfte Geräte verwenden
b) Elektrogeräte nicht selbst reparieren
c) keine Geräte mit schadhaften Steckern oder Leitungen verwenden
d) Steckdosen mit Kindersicherungen sichern
e) Elektrogeräte nicht mit nassen Händen bedienen
f) Sicherungen und Sicherungsautomaten einbauen
g) FI-Schutzschaltung

12 Während der Behandlung ist die Lampe der Arbeitsplatzbeleuchtung ausgefallen. Worauf achten Sie beim Lampenwechsel?

– Strom abschalten, ggf. Sicherung herausnehmen
– Lampenabdeckung abnehmen
– Lampe herausnehmen (Vorsicht, die Lampe ist heiß, es besteht Verbrennungsgefahr)
– Neue Lampe einsetzen (Lampe nie direkt mit den Fingern berühren – Schutzfolie erst enfernen, wenn die Lampe fest sitzt)
– Lampenabdeckung wieder aufsetzen
– Sicherung ggf. einsetzen und Strom wieder einschalten

Hygiene

Krankheitserreger

1 Was versteht man unter Mikroorganismen?

Mikroorganismen sind nur mit dem Mikroskop sichtbare Kleinstlebewesen, z. B. Bakterien, Viren, Pilze, Protozoen, Rickettsien.

2 Welche Bedeutung haben Mikroorganismen?

a) Erhaltung der Umwelt, z. B. Zersetzung (Fäulnis, Gärung, Verwesung) von organischem Material
b) Erhaltung der Gesundheit, z. B. Kolibakterien im Darm
c) Entstehung von Infektionskrankheiten, z. B. Grippe-Viren

3 Nennen Sie die vier Hauptgruppen der Mikroorganismen.

– Bakterien
– Viren
– Pilze
– Protozoen (tierische Einzeller)

4 Ordnen Sie nach dem Größenverhältnis:
– **Pilze,**
– **Viren,**
– **Bakterien,**
– **Erythrozyten (rote Blutkörperchen)**

1. Erythrozyten (am größten)
2. Pilze
3. Bakterien
4. Viren (am kleinsten)

5 Nennen Sie die wichtigsten Merkmale der Bakterien.

Bakterien
– sind einzellige Mikroorganismen.
– haben einen eigenen Stoffwechsel.
– vermehren sich durch Zellteilung.
– sind auf geeigneten Nährböden züchtbar.

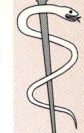

6 Beschreiben Sie den Aufbau der Bakterien.

Bakterien bestehen
– aus dem *Zellleib,* in dem sich das Erbmaterial ohne Abgrenzung kettenförmig befindet.
– einer *Zellmembran,* die den Zellleib umgibt und für den Stoffwechsel wichtig ist.
– einer *Zellwand,* die dem Bakterium Form und Stabilität gibt.

Zudem sind manche Bakterien noch von einer Kapsel umgeben.

7 Nach der Form unterscheidet man drei Bakterienarten. Nennen Sie diese.

a) Kugelförmige Bakterien (Kokken)
b) stäbchenförmige Bakterien
c) schrauben- oder spiralförmige Bakterien (Spirillen)

8 Nennen Sie für jede dieser Bakterienformen drei Beispiele.

a) *Kugelförmig:*
– Streptokokken
– Staphylokokken
– Pneumokokken
– Meningokokken
– Gonokokken

b) *stäbchenförmig:*
– Kolibakterien
– Tuberkelbakterien
– Diphtheriebakterien
– Tetanusclostridien
– Milzbrandbazillen

c) *spiralförmig:*
– Leptospiren
– Spirillen
– Treponemen
– Vibrionen

9 Erklären Sie den Begriff Symbiose.

Bilden Bakterien eine Lebensgemeinschaft mit dem Menschen zum gegenseitigen Nutzen, nennt man das *Symbiose.*

10 Worin unterscheiden sich die aeroben von den anaeroben Bakterien?

a) Aerobier brauchen Sauerstoff zum Leben.
b) Anaerobier gedeihen nur unter Luftausschluss.

11 Viele Bakterien können Giftstoffe (Toxine) bilden, die für den Menschen gefährlich sein können.

Worin unterscheiden sich Exotoxine und Endotoxine?

Exotoxine sind Giftstoffe, die von Bakterien laufend aus dem Zellinnern in die Umgebung abgegeben werden.

Endotoxine sind Giftstoffe, die beim Zerfall der Bakterienwand frei werden.

12 Welche Bakterien können Sporen bilden?

Bazillen und Clostridien

13 Nennen Sie die wichtigsten Merkmale der Viren.

Viren
– sind Mikroorganismen ohne eigene Zellstruktur.
– haben keinen Stoffwechsel.
– brauchen zur Vermehrung lebende Zellen (Wirtszellen), die dabei zugrunde gehen.

14 Beschreiben Sie die Stadien der Virusvermehrung.

1. Das Virus lagert an die Zellwand an.
2. Das genetische Material des Virus wird in die Zelle eingeimpft.
3. Die Wirtszelle wird umprogrammiert und bildet neue Viren.
4. Viren werden freigesetzt (dabei geht die Wirtszelle zugrunde).

15 Welche wesentlichen Unterschiede bestehen zwischen Bakterien und Viren?

a) *Größe:*
Bakterien sind größer als Viren.

b) *Nachweis:*
Bakterien z. B. mithilfe des Lichtmikroskops, Viren nur mithilfe des Elektronenmikroskops

c) *Stoffwechsel:*
Bakterien besitzen einen eigenen Stoffwechsel, Viren haben keinen

16 Beschreiben Sie Pilze.

Pilze gehören zu den Pflanzen.
Sie haben einen Zellkern und wachsen meistens als starke, verzweigte Fäden.
Pilze vermehren sich durch Zellteilung und Sporenbildung.

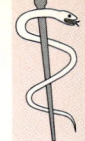

17 Worin besteht der Unterschied zwischen Bakteriensporen und Pilzsporen?

Bakteriensporen sind *Dauerformen.* Sie ermöglichen den Bazillen und Clostridien das Überleben auch unter ungünstigen Bedingungen (Hitze, Kälte, Austrocknung).
Pilzsporen sind *Vermehrungsformen,* die der Fortpflanzung der Pilze dienen.

18 Wie lautet das Fremdwort für Pilzerkrankungen?

Mykosen

19 Welche Art von Mikroorganismen nennt man Parasiten?

Parasiten sind Lebewesen, die auf Kosten des Wirtsorganismus leben und den Wirtsorganismus schädigen. Darunter fallen alle Krankheitserreger.

20 a) Was bedeutet der Begriff „apathogen"?
b) Nennen Sie zwei Beispiele für apathogene Mikroorganismen.

a) apathogen = nicht krank machend
b) – Coli-Bakterien (nur im Darm)
   – Hefepilze in der Nahrung

21 a) Erklären Sie den Begriff „pathogen".
b) Nennen Sie zwei Beispiele für pathogene Mikroorganismen.

a) pathogen = krank machend
b) – Aids-Viren
   – Salmonellen
   – Diphtheriebakterien
   – Tetanusclostridien
   – Masern- und Mumpsviren

Infektion und Infektionsübertragung

1 Erläutern Sie den Begriff Infektion.

Infektion:
Eindringen und Vermehrung von Krankheitserregern in einen Organismus

2 Nennen Sie fünf mögliche Erreger von Infektionskrankheiten.

a) Bakterien
b) Viren
c) Pilze
d) Protozoen (einzellige Tiere)
e) Würmer (Helminthen)
f) Gliederfüßler (Anthropoden)

3 Zu welcher Gruppe von pathogenen Mikroorganismen gehören die Erreger folgender Krankheiten?
a) Karies
b) Soor
c) Hepatitis B
d) Wundstarrkrampf

a) Bakterien
b) Pilze
c) Viren
d) Clostridien
   (Sporen bildende Bakterien)

4 Erklären Sie folgende Begriffe:
a) Pathogenität
b) Virulenz

a) *Pathogenität* ist die Fähigkeit von Mikroorganismen, Krankheiten hervorzurufen. Nur eine relativ geringe Zahl von Bakterien, Viren, Pilzen und Protozoen sind pathogen (krank machend).

b) *Virulenz* bedeutet „Giftigkeit", Ansteckungsfähigkeit eines Erregers. Sie ist abhängig von der Anzahl der Erreger, dem Haftvermögen, der Eindringungskraft, der Vermehrungsfähigkeit und der Fähigkeit zur Toxinbildung.

5 Was versteht man unter Kontamination?

Unter *Kontamination* versteht man die Verunreinigung von Gegenständen, Räumen, Personen und Lebensmitteln durch Mikroorganismen.

6 In der Infektionslehre spricht man häufig von einer Infektkette.
a) Was versteht man darunter?
b) Geben Sie ein Beispiel.

a) Die *Infektkette* beschreibt den Weg und die Art der Übertragung des Infektionserregers von der Infektionsquelle bis zum Wirt.

b) *Beispiele von Infektketten:*
   – von Mensch zu Mensch über Tröpfcheninfektion
   – vom Menschen über einen Gegenstand wieder auf den Menschen (Abszesseröffnung – Eitererreger am Skalpell – Assistentin verletzt sich mit dem kontaminierten Skalpell – Wunde entzündet sich) →

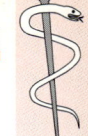

▷ *Fortsetzung der Antwort* ▷

– durch Aerosolwolke bei der Behandlung vom Patienten auf Zahnarzt oder zahnmedizinische Fachangestellte.

7 **Nennen Sie mindestens drei Infektionsquellen.**

a) infizierter, erkrankter oder ausscheidender Mensch
b) infiziertes, erkranktes oder ausscheidendes Tier
c) Erreger übertragende Gegenstände und Lebensmittel
d) Erreger übertragende Insekten

8 **Über welche Eintrittspforten können Erreger in den Körper gelangen?**

a) über den Nasen-Rachen-Raum und die Luftwege
b) über den Magen-Darm-Trakt
c) über die unverletzte und verletzte Haut
d) über die Augenbindehäute
e) über die Harnwege
f) über die Vagina

9 Nennen Sie drei verschiedene Möglichkeiten der Infektionsübertragung.

Infektionsübertragung	
Kontaktinfektion	z. B. Geschlechtsverkehr
Tröpfcheninfektion	z. B. Anhusten, Anniesen
Schmierinfektion	z. B. gemeinsame Benutzung von Hygienegegenständen (Zahnbürste, Handtücher)
hämatogene Übertragung	z. B. Verletzung an gebrauchter, blutverschmierter Kanüle, Blutkontakte
Übertragung durch Tiere, die Zwischenträger sind	z. B. Mückenstiche, Zeckenbisse

10 Erläutern Sie den Unterschied zwischen direkter und indirekter Infektionsübertragung.

Bei der *direkten Übertragung* gelangen die Infektionserreger direkt von der Infektionsquelle über die Eintrittspforte in den nächsten Organismus.   →

▷ *Fortsetzung der Antwort* ▷

Beispiele: Kontaktinfektion, Tröpfcheninfektion

Bei der *indirekten Übertragung* gelangen die Infektionserreger über Gegenstände von der Infektionsquelle in den nächsten Organismus.
Beispiele: Schmierinfektion durch verunreinigte Instrumente

⬛11 **Im Behandlungsraum wurde ein Eiterherd eröffnet. Beim Versorgen der dabei benutzten Instrumente verletzen Sie sich an einem spitzen Instrument. Nach einigen Tagen bildet sich an dieser Wunde eine eitrige Entzündung.**

a) Welche Infektionsart liegt vor?

b) Um welche Übertragungsart handelt es sich?

c) Beschreiben Sie den Übertragungsweg.

a) Schmierinfektion

b) indirekte Übertragung

c) *Infektionsquelle* (Eiterherd) → *Austrittspforte* (eröffneter Eiterherd) → *Überträger* (Instrument) → *Eintrittspforte* (Wunde der Zahnarzthelferin) → *neuer Keimträger* (Zahnarzthelferin)

⬛12 **Ihre Kollegin ist stark erkältet und hustet Sie unbeabsichtigt aus nächster Nähe an. Am nächsten Tag stellen Sie bei sich die gleichen Erkältungszeichen fest.**

a) Welche Infektionsart liegt vor?

b) Um welche Übertragungsart handelt es sich?

c) Beschreiben Sie den Übertragungsweg.

a) Tröpfcheninfektion

b) direkte Übertragung

c) *Infektionsquelle* (Kollegin) → *Austrittspforte* (Atemwege der Kollegin [Tröpfchen]) → *Eintrittspforte* (Atemwege, Augenbindehäute der Zahnarzthelferin) → *neuer Keimträger* (Zahnarzthelferin)

⬛13 **Was versteht man unter Inkubationszeit?**

Die *Inkubationszeit* ist die Zeit zwischen der Infektion und dem Auftreten erster Krankheitserscheinungen.

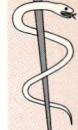

Desinfektion und Sterilisation

1 Wie können Infektketten unterbrochen werden?

Infektketten können unterbrochen werden durch
a) geeignete Schutzkleidung (inkl. Handschuhe, Mundschutz, Schutzbrille)
b) Sterilisation
c) Medikamentöse Behandlung (Antibiotika)
d) Immunisierung (Impfungen)

2 Infektionen in der Praxis werden häufig durch das Personal übertragen.
Nennen Sie drei Beispiele, wodurch Infektionen durch Praxisangehörige übertragen werden können.

a) unsachgemäße Kleidung
b) offene Haare
c) mangelnde Hygiene (vor allem Händehygiene)
d) Tragen von Schmuck (Uhren, Ringe, Armbänder)

3 Erläutern Sie folgende Begriffe:
a) Antisepsis
b) Asepsis

a) *Antisepsis:*
Die Hemmung und Vernichtung von Wundinfektionserregern in der Wunde mit chemischen Mitteln.

b) *Asepsis:*
Die durch entsprechende Maßnahmen erreichte Keimfreiheit aller Gegenstände, die mit Wunden in Berührung kommen (z. B. Hände, Instrumente, Verbandstoffe u. a.).

4 Worin besteht der Unterschied zwischen Desinfektion und Sterilisation?

a) *Desinfektion:*
Die Abtötung oder Entfernung aller *krank machenden* Mikroorganismen.

b) *Sterilisation:*
Die Abtötung oder Entfernung aller *krank machenden* und *nicht krank machenden* Mikroorganismen.

⑤ Nennen Sie Beispiele für physikalische und chemische Desinfektionsverfahren.

a) *physikalische Desinfektionsverfahren:*
  – Abflammen
  – Kochen
  – Verbrennen
  – Thermodesinfektion
b) *chemische Desinfektionsverfahren:*
  – Aufsprühen
  – Auftragen
  – Abwaschen mit chemischen Desinfektionslösungen

⑥ Nennen Sie vier wesentliche Wirkstoffe, die in chemischen Desinfektionsmitteln enthalten sind.

a) Alkohole (vor allem Ethanol)
b) Phenole
c) Aldehyde (z. B. Formaldehyd)
d) Halogene (z. B. Jod, Chlor)
e) Farbstoffe
f) Oxidationsmittel
  (z. B. Wasserstoffperoxid)

⑦ Desinfektionsmittel können unter anderem bakterizid, bakteriostatisch, fungizid, viruzid wirken.
Erläutern Sie, was damit gemeint ist.

a) *bakterizid:* Bakterien werden abgetötet
b) *bakteriostatisch:* Bakterien werden in ihrem Wachstum gehemmt
c) *fungizid:* Pilze werden abgetötet
d) *viruzid:* Viren werden inaktiviert

⑧ Wie wirkt die chemische Desinfektion?

Die chemischen Substanzen in den Desinfektionsmitteln bewirken u. a.:
  – Störungen des Wachstums der Mikroorganismen
  – Hemmung von Zellenzymen
  – Zerstörung der Zellmembran mit Austritt des Zytoplasmas (Zellleibes)
  – die Gerinnung des Zytoplasmas

⑨ Welche vier Anforderungen muss ein Desinfektionsmittel mindestens erfüllen?

a) Rascher Wirkungseintritt
b) Unschädlichkeit für den Menschen
c) breites Wirkungsspektrum
d) Haltbarkeit

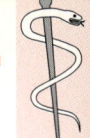

10 **Wo wird die Desinfektion in der Praxis angewendet?**

a) Haut und Hände
b) Instrumente und Geräte
c) Flächen und Inventar
d) Desinfektion von Ausscheidungen
e) Wäschedesinfektion

11 **Weshalb darf die Zahnmedizinische Fachangestellte nicht nach der so genannten „Schussmethode" Desinfektionsmittel verdünnen?**

a) Wird zu schwach dosiert, werden die Keime nicht abgetötet.
b) Wird zu stark dosiert, dann
– leiden die Instrumente
– wird die Desinfektion zu teuer

12 **Erläutern Sie, was man unter dem „Seifenfehler" versteht.**

Hierunter versteht man den Wirkungsverlust eines Desinfektionsmittels bei Zugabe von Seife oder anderen Reinigungsmitteln.

13 **Schildern Sie die Vorgehensweise bei**
a) der hygienischen Händedesinfektion
b) der chirurgischen Händedesinfektion

a) *hygienische Händedesinfektion:*
  • 3 ml Desinfektionsmittel (Menge wird vom Spender dosiert) 30 Sekunden in die Hände einreiben
  • wenn Hände verschmutzt sind, anschließend Hände waschen

b) *chirurgische Händedesinfektion:*
  • Hände und Unterarme drei Minuten lang mit flüssiger Seife aus dem Wandspender unter fließendem Wasser waschen (Nägel, Nagelfalz gegebenenfalls mit einer weichen Nagelbürste bürsten – die Nagelbürsten müssen nach Gebrauch sterilisiert werden!)
  • 2×5 ml Desinfektionsmittel je 2 min lang einreiben

14 **Instrumentendesinfektion:**

a) **Wann müssen Instrumente desinfiziert werden?**

b) **Worauf muss dabei geachtet werden?**

c) **Welche Geräte erleichtern diese Arbeit und wie wirken diese Geräte?**

a) sofort nach Gebrauch

b) – Instrumente werden normalerweise ca. eine Stunde in Desinfektionslösung eingelegt
   – Bohr- und Schleifinstrumente werden extra in gebrauchsfertige Bohrerbäder eingelegt
   – Instrumente müssen vollständig von der Lösung bedeckt sein
   – anschließend Instrumente gründlich mit Wasser abspülen, dann sorgfältig reinigen
   – Instrumente abtrocknen und sterilisieren
   – Hand-, Winkelstücke und Turbinen dürfen nicht in Lösungen eingetaucht werden
   – Instrumente von infektiösen Patienten (Hepatitis B, AIDS, Tbc) 4 Std. in Lösung legen, anschließend sterilisieren, dann erst reinigen und gegebenenfalls nochmals sterilisieren

c) – *Thermodesinfektor:* Er reinigt wie eine Spülmaschine und desinfiziert gleichzeitig bei einer Temperatur von 93 °C.
   – *Ultraschallreinigungsgerät:* Es reinigt ins Wasserbad eingelegte Instrumente durch Ultraschall. Zusätzlich desinfiziert es, wenn dem Wasserbad ein geeignetes Desinfektionsmittel zugesetzt wird.

15 **Wie erfolgt die Flächendesinfektion?**

Arbeitsflächen, Mobiliar, Wände, Boden, Geräte werden mit Desinfektionslösung abgewaschen oder abgesprüht. Danach lässt man sie trocknen.

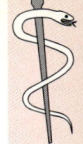

16 **Für die Desinfektion von Patientenstuhl mit Kopfstütze und Armlehnen, Mundspülbecken, Lampengriffen, Schwebetisch, Mikromotoren, Absaugschläuchen usw. werden vor allem alkoholische Sprühdesinfektionsmittel eingesetzt.**
Wie werden diese Mittel angewendet?

a) Die Sprayflasche soll kein Treibgas enthalten; Pumpsprüheinrichtung verwenden.

b) Für alle abwischbaren Gegenstände wird ein Stofftuch oder Vlies-Papiertuch mit dem Desinfektionsmittel gut besprüht. Damit werden die Gegenstände gründlich abgewischt. Die Flächen müssen gut benetzt sein. Gegebenenfalls muss das Tuch mehrmals nachbesprüht werden.

c) Teile, die nicht abgewischt werden können, besprüht man sparsam direkt.

d) Während und nach dem Besprühen muss der Raum gründlich gelüftet werden.

e) Befinden sich im Raum Benzindämpfe, Ätherdämpfe oder offenes Feuer, dann darf auf keinen Fall gesprüht werden.

17 **Auch Hand- und Winkelstücke müssen regelmäßig desinfiziert werden.**
Worauf ist dabei zu achten?

a) Hand- und Winkelstücke dürfen nicht in Desinfektionslösung eingelegt werden.

b) Sie werden mit einer Desinfektionslösung abgewischt und innen entsprechend den Herstellerangaben gepflegt.

c) Ein Teil der Hand- und Winkelstücke sowie Turbinen können im Dampfdesinfektor desinfiziert werden (105 °C heißer Wasserdampf, 7–10 min lang).

d) Chirurgische Handstücke werden im Autoklaven sterilisiert.

18 **Nennen Sie drei Fehler, die zum Misserfolg einer chemischen Desinfektion führen können.**

a) Falsche Konzentration der Desinfektionslösung

b) falsche Temperatur (bei hohen Temperaturen verdampft das Desinfektionsmittel)   →

▷ *Fortsetzung der Antwort* ▷

c) zu kurze Einwirkzeit (Einwirkzeit und Konzentration bedingen sich gegenseitig:
   – niedere Konzentration
     → lange Einwirkzeit
   – hohe Konzentration
     → kurze Einwirkzeit)

---

19 Sie sollen 5 Liter einer 1,5%igen Desinfektionslösung herstellen.
Wie viel Desinfektionsmittel, wie viel Wasser benötigen Sie?

$$\frac{5000\,ml \times 1,5}{100} = 75\,ml$$
Desinfektionslösung

75 ml Desinfektionslösung werden mit 4925 ml Wasser auf 5 Liter Lösung aufgefüllt.

---

20 Man unterscheidet physikalische und chemische Sterilisationsmethoden.
Nennen Sie diese und geben Sie je ein Beispiel.

a) *physikalische Sterilisationsmethoden:*
   • Einwirkung von trockener Hitze
     → Heißluftsterilisation
   • Einwirkung von feuchter Hitze unter Druck (= gespannter Dampf)
     → Dampfdrucksterilisation
   • Einwirkung von ionisierenden Strahlen → Strahlensterilisation

b) *chemische Sterilisationsmethoden:*
   • Einwirkung von chemischen Lösungen und Gasen
     → Kaltsterilisation

---

21 Erläutern Sie, aus welchen Zeiten sich die Betriebszeit eines Heißluftsterilisators zusammensetzt.

Die Betriebszeit des Heißluftsterilisators setzt sich zusammen aus der:
1. *Anheizzeit:* Zeit, bis die gewählte Sterilisationstemperatur erreicht ist.
2. *Ausgleichszeit:* Zeit, bis das gesamte Sterilisationsgut die erforderliche Temperatur angenommen hat.
3. *Sterilisationszeit:* Zeit, in der alle Erreger abgetötet werden.
4. *Fallzeit:* Zeit bis zum Abkühlen auf 60 °C.

22 Heißluftsterilisation:

a) Wodurch wird die Sterilisation erreicht?

b) Für welche Materialien ist das Verfahren geeignet bzw. nicht geeignet?

c) Wie lange muss sterilisiert werden?

d) Worauf muss die Zahnmedizinische Fachangestellte achten?

a) durch bewegte Heißluft

b) – geeignet für Instrumente, Glas, Öle, Fette, Salben, Puder
   – ungeeignet für Gummi, Kunststoff, Textilien, Papier

c) 30 min bei 180 °C (Gesamtbetriebszeit ca. 1,5 Std.)

d) – das Sterilisationsgut muss trocken eingelegt werden
   – Trays müssen mit geöffnetem Deckel eingebracht werden
   – den Sterilisator sorgfältig beschicken, um „Kältenester" zu vermeiden
   – Skalpelle, chirurgische Fräsen, Wurzelkanalinstrumente werden stumpf und brüchig

23 Dampfdrucksterilisation:

a) Wodurch wird die Sterilisation erreicht?

b) Wie nennt man den Dampfdrucksterilisator?

c) Für welche Materialien ist das Verfahren geeignet?

d) Wie lange muss sterilisiert werden?

e) Worauf muss die Zahnmedizinische Fachangestellte achten?

a) durch gesättigten, gespannten Dampf

b) Autoklav

c) für alle thermostabilen Materialien (außer Fett, Öl, Puder)

d) – 20 min bei 121–124 °C und 2 bar
   – 5–10 min bei 134–136 °C und 3 bar

e) – Trays, Kassetten, Trommeln, Verpackungsmaterial müssen für Dampf durchlässig sein.
   – Den Autoklaven sorgfältig beschicken, damit der Dampf überall wirksam werden kann.
   – Nur destilliertes Wasser in die Verdampferkammer einfüllen, da Kalkablagerungen die Ventile schädigen.
   – Deckel sorgfältig schließen, nicht vorzeitig öffnen
     → *Überdruck!*
   – Ventile, Manometer regelmäßig kontrollieren.
   – alle 2 Jahre TÜV

24 **Worauf ist bei der Aufbewahrung von Sterilgut zu
achten?**

Sterilgut bleibt auch im geschlossenen
Behälter nur für eine bestimmte Zeit
steril; deshalb:
– Datum der Sterilisation angeben.
– alle 4 Wochen ungebrauchtes Sterilgut wieder aufsterilisieren.

25 **Nennen Sie zwei Möglichkeiten, wie Sie kontrollieren
können, ob der Sterilisator die
notwendige Betriebstempera-
tur erreicht hat.**

a) Stand des Schleppzeigers am
   Manometer
b) Farbindikatoren (Verpackungsauf-
   druck oder Klebestreifen)
c) Sporenpäckchen

Nur mithilfe der Sporenpäckchen kann
gleichzeitig nachgewiesen werden, dass
das Sterilgut nach dem Sterilisations-
vorgang auch steril ist.

26 **Wie werden Sporenpäckchen angewendet?**

Sporenpäckchen müssen halbjährlich
mitsterilisiert werden. Sie werden gleichmäßig, vor allem auch an unzugäng-
lichen Stellen zwischen das Sterilisationsgut gelegt und mitsterilisiert. Nach der
Sterilisation werden sie an das ausge-
bende Hygieneinstitut gesandt. Dort
wird untersucht, ob noch lebende
Sporen vorhanden sind. Ist dies der Fall,
muss der Sterilisator überprüft werden.

27 **Was geschieht mit
chirurgischen Instrumenten
zwischen Gebrauch und
erneuter Bereitstellung?**

1. Desinfektion im Tauchbad, im Thermodesinfektor oder im Ultraschallreinigungsgerät mit Desinfektionsmit-
   telzusatz (soll Infektionen vorbeugen,
   falls die Assistentin sich bei der Reinigung der Instrumente verletzt).
2. Instrumentenreinigung und Trock-
   nung (bzw. Kontrolle der Reinigung,
   wenn Thermodesinfektor oder Ultra-
   schallreinigung eingesetzt wurde).
3. Verpackung der Instrumente einzeln,
   in Trays oder Kassetten, sofern nötig.
4. Sterilisation
5. Hygienische Lagerung und regelmäßige Kontrolle der Sterilgutes.

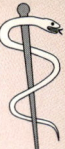

28 **Wie wird sichergestellt, dass die Hygienemaßnahmen in der Praxis ordnungsgemäß durchgeführt werden?**

Durch Erstellung des Hygieneplans, der für das gesamte Praxispersonal sichtbar ausgehängt sein muss.

29 **Kann der Zahnarzt einen vorgedruckten Hygieneplan verwenden?**

Ja, er muss ihn allerdings mit Datum und Unterschrift versehen.

30 **Welche Maßnahmen sollen im Hygieneplan enthalten sein? (mindestens drei Angaben)**

Angaben zu
– Händedesinfektion
– Flächendesinfektion
– Desinfektion von Apparaten und Instrumenten
– Abfallentsorgung
– Anzahl, Leistung, Betriebszeit und Ersatz von UV-Strahlern
Nennung der für die Durchführung und Überwachung *verantwortlichen Personen.*

Impfungen

1 **Welchem Zweck dienen Impfungen?**

Der Vorbeugung (Prävention)

2 **Welche Arten von Schutzimpfungen werden unterschieden?**

a) *Aktive Schutzimpfung*
b) *Passive Schutzimpfung*
c) *Simultanimpfung* (= gleichzeitige Durchführung einer aktiven und einer passiven Impfung)
d) *Mehrfachimpfung* (= Impfung mit einem Impfstoff, der die Antikörperbildung gegen mehrere Krankheiten gleichzeitig bewirkt, wie z. B. Masern–Mumps–Röteln-Impfung)

3 Erläutern Sie die Unterschiede zwischen aktiver und passiver Immunisierung hinsichtlich

a) Impfstoff
b) Wirkungseintritt
c) Wirkungsdauer.

Schutzimpfung		
	passiv	**aktiv**
Impfstoff	enthält Antikörper	enthält abgeschwächte, abgetötete Krankheitserreger oder Gifte in unschädlicher Form, Antikörper werden vom Körper selbst gebildet
Wirkungseintritt	sofort	nach mehreren Wochen
Wirkungsdauer	3–4 Wochen	jahre- bis lebenslang

4 Wann wird die Simultanimpfung angewendet und welche Vorteile bietet sie?

a) *Vorteile:*
 – durch passive Immunisierung sofortiger Wirkungseintritt
 – durch aktive Immunisierung lange Wirkungsdauer

b) *Anwendung:*
 bei Verletzungen, wenn noch keine Grundimmunisierung des Patienten gegen Wundstarrkrampf (Tetanus) erfolgt ist

5 Welche Impfung wird von der Berufsgenossenschaft für Gesundheitsdienst und Wohlfahrtspflege für gefährdete Beschäftigte im Gesundheitsdienst empfohlen?

Die aktive Schutzimpfung gegen Hepatitis B.

6 Wer trägt die Kosten für die Hepatitis-B-Impfung?

Die freiwillige Impfung muss der Arbeitgeber seinen Beschäftigten kostenlos ermöglichen, das heißt, dass der Zahnarzt in der Regel die Impfkosten übernimmt.

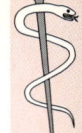

7 **Wie wird die Impfung durchgeführt?**

Für die Grundimmunisierung sind drei Impfungen intramuskulär notwendig:
– 1. Impfung
– 2. Impfung nach vier Wochen
– 3. Impfung 6 Monate nach der Erstimpfung

Präventive Maßnahmen

1 **Jeder Mensch ist für seine Gesunderhaltung verantwortlich.**
Was können Sie tun, um einer Erkrankung vorzubeugen?

– sorgfältige Körperpflege
– gesunde, abwechslungsreiche Ernährung
– Einschränkung von Genussmitteln (Alkohol, Kaffee)
– regelmäßige sportliche Betätigung
– ausgewogener Lebensstil
– Inanspruchnahme von Vorsorge- und Früherkennungsuntersuchungen

2 **Erklären Sie**
a) den Begriff „Prävention".
b) Nennen Sie präventive Maßnahmen.

a) *Prävention* ist die vorbeugende Gesundheitspflege.

b) *Präventive Maßnahmen* sind Vorsorge- und Früherkennungsprogramme, wie z. B. Jugendarbeitsschutzuntersuchungen, Krebsfrüherkennungsuntersuchungen.

3 **a) Was versteht man unter Prophylaxe?**
b) Nennen Sie prophylaktische Maßnahmen?

a) Unter *Prophylaxe* versteht man vorbeugende Maßnahmen, die gezielt gegen ganz bestimmte Erkrankungen gerichtet sind.

b) – z. B. Fluoridierung zur gezielten Kariesprophylaxe
– z. B. Zahn- und Mundhygienemaßnahmen zur Karies- und Parodontalprophylaxe

4 **Beschreiben Sie die Begriffe Vorsorge- und Früherkennungsuntersuchung.**

Vorsorgeuntersuchung:
Untersuchung von Menschen, um sie vor bestimmten gesundheitlichen Gefahren zu bewahren.   →

▷ *Fortsetzung der Antwort* ▷

Früherkennungsuntersuchung:
Evtl. bereits vorliegende Erkrankungen sollen in einem möglichst frühen Stadium erkannt und behandelt werden.

Eine klare Trennung ist nicht immer möglich. So können auch bei Vorsorgeuntersuchungen behandlungsbedürftige Befunde entdeckt werden.

---

5 Geben Sie ein Beispiel für eine Vorsorgeuntersuchung.

Jugendarbeitsschutzuntersuchungen für Personen unter 18 Jahren:

Erstuntersuchung:
vor dem Berufseintritt

Erste Nachuntersuchung:
nach Ablauf eines Jahres

Weitere Nachuntersuchungen können nach Ablauf jedes weiteren Jahres stattfinden.

---

6 Nennen Sie drei Vorschriften, die arbeitsmedizinische Vorsorgeuntersuchungen für bestimmte Tätigkeiten im Gesundheitsdienst fordern.

a) Strahlenschutzverordnung
b) Röntgenverordnung
c) Arbeitsstoffverordnung
d) Jugendarbeitsschutzgesetz

---

7 Zählen Sie Früherkennungsuntersuchungen auf.

a) Krebsfrüherkennung bei Frauen vom Beginn des 20. Lebensjahres an
b) Krebsfrüherkennung bei Männern vom Beginn des 45. Lebensjahres an
c) Kinderfrüherkennung bis zum vollendeten 6. Lebensjahr
d) Jugendgesundheitsuntersuchung zwischen 13 und 14 Jahren
e) Gesundheitsuntersuchung ab dem vollendeten 35. Lebensjahr

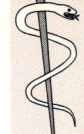

8 Welche Leistungen umfassen die ärztlichen Maßnahmen bei der Gesundheitsuntersuchung?

a) Anamnese
b) Untersuchung (Ganzkörperstatus)
c) Laboruntersuchungen
   (Blut: Gesamtcholesterin, Glukose, Harnsäure, Kreatinin; Urin: Eiweiß, Glukose, Erys, Leukos, Nitrit)
d) EKG
e) Beratung
f) gegebenenfalls weitere Diagnostik und Therapie

Zelle und Gewebe

Bau und Funktion der Zelle

1 Wie nennt man die kleinste selbstständige Baueinheit des menschlichen Körpers?

Zelle

2 Wie nennt man die Lehre vom Aufbau der Zellen?

Zytologie

3 Nennen Sie die wichtigsten Bestandteile der Zelle.

a) Zellmembran
b) Zellleib (Zytoplasma)
c) Zellkern
d) Zellorganellen

4 Benennen Sie die einzelnen Teile (1–7) der folgenden
Abbildung.

1 Zytoplasma
2 Zellmembran
3 Zellkern (Nukleus)
4 Kernmembran
5 Kernkörperchen
6 Mitochondrium
7 endoplasmatisches Retikulum
8 Golgi-Apparat
9 Lysosom
10 Zentrosom

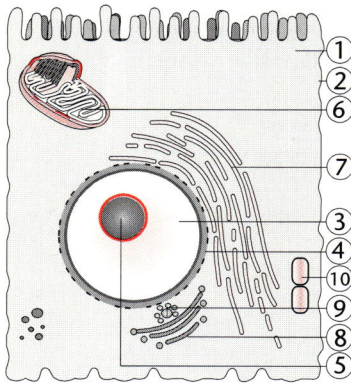

5 Die Zellmembran wird
als selektiv permeabel oder
semipermeabel bezeichnet.
Was versteht man darunter?

Die Zellmembran kann den Durchtritt
von Stoffen regulieren und bestimmen,
welche Stoffe in die Zelle eintreten bzw.
austreten können.

6 Wovon hängt es ab,
welche Stoffe die Zellmembran passieren können?

– Von der Molekülgröße. Je kleiner die
   Moleküle, umso leichter können sie
   die Zellmembran überwinden.

– Von der Fettlöslichkeit. Je besser eine
   Substanz in Fett löslich ist, desto
   leichter kann sie die Zellmembran
   überwinden.

– Von der elektrischen Ladung. Ionen
   können die Zellmembran kaum überwinden. Sie brauchen Tunnelproteine,
   die sie durchschleusen.

– Von den Träger- oder Carriermole-
   külen. Sie sind notwendig, um bestimmte Stoffe, wie z. B. Glukose, in
   die Zellen zu transportieren.

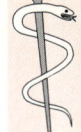

7 Zählen Sie die wichtigsten Zellorganellen auf.

a) Mitochondrien
b) Lysosomen
c) Zentriolen
d) Ribosomen
e) endoplasmatisches Retikulum
f) Golgi-Apparat

8 In welchen Organellen erfolgt die Energieumwandlung?

In den Mitochondrien

9 a) Welche Aufgabe hat der Golgi-Apparat?
b) In welcher Zellart ist er besonders stark entwickelt?

a) Der Golgi-Apparat dient der Sekretbildung.
b) In den Drüsenzellen.

10 Welche Zellorganellen enthalten auflösende Enzyme, mit denen sie Abfallprodukte oder Fremdstoffe auflösen können?

Die Lysosomen

11 Welche Aufgaben haben
a) die Ribosomen
b) die Zentriolen?

a) Ribosomen bauen körpereigenes Eiweiß auf.
b) Zentriolen spielen eine wichtige Rolle bei der Mitose. Sie bilden die Mitosespindel, die für die Trennung der Chromosomen notwendig ist.

12 Welche besondere Funktion hat der Zellkern?

Der *Zellkern* ist das Steuerzentrum für die Stoffwechselvorgänge der Zelle und der Träger der Erbinformationen.

13 Nennen Sie vier wichtige Bestandteile des Zellkerns.

a) Kernmembran
b) Kernkörperchen
c) DNS (Desoxyribonucleinsäure)
d) RNS (Ribonucleinsäure)

14 Wann und wo sind die Chromosomen sichtbar?

Im Zellkern (Nukleus) bei der Zellteilung

15 Welche Funktion haben die Chromosomen?

Sie sind die Träger der Erbanlagen.

16 Wie wird eine einzelne Erbanlage genannt?

Gen

17 Wie viele Chromosomen enthält die menschliche Zelle?

Die menschliche Zelle enthält
- 44 Autosomen und
- 2 Geschlechtschromosomen.

18 Wie lauten die Geschlechtschromosomen

a) im weiblichen Chromosomensatz?

b) im männlichen Chromosomensatz?

a) xx
b) xy

19 Unterscheiden Sie zwischen Mitose und Meiose.

a) Mitose
= normale Zellteilung. Es entstehen zwei *identische, erbgleiche* Tochterzellen mit vollständigem Chromosomensatz (44 Autosomen, 2 Geschlechtschromosomen)

b) Meiose
= Reduktions- oder Reifeteilung; es entstehen *vier* Zellen mit jeweils *halbiertem* Chromosomensatz (22 Autosomen, 1 Geschlechtschromosom). Ziel ist die Bereitstellung von männlichen und weiblichen Geschlechtszellen für den Befruchtungsvorgang.

20 Die Mitose verläuft in verschiedenen Phasen.

Nennen Sie diese in der richtigen Reihenfolge.

a) *Interphase* = Zwischenphase
b) *Prophase* = Knäuelphase
c) *Metaphase* = Muttersternphase
d) *Anaphase* = Tochtersternphase
e) *Telophase* = Abschlussphase

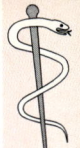

21 Beschreiben Sie, was während der einzelnen Phasen geschieht.

- *Interphase:* Zwischen zwei Zellteilungen wächst die Zelle und bereitet sich kurz vor der neuerlichen Zellteilung durch Verdopplung der Chromosomen auf diese vor. Ebenso verdoppelt sich das Zentriolenpaar.
- *Prophase:* Die Zentriolenpaare rücken auseinander und wandern zu den gegenüberliegenden Zellpolen. Chromosomen verkürzen und spiralisieren sich, dabei werden sie sichtbar. Kernhülle und Kernkörperchen lösen sich auf. Von den Zentrosomen wachsen Mikrotubuli aufeinander zu und bilden eine Mitosespindel.
- *Metaphase:* Die Chromosomen ordnen sich in der Äquatorialebene an und bilden eine sternförmige Figur.
- *Anaphase:* Die Chromosomen spalten sich an der Einschnürungszone und die Hälften werden über die Mitosespindel zum jeweiligen Zentriolenpaar am Zellpol gezogen.
- *Telophase:* Um die an den Polen angeordneten Chromosomen bildet sich wieder eine Membran. Die Chromosomen entspiralisieren sich, die Mitosespindel verschwindet und es bildet sich wieder ein Kernkörperchen.

22 Nennen Sie die wichtigsten Lebensvorgänge der Zelle.

a) Stoffwechsel
b) Reizbarkeit
c) Fortpflanzung
d) Wachstum

Gewebe

1 Erläutern Sie, was man unter einem Gewebe versteht.

Ein Gewebe ist der Zusammenschluss von Zellen gleicher Bauart und gleicher Funktion.

2 Wie nennt man die Lehre von den Geweben?

Histologie

3 Zählen Sie die vier großen Gewebeklassen auf.

a) Epithelgewebe
b) Binde- und Stützgewebe
c) Muskelgewebe
d) Nervengewebe

4 Welche Aufgaben haben die Epithelgewebe?

Epithelgewebe
– umkleiden innere und äußere Oberflächen
– dienen dem Oberflächenschutz
– dienen der Stoffaufnahme
– dienen der Stoffabgabe
– dienen der Reizaufnahme

5 Welches Epithel findet man

a) in der Luftröhre?
b) in der Harnblase?
c) auf der äußeren Haut?
d) als Innenauskleidung der Blutgefäße?
e) im Dünndarm?
f) in der Mundhöhle?

a) Flimmerepithel
b) Übergangsepithel
c) mehrschichtiges verhorntes Plattenepithel
d) einschichtiges Plattenepithel
e) Zylinderepithel mit Stäbchensaum
f) unverhorntes Plattenepithel

6 Aus welchem Gewebe bestehen Drüsen?

Aus unterschiedlichem Epithelgewebe

7 Worin unterscheiden sich endokrine und exokrine Drüsen?

Endokrine Drüsen besitzen keine Ausführungsgänge, ihre Absonderungen werden direkt ins Blut abgegeben. Beispiel: Hormondrüsen

Exokrine Drüsen geben ihre Absonderungen über Ausführungsgänge an innere oder äußere Oberflächen ab. Beispiele: Schweißdrüsen, Schleimdrüsen

8 Zählen Sie die wichtigsten Binde- und Stützgewebearten auf.

a) Knorpelgewebe
b) Knochengewebe
c) Bindegewebe
d) Fettgewebe

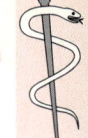

9 **Man unterscheidet drei verschiedene Arten von Knorpelgewebe.**

Nennen Sie diese und geben Sie jeweils ein Beispiel dazu an.

a) *Hyaliner Knorpel*
z. B.:
– Nasenscheidewand
– Spangen der Luftröhre
– Überzug der Gelenkflächen

b) *Elastischer Knorpel*
z. B.:
– Ohrmuschel
– Kehlkopfdeckel

c) *Faserknorpel*
z. B.:
– Zwischenwirbelscheiben
– Menisken

10 **Welche Arten von Muskelgewebe kennen Sie?**

Unterscheiden Sie diese verschiedenen Arten hinsichtlich ihres Vorkommens sowie der Steuerung ihrer Tätigkeit.

a) *Quer gestreifte Muskulatur:*
Vorkommen: Skelettmuskulatur
Steuerung: willkürlich

b) *glatte Muskulatur:*
Vorkommen: Eingeweidemuskulatur
Steuerung: unwillkürlich

c) *Herzmuskulatur:*
Vorkommen: Herz
Steuerung: unwillkürlich

11 **Aus welchem Gewebe bestehen**

a) **Sehnen**
b) **Femur**
c) **Meniskus**
d) **Drüsen**
e) **Patella**
f) **Bizeps?**

a) Bindegewebe
b) Knochengewebe
c) Knorpelgewebe
d) Epithelgewebe (Epithelzellgruppen)
e) Knochengewebe
f) Muskelgewebe

12 **Welche Aufgabe hat das Nervengewebe?**

Das Nervengewebe steuert alle Lebensvorgänge des Organismus durch Reizaufnahme, -verarbeitung und -verteilung.

13 **Woraus besteht das Nervengewebe?**

Das Nervengewebe besteht aus Nervenzellen und einem speziellen Stützgewebe, der Neuroglia.

14 Welche Besonderheit besteht bei den Nervenzellen?

Nervenzellen sind hochdifferenziert und verlieren ihre Teilungsfähigkeit im erwachsenen Zustand, d. h., abgestorbene Nervenzellen können nicht ersetzt werden.

15 Beschreiben Sie den Aufbau einer Nervenzelle.

Die Nervenzelle besteht aus einem Zellleib und meist mehreren Zellfortsätzen, den Neuriten oder Nervenfasern, über welche die Erregungen an andere Zellen weitergegeben werden.

16 Welche Aufgabe hat die Neuroglia?

Aufgabe der Neuroglia
(= Gliazellen):
– umhüllen, schützen und stützen die Nervenzellen
– ernähren die Nervenzellen
– Stoffwechselfunktion

17 Erläutern Sie den Begriff Neuron.

Unter Neuron versteht man den Nervenzellfortsatz.

18 Erläutern Sie, was man unter einem Nervenimpuls versteht.

Unter einem Nervenimpuls versteht man Signale, die in einer Nervenfaser geleitet werden.

Haut und Schleimhaut

1 Nennen Sie vier Aufgaben der Haut.

a) *Schutzorgan* → schützt vor Austrocknung, verhindert das Eindringen von Krankheitserregern
b) *Wärmeregulation*
c) *Absonderung* von Talg und Schweiß
d) *Sinnesorgan* → nimmt Tast-, Temperatur- und Schmerzreize auf
e) *Ausscheidungsorgan* von Wasser, Salzen und Schlackenstoffen

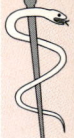

2 Zählen Sie die Schichten der Haut auf.

Cutis ◀	*Epidermis* (Oberhaut)
	Corium (Lederhaut)
	Subcutis (Unterhautfett-
	gewebe)

3 Welcher Unterschied besteht zwischen Haut und Schleimhaut?

Haut bedeckt *äußere* Körperoberflächen, ihre Oberfläche besteht aus mehrschichtigem, *verhorntem* Plattenepithel.
Schleimhaut (Mucosa) bedeckt *innere* Körperoberflächen, die Oberfläche besteht aus einem mehrschichtigen, *nicht verhornten* Plattenepithel.

4 Aus welchen Geweben besteht die Unterschicht der Schleimhaut?

Die Unterschicht der Schleimhaut (lamina propria mucosa) enthält Bindegewebe und Muskelgewebe (Muskelgewebe fehlt im Mund).

5 Welche Besonderheit besteht bei den Schleimhäuten?

Schleimhäute müssen ständig feucht gehalten werden. Dies erfolgt durch die Absonderung von Schleim aus den Schleimdrüsen.

6 Welchem Gewebe ist die Gingiva (Zahnfleisch) histologisch zuzuordnen?

Der Mundschleimhaut

Stütz- und Bewegungsapparat

Passiver Bewegungsapparat

1 Unterscheiden Sie zwischen passivem und aktivem Bewegungsapparat.

Als *passiven Bewegungsapparat* bezeichnet man das Stützgerüst aus Knochen, Knorpeln, Bändern und Gelenken.
Als *aktiven Bewegungsapparat* bezeichnet man die Skelettmuskulatur mit den dazugehörigen Sehnen.

2 Welche Aufgaben haben die Knochen zu erfüllen?

Knochen
– geben dem Körper Halt, Stütze und Gestalt →

▷ *Fortsetzung der Antwort* ▷

– bilden Höhlen und schützen innere Organe
– dienen der Muskulatur als Befestigungsstellen
– ermöglichen durch gelenkige Verbindung die Bewegung
– bilden Erythrozyten, Granulozyten, Monozyten und Thrombozyten

3 Man unterscheidet verschiedene Knochenformen. Nennen Sie die entsprechende Knochenform folgender Knochen:
a) Hand- und Fußwurzelknochen
b) Oberarmknochen
c) Brustbein

a) kurze Knochen
b) Röhrenknochen
c) platte Knochen

4 Am Röhrenknochen kann man
a) die Diaphyse,
b) die Epiphysen,
c) das Periost unterscheiden.
Erklären Sie diese Begriffe.

a) Mittelteil oder Schaft (mit Markhöhle)
b) Knochenenden (mit schwammartigem Knochengewebe = substantia spongiosa)
c) Knochenhaut, die den Knochen umgibt

5 Wo findet man beim Erwachsenen
a) rotes Knochenmark?
b) gelbes Knochenmark?

Beim Erwachsenen findet man
a) im schwammartigen Knochengewebe (substantia spongiosa) rotes Knochenmark, vor allem in den platten Knochen
b) in der Markhöhle der Röhrenknochen gelbes Knochenmark (Fettmark)

6 Worin unterscheiden sich rotes und gelbes Knochenmark?

Rotes Knochenmark ist aktiv als Bildungsstätte für Erythrozyten, Monozyten, Granulozyten und Thrombozyten.
Gelbes Knochenmark ist inaktiv, befindet sich im Ruhezustand, speichert aber reichlich Fett.

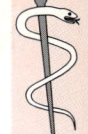

7 Nennen Sie den Unterschied zwischen einem echten Gelenk und einer Haft.

Geben Sie zusätzlich ein Beispiel an für eine Haft.

Gelenke sind gut bewegliche Knochenverbindungen.

Haften sind kaum oder wenig bewegliche Knochenverbindungen wie z. B. die Schädelknochenverbindungen.

8 Bezeichnen Sie die einzelnen Teile des abgebildeten Gelenkes.

1 Gelenkkopf
2 Gelenkpfanne
3 Gelenkkapsel
4 Gelenkknorpel
5 Gelenkspalt mit Gelenkschmiere

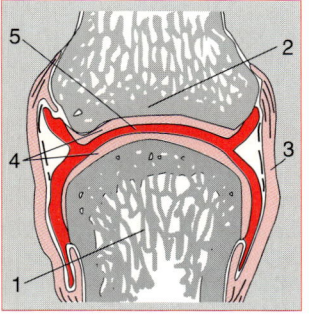

9 Ordnen Sie die genannten Gelenkarten (1–4) den entsprechenden Gelenken a–d zu.

1 Kugelgelenk
2 Scharniergelenk
3 Zapfengelenk
4 Sattelgelenk
a) Gelenk zwischen Atlas und Axis
b) Fingerendgelenk
c) Daumengrundgelenk
d) Schultergelenk

1 ⟷ d
2 ⟷ b
3 ⟷ a
4 ⟷ c

10 Teilen Sie das Skelett in funktionelle Abschnitte ein.

– Schädel
– Wirbelsäule und Brustkorb
– Schultergürtel und obere Extremitäten (Arme)
– Beckengürtel und untere Extremitäten (Beine)

11 Welche Aufgaben hat die Wirbelsäule?

Die Wirbelsäule hat die Aufgabe
a) den Schädel zu tragen,
b) den Körper aufrecht zu halten,
c) als Federung zu dienen und
d) eine optimale Beweglichkeit zu ermöglichen

12 Wie wird die Wirbelsäule eingeteilt?
Geben Sie auch jeweils die Anzahl der Wirbel an.

a) *Halswirbelsäule:* 7 Wirbel
b) *Brustwirbelsäule:* 12 Wirbel
c) *Lendenwirbelsäule:* 5 Wirbel
d) *Kreuzbein:* 5 zusammengewachsene Wirbel
e) *Steißbein:* 3–5 zusammengewachsene, verkümmerte Wirbel

13 Welche Aufgaben haben die Bandscheiben?

Die Bandscheiben, die sich zwischen den Wirbeln befinden, dienen als Stoßdämpfer bei Erschütterungen und verhindern, dass die harten Knochen aneinander reiben.

14 Die Abbildung zeigt die Seitenansicht eines Brustwirbels.

Wie werden die Teile 1–5 genannt?

1 Querfortsatz
2 Wirbelkörper
3 Dornfortsatz
4 oberer Gelenkfortsatz
5 unterer Gelenkfortsatz

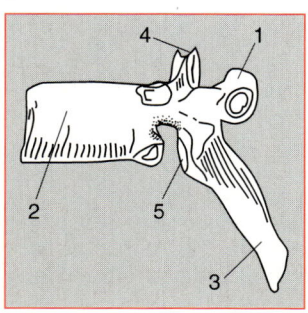

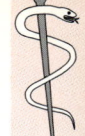

15 **Welche Bedeutung haben die nachfolgenden Begriffe?**

a) **Thorax**   e) **Femur**
b) **Sternum**   f) **Tibia**
c) **Ulna**   g) **Fibula**
d) **Radius**

a) Brustkorb
b) Brustbein
c) Elle
d) Speiche
e) Oberschenkelknochen
f) Schienbein
g) Wadenbein

Aktiver Bewegungsapparat

1 a) **Zu welcher Art von Muskelgewebe wird die Skelettmuskulatur gerechnet?**
b) **Beschreiben Sie diese Muskulatur hinsichtlich der Steuerung ihrer Tätigkeit sowie der Ermüdbarkeit.**

a) Zur quer gestreiften Muskulatur
b) – Ihre Tätigkeit ist willkürlich.
   – Sie ist spezialisiert auf starke, aber kurzfristige Leistung und ermüdet relativ schnell.

2 **Was versteht man unter**
a) **Muskelkontraktion**
b) **Muskeltonus?**

a) Die *Muskelkontraktion* ist die Zusammenziehung der Muskeln bei ihrer Tätigkeit.
b) Der *Muskeltonus* ist der natürliche Spannungszustand der Muskeln in ihrem Ruhezustand.

3 **Welche Aufgaben haben Sehnen?**

Sehnen stellen die Verbindung zwischen Muskeln und Knochen dar.

4 **Erklären Sie, was man unter dem „antagonistischen Prinzip der Muskelarbeit" versteht.**

Jeder Muskel kann durch seine Kontraktion (Zusammenziehung) nur die Bewegung in eine Richtung bewerkstelligen. Für die Bewegung in die entgegengesetzte Richtung benötigt er einen Gegenspieler (*Antagonisten*).

Bau des Schädels

1 **Welche Schädelteile werden unterschieden?**

Schädelteile:
a) Gehirnschädel mit Schädeldach und Schädelbasis
b) Gesichtsschädel

2 Nennen Sie die fünf Hirnschädelknochen und geben Sie an, ob diese paarig oder einzeln angelegt sind.

Hirnschädelknochen:
a) Hinterhauptbein
    = *Os occipitale* (einzeln)
b) Keilbein
    = *Os sphenoidale* (einzeln)
c) Stirnbein
    = *Os frontale* (einzeln)
d) Scheitelbein
    = *Os parietale* (paarig)
e) Schläfenbein
    = *Os temporale* (paarig)

3 Zählen Sie die Knochen des Gesichtsschädels auf.

Knochen des Gesichtsschädels:
a) Siebbein (Os ethmoidale)
b) Nasenbein (Os nasale)
c) Tränenbein (Os lacrimale)
d) Pflugscharbein (Vomer)
e) Oberkiefer (Maxilla)
f) Jochbein (Os zygomaticum)
g) Gaumenbein (Os palatinum)
h) Unterkiefer (Mandibula)

4 Benennen Sie die Knochen (1–11) der folgenden Abbildung.

1 = Stirnbein
2 = Nasenbein
3 = Siebbein
4 = Tränenbein
5 = Jochbein
6 = Oberkiefer
7 = Scheitelbein
8 = Schläfenbein
9 = Keilbein
10 = Hinterhauptbein
11 = Unterkiefer

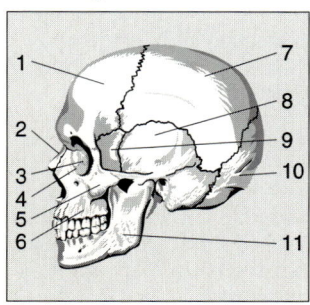

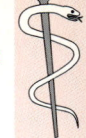

5 Benennen Sie die gekennzeichneten Teile der Abbildung.

1 Stirnbein
2 Scheitelbein
3 Schläfenbein
4 Jochbein
5 Oberkiefer
6 Unterkiefer

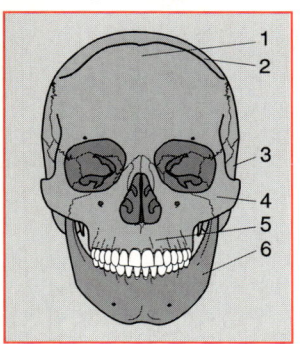

6 Was sind Fontanellen und wo sind sie zu finden?

Fontanellen sind Knochenlücken am kindlichen Schädel.

7 Benennen Sie folgende Abbildung.

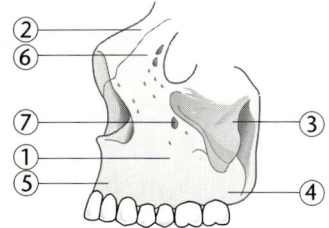

1 Oberkiefer
2 Nasenbein
3 Jochbeinfortsatz
4 Tuber maxillae
5 Alveolarfortsatz
6 Stirnfortsatz
7 Foramen infraorbitale

8 Nennen Sie die Fortsätze des Oberkieferkörpers und beschreiben Sie ihre Lage.

a) Stirnfortsatz (Processus frontalis): verläuft entlang der Augenhöhle zum Stirnbein
b) Jochbeinfortsatz (Processus zygomaticus): Verbindung zum Jochbein
c) Gaumenfortsatz (Processus palatinus): zieht horizontal zur Mittellinie
d) Alveolarfortsatz (Processus alveolaris): enthält die Zahnfächer bis zum hinteren Abschluss (Tuber maxillae), sowie ihre umschließenden Knochen

9 **Welche Aufgabe haben die Nasennebenhöhlen?**

Die Nasennebenhöhlen
a) sind Resonanzorgan,
b) vermindern das Gewicht des Schädels.

10 **Nennen Sie die Nasennebenhöhlen.**

Nasennebenhöhlen:
a) 2 Kieferhöhlen (Sinus maxillares)
b) Stirnhöhle (Sinus frontalis)
c) Keilbeinhöhle (Sinus sphenoidalis)
d) Siebbeinzellen (Zellulae ethmoidales)

11 **Welche Gefahr besteht bei der Entfernung eines Oberkiefermolaren?**

Die Eröffnung der Kieferhöhle, da die Knochenschicht zwischen Wurzelspitzen und Kieferhöhle sehr dünn ist, bzw. in seltenen Fällen die Wurzelspitze nur von der Schleimhaut bedeckt ist, welche die Kieferhöhle auskleidet.

12 **Woraus besteht der Unterkiefer?**

Der Unterkiefer besteht aus:
a) Unterkieferkörper
b) Alveolarfortsatz
c) zwei aufsteigenden Ästen
d) zwei Muskelfortsätzen
e) zwei Gelenkköpfchen

13 **Benennen Sie die einzelnen Teile der Abbildung.**

1 Gelenkköpfchen
2 Muskelfortsätze
3 Unterkieferloch
   (Foramen mandibulae)
4 Kinnloch
   (Foramen mentale)
5 Alveolarfortsatz
6 aufsteigender Ast
7 Unterkieferkörper

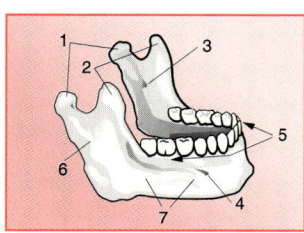

14 **Wo treten Gefäße und Nerven in den Unterkieferkanal ein und aus?**

a) Eintrittstelle: Unterkieferloch
   (Foramen mandibulae)
b) Austrittstelle: Kinnloch
   (Foramen mentale)

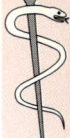

Nervensystem

Bau und Funktion

1 Gliedern Sie das Nervensystem in seine drei Bereiche.

a) Zentrales Nervensystem (ZNS)
b) peripheres Nervensystem
c) vegetatives oder autonomes Nervensystem

2 Welche Organe gehören zum ZNS (zentralen Nervensystem)?

Gehirn und Rückenmark

3 Beschreiben Sie kurz die Aufgabe des zentralen Nervensystems.

Das *zentrale Nervensystem* ist die Steuerungszentrale für alle geistigen Tätigkeiten (Bewusstsein, Verstand, willentliche und seelische Vorgänge).

4 Benennen Sie die Teile des abgebildeten Rückenmarksquerschnitts.

1 Graue Substanz
2 weiße Substanz
3 Hinterhorn
4 Vorderhorn
5 Zentralkanal
6 hintere (sensible) Wurzel
7 vordere (motorische) Wurzel
8 Spinalganglion
9 Spinalnerv

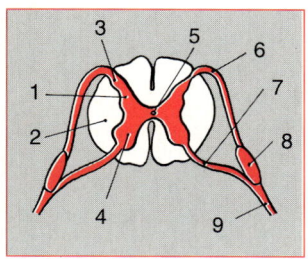

5 Erklären Sie, was man unter

a) afferenten Bahnen und
b) efferenten Bahnen versteht.

a) *Afferente Bahnen:*
   sensible Bahnen, die Reize (Tast-, Tiefen-, Schmerz-, Temperaturempfindungen) zum ZNS leiten
b) *efferente Bahnen:*
   motorische Bahnen (willkürliche und unwillkürliche Motorik)

6 **Welcher Nerv versorgt die mimische Gesichtsmuskulatur?**

Der VII. Hirnnerv (N. facialis).

7 **Woraus besteht das periphere Nervensystem?**

a) 12 Paar Hirnnerven
b) 31–32 Paar Rückenmarksnerven

8 **Beschreiben Sie kurz die Aufgaben des peripheren Nervensystems.**

Nervenbahnen leiten die empfangenen Sinnesreize zum ZNS (Zentralen Nervensystem) und die von dort kommenden Antworten und Impulse zu den entsprechenden Ausführungsorganen.

9 **Erklären Sie, was man unter dem vegetativen Nervensystem versteht.**

Vegetatives Nervensystem:
Das autonom arbeitende, d. h. nicht unserem Willen unterworfene Nervensystem.
Es ist für das Zusammenwirken der inneren Organe verantwortlich und regelt die Körperfunktionen wie Atmung, Herztätigkeit, Verdauung, Stoffwechsel usw.

10 **Wie wird das vegetative Nervensystem unterteilt?**

a) Sympathikus
b) Parasympathikus

11 **Wie wirkt sich die Erregung der folgenden Nerven auf die inneren Organe aus?**
a) Sympathikus
b) Parasympathikus

a) Der *Sympathikus* versetzt den Körper in einen Zustand höherer Leistungsbereitschaft:
Blutdruck, Puls und Energieumsatz werden gesteigert, während Verdauungstätigkeiten gebremst werden.
b) Der *Parasympathikus* baut neue Leistungsreserven in Erholungsphasen auf:
Puls und Blutdruck sinken, Darm- und Drüsentätigkeit werden aktiviert.

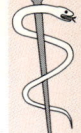

Reflexe

1 **Was versteht man unter Reflexen?**

Reflexe: Einfachste Betätigung des Nervensystems (ohne Einschaltung der Hirnrinde), die unwillkürlich ablaufen und durch bestimmte Reize ausgelöst werden.

2 **Wie können Sie den Schluckreflex auslösen?**

Durch Berühren der hinteren Rachenwand kann der Schluckreflex ausgelöst werden.

3 **Welche Reaktion kann ausgelöst werden, wenn Sie den weichen Gaumen des Patienten berühren?**

Durch die Berührung kann der Würgereflex ausgelöst werden.

4 **Wie kann man den Würgereflex unterdrücken?**

a) Den weichen Gaumen mit Oberflächenanästhesie betäuben.
b) Den Patienten die Arme oder Beine heben lassen (Ablenkungsmanöver).

Schmerz

1 **Welche Aufgabe hat der Schmerz?**

Der Schmerz hat eine Warn- und Schutzfunktion.

2 **Wann entsteht Schmerz?**

Schmerz entsteht, wenn mechanische, thermische, elektrische oder chemische Reize auf den Körper einwirken. Diese müssen dabei einen bestimmten Schwellenwert überschreiten, damit durch die Gewebeschädigung Schmerzstoffe freigesetzt werden.

3 **Man unterscheidet grundsätzlich zwei verschiedene Schmerzqualitäten.**
Nennen Sie diese und geben Sie jeweils ein Beispiel dazu an.

a) Der *somatische Schmerz* wird unterteilt in den Oberflächenschmerz (z. B. Nadelstich) und den Tiefenschmerz (z. B. Zahnschmerzen).
b) Der *Eingeweide-Schmerz* (z. B. Gallenkolik)

4 Wofür spricht bei Patienten einer Zahnarztpraxis

a) ziehender Schmerz
b) dumpfer Schmerz

a) *Ziehender Schmerz* deutet eher auf eine Entzündung z. B. Pulpitis oder auf ein Loch z. B. Karies hin.
b) *Dumpfer Schmerz* deutet eher auf Gangrän, Abszess oder Knochenentzündung hin.

Sinnesorgane

Auge

1 Woraus besteht der Sehapparat?

Der Sehapparat besteht aus:

a) dem Augapfel
b) dem Halteapparat des Auges
c) dem Bewegungsapparat des Augapfels
d) der Berieselungseinrichtung
e) der Schutzeinrichtung

2 Wo liegt der Augapfel?

Er liegt im Fettgewebe der Augenhöhle.

3 Nennen Sie die drei Augenhäute von innen nach außen.

a) Netzhaut (Retina)
b) Aderhaut (Chorioidea)
c) Lederhaut (Sklera)

4 Welche der drei Augenhäute geht in die Hornhaut (Cornea) über?

Die Lederhaut

5 Seheindrücke werden über spezielle Zellen vermittelt. Welche Zellen werden hierbei unterschieden und welche Sehempfindungen nehmen sie auf?

a) *Zapfenzellen* für das Farbensehen
b) *Stäbchenzellen* für die Schwarzweißwahrnehmung

6 Wie nennt man die Stelle des schärfsten Sehens?

Gelber Fleck, er liegt in der Sehachse.

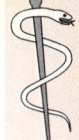

7 **Erläutern Sie, was man unter dem blinden Fleck versteht.**

Als *blinden Fleck* bezeichnet man die Sehnervenpapille (Austrittsstelle der Sehnerven aus dem Auge), da hier die Sehempfänger fehlen.

8 **Benennen Sie die Nummern 1–11 der folgenden Abbildung.**

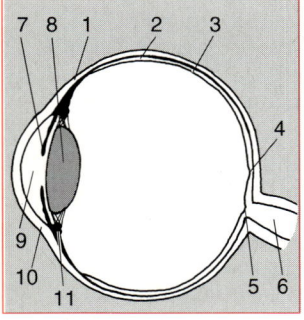

1 Lederhaut
2 Aderhaut
3 Netzhaut
4 gelber Fleck
5 blinder Fleck
6 Sehnerv
7 Regenbogenhaut
8 Linse
9 vordere Augenkammer
10 Hornhaut
11 Ziliarkörper

Ohr und Gleichgewichtsorgan

1 **Teilen Sie das Ohr in drei Abschnitte ein.**

a) Äußeres Ohr
b) Mittelohr
c) Innenohr

2 **Woraus besteht**
a) das äußere Ohr
b) das Mittelohr
c) das Innenohr?

a) *äußeres Ohr:*
   – Ohrmuschel mit Gehörgang
b) *Mittelohr:*
   – Trommelfell
   – Paukenhöhle
     mit Gehörknöchelchen
   – Ohrtrompete
c) *Innenohr:*
   – Schnecke, die das Hörorgan enthält
   – Bogengänge des Gleichgewichts-
     organs

3 **Wodurch wird das äußere Ohr vom Mittelohr abgetrennt?**

Durch das Trommelfell.

4 **Nennen Sie die Gehörknöchelchen.**

a) Hammer
b) Amboss
c) Steigbügel

5 **Welche Aufgabe hat die Ohrtrompete?**

Bei jedem Schluckakt öffnet sich die Ohrtrompete und sorgt für
– einen Druckausgleich in der Paukenhöhle
– Erneuerung der Luft im Mittelohr

6 **Bezeichnen Sie die Nummern 1–7 der nachfolgenden Abbildung.**

1 Ohrmuschel
2 äußerer Gehörgang
3 Trommelfell
4 Gehörknöchelchen
5 Ohrtrompete
6 Bogengänge des Gleichgewichtsorgans
7 Schnecke mit Hörorgan

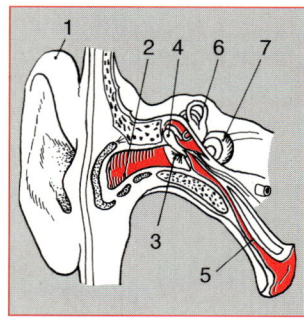

7 **a) Welches Organ ermöglicht die Orientierung im Raum und die Gleichgewichtsempfindung?**
b) Wo liegt dieses Organ?

a) Das statische Gleichgewichtsorgan mit seinen Bogengängen
b) Im Innenohr

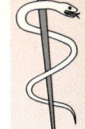

Geschmack

1 Wozu dient der Geschmackssinn?

a) Der Kontrolle der aufgenommenen Nahrung
b) Der Anregung der Speichel- und Magensaftabsonderung

2 Wo befinden sich die Sinneszellen für den Geschmackssinn?

Geschmacksknospen sitzen

– vorwiegend auf den umwallten Papillen, aber auch auf den pilzförmigen Papillen und den Blätterpapillen des Zungenrückens.
– Gelegentlich sind Geschmacksknospen auch am weichen Gaumen und an der Rachenhinterwand zu finden.

3 Nennen Sie vier unterschiedliche Geschmacksqualitäten.

a) bitter   c) salzig
b) süß   d) sauer

4 Wo werden die verschiedenen Geschmacksqualitäten wahrgenommen?

süß / salzig	überwiegend an der Zungenspitze
sauer	rechts und links am Zungenrand
bitter	am Zungengrund

Geruch

1 Welche Aufgabe hat die Riechfunktion?

a) Die Atemorgane vor schädigenden Einflüssen zu schützen
b) Die Anregung der Speichelabsonderung

2 Wo sitzt das Geruchsorgan?

In der Riechschleimhaut, die im Bereich der oberen Nasenmuschel zu finden ist.

3 Welche Grundgerüche kennen Sie?

a) süßlich   c) brenzlig
b) säuerlich   d) faulig

4 Welche biologische Bedeutung hat der Geruch?

a) Beurteilung von Nahrungsstoffen
b) Vermeidung einer Gesundheitsgefährdung durch Gase oder Dämpfe
c) Sexualität

© Holland + Josenhans

Kreislaufapparat

Bau und Funktion des Herzens

1 Charakterisieren Sie kurz das Herz und seine Aufgabe.

Das Herz ist ein muskulöses Hohlorgan, das als Druck- und Saugpumpe das Fließen des Blutes im Blutkreislauf bewirkt.

2 Beschreiben Sie die Lage des Herzens.

Das Herz liegt im vorderen unteren Mittelfellraum zu ca. zwei Dritteln links und zu einem Drittel rechts hinter dem Brustbein im Herzbeutel.

3 Wie groß ist das Herz?

Die Größe des Herzens entspricht etwa der geballten Faust des betreffenden Menschen.

4 Beschreiben Sie den Grobaufbau des Herzens.

Das Herz besteht aus zwei Hälften, der rechten und der linken Herzhälfte, die durch die Herzscheidewand (Septum) vollständig voneinander getrennt sind. Beide Hälften bestehen aus je einem Vorhof (Atrium) und einer Kammer (Ventrikel). Zwischen den Vorhöfen und den Kammern befinden sich die Segelklappen.

5 Die folgende Abbildung zeigt ein menschliches Herz. Benennen Sie die Zahlen 1–13.

1 rechter Vorhof
2 rechte Kammer
3 linker Vorhof
4 linke Kammer
5 obere Hohlvene
6 untere Hohlvene
7 dreizipflige Segelklappe
8 Pulmonalklappe
9 Lungenarterie
10 Lungenvene
11 Mitralklappe
   (zweizipflige Segelklappe)
12 Aortenklappe
13 Aorta

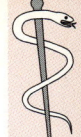

6 **Beschreiben Sie den Bau des Herzbeutels.**

Der Herzbeutel besteht aus 2 Blättern, der inneren Herzbeutelschicht (Epikard = Herzaußenhaut, sie ist fest mit dem Myokard verbunden) und der äußeren Herzbeutelschicht (Perikard = eigentlicher Herzbeutel). Dazwischen befindet sich ein feiner Spalt, der mit etwas Flüssigkeit gefüllt ist.

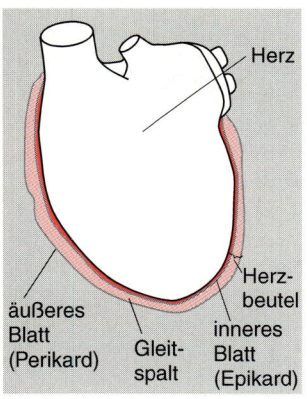

Herz

äußeres Blatt (Perikard)

Gleit-spalt

inneres Blatt (Epikard)

Herz-beutel

7 **Welche Funktion hat der Herzbeutel?**

Im Gleitspalt zwischen Epikard und Perikard befindet sich etwas seröse (dünnflüssige) Flüssigkeit. Diese ermöglicht bei den Herzbewegungen ein reibungsloses Aneinandervorbeigleiten. Der Herzbeutel dient also als Gleitlager.

8 **Nennen Sie die Schichten der Herzwand.**

Herzinnenhaut = Endokard
Herzmuskel = Myokard
Herzaußenhaut = Epikard

9 **Wo befinden sich die Segelklappen?**

Zwischen den Vorhöfen und den Kammern.
Zwischen dem rechten Vorhof und der rechten Kammer befindet sich die *dreizipfelige Segelklappe (Tricuspidalis)*.
Zwischen dem linken Vorhof und der linken Kammer befindet sich die *zweizipfelige Segelklappe (Bicuspidalis oder Mitralis)*.

10 **Welche Aufgabe haben die Segelklappen?**

Sie verhindern das Zurückfließen des Blutes in die Vorhöfe bei der Kammersystole.

11 **Wo befinden sich die Taschenklappen?**

Taschenklappen befinden sich zwischen den Herzkammern und den abgehenden großen Gefäßen, den Arterien.

12 **Welche Aufgabe haben die Taschenklappen?**

Sie verhindern das Zurückfließen des Blutes in die Herzkammern bei der Kammererschlaffung (= Diastole).

13 **Das Herz ist mit einem eigenen Reizbildungs- und Reizleitungssystem ausgestattet.**
a) Wie nennt man das Erregungsbildungszentrum?
b) Welchen Weg nimmt die Erregung?

a) Sinusknoten
b) Vom Sinusknoten über die Vorhöfe zum Atrioventrikularknoten. Von dort über das Hiss-Bündel und dessen rechten und linken Schenkel zu den Purkinje-Fasern in der Kammermuskulatur.

14 **Welche Untersuchung kann Aufschluss geben über Erregungsbildung, Erregungsablauf und ihre Störungen?**

Das *Elektrokardiogramm (EKG)* – Herzstromkurve

15 **Die folgende Abbildung zeigt eine typische EKG-Aufzeichnung.**
Benennen Sie die einzelnen Zacken und Wellen (1–3).

1 P-Welle
2 QRS-Komplex
3 T-Welle

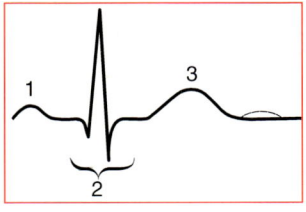

16 **Bei der Herzaktion werden zwei Phasen unterschieden.**
Nennen Sie diese.

a) *Systole*
= Phase der Herzmuskelzusammenziehung
b) *Diastole*
= Phase der Herzmuskelerschlaffung

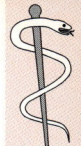

17 Woraus setzt sich der „Herzschlag" zusammen?

Aus der Vorhofsystole mit gleichzeitiger Kammerdiastole *und* der Kammersystole mit gleichzeitiger Vorhofdiastole.

18 Was geschieht bei der Kammersystole?

Durch die Zusammenziehung der Kammermuskulatur wird das in den Kammern befindliche Blut in die Arterien ausgetrieben. Gleichzeitig kommt es zu einer Vorhoferschlaffung und das Blut von den Venen wird in die Vorhöfe eingesaugt.

19 Wo entspringen die Herzkranzgefäße?

Sie entspringen aus der Aorta, knapp oberhalb der Taschenklappe.

20 Welche Aufgabe haben die Herzkranzgefäße?

Sie versorgen die Herzmuskulatur vor allem mit Sauerstoff und Nährstoffen wie Zucker und Fettsäuren.

Bau und Funktion von Blutkreislauf und Blutgefäßen

1 Welchen Abschnitt bezeichnet man als
a) Lungenkreislauf
b) Körperkreislauf?

a) *Lungenkreislauf:*
   der Weg von der rechten Herzkammer über die Lunge zum linken Vorhof

b) *Körperkreislauf:*
   der Weg von der linken Herzkammer durch den Organismus zum rechten Vorhof

2 Welche Aufgabe erfüllt der Lungenkreislauf?

Die Sauerstoffsättigung des Blutes. Das sauerstoffarme und kohlendioxidreiche Blut gibt beim Durchfließen der Lungenkapillaren aufgrund von Diffusionsvorgängen Kohlendioxid ab und nimmt Sauerstoff auf.

3 Welche Gefäße werden unterschieden?

a) Arterien = Schlagadern
b) Kapillaren = Haargefäße
c) Venen = Blutadern

4 Welche Gefäße bezeichnet man als

a) Arterien
b) Venen?

a) *Arterien:*
alle vom Herzen *weg*führenden Gefäße

b) *Venen:*
alle zum Herzen *hin*führenden Gefäße

5 Nennen Sie die drei Wandschichten, aus denen Arterien und Venen aufgebaut sind.

a) *Innere Schicht:*
→ *Intima,* überwiegend Epithelgewebe

b) *mittlere Schicht:*
→ *Media,* aus glatter Muskulatur

c) *äußere Schicht:*
→ *Adventitia,* überwiegend aus Bindegewebe

Im Gegensatz zu den Arterien setzen sich die Wandschichten der Venen weniger deutlich voneinander ab.

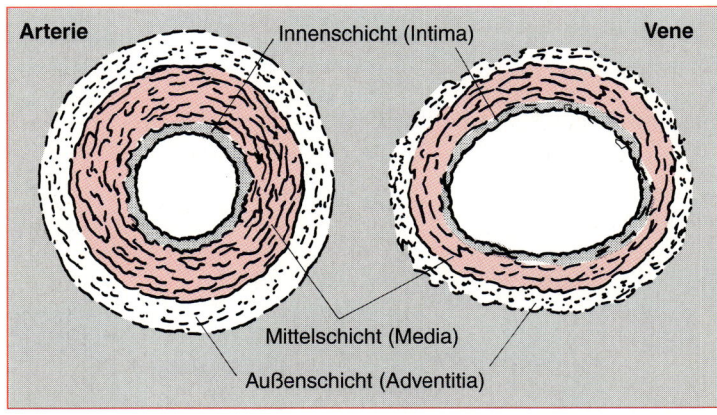

Arterie — Innenschicht (Intima) — Vene
Mittelschicht (Media)
Außenschicht (Adventitia)

6 Nennen Sie weitere Unterschiede zwischen Arterien und Venen.

Arterien haben eine wesentlich stärkere Muskelschicht als Venen. Diese ermöglicht es, die vom Herzen kommende Druckwelle aufzufangen und durch Eng- und Weitstellung der Gefäße die Durchblutung bestimmter Körperregionen zu regulieren.
Venen besitzen Venenklappen, welche die Richtung des Blutstromes garantieren.

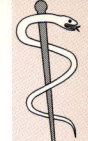

7 **Woraus besteht die Wand der Kapillaren?**

Aus einem einschichtigen Plattenepithel. Diese dünne Wand ermöglicht den Sauerstoffaustausch zwischen Blut und Körperzellen.

8 **Welche Venen führen sauerstoffreiches Blut?**

Die Lungenvenen

9 **Welche Aufgaben im Kreislaufsystem übernehmen**
a) das Herz
b) die Arterien
c) die Kapillaren
d) die Venen

a) Das *Herz* ist der Motor des Kreislaufs und hält die Blutzirkulation aufrecht.
b) Über die *Arterien* wird das Blut in den Körper verteilt.
c) In den *Kapillaren* findet der Gasaustausch statt.
d) Die *Venen* führen das Blut zum Herzen zurück.

10 **Verfolgen Sie den Weg des Blutes durch den Körper.**
Nehmen Sie die rechte Herzkammer als Ausgangspunkt.

Rechte Herzkammer → Taschenklappe (Pulmonalklappe) → Lungenarterien → Lungenkapillaren → Lungenvenen → linker Vorhof → Segelklappe (zweizipfelige = Bicuspidalis oder Mitralis) → linke Kammer → Taschenklappe (Aortenklappe) → Aorta → Arterien → Arteriolen → Kapillaren → Venolen → Venen → untere und obere Hohlvene → rechter Vorhof → Segelklappe (dreizipfelige = Tricuspidalis) → rechte Kammer

Zusammensetzung und Funktion des Blutes

1 **Nennen Sie vier Aufgaben des Blutes.**

a) *Transport* von Nahrungsstoffen, Sauerstoff, Abbauprodukten, Abwehrstoffen, Hormonen und Wärme
b) *Pufferung*
c) *Abwehrfunktion*
d) *Blutgerinnung*

| **2** Beschreiben Sie die Zusammensetzung des Blutes. | *Blutzellen* sind in einer eiweißhaltigen Flüssigkeit, dem *Blutplasma,* aufgeschwemmt. (Man bezeichnet eine solche Aufschwemmung auch als *Suspension*). |

| **3** Welche Angabe macht der Hämatokritwert? | Der *Hämatokrit* gibt an, wie groß der Anteil der Erythrozyten am Gesamtvolumen des Blutes ist. |

| **4** Welche Blutzellen werden unterschieden? | a) rote Blutkörperchen (Erythrozyten) b) weiße Blutkörperchen (Leukozyten) c) Blutplättchen (Thrombozyten) |

5 Nennen Sie die Aufgabe der

a) Erythrozyten
b) Leukozyten
c) Thrombozyten

a) *Erythrozyten:*
  – O_2-Transport
  – Mitwirkung am CO_2-Transport
b) *Leukozyten:*
  – Abwehrfunktion, „Polizei des Körpers"
c) *Thrombozyten:*
  – Mitwirkung bei der Blutgerinnung

6 Teilen Sie die Leukozyten in ihre Untergruppen ein.

a) *Granulozyten:*
  Diese können entsprechend ihrer Färbbarkeit unterteilt werden in:
  – neutrophile Granulozyten
  – eosinophile Granulozyten
  – basophile Granulozyten
b) *Monozyten*
c) *Lymphozyten*

7 Wo werden die folgenden Blutzellen gebildet?

a) Erythrozyten
b) Thrombozyten
c) Lymphozyten
d) Granulozyten
e) Monozyten

a) im roten Knochenmark
b) im roten Knochenmark
c) in den lymphatischen Organen, vor allem Lymphknoten und Milz
d) im roten Knochenmark
e) im roten Knochenmark

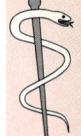

8 Erläutern Sie den Unterschied zwischen Blutplasma und Blutserum.

Blutserum ist Blutplasma ohne Fibrinogen.

Lässt man Frischblut über längere Zeit stehen, dann bildet sich ein Blutkuchen, der aus den Blutzellen und einem Fibrinfasernetz besteht (Fibrinogen wird bei der Blutgerinnung zu Fibrin umgewandelt). Der gelblich klare Überstand über dem Blutkuchen ist das Blutserum.

9 Nennen Sie drei verschiedene Plasmaproteine.

a) Albumine
b) Globuline
c) Fibrinogen

10 Wie erfüllt das Blut seine Abwehrfunktion?

Durch *Phagozytose* und *Antikörperbildung*

11 Erläutern Sie die Phagozytose der Granulozyten.

Durch ihre amöboide Beweglichkeit können die Granulozyten durch die Kapillarwände ins Gewebe übertreten. Sie können dort kleine Teilchen (z. B. Bakterien) umfließen, aufnehmen und verdauen.

12 Nennen Sie die verschiedenen Blutgruppensysteme.

a) *AB0-System*
   mit den Blutgruppen A, B, AB und 0
b) *Rhesussystem*
   mit den Merkmalen Rh+ (Rhesus positiv) und rh– (Rhesus negativ)

13 Nennen Sie die zu jeder Blutgruppe des AB0-Systems gehörenden Blutgruppen-Antigene und Antikörper.

Blut-gruppe	Antigen	Antikörper
A	A	Anti B
B	B	Anti A
AB	A und B	–
0	–	Anti A u. Anti B

14 Welche Eigenschaften haben die Blutgruppenantigene?

Sie bewirken die Bildung von Antikörpern, die gegen körperfremde Antigene wirksam werden.

15 Wo befinden sich
a) die Blutgruppen-Antigene
b) die Antikörper?

a) Die Blutgruppen-Antigene befinden sich in der Membran der Erythrozyten.

b) Blutgruppen-Antikörper befinden sich im Plasma.

16 Welche Blutgruppen-antigene finden sich in der Membran der Erythrozyten eines Patienten mit der Blutgruppe 0?

Keine

17 Befinden sich Antikörper im Plasma eines Patienten mit der Blutgruppe B?

Ja, Blutgruppenantikörper vom Typ Anti A

18 Welche Probleme können sich ergeben, wenn eine rh–-Frau ein Kind von einem Rh+-Mann bekommt?

Erbt das Kind einer rh–-Mutter die Rh+-Blutgruppeneigenschaft des Vaters und gelangen die kindlichen Erythrozyten bei der Geburt (auch bei Schwangerschaftsabbruch oder Fehlgeburt) in den mütterlichen Kreislauf, dann bildet die Mutter Antikörper gegen das Rh+-Merkmal. Diese Antikörper können bei einer erneuten Schwangerschaft über die Plazenta in den kindlichen Kreislauf übertreten. Ist nun dieses Kind wieder Rh+, so zerstören die Antikörper die kindlichen Erythrozyten. Schwere Schäden und der Tod des Fetus können die Folge sein.

19 Wie nennt man Störungen des Blutstillungsvorganges?

Blutungsübel oder hämorrhagische Diathesen

20 Erläutern Sie die Phasen des Blutgerinnungsvorgangs.

1. Phase:
Durch Einwirkung des Blutaktivators, Gewebeaktivators und Ca^{++}-Ionen wird das im Blut vorhandene Prothrombin in Thrombin umgewandelt.

2. Phase:
Unter Einwirkung des Thrombins wird Fibrinogen zu Fibrin gespalten. →

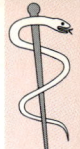

▷ *Fortsetzung der Antwort* ▷

3. Phase:
Die Fibrinfäden, zwischen denen die Blutzellen eingeschlossen sind, ziehen sich zusammen und bilden den Blutkuchen.

Bau und Funktion des lymphatischen Systems

1 Welche Organe zählt man zu den lymphatischen Organen?

a) Milz
b) Lymphknoten
c) Thymusdrüse
d) Mandeln
e) Appendix
f) Lymphfollikel in den Atemwegen und im Darmrohr

2 Wie entsteht die Lymphe?

Lymphe entsteht als Ultrafiltrat im Kapillargebiet. D. h., Blutflüssigkeit wird durch den hohen Druck aus den Kapillaren ausgepresst und sammelt sich zwischen den Zellen. Man nennt sie deshalb auch Gewebsflüssigkeit oder Zwischenzellflüssigkeit.

3 Erläutern Sie die Zusammensetzung der Lymphe.

Die Zusammensetzung der Lymphe entspricht annähernd derjenigen der Blutflüssigkeit. Sie enthält jedoch kaum Eiweiße, da Eiweißmoleküle zu groß sind und die Kapillarwände nicht passieren können.

4 Beschreiben Sie den Aufbau des Lymphsystems.

Die blind endenden Lymphkapillaren vereinigen sich zu dünnwandigen Lymphgefäßen. Mehrere Lymphgefäße münden in einen Lymphknoten, von welchem wieder ein größeres Lymphgefäß entspringt. Die Lymphgefäße sammeln sich im Milchbrustgang, welcher in den linken Venenwinkel mündet. Durch rhythmische Kontraktionen (Zusammenziehungen) und zahlreiche Klappen werden der Lymphfluss und die richtige Strömungsrichtung garantiert.

⑤ **Welche Hauptaufgaben haben die Lymphknoten?**

a) Produktion der Lymphozyten
b) Entzündungsabwehr durch Filterung der Lymphe

⑥ **Wie nennt man eine krankhafte Ansammlung von Lymphe?**

Ödem

Immunabwehr

① **Erklären Sie den Unterschied zwischen Antigen und Antikörper.**

Antigene sind Stoffe, die im Körper eine spezifische Immunreaktion auslösen können.
Antikörper sind Reaktionsprodukte des Körpers gegen Antigene.

② **Welche zwei Abwehrsysteme zur Bekämpfung von Krankheitserregern werden unterschieden?**

Spezifische und unspezifische Abwehr

③ **Welche zwei grundsätzlich unterschiedlichen Faktoren sind daran beteiligt?**

– zelluläre Faktoren (z. B. die weißen Blutkörperchen)
– humorale Faktoren (humor; lat. = Flüssigkeit) darunter versteht man die nicht zellulären Abwehrsubstanzen im Blut und in den anderen Körperflüssigkeiten (z. B. die Immunglobuline)

④ **Welche Faktoren gehören zur unspezifischen Abwehr?**

– *zelluläre Faktoren:* Phagozyten (Fresszellen), z. B. Monozyten und neutrophile Granulozyten
– *humorale Faktoren:* z. B. Lysozym (gegen Bakterien gerichtete Abwehrsubstanz), Interferon (gegen Viren gerichtete Abwehrsubstanz)

⑤ **Nennen Sie Faktoren der spezifischen Abwehr.**

zelluläre Faktoren:
– B-Lymphozyten, die in kurzer Zeit eine große Menge von Antikörpern bereitstellen können   →

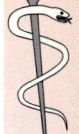

▷ *Fortsetzung der Antwort* ▷

- T-Lymphozyten, die u. a. verhindern, dass Antikörper gegen körpereigene Antigene gebildet werden

humorale Faktoren:
- Immunglobuline, darunter versteht man Antikörper, die von spezialisierten B-Lymphozyten, den sog. Plasmazellen, gebildet werden (z. B. IgG, IgA, IgM, IgD, IgE)

6 Wann bezeichnet man einen Menschen als immun?

Wenn er gegen Erreger ansteckender Krankheiten oder deren Toxine widerstandsfähig ist.

7 Wodurch kann der Mensch immun werden?

- angeborene Immunität
- Kontakt und Erkrankung mit Infektionserregern
- Impfung mit abgeschwächten Infektionserregern (aktive Immunisierung) bzw. mit Immunglobulinen (passive Immunisierung)

Atmungssystem

Bau und Funktion des Atmungssystems

1 Nennen Sie die Hauptaufgaben der Atmung.

a) Versorgung des Organismus mit ausreichend Sauerstoff
b) Entfernung des überschüssigen Kohlendioxids
c) Erhaltung des Gleichgewichts des Säure-Basen-Haushaltes in Zusammenarbeit mit den Nieren

2 Benennen Sie die Zahlen 1–5 in der nachfolgenden Abbildung.

1 Kehlkopf (Larynx)
2 Luftröhre (Trachea)
3 linker und rechter Stammbronchus
4 Oberlappen
5 Mittellappen
6 Unterlappen

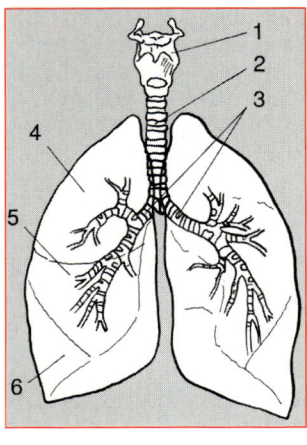

3 Welche Aufgaben hat die Nase?

Reinigung, Erwärmung und Anfeuchtung der Atemluft

4 Zählen Sie die Nasennebenhöhlen auf und geben Sie an, wozu sie dienen.

a) – zwei Kieferhöhlen
– zwei Stirnhöhlen
– rechte und linke Siebbeinzellen
– zwei Keilbeinhöhlen
b) Sie dienen als Resonanzorgan und zur Erleichterung des Schädels.

5 Wofür ist der Kehlkopf zuständig?

Für die Stimmbildung

6 Welcher Knorpel des Kehlkopfes verschließt beim Schluckakt den Eingang zur Luftröhre?

Der Kehldeckel

7 Beschreiben Sie den Schluckakt.

Das Gaumensegel hebt sich und verschließt die Nasenhöhlen, der Kehldeckel senkt sich und verschließt den Eingang zum Kehlkopf. So kann der Speisebrei die Atemwege kreuzen.

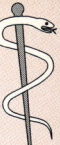

8 Wo liegen die Lungen?

Die Lungen liegen vom Brustfell (Pleura) überzogen im Brustkorb (man nennt den Raum auch Pleurahöhle). Der Brustkorb ist nach unten vom Zwerchfell abgeschlossen.

9 Beschreiben Sie den Bau und die Aufgabe des Brustfells (Pleura).

Die Pleura besteht aus zwei Blättern, dem *Lungenfell,* das die Lunge überzieht, und dem *Rippenfell,* das den Brustkorb auskleidet. Zwischen beiden Blättern befindet sich ein schmaler, flüssigkeitsgefüllter Spalt, der *Pleuraspalt.* Dieser ermöglicht es, dass sich beide Blätter gleitend gegeneinander verschieben, sich jedoch nicht voneinander abheben lassen.

10 Welchen Weg nimmt die Atemluft bei der Einatmung durch die Nase?

Nase → Rachen → Kehlkopf → Luftröhre → Stammbronchien → Bronchien (Verästelungen der Luftröhre) → Bronchiolen (feinste Verästelungen der Bronchien) → Alveolen (Lungenbläschen)

11 Erklären Sie, was man unter äußerer Atmung versteht.

Den Gasaustausch in der Lunge.
Sauerstoffreiche Atemluft wird eingeatmet und gelangt über die Atemwege in die Lungenalveolen (Lungenbläschen). Dort erfolgt der Gasaustausch; O_2 gelangt in das Blut, CO_2 in die Ausatemluft. Anschließend wird die kohlendioxidreiche Luft ausgeatmet.

12 Erläutern Sie, was man unter innerer Atmung versteht.

Den Gasaustausch zwischen Blutkapillaren und Zellen.
O_2 wird aus dem Blut an die Zellen abgegeben, CO_2 wird von den Zellen in das Blut aufgenommen.

13 Wie ist die Atemluft zusammengesetzt?

– 21 % Sauerstoff (O_2)
– 78 % Stickstoff (N_2)
– 1 % Edelgase
– Kohlendioxid (CO_2)

**14 Wodurch wird die Atem-
tätigkeit gesteuert?**

Durch das Atemzentrum im verlängerten Mark im Gehirn. Dieses Atemzentrum reagiert auf den Kohlendioxidanstieg im Blut während der Atempause.

**15 Wie gelangt die Atemluft
in die Lungen?**

Durch das Anheben des Brustkorbes mithilfe der Zwischenrippenmuskulatur und das Abflachen der Zwerchfellkuppeln wird der Brustkorbinnenraum zur Seite und nach unten hin erweitert. Der dadurch entstehende Unterdruck bewirkt, dass die Luft eingesaugt wird.

**16 Was geschieht bei der
Ausatmung?**

Die Zwischenrippenmuskulatur erschlafft, dadurch senkt sich der Brustkorb. Durch die Erschlaffung des Zwerchfellmuskels treten die Zwerchfellkuppeln nach oben. Es kommt dadurch zur Verkleinerung des Brustkorbinnenraumes und es entsteht ein Überdruck.
→ Folge: Die Luft strömt nach außen.

**17 Wie hoch ist die normale
Atemfrequenz**
a) beim Neugeborenen
b) beim 20-Jährigen
c) beim 30-Jährigen?

a) 40 Atemzüge/min
b) 20 Atemzüge/min
c) 16 Atemzüge/min

**18 Man unterscheidet unter-
schiedliche Atemvolumina.**
Erläutern Sie diese.

a) *Atemzugvolumen:*
   Ca. 0,5 l Luft werden bei jedem Atemzug ein- und ausgeatmet.

b) *Inspiratorisches Reservevolumen:*
   Die Menge Luft, die nach der normalen Einatmung noch zusätzlich eingeatmet werden kann (ca. 1,5–2 l).

c) *Expiratorisches Reservevolumen:*
   Die Menge Luft, die nach einer normalen Ausatmung noch maximal ausgeatmet werden kann (ca. 1,5–2 l).

d) *Residualvolumen:*
   Luft, die nach maximaler Ausatmung noch in der Lunge verbleibt (ca. 1,2 l).

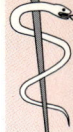

Verdauungssystem

Lage, Bau und Funktion der Verdauungsorgane

1 Welche Aufgaben hat das Verdauungssystem zu erfüllen?

a) Mechanische Zerkleinerung der Nahrung

b) Abbau der Nahrung in ihre kleinsten Bausteine mithilfe von Enzymen

c) Aufnahme der Bausteine über die Darmschleimhaut ins Blut

d) Ausscheidung unverdaulicher Schlacken

2 Benennen Sie die abgebildeten Teile des Verdauungssystems (1–15).

1 Mundhöhle (Cavum oris)
2 Leber (Hepar)
3 Gallenblase (Vesica fellea)
4 Zwölffingerdarm (Duodenum)
5 Dünndarm (Intestinum tenue)
6 Blinddarm (Caecum)
7 Wurmfortsatz (Appendix vermiformis)
8 Mastdarm (Rektum)
9 Speicheldrüsen (Glandulae salivales)
10 Rachen (Pharynx)
11 Speiseröhre (Ösophagus)
12 Magen (Gaster, Ventriculus)
13 Bauchspeicheldrüse (Pankreas)
14 Grimmdarm (Colon)
15 After (Anus)

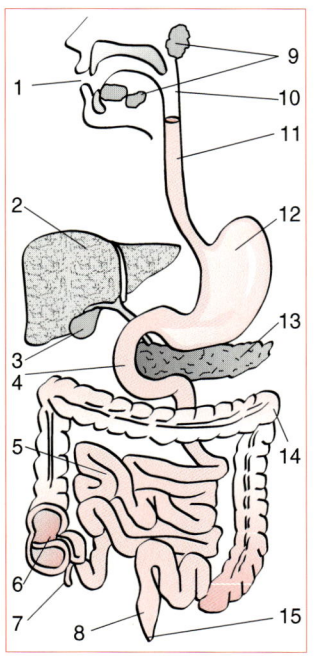

3 Nennen Sie die wichtigsten Organe der Mundhöhle.

a) Zunge
b) Zähne
c) Speicheldrüsen

4 Welche großen Speicheldrüsen gibt es?

Der Mensch besitzt drei paarige große Speicheldrüsen:

a) die Ohrspeicheldrüsen
b) die Unterkieferdrüsen
c) die Unterzungendrüsen

5 Wie viele Zähne umfasst
a) das Milchgebiss
b) das Dauergebiss?

a) Das *Milchgebiss* umfasst 20 Zähne, und zwar:
– 8 Schneidezähne
– 4 Eckzähne
– 8 Milchmolaren

b) Das *Dauergebiss* umfasst 28–32 Zähne, und zwar:
– 8 Schneidezähne
– 4 Eckzähne
– 8 Prämolaren
– 8–12 Molaren

6 In welche Abschnitte wird der Magen eingeteilt?

a) Magenmund (Cardia)
b) Magengrund (Fundus)
c) Magenkörper (Corpus)
d) Magenausgangsteil (Antrum)
e) Magenpförtner (Pylorus)

7 Wie nennt man die innere und äußere Krümmung des Magens?

Man nennt sie die kleine und große Kurvatur.

8 Welche Bedeutung hat der Magenpförtner (Pylorus)?

Der Pylorus regelt die portionsweise Abgabe des Speisebreis in den Zwölffingerdarm.

9 Beschreiben Sie den Aufbau der Magenwand von innen nach außen.

a) Schleimhaut mit zahlreichen Drüsenzellen
b) glatte Muskulatur mit Längs-, Ring- und Spiralfasern
c) Bauchfellüberzug

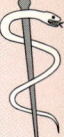

10 **Woraus besteht der Magensaft?**

Er enthält Schleim, Salzsäure und Eiweiß spaltende Enzyme.

11 **Welche Aufgaben erfüllt die Leber?**

a) Gallensaftproduktion und -ausscheidung in die Gallenblase
b) Regulationsorgan für Eiweiß-, Fett- und Kohlenhydratstoffwechsel
c) Speicherung von Glykogen
d) Entgiftung des Körpers
e) Blutbildung in der Fetalzeit

12 **Die Leber besitzt zwei zuführende Gefäßsysteme. Nennen Sie diese.**

a) Die *Leberarterie* versorgt die Leber mit sauerstoffreichem Blut.
b) Die *Pfortader* bringt venöses Blut von den Baucheingeweiden, das die dort resorbierten Nährstoffe, Wirk- und Giftstoffe enthält.

Das Blut aus beiden Gefäßsystemen sammelt sich in den Lebervenen, die in die untere Hohlvene einmünden.

13 **Wo liegt die Gallenblase und welche Funktion hat sie zu erfüllen?**

Die *Gallenblase* befindet sich am unteren Leberrand und dient als Sammelbehälter für die Galle sowie zur Eindickung der Galle.

14 **In der Leber wird täglich ca. 1 l Galle gebildet.**
a) Woraus besteht die Galle?
b) Welche Aufgaben hat sie?

a) *Die Galle besteht aus:*
   – Wasser
   – Schleim
   – Gallensäuren
   – Cholesterin
   – Gallenfarbstoff (Bilirubin)
   – verschiedenen Salzen

b) *Die Aufgaben der Galle:*
   – Zerteilung der Fette in feine Tröpfchen (Emulgierung)
   – Aktivierung Fett spaltender Enzyme (Lipasen)

15 **In welche Teile wird der Dünndarm unterteilt?**

a) Zwölffingerdarm (Duodenum)
b) Leerdarm (Jejunum)
c) Krummdarm (Ileum)

16 Nennen Sie die zwei Organe, die Sekrete bilden und diese in den Zwölffingerdarm abgeben.

a) Die Bauchspeicheldrüse bildet Bauchspeichel.

b) Die Leber bildet Galle, die in der Gallenblase gespeichert und bei Bedarf in den Zwölffingerdarm abgegeben wird.

17 Welche Vorgänge spielen sich im Dünndarm ab?

a) Im Dünndarm findet die *Hauptverdauung* statt, d. h. die einzelnen Nährstoffe werden durch Enzyme in ihre kleinsten Bausteine zerlegt.

b) Resorption der Nährstoffe durch die Darmwand in das Blut und die Lymphe.

18 Welche Besonderheit weist die Dünndarmschleimhaut auf?

Darmzotten (ca. 4–5 Millionen):
Sie verleihen der Schleimhaut ein samtartiges Aussehen, vergrößern die Oberfläche und dienen der Aufnahme und Weitergabe der Nährstoffe.

19 Erläutern Sie die Resorption.

– Aminosäuren, Einfachzucker, kurzkettige Fettsäuren werden ins Blutgefäßsystem aufgenommen und über die Pfortader der Leber zugeführt.

– langkettige Fettsäuren werden bereits in der Darmwand wieder zu Triglyzeriden zusammengesetzt, als Fetttröpfchen in die Lymphbahnen aufgenommen und über den Milchbrustgang dem venösen Teil des Kreislaufs zugeführt.

20 Geben Sie die drei Abschnitte des Dickdarms an.

a) *Blinddarm* (Caecum) mit Wurmfortsatz (Appendix)

b) *Grimmdarm* (Colon) mit
   – aufsteigendem Teil (Colon ascendens)
   – quer liegendem Teil (Colon transversum)
   – absteigendem Teil (Colon descendens)
   – Sigmaschleife (Colon sigmoideum)

c) *Mastdarm* (Rektum)

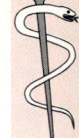

21 **Wie unterscheiden sich Dünndarm und Dickdarm hinsichtlich der Länge?**

a) Dünndarm: ca. 5 m
b) Dickdarm: ca. 1,5 m

22 **Erklären Sie, was mit dem Speisebrei im Dickdarm geschieht.**

a) Im Dickdarm wird durch Wasserentzug der Speisebrei *eingedickt*.
b) Durch Einwirken von zahlreichen Bakterien (u. a. Kolibakterien) wird der Gärungs- und Fäulnisprozess eingeleitet. Hierbei können sich Darmgase bilden.

Ernährung

* siehe auch Maßnahmen der Kariesprophylaxe S. 135 ff.

1 **Welche Aufgaben hat die Ernährung?**

Sie liefert die Nährstoffe für die Energiegewinnung des Organismus und für den Aufbau von Körpersubstanzen und Wirkstoffen.

2 **In welcher Einheit wird der Energiegehalt der Grundnährstoffe ausgedrückt?**

Die internationale Einheit ist das Joule.
1000 J (Joule) = 1 kJ (Kilojoule)

3 **Teilen Sie unsere Nahrung in ihre Grundbestandteile ein.**

1. Nährstoffe
   – Eiweiß, Fett, Kohlenhydrate
   – Mineralstoffe
   – Vitamine
   – Spurenelemente
   – Wasser
2. Ballaststoffe
3. Farb-, Duft- und Geschmacksstoffe

4 **Nennen Sie die drei Energie liefernden Grundnährstoffe und ihre Bausteine.**

1. Kohlenhydrate, bestehend aus Zuckermolekülen mit den Bausteinen Glukose, Fruktose, Galaktose
2. Eiweiße, bestehend aus Aminosäuren
3. Fette, bestehend aus Glycerin und Fettsäuren

5 Übersetzen Sie die Begriffe
Lipide, Saccharide, Proteine.

Lipide = Fette
Saccharide = Kohlenhydrate
Proteine = Eiweiße

6 Welche Aufgaben erfüllen
Mineralstoffe im menschlichen
Organismus?

Mineralstoffe
- tragen zur Bildung des Skeletts und der Zähne bei (Calcium)
- regulieren den Zelldruck der Körperzellen und halten den Wasserhaushalt konstant (Natriumchlorid und Kaliumchlorid)
- sind verantwortlich für die Nervenleitung (Kaliumchlorid, Natriumchlorid, Calcium)

7 Welche Bedeutung haben
Spurenelemente?

Spurenelemente werden nur in Kleinstmengen benötigt, z. B.
- Eisen als Bestandteil des roten Blutfarbstoffs
- Jod für den Aufbau der Schilddrüsenhormone
- Fluor für einen widerstandsfähigen Zahnschmelz

8 Was sind Vitamine?

Vitamine sind lebensnotwendige Substanzen, die der Körper zum Aufbau stoffwechselsteuernder Wirkstoffe (Enzyme und Coenzyme) braucht.

9 Nach ihrer Löslichkeit werden zwei Arten von Vitaminen unterschieden.
Nennen Sie die zwei Vitamingruppen mit ihren zugehörigen Vitaminen.

Fettlösliche Vitamine
→ Vitamin A, D, E, K
Wasserlösliche Vitamine
→ Vitamin B_1, B_2, B_6, B_{12}, C, Folsäure, Biotin, Niazin, Pantothensäure

10 Welche Bedeutung haben
Ballaststoffe in unserer Ernährung?
Geben Sie drei Lebensmittel an, in denen Ballaststoffe enthalten sind.

a) Sie sorgen für eine Anregung der Darmbewegung.
b) Beispiele: Obst, Gemüse, grobes Brot

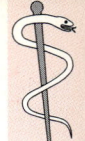

11 **Falsche Ernährung begünstigt das Auftreten mancher Zivilisationskrankheiten.**

Nennen Sie drei Erkrankungen

a) *Diabetes mellitus* als Folge von Übergewicht (hauptsächlich bedingt durch Bewegungsmangel und überkalorische Kost)

b) *Obstipation* (Verstopfung) durch ballaststoffarme Ernährung

c) *Karies* durch häufige Zuckeraufnahme (Zucker bildet den besten Nährboden für Bakterien)

12 **Beschreiben Sie den Abbau und die Resorption der Fette.**

1. Aufspaltung der Fetttröpfchen in kleinste Fettpartikel durch die Gallensäuren.

2. Abbau in Glycerin und Fettsäuren durch die Pankreaslipase.

3. Aufnahme von kurz- und mittelkettigen Fettsäuren in das Blut und Abtransport über das Pfortadersystem zur Leber.

4. Die übrigen Bestandteile werden in der Darmwand zu Triglyzeriden zusammengesetzt und mit einer Eiweißhülle versehen. So können sie über das Lymphgefäß aufgenommen und über den Milchbrustgang der oberen Hohlvene zugeführt werden.

13 **Beschreiben Sie die Verdauung und die Resorption der Eiweiße.**

1. Im Magen werden Eiweiße durch die Salzsäure denaturiert und durch die Pepsine in Polypeptide gespalten.

2. Mithilfe der Enzyme der Bauchspeicheldrüse (Trypsin, Chymotrypsin u. a.) und der Dünndarmwand (Peptidasen) werden die Polypeptide in Dipeptide und Aminosäuren zerlegt.

3. Aufnahme in das Blut und Abtransport über das Pfortadersystem zur Leber.

14 **Wie werden Kohlenhydra-te verdaut und resorbiert?**	1. Bereits im Mund wird die Stärke durch die α-Amylase Ptyalin der Speicheldrüsen in Maltose gespalten.
	2. Die Amylase der Bauchspeicheldrüse und die Glukosidasen aus der Dünndarmschleimhaut bewirken die Aufspaltung in Zweifachzucker und Einfachzucker.
	3. Die Endprodukte werden in das Blut aufgenommen und über das Pfortadersystem der Leber zugeführt.

15 **Wovon ist der Energiebedarf eines Menschen abhängig?**	a) Körperbau
	b) Alter
	c) Geschlecht
	d) Tätigkeit
	e) Klima

16 **Geben Sie vier Regeln für eine vernünftige Ernährung an.**	a) Energiezufuhr an den Energiebedarf anpassen
	b) für eine ausreichende Vitamin- und Mineralstoffzufuhr sorgen
	c) genügend Ballaststoffe zuführen
	d) Nahrungsmittel schonend zubereiten, um die Vitamine zu erhalten

Kauapparat

Anatomischer Aufbau des Zahnes und Gebisses

1 **a) Wie werden die schmelzbildenden Zellen genannt?**	a) *Ameloblasten* oder *Adamantoblasten* bilden den Schmelz.
b) Wie werden die dentinbildenden Zellen genannt?	b) *Odontoblasten* bilden das Dentin.

2 **Wann beginnt die Zahnentwicklung der Milchzähne?**	Ab der 6. Schwangerschaftswoche

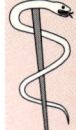

3 **Nennen Sie die jeweiligen Zahnentwicklungsstadien mit Zeitangaben.**

a) Knospenstadium
   (8. Schwangerschaftswoche)
b) Kappenstadium
   (10. Schwangerschaftswoche)
c) Glockenstadium
   (4. Schwangerschaftsmonat)
d) Mineralisationsbeginn
   (6. Schwangerschaftsmonat)

4 **Wie lautet der lateinische Begriff für Milchzähne?**

Dentes decidui

5 **Nennen Sie den Fachausdruck für „Zahnen"?**

Dentition

6 **Wie viel Zähne hat das Milchgebiss?**

Das Milchgebiss umfasst 20 Zähne, und zwar:
– 8 Schneidezähne (Incisivi)
– 4 Eckzähne (Canini)
– 8 Milchmolaren

7 **Zu welchem Zeitpunkt brechen die Milchzähne durch?**

mittlere Schneidezähne (Incisivi):
6.–8. Monat
äußere Schneidezähne (Incisivi):
8.–12. Monat
erste Mahlzähne (Molaren):
12.–16. Monat
Eckzähne (Canini):
16.–20. Monat
zweite Mahlzähne (Molaren):
20.–30. Monat

8 **Wie nennt man den Gebisszustand zwischen Milchzahngebiss und permanentem Gebiss?**

Wechselgebiss

9 Die Abbildung zeigt den äußeren Aufbau eines Zahnes.

Ordnen Sie den einzelnen Zahlen die richtigen Begriffe zu.

1 Zahnschmelz
2 Zahnbein (Dentin)
3 Zahnmark (Pulpa)
4 Zahnfleisch (Gingiva)
5 Alveolarknochen
6 Wurzelzement
7 Periodont mit Sharpey'schen Fasern
8 Foramen apikale

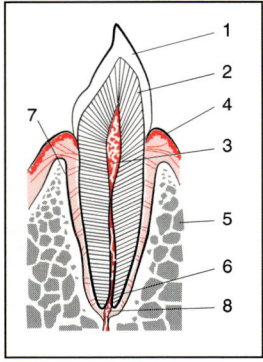

10 Man unterscheidet vier unterschiedliche Zahngruppen.

Nennen Sie diese sowie ihre Anzahl je Kieferhälfte.

a) 2 Schneidezähne
   – Incisivi (Einzahl: Incisivus)
b) 1 Eckzahn
   – Caninus (Mehrzahl: Canini)
c) 2 kleine Mahlzähne
   – Prämolaren (Einzahl: Prämolar)
d) 3 Mahlzähne
   – Molaren (Einzahl: Molar)

11 Wie viele Zähne umfasst das Dauergebiss?

28–32

12 Nach welchen Merkmalen kann man einen einzelnen Zahn zweifelsfrei einer Kieferhälfte zuordnen?

a) *Krümmungsmerkmal:* die vestibuläre Fläche der Zähne ist nach mesial stärker gekrümmt
b) *Winkelmerkmal:* der Winkel zwischen Schneidekante und Seitenfläche der Schneidezähne ist mesial spitzer
c) *Wurzelmerkmal:* Wurzel von der Krone nach distal abgebogen
d) *Kronenflucht:* Kronen der Unterkieferzähne sind nach lingual geneigt

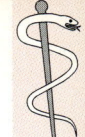

13 Zählen Sie die Bestandteile des Zahnhalteapparates auf.

Bestandteile des Zahnhalteapparates:
a) Wurzelzement (Cementum)
b) Wurzelhaut (Periodont oder Desmodont)
c) Alveolarknochen
d) Zahnfleisch (Gingiva)

Anatomischer Aufbau der Mundhöhle

1 Erklären Sie, was man unter dem „stomatognathen System" versteht.

Unter dem *stomatognathen System* versteht man alle Organe und Gewebe, die an der Geschmacksempfindung, an der Nahrungszerkleinerung, an der Nahrungsverdauung und an der Weiterleitung der Atemluft beteiligt sind.

2 Nennen Sie die wichtigsten Organe der Mundhöhle.

a) Zunge
b) Zähne
c) Speicheldrüsen

3 Welche großen Speicheldrüsen gibt es?

Der Mensch besitzt drei paarige große Speicheldrüsen:
a) die Ohrspeicheldrüsen
b) die Unterkieferdrüsen
c) die Unterzungendrüsen

4 Benennen Sie die einzelnen Teile der abgebildeten Mundhöhle (dt./lat.).

1 Lippenbändchen (Frenulum labii)
2 harter Gaumen (Palatum durum)
3 weicher Gaumen (Palatum molle)
4 Gaumenfalte (Raphe palati)
5 vorderer Gaumenbogen (Arcus palatoglossus)
6 hinterer Gaumenbogen (Arcus palatopharyngeus)
7 Gaumenmandel (Tonsilla palatina)
8 Zäpfchen (Uvula)
9 Zunge (Lingua)

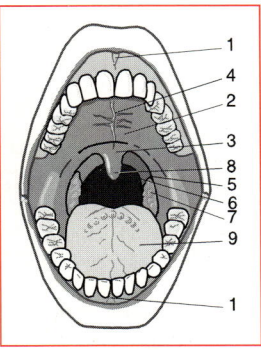

5 Welchen Bereich bezeichnet man mit Vestibulum oris?

Den Mundvorhof. Er liegt zwischen den
Zähnen bzw. den Alveolarfortsätzen der
Kiefer und den Lippen bzw. Wangen.

6 Nennen Sie die Grenzen
der Mundhöhle (Cavum oris).

Grenzen der Mundhöhle:
a) Lippen (Labiae)
b) Wangen (Buccae)
c) harter Gaumen (Palatum durum)
   und weicher Gaumen (Palatum molle)
d) Zunge (Lingua)
e) Mundboden
f) Rachenring

7 Zählen Sie die drei
Schleimhautbänder im
Mundbereich auf.

a) Lippenbändchen (Frenulum labii)
b) Wangenbändchen (Frenulum buccae)
c) Zungenbändchen (Frenulum linguae)

8 Nennen Sie die wichtigsten Organe der Mundhöhle.

Organe der Mundhöhle:
a) Zunge
b) Zähne
c) Speicheldrüsen

9 Welche Aufgaben hat die
Zunge?

a) Sprachbildung
b) Geschmacksempfindung
c) Tast- und Temperaturempfindung
d) Unterstützung der Kauarbeit und des
   Schluckvorgangs

10 Beschreiben Sie Art und
Lage der Geschmackspapillen
und geben Sie an, welcher
Geschmack jeweils wahrge-
nommen wird.

a) *Wallpapillen* (Papillae vallatae)
   liegen v-förmig am Übergang vom
   Zungenrücken zum Zungengrund;
   bittere Geschmacksempfindung

b) *blattförmige Papillen* (Papillae foliatae)
   liegen hinten beidseits am Zungenrand;
   ebenfalls *bittere Geschmacksempfindung*

c) *pilzförmige Papillen* (Papillae fungiformis) über den ganzen Zungenrücken
   verstreut;
   *saure, salzige oder süße Geschmacks-
   empfindung je nach Lokalisation*

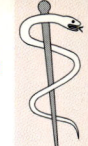

11 Welche Papillen sind für die Tastempfindung zuständig?

Die Fadenpapillen (Papillae filiformes) des Zungenrückens

12 Zählen Sie die drei großen Mundspeicheldrüsen auf und geben Sie an, wo die Ausführungsgänge münden.

Mundspeicheldrüsen:
a) *Ohrspeicheldrüse* (Glandula parotis), Ausführungsgang über dem zweiten Oberkiefermolaren im Wangenbereich
b) *Unterkieferspeicheldrüse* (Glandula submandibularis), Ausführungsgang unter der Zunge am Mundboden in einer Erhebung
c) *Unterzungenspeicheldrüse* (Glandula sublingualis), Ausführungsgang unter der Zunge am Mundboden in einer Erhebung

13 Wie viel Speichel produzieren die Speicheldrüsen eines Erwachsenen täglich?

Die Speicheldrüsen produzieren täglich 1–1,5 l Speichel.

14 a) Woraus besteht der Speichel?
b) Welche Aufgaben hat der Speichel?

a) *Der Speichel enthält:*
– 99 % Wasser
– 1 % Verdauungsenzym (Ptyalin) Schleimstoff und Kalksalze
b) *Aufgabe des Speichels:*
– feuchtet den Speisebrei an, verdünnt ihn und macht ihn gleitfähig
– spaltet Kohlehydrate
– wirkt antibakteriell
– ermöglicht die Selbstreinigung der Mundhöhle

15 Was geschieht mit der Nahrung in der Mundhöhle?

Durch das Tast- und Geschmacksempfinden wird die Nahrung geprüft, mit Hilfe der Zähne zerkleinert und durch den Speichel wird die Verdauung eingeleitet und gleichzeitig die Nahrung zu einem schluckfähigen Brei verarbeitet.

Zahnbezeichnungen, Zahnflächen und Richtungsbezeichnungen der Zähne

[1] Erläutern Sie folgende Begriffe, durch die Zahnflächen und deren Richtungen in der Mundhöhle bezeichnet werden.

a) labial
b) bukkal
c) mesial
d) distal
e) inzisal
f) okklusal
g) palatinal
h) lingual
i) zervikal
j) zentral
k) apikal
l) vestibulär
m) koronal
n) radikulär

a) **labial** = zur Lippe hin
b) **bukkal** = zur Wange hin
c) **mesial** = zur Mitte hin
d) **distal** = von der Mitte weg
e) **inzisal** = im Bereich der Schneidekante
f) **okklusal** = im Bereich der Kaufläche
g) **palatinal** = zum Gaumen hin
h) **lingual** = zur Zunge hin
i) **zervikal** = im Bereich des Zahnhalses
j) **zentral** = in der Mitte der Kaufläche gelegen
k) **apikal** = im Bereich der Wurzelspitze
l) **vestibulär** = zum Mundvorhof hin
m) **koronal** = im Bereich der Zahnkrone
n) **radikulär** = im Bereich der Zahnwurzel

[2] Bezeichnen Sie die beiden Abbildungen mit den speziellen Fachbegriffen (siehe Frage 1).

a) 1 = labial
   2 = palatinal
   3 = bukkal
   4 = mesial
   5 = distal

b) 1 = inzisal
   2 = zervikal
   3 = okklusal
   4 = lingual
   5 = distal
   6 = mesial

a)

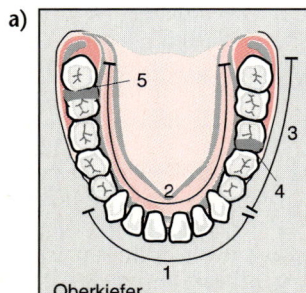

Oberkiefer

b)

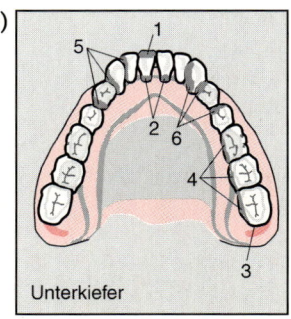

Unterkiefer

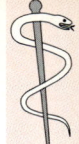

3 Erklären Sie den Unterschied zwischen
a) Okklusion und
b) Artikulation.

a) *Okklusion*
Schlussbisslagebeziehung der Zahnreihen von UK zu OK (statisch)

b) *Artikulation*
Verschieben von Zahnreihen unter Zahnkontakt (dynamisch)

4 Wie wird der Schlussbiss definiert?

Das Ineinandergreifen von maximalen Höcker-Fissurenkontakten beim Zusammentreffen der Zahnreihen.

5 Was versteht man unter der Ruheschwebe?

Eine entspannte habituelle Haltung des UK bei Berührung der Lippen ohne Kontakt der Zahnreihen.

6 Wie nennt man die bei Zahnkontakt aufeinander treffenden Zähne?

Agonist und Antagonist

7 Beschreiben Sie die Verzahnung eines Regel- bzw. Normal-/Neutralgebisses.

Die Schneidekanten der oberen Incisivi überragen die unteren Incisivi um ca. 2 mm; die oberen Höckerspitzen beißen auf die Randleisten und Querfissuren der unteren Prämolaren und Molaren.

8 Wozu benutzt man Okklusionsfolie?

Zur farbigen Markierung von Okklusionskontakten.

9 Wozu dient die Analyse der Okklusion?

Zur Festlegung der korrekten Lagebeziehung von OK-Zähnen zu UK-Zähnen.

10 Was versteht man unter Parafunktionen?

Zähneknirschen und Zähnepressen

11 Erklären Sie den Begriff „Schlifffassetten".

Abgenutzte Zahnflächen durch Fehlstellungen, Parafunktionen oder Stress.

12 Welche Patienten bezeichnet man als „Knirscher"?

Patienten, die meist unbewusst unter Anspannung ohne zu kauen mit den Zähnen mahlen (Parafunktion).

13 Beschreiben Sie mit den jeweiligen Fachbegriffen die möglichen Artikulationsbewegungen.

a) *Protrusion* ist der Vorschub des UK unter Zahnkontakt
b) *Retrusion* ist das Zurückziehen des UK unter Zahnkontakt
c) *Laterotrusion* ist die Seitwärtsbewegung des UK unter Zahnkontakt

14 a) Wie nennt man das internationale Zahnkennzeichnungssystem?
b) Stellen Sie in korrekter Schreibweise das Zahnschema für ein bleibendes Gebiss und für ein Milchgebiss dar.

a) Zahnschema der F. D. I.
b)

Bleibendes Gebiss	
rechte Oberkieferhälfte	linke Oberkieferhälfte
18 17 16 15 14 13 12 11	21 22 23 24 25 26 27 28
48 47 46 45 44 43 42 41	31 32 33 34 35 36 37 38
rechte Unterkieferhälfte	linke Unterkieferhälfte

Milchgebiss	
rechte Oberkieferhälfte	linke Oberkieferhälfte
55 54 53 52 51	61 62 63 64 65
85 84 83 82 81	71 72 73 74 75
rechte Unterkieferhälfte	linke Unterkieferhälfte

15 Benennen Sie folgende nach dem F. D. I.-Schema bezeichneten Zähne
a) 16
b) 31
c) 64

a) 1. oberer bleibender Molar im rechten Quadranten
b) Mittlerer unterer Schneidezahn im linken Quadranten
c) 1. oberer Milchmolar im linken Quadranten

16 Geben Sie an, wofür die folgenden Abkürzungen stehen.
– c
– f
– z
– k
– b

– **c** = kariös
– **f** = fehlender Zahn
– **z** = zerstörter Zahn
– **k** = Krone
– **b** = Brückenglied

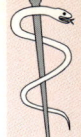

Kiefergelenk

1 Beschreiben Sie den Aufbau des Kiefergelenks.

Das Kiefergelenk besteht aus Gelenkköpfchen des Unterkieferfortsatzes, der Gelenkgrube (oder Gelenkpfanne) und dem Gelenkhöcker des Schläfenbeins sowie der Gelenkkapsel, die das Gelenk umschließt. Zwischen Gelenkköpfchen und Gelenkgrube befindet sich die knorplige Gelenkzwischenscheibe.

2 Beschriften Sie die nachfolgende Abbildung des Kiefergelenks in deutsch und in den medizinischen Fachbegriffen.

① Gelenkhöcker (Tuberculum articulare)
② Gelenkgrube (Fossa articularis)
③ Gelenkzwischenscheibe (Discus articularis)
④ Gelenkknorpel (Chondron articulare)
⑤ Kiefergelenkköpfchen (Condylus articularis)
⑥ Gelenkkapsel (Capsula articularis)

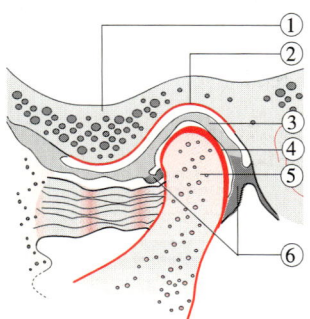

3 Wie nennt man das walzenförmige Gelenkköpfchen?

Condylus

4 Was versteht man unter
a) oberer Gelenkkammer?
b) unterer Gelenkkammer?

a) *obere Gelenkkammer:* Der Raum zwischen der Gelenkpfanne (Fossa articularis) und der Gelenkzwischenscheibe

b) *untere Gelenkkammer:* Der Raum zwischen Gelenkzwischenscheibe und dem Gelenkköpfchen (Condylus)

[5] Wann entsteht eine Kiefersperre?

Eine *Kiefersperre* entsteht, wenn das Gelenkköpfchen über die Gelenkgrube (Fossa articularis) hinausgerutscht ist und nicht mehr zurückgleiten kann. Der Mund kann dann nicht mehr geschlossen werden.

[6] Das Kiefergelenk ist ein Dreh-Gleitgelenk.
Zählen Sie die wichtigsten Bewegungsmöglichkeiten des Kiefergelenks auf.

a) Öffnen und Schließen des Mundes (Drehbewegung)
b) Vor- und Zurückschieben des Kinns (Gleitbewegung)
c) Seitwärts-, Mahlbewegung (Dreh-Gleitbewegung)

(Anmerkung: Beim Kauen kommt es zu kombinierten Dreh-Gleitbewegungen des Kiefergelenks)

[7] Wie bezeichnet man die Bewegung des Unterkiefers
a) nach rückwärts?
b) nach vorne?
c) zur Seite?
d) zur Mitte?

a) rückwärts = *Retrusion*
b) vorwärts   = *Protrusion*
c) seitwärts = *Laterotrusion*
d) zur Mitte = *Mediotrusion*

Gesichtsmuskulatur

[1] Welche zwei Arten von Kopfmuskeln werden unterschieden?

Man unterscheidet die Kaumuskulatur und die mimische Muskulatur.

[2] Die mimische Muskulatur verleiht dem Gesicht seine Ausdruckskraft und spiegelt die jeweilige Stimmungslage wider.
Wie heißen die drei wichtigsten Muskelgruppen?

Mimische Muskulatur:
a) Ringmuskel der Augen (M. orbicularis oculi)
b) Ringmuskel des Mundes (M. orbicularis oris)
c) Wangen-(oder Trompeter-)muskel (M. buccinator)

[3] Welcher Nerv versorgt die mimische Muskulatur?

Der Nervus facialis

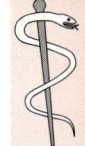

4 Ordnen Sie die am Kauvorgang beteiligten Muskeln in einer Tabelle nach Kieferschließmuskulatur (S) und Kieferöffnungsmuskulatur (Ö) an und nennen Sie deren Ursprung und Ansatz. (Verwenden Sie die deutsche und die lateinische Bezeichnung.)

Am Kauvorgang beteiligte Muskelgruppen		Ursprung	Ansatz
Kieferschließ-muskulatur (S)	Schläfenmuskel (Musculus temporalis)	Seitenfläche des Schläfenbeins	Muskelfortsatz des Unterkiefers
	Großer Kaumuskel (Musculus masseter)	Jochbein	Kieferwinkel Außenfläche
	Innerer Flügelmuskel (Musculus pterygoideus medialis)	Keilbeinflügel	Kieferwinkel Innenseite
Kiefer-öffnungs-muskulatur (Ö)	Unterkieferzungenbeinmuskel (Musculus mylohyoideus)	Innenseite Unterkiefer	Zungenbein
	Kinnzungenbeinmuskel (Musculus geniohyoideus)	Innenseite (Kinn)	Zungenbein
	Zweibäuchiger Muskel (Musculus biventer)	Innenseite Kinn	Schädelbasis
	Äußerer Flügelmuskel (Musculus pterygoideus lateralis)	Keilbeinflügel	Gelenkfortsatz

5 Welcher der zwölf Kopfnerven innerviert (versorgt) die Kaumuskulatur?

Der dritte Ast des N. trigeminus (V_3), der N. mandibularis

Gefäßversorgung des Kopfes

* Nervenversorgung siehe Schmerzausschaltung S. 125 ff.

1 Welche Blutgefäße versorgen den Kopf- und Gesichtsbereich?

Die rechte und die linke *gemeinsame Kopfschlagader* (Arteria carotis communis). Diese gabeln sich jeweils im oberen Halsbereich (etwa in Höhe des Zungenbeins) auf in die innere Halsschlagader (A. carotis interna) und die äußere Halsschlagader (A. carotis externa).

2 Nennen Sie zwei für den Zahnarzt wichtige Arterien, die von der Arteria carotis externa (äußere Halsschlagader) abzweigen.

- Zungenarterie (A. lingualis)
- Oberkieferarterie (A. maxillaris)
- Gesichtsarterie (A. facialis)

3 Beschriften Sie die unten stehende Abbidlung mit deutschen und lateinischen Fachbegriffen.

① Schläfenarterie
   (A. temporalis)
② Hinterhauptsarterie
   (A. occipitalis)
③ Innere Halsschlagader
   (A. carotis interna)
④ Halsschlagader
   (A. carotis communis)
⑤ Oberkieferarterie
   (A. maxillaris)
⑥ Gesichtsarterie
   (A. facialis)
⑦ Äußere Halsschlagader
   (A. carotis externa)

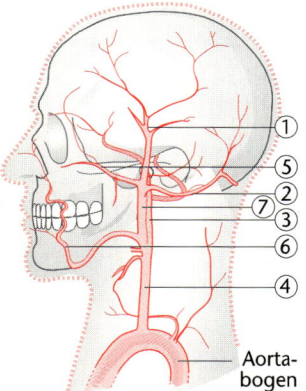

Aorta-bogen

4 Beschriften Sie unten stehende Abbildung der mimischen Gesichtsmuskulatur mit Innervation.

① Äste des N. facialis
② M. orbicularis oculi
③ M. orbicularis oris
④ M. buccinatorius

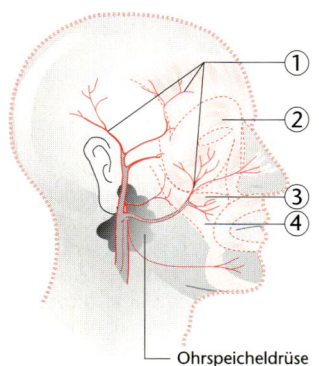

Ohrspeicheldrüse

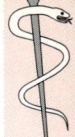

Allgemeine Krankheitslehre (Pathologie)

Krankheitsursachen, Krankheitsverläufe, Behandlungsmöglichkeiten

1 **Es werden zwei Gruppen von Krankheitsursachen unterschieden.**
Nennen Sie diese.

a) Innere Krankheitsursachen
b) äußere Krankheitsursachen

2 **Zählen Sie fünf Beispiele für äußere Krankheitsursachen auf.**

a) Ernährungsschäden
   (Fehl-, Unter-, Überernährung)
b) mechanische Einwirkungen
   (z. B. Druck, Stoß, Stich usw.)
c) thermische Schäden
   (z. B. Verbrennungen, Erfrierungen)
d) Einwirkung von elektrischem Strom
e) Vergiftungen
f) (unerwünschte) Reaktionen
   auf Medikamente

3 **Zählen Sie zwei Beispiele für innere Krankheitsursachen auf.**

a) Genetische Veränderungen
   (z. B. Erbkrankheiten)
b) Dispositionen

4 **Worin besteht der grundlegende Unterschied zwischen äußeren und inneren Krankheitsursachen?**

Äußere Krankheitsursachen sind beeinflussbar, während innere Krankheitsursachen nicht beeinflussbar sind.

5 **Erläutern Sie den Begriff Disposition.**

Unter *Disposition* versteht man eine Krankheitsbereitschaft.

Sie kann angeboren sein (z. B. Geschlechtsdisposition → bestimmte Krankheiten befallen Frauen häufiger als Männer und umgekehrt) oder auch erworben sein (z. B. Disposition durch Krankheit → bestehende Krankheiten können die Anfälligkeit für weitere Krankheiten erhöhen).

6 Erklären Sie den Begriff „Konstitution".

Unter **Konstitution** versteht man die Summe aller angeborenen Eigenschaften wie Körperbau, körperliche, geistige und seelische Funktionen.

7 Nennen Sie soziale Krankheitsursachen.

– Armut
– Hunger
– schlechte Wohnverhältnisse
– hygienische Missstände

8 Worin unterscheiden sich objektive und subjektive Symptome?

Objektive Symptome sind für jedermann wahrnehmbar (z. B. Wunden, Fehlstellungen usw.).

Subjektive Symptome (z. B. Schmerzen, Müdigkeit) dagegen stellen Empfindungen des Patienten dar, die für andere Personen nicht unbedingt wahrnehmbar sind.

9 Welche unterschiedlichen Behandlungsformen kann der Zahnarzt einsetzen?

Vier Angaben sollen erfolgen.

a) Operative Behandlung
b) konservierende Behandlung
c) kieferorthopädische Behandlung
d) prothetische Versorgung
e) medikamentöse Behandlung

Die genannten Behandlungsformen können auch untereinander kombiniert werden.

10 Nennen und erklären Sie drei Möglichkeiten des Krankheitsverlaufs.

a) *Akuter Krankheitsverlauf*
= plötzliches Auftreten der Krankheit, die heftig verläuft

b) *subakuter Verlauf*
= plötzliches Auftreten der Krankheit, die weniger heftig verläuft

c) *chronischer Verlauf*
= die Krankheit entwickelt sich langsam und schleichend und verläuft langwierig

11 Erläutern Sie die folgenden Begriffe:

a) **Folgekrankheit**
b) **Rezidiv**

a) *Folgekrankheit:* Die Krankheit geht in eine andere Krankheit über, z. B. Pulpitis (Entzündung der Pulpa) in Gangrän (Nekrose der Pulpa) →

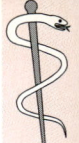

▷ *Fortsetzung der Antwort* ▷

b) ***Rezidiv:*** Nach Abheilung einer Krankheit tritt sie erneut auf (Rückfall, z. B. nach der operativen Entfernung einer Zyste).

Entzündung

1 **Erläutern Sie, was man unter einer Entzündung versteht.**

Eine ***Entzündung*** ist eine Abwehrreaktion des Körpers gegen verschiedenartige schädigende Reize.

2 **Nennen Sie vier verschiedene Ursachen für Entzündungen.**

a) Mechanische Einwirkungen (Reibung, Druck, Fremdkörper)

b) chemische Einwirkungen (Säuren, Laugen)

c) physikalische Einwirkungen (Strahlen, Hitze, Kälte)

d) Mikroorganismen (Bakterien, Viren, Pilze)

e) Reize vom Körperinneren (Zellzerfall)

3 **Welches sind die fünf klassischen Entzündungszeichen bei einer lokalen Entzündung?**

a) Hitze (Calor)

b) Rötung (Rubor)

c) Schwellung (Tumor)

d) Schmerz (Dolor)

e) Funktionseinschränkung (Functio laesa)

4 **Nach der Art ihrer Absonderungen unterscheidet man unterschiedliche Entzündungsformen.**
Nennen Sie drei davon.

a) ***Seröse Entzündung:***
→ ein eiweißreiches Exsudat wird abgesondert

b) ***fibrinöse Entzündung:***
→ Fibrinklebstoffe werden abgesondert

c) ***eitrige Entzündung:***
→ Eiter (bestehend aus reichlich Leukozyten, Bakterien, Gewebstrümmern) wird abgesondert

5 **Beschreiben Sie den Ablauf einer lokalen Entzündungsreaktion.**

1. Durchblutungsstörung mit verlangsamtem Blutabfluss

2. Austritt von Blutplasma (Transsudation) und Leukozyten ins Gewebe. Die ausgetretene Flüssigkeit wird als Exsudat bezeichnet →

▷ *Fortsetzung der Antwort* ▷

3. Vermehrung und Wucherung ortsständiger Zellen (Proliferation)

6 **Neben den lokalen Entzündungszeichen kommt es noch zu allgemeinen Entzündungszeichen. Zählen Sie drei davon auf.**

a) Fieber
b) Tachykardie
c) erhöhte Blutkörperchensenkungs-geschwindigkeit
d) Leukozytose
e) Müdigkeit

7 **Erklären Sie folgende Begriffe:**
a) **Abszess**
b) **Empyem**
c) **Phlegmone**
d) **Furunkel**

a) *Abszess:*
Eiteransammlung in einer nicht vorgebildeten Körperhöhle

b) *Empyem:*
Eiteransammlung in einer vorgebilde-ten Körperhöhle

c) *Phlegmone:*
sich flächenhaft ausbreitende Eiter-ansammlung

d) *Furunkel:*
eitrige Entzündung eines Haarbalges und seiner Talgdrüse

8 **Woraus besteht Eiter?**

Eiter besteht aus eingeschmolzenem Gewebe, abgesonderten Leukozyten und Krankheitserregern.

9 **Unter welcher Vorausset-zung spricht man von Fieber?**

Wenn die Körpertemperaturen über 38 °C liegen.

10 **Beurteilen Sie folgende Temperaturwerte:**
a) **40,0 °C**   d) **35,6 °C**
b) **37,7 °C**   e) **38,6 °C**
c) **37,0 °C**   f) **39,1 °C**

a) **40,0 °C:** *sehr hohes Fieber*
b) **37,7 °C:** *erhöhte Temperatur – subfebrile Temperatur*
c) **37,0 °C:** *normale Temperatur*
d) **35,6 °C:** *Untertemperatur*
e) **38,6 °C:** *mäßiges Fieber*
f) **39,1 °C:** *hohes Fieber*

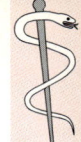

Störungen des Wachstums und Stoffwechsels von Zellen und Geweben

1 **a)** Erklären Sie, was man unter einer Atrophie versteht.

b) Nennen Sie zwei Ursachen.

a) *Atrophie*
= Rückbildung von Organen, Geweben oder Zellen

b) *Druckatrophie:*
→ Ständiger Druck (z. B. durch Tumore) bedingt die Rückbildung des betroffenen Organs.
Inaktivitätsatrophie:
→ Durch Ruhigstellung von Extremitäten (z. B. durch Gipsverband) kommt es zur Rückbildung des Muskelgewebes.

2 **a)** Erläutern Sie, was man unter einer Hypertrophie versteht.

b) Wie kommt sie zu Stande?

a) *Hypertrophie:*
Vergrößerung eines Organs durch Vergrößerung seiner Einzelzellen

b) durch Beanspruchung (z. B. Sportlerherz, Harnblasenhypertrophie bei Harnentleerungsstörungen)

3 Erklären Sie, was man unter einer Hyperplasie versteht, und geben Sie hierzu ein Beispiel an.

Hyperplasie:
Vergrößerung eines Organs durch Zunahme seiner Zellzahl.
Beispiel: Kropfbildung bei Jodmangel.

4 Geben Sie an, was man unter den folgenden Begriffen versteht:

a) Ulkus

b) Nekrose

c) Gangrän

a) *Ulkus:* Gewebedefekt (Geschwür) der Haut oder Schleimhaut

b) *Nekrose:* örtlicher Gewebstod

c) *Gangrän:* Gewebstod durch Ernährungs- und Durchblutungsstörungen (Brand)

5 Was versteht man unter einem Ödem?

Ein *Ödem* ist eine schmerzlose Wasseransammlung im Zwischenzellraum (Wassersucht). Die Ursachen sind vielfältig, z. B. erhöhter hydrostatischer Druck bei Stauungen, Eiweißmangel, Kapillarwandschädigungen, gestörter Lymphabfluss usw.

6 Erklären Sie folgende Begriffe:
a) Ischämie
b) Hyperämie

a) *Ischämie:* starke Minderdurchblutung bis zur totalen Unterbrechung der Blutzufuhr; kann bis zur Nekrose (örtlicher Gewebstod) führen
b) *Hyperämie:* starke Durchblutung (Blutfülle) eines Organs

7 Wodurch sind bösartige Tumoren gekennzeichnet?

Sie wachsen schnell, brechen in umgebende Gewebe ein und zerstören dabei das ursprüngliche Gewebe. Sie enthalten veränderte, atypische Zellen und bilden Tochtergeschwülste = Metastasen.

8 Wodurch sind gutartige Tumoren gekennzeichnet?

Sie wachsen langsam, verdrängend, sind scharf abgegrenzt und bestehen aus reifen, normal aufgebauten Zellen.

9 Was bezeichnet man als Präkanzerosen?

Präkanzerosen sind Krebsvorstufen. Man versteht darunter Zell- bzw. Gewebeveränderungen, die bei unveränderten Bedingungen mit großer Wahrscheinlichkeit zu einer Krebsbildung führen.

10 Fibrom, Sarkom, Myom, Lipom, Karzinom.
Welche der genannten Tumoren zählt man
a) zu den gutartigen Tumoren
b) zu den bösartigen Tumoren?

a) *Gutartige Tumoren:*
  – Fibrom
  – Myom
  – Lipom
b) *bösartige Tumoren:*
  – Sarkom
  – Karzinom

11 Auf welchen drei Wegen kann die Metastasierung von Tumoren erfolgen?

a) auf dem Blutweg (hämatogen)
b) auf dem Lymphweg (lymphogen)
c) durch natürliche Körperkanäle (kanalikulär)

12 Nennen Sie jeweils das Ausgangsgewebe für folgende Tumorarten:
a) Karzinom　　d) Myom
b) Fibrom　　　e) Sarkom
c) Lipom

a) Karzinom: Epithelgewebe
b) Fibrom: Bindegewebe
c) Lipom: Fettgewebe
d) Myom: Muskelgewebe
e) Sarkom: Bindegewebe

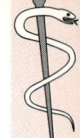

Ausgewählte Krankheiten

Allergie

1 Was versteht man unter einer Allergie?

Eine Allergie ist eine erworbene spezifische Überempfindlichkeitsreaktion gegenüber bestimmten Antigenen.

2 Wie nennt man Antigene, die allergische Reaktionen auslösen?

Allergene

3 Zählen Sie unterschiedliche Allergene auf.

– Inhalationsallergene (z. B. Blüten- und Gräserpollen, Schimmelpilze)
– Nahrungsmittelallergene (z. B. Erdbeeren, Nüsse)
– Kontaktallergene (z. B. Nickel)
– Injektionsallergene (z. B. Bienengift, Kontrastmittel)

4 Die Bereitschaft zur Allergieentwicklung kann vererbt werden.

Wie nennt man Menschen mit einer Allergiebereitschaft?

Atopiker

5 Für welche Erkrankungen besteht bei Atopikern eine besondere Bereitschaft?

– allergisches Asthma bronchiale
– Heuschnupfen
– Neurodermitis
– Urtikaria (allergische Quaddelbildung in der Haut)
– allergische Augenbindehautentzündung

6 Welche allergischen Reaktionen können durch das Tragen von Schutzhandschuhen ausgelöst werden?

Die allergischen Reaktionen können von einer leichteren Art sein, z. B. in Form einer Dermatitis (= entzündliche Hautreaktion) mit Papeln (= knötchenartige Hautverdickung), Vesikeln (= Bläschen) und Juckreiz, die 12–48 Stunden nach dem Allergenkontakt an der entsprechenden Stelle auftreten. Sie können →

▷ *Fortsetzung der Antwort* ▷

jedoch auch eine plötzliche Urtikaria
(= Nesselsucht), Asthma-Anfälle und
einen anaphylaktischen Schock auslösen.
Diese Reaktionen können auch noch
nach Jahren problemloser Benutzung
von Schutzhandschuhen auftreten.

7 **Welche Bestandteile in den**
Schutzhandschuhen sind für
diese allergischen Reaktionen
verantwortlich?

– Latexproteine
– Maisstärkepuder
– chem. Substanzen, die bei der Hand-
  schuhherstellung eingesetzt werden,
  z. B. Farbstoffe, Antioxidantien.

8 **Zählen Sie therapeutische**
Maßnahmen bei Allergien auf.

– Vermeidung des Allergie auslösenden
  Allergens
– spezifische Hyposensibilisierung
  (hierbei werden den Patienten stark
  verdünnte Antigenextrakte subkutan
  verabreicht)
– medikamentöse Unterdrückung der
  allergischen Reaktion (z. B. Zyrtek®,
  Hismanal®, Tavegil®)

9 **Wodurch können in der**
Praxis heftige allergische
Reaktionen des Patienten
hervorgerufen werden?

– Verabreichung von Lokalanästhetika
– Verabreichung von Antibiotika
– Kontakt mit Latexhandschuhen
– Einatmen von Desinfektionsmittel-
  nebel oder Puderschwebteilchen in
  der Raumluft

10 **Wie kann man allergischen**
Reaktionen des Patienten vor-
beugen?

– sorgfältige Befragung des Patienten
– deutlich sichtbarer Vermerk von
  möglichen Allergien in der Karteikarte

11 **In Ihrer Praxis kommt es**
zu einer heftigen allergischen
Reaktion eines Patienten.
a) Zählen Sie mögliche Symp-
tome auf.
b) Welche Maßnahmen
ergreifen Sie?

a) – Unruhe, Juckreiz, Brennen, Hitze-
     gefühl, Niesen, Quaddelbildung
     der Haut
   – Schleimhautschwellung, Atemnot
     und Todesangst
   – schneller, fliegender Puls,
     Blutdruckabfall
   – Bewusstseinsverlust, Atem- und
     Herzstillstand   →

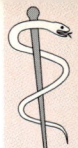

▷ *Fortsetzung der Antwort* ▷

b) – Unterbrechung der Allergenzufuhr
– Kopf tief und Beine hoch lagern
– Puls- und Blutdruckkontrolle
– Notfallkoffer bereitstellen
– Medikamente für die Injektion vorbereiten (Adrenalin, Glukokortikoide, Antihistaminika)
– ggf. Atemspende und Herzmassage
– Notarzt rufen

Diabetes

1 Wodurch wird der Diabetes mellitus (Zuckerkrankheit) hervorgerufen?

Durch absoluten oder relativen Insulinmangel

2 Welche Folgen hat der Insulinmangel?

Vor allem nach kohlehydratreichen Mahlzeiten kommt es zu hohen Konzentrationen von Glukose (Hyperglykämie) im Blut. Die Glukose kann bei Insulinmangel nicht im erforderlichen Maß in die Zellen eingeschleust werden, ebenso ist die Umwandlung von Glukose in Glykogen gestört.
Bei hohen Blutzuckerwerten ist die Niere nicht mehr in der Lage, die im Primärharn befindliche Glukose vollständig zurückzugewinnen; es wird Glukose im Harn ausgeschieden (= Glukosurie).
Durch den daraus folgenden Energieverlust ist der Körper gezwungen, vermehrt Fette und Eiweiße abzubauen. Hierbei fallen verstärkt saure Stoffwechselprodukte an (z. B. Ketonkörper), die im schlimmsten Fall zu einer totalen Stoffwechselentgleisung, dem <u>diabetischen Koma</u>, führen können.

3 Worin unterscheiden sich der Typ-I-Diabetes und der Typ-II-Diabetes?

Der *Typ-I-Diabetes*, auch *jugendlicher Diabetes mellitus* genannt, ist ein insulinabhängiger Diabetes.
Der *Typ-II-Diabetes*, auch *Altersdiabetes*, ist ein insulinunabhängiger Diabetes.

4 Nennen Sie die wichtigsten Frühsymptome bei Diabetes mellitus, Typ I.

a) Hyperglykämie (Blutzuckererhöhung)
b) Glukosurie (Ausscheidung von Glukose im Harn)
c) Polyurie (Entleerung großer Harnmengen)
d) Durst
e) Gewichtsabnahme trotz erhöhter Nahrungszufuhr
f) Müdigkeit, Abgeschlagenheit, Schwäche
g) Neigung zu entzündlichen Hauterkrankungen
h) erhöhte Infektanfälligkeit
i) schlechte Wundheilung

5 Nennen Sie Risikofaktoren, die die Erkrankung an einem Typ-II-Diabetes begünstigen.

a) Höheres Lebensalter
b) kohlenhydrat- und fettreiche Ernährung
c) Übergewicht
d) Bewegungsmangel

6 Nennen Sie die drei Pfeiler der Diabetestherapie.

a) Diät
b) Bewegung
c) medikamentöse Behandlung

7 Erklären Sie den Unterschied zwischen
a) diabetischem Schock und
b) diabetischem Koma.

a) *Diabetischer Schock:*
Hypoglykämie (Unterzuckerung), die z. B. durch erhöhte Insulinzufuhr oder zu geringe Nahrungsaufnahme ausgelöst werden kann.
Symptome:
Hunger, Schwäche, Schweißausbruch, Zittern, Herzklopfen, Verwirrtheit bis zur Bewusstlosigkeit. Die Therapie besteht in sofortiger Glukosezufuhr.
b) *Diabetisches Koma:*
Hyperglykämie (Überzuckerung), mit vermehrtem Anfall von sauren Stoffwechselprodukten, ausgelöst z. B. durch fehlende oder zu geringe Insulinzufuhr, Diätfehler, Infekte usw. →

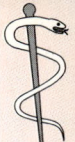

▷ *Fortsetzung der Antwort* ▷

Symptome:

Meist kommt es im Verlauf einiger Tage (bei Kindern auch innerhalb weniger Stunden) über Erbrechen, Übelkeit, Muskelschwäche und Schläfrigkeit, häufiger und vermehrter Harnausscheidung sowie starkem Durstgefühl zur zunehmenden Bewusstseinstrübung und Bewusstlosigkeit.

Der Patient zeigt eine vertiefte, verlangsamte Atmung, die Ausatemluft riecht obstähnlich nach Azeton, die Schleimhäute sind trocken, die Augäpfel weich. Es kommt zur Hypotonie bis zum Schock. Die Therapie besteht in Insulinzufuhr, Regulierung des Säure-Basen-Haushalts und in Elektrolytinfusionen.

8 Mit welchen Spätkomplikationen muss ein Diabetiker rechnen?

Veränderungen an Gefäßen und Nerven führen im Laufe von Jahren und Jahrzehnten zu

- Netzhautveränderungen (diabetische Retinopathie), die über allmählichen Sehverlust bis zur Erblindung führen können
- Nierenversagen (diabetische Nephropathie)
- Durchblutungsstörungen vor allem im Fußbereich (diabetische Gangrän)
- Empfindungsstörungen im Bereich der Beine und Hände (diabetische Neuropathie)
- beim Diabetiker kommt es früher und ausgeprägter zur Arteriosklerose mit ihren Folgen (siehe dort)

Tuberkulose

1 Welche Erkrankung verbirgt sich hinter dem Namen Tuberkulose?

Eine meldepflichtige bakterielle Infektionskrankheit mit chronischem Verlauf. Sie kann alle Organe des Körpers befallen, befällt jedoch meistens zuerst die Lunge.

2 Wie kommt es zur Erkrankung an Tuberkulose (Tbc)?

Durch Tröpfcheninfektion mit dem Bakterium Mycobacterium tuberculosis.

3 Welche Personengruppen sind besonders gefährdet, an Tuberkulose zu erkranken?

– sozial schwache, in schlechten hygienischen Verhältnissen lebende und unterernährte Menschen (deshalb ist die Tuberkulose heute vorwiegend ein Problem der Entwicklungsländer)
– ältere Menschen
– Alkoholkranke
– Abwehrgeschwächte (HIV-Infizierte)

4 Beschreiben Sie kurz den Krankheitsverlauf.

Die mit dem Atemstrom in die Lungen gelangten Bakterien bilden dort einen *Primärherd.* Sie befallen die zugehörigen Lymphknoten und das verbindende Lymphgefäß (= *Primärkomplex*). Bei guter Abwehrlage kann der Primärherd abheilen. Bei schlechter Abwehrlage jedoch können die Tuberkulosebakterien über den Luftweg, Lymphweg oder Blutweg in den gesamten Körper gestreut werden.

5 Wozu dienen Tine-Test® oder Tubergen-Test®?

Beides sind Multipunktionsstempel, mit deren Hilfe ein Extrakt aus Tuberkelbakterien in die Haut eingebracht wird. Die Reaktion des Körpers zeigt an, ob er sich schon mit Tuberkelbakterien auseinander gesetzt hat.

6 Worin besteht der Unterschied zwischen einer offenen und einer geschlossenen Tuberkulose?

Bei einer offenen Tuberkulose werden Tuberkelbakterien z. B. mit dem Sputum, Stuhl oder Urin ausgeschieden, das Ansteckungsrisiko ist sehr hoch. Bei der geschlossenen Tuberkulose ist dies nicht der Fall.

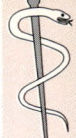

Hepatitis

1 Was versteht man unter einer Hepatitis?

Eine Hepatitis ist eine Leberentzündung.

2 Nennen Sie die Hauptsymptome einer Hepatitis.

a) Ikterus (Gelbsucht)
b) bierbrauner Urin
c) heller Stuhl
d) vergrößerte, evtl. schmerzhafte Leber

3 Häufig wird eine Hepatitis durch Viren verursacht.
Welche Formen werden unterschieden?

Es werden die Hepatitisformen A, B, C, D, E, F und G unterschieden, wovon in Deutschland derzeit nur die Formen Hepatitis A, Hepatitis B und Hepatitis C von Bedeutung sind.

4 Hepatitis A
a) Nennen Sie den Krankheitserreger
b) Beschreiben Sie den Hauptübertragungsweg
c) Wie lange dauert die Inkubationszeit?
d) Wie sind die Heilungsaussichten?

a) Hepatitis-A-Virus (HAV)
b) Die Hepatitis A wird überwiegend enteral (= über den Magen-Darm-Kanal) übertragen, entweder fäkal-oral durch Schmierinfektion, verunreinigte Lebensmittel oder Wasser.
c) 2–6 Wochen
d) Die Erkrankung heilt in der Regel in 4–6 Wochen vollkommen aus.

5 Hepatitis B
a) Nennen Sie den Krankheitserreger.
b) Beschreiben Sie den Übertragungsweg.
c) Wie lange dauert die Inkubationszeit?
d) Wie sind die Heilungsaussichten?

a) Hepatitis-B-Virus (HBV)
b) Hepatitis B wird über Körpersekrete wie Blut, Speichel, Samenflüssigkeit bzw. Vaginalsekret übertragen. Die Übertragung erfolgt dementsprechend durch Transfusionen, verunreinigte Spritzenkanülen, Geschlechtsverkehr und von der infizierten Mutter zu ihrem ungeborenen Kind (= perinatal).
c) 1–6 Monate
d) Die Krankheit heilt in der Regel folgenlos ab, jedoch bei ca. 10% der erwachsenen Erkrankten wird sie chronisch.

6 **Worin unterscheiden sich Hepatitis B und Hepatitis C?**

Hepatitis B wird von HBV und Hepatitis C von HCV (Hepatitis-C-Virus) verursacht. Der Übertragungsweg ist bei beiden Erkrankungen gleich, jedoch beträgt die Inkubationszeit der Hepatitis C nur 2–10 Wochen gegenüber 1–6 Monaten bei der Hepatitis B. Über die Hälfte (55 %) der Hepatitis-C-Erkrankungen verlaufen chronisch.

7 **Nennen Sie gefährdete Personengruppen für die Übertragung von Hepatitis B und C sowie HIV.**

Bluterkranke, Dialysepatienten, Drogen-abhängige, Personen mit häufig wech-selnden Geschlechtspartnern, medizini-sches Personal, Personen, die sich in unsauberen Instituten piercen oder täto-wieren lassen.

8 **Weshalb ist medizinisches Personal besonders gefährdet, an Hepatitis B oder an Aids zu erkranken?**

Medizinisches Personal hat häufig Kontakt mit Patientenblut.

9 **Wie können Sie sich vor einer Infektion mit Hepatitis B oder Aids schützen?**

a) Tragen von Handschuhen, Mund-schutz und Schutzbrille
b) konsequente Desinfektion und Sterili-sation aller mit dem Patienten in Kontakt gekommenen Instrumente und Geräte (möglichst Einmalartikel verwenden)
c) Kanülen nicht mehr in die Hülse zurückstecken (Verletzungsgefahr!), sondern nur in speziellen Kanülen-boxen entsorgen
d) Impfung gegen Hepatitis B (gegen Aids ist noch keine Impfung möglich)

HIV

1 **Welche Krankheit versteckt sich hinter der Bezeichnung Aids?**

Das erworbene Immundefektsyndrom, eine tödlich verlaufende Immun-schwächekrankheit, die durch Infektion mit HIV verursacht wird.

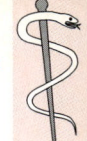

2 Erklären Sie HIV.

Unter HIV versteht man das **H**uman **I**mmunodeficiency **V**irus, das durch Kontakt mit infizierten Körpersekreten übertragen wird.

3 Nennen Sie Übertragungs-möglichkeiten.

Blut und Sperma sind besonders virushaltig. Entprechend wird die Krankheit übertragen durch:
a) Geschlechtsverkehr (Analverkehr)
b) Bluttransfusionen
c) verunreinigte Injektionsspritzen und -kanülen
d) Infizierte Schwangere übertragen während der Schwangerschaft, der Geburt oder beim Stillen die Viren auf das Kind.

4 Können Sie sich durch Händeschütteln oder Umarmungen infizieren?

Nein

5 Wie können Sie sich selbst vor einer HIV-Infektion schützen?

a) *beruflich:*
– Bei Blutkontakten mit Patientenblut grundsätzlich Latexhandschuhe tragen
– Verletzungen mit benutzten Instrumenten vermeiden
– Kanülen sofort in dafür vorgesehenen Behälter entsorgen
b) *privat:*
– kein Geschlechtsverkehr ohne Kondom mit neuen oder untreuen Partnern

6 Ab wann lassen sich im Blut eines Infizierten Antikörper nachweisen?

Ca. drei Wochen bis drei Monate nach der Ansteckung

7 Beschreiben Sie kurz den Verlauf der Krankheit.

Nach der Infektion zerstören die Viren die T-Helferzellen, wodurch sich die Abwehrschwäche entwickelt. Der Zeitraum von der Ansteckung bis zur Entwicklung von Krankheitssymptomen kann Monate bis viele Jahre dauern. Erste Krankheitssymptome sind das Auftreten von Mundsoor, Fieberschüben, länger dauernden Durchfällen, schwerer Gürtelrose und Nervenstörungen sowie die zunehmende Verschlechterung des Allgemeinzustandes. Das Vollbild der Krankheit zeigt sich durch häufige Lungenentzündungen, Befall des ganzen Magen-Darm-Traktes mit Pilzen, Hauttumoren (Kaposi-Sarkom), Schädigung des Gehirns mit Persönlichkeitsveränderungen und Demenz.

Diagnostik und Arbeitsplatzvorbereitung

Anamnese

1 Nennen Sie sieben wesentliche Arbeitsgebiete der modernen Zahnheilkunde.

a) Prophylaxe
   (Präventive Zahnheilkunde)
b) Zahnerhaltungskunde
   (Konservierende Zahnheilkunde)
c) Parodontologie
   (Zahnheilkunde des Zahnhalteapparates)
d) Zahnärztliche Chirurgie
   (Operative Zahnheilkunde)
e) Zahnersatzkunde (Prothetik)
f) Kieferorthopädie (KFO)
g) Implantologie
   (Lehre über die Einpflanzung von Materialien jeglicher Art)

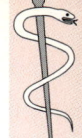

2 **Nennen Sie Zusatzqualifikationen, die nach zertifizierten Fortbildungsmaßnahmen vergeben werden können.**

a) Endodontie
b) Kinderzahnheilkunde
c) Alterszahnheilkunde
d) Funktionstherapie
e) Psychosomatik
f) Naturheilkunde
g) Implantologie
h) Kieferorthopädie

3 **Erläutern Sie die folgenden Begriffe:**

a) Anamnese
b) Diagnose
c) Therapie
d) Prognose
e) Prophylaxe

a) *Anamnese*
 = Vorgeschichte des Kranken
b) *Diagnose*
 = Erkennen und Bezeichnen der Krankheit
c) *Therapie*
 = Behandlung der Krankheit
d) *Prognose*
 = Heilungsaussicht
e) *Prophylaxe*
 = Vorbeugende Maßnahme zur Verhütung von Krankheiten

4 **Wozu dient die**

a) allgemeine Anamnese
b) spezielle Anamnese?

a) Die *allgemeine Anamnese* soll folgende Fragen klären:
 – Liegen Allgemeinerkrankungen vor?
 – Welche Risiken bestehen hinsichtlich Infektionsgefahren für das Praxisteam?
 – Liegt eine Schwangerschaft vor?
 – Werden ständig Medikamente eingenommen?

b) Die *spezielle Anamnese* soll folgende Fragen klären:
 – Hat der Patient Schmerzen?
 – Welche Symptome treten beim Patienten auf?
 – In welchem Zustand befindet sich die Mundgesundheit?

5 **Wann sollte der Zahnarzt einen Patienten an einen Allgemeinarzt oder Facharzt verweisen?**

a) Wenn der Verdacht auf eine meldepflichtige Erkrankung besteht.
 → Außerdem Meldung an das Gesundheitsamt. →

▷ *Fortsetzung der Antwort* ▷

b) Wenn der Verdacht besteht, dass eine Allgemeinerkrankung vorliegt, die in der Anamnese noch nicht festgestellt wurde.
c) Bei Gefahr von Blutungen, wenn Operationen bzw. operative Eingriffe vorgenommen werden müssen.

6 **Erläutern Sie folgende Begriffe, die mit der Befunderhebung zusammenhängen.**
a) **Inspektion**
b) **Palpation**
c) **Perkussion**
d) **Auskultation**
e) **Sensibilitäts- oder Vitalitätsprüfung**

a) *Inspektion:* Betrachten des Patienten, insbesondere der Mundhöhle, der Zähne, des Zahnhalteapparates, Veränderungen der Zunge, Schwellungen, Beläge usw.
b) *Palpation:* Abtasten auf Schwellungen, Druckempfindlichkeit, z. B. der Lymphknoten
c) *Perkussion:* Beklopfen der Zähne mit einem Instrument
d) *Auskultation:* Abhören, z. B. Gelenkknacken
e) *Sensibilitäts- oder Vitalitätsprüfung:* Reizen der Zähne mit Kälte, Wärme oder elektrischem Strom

7 **Welche Erkrankungen sollten bei einer zahnärztlichen Untersuchung aufgezeichnet werden?**

1. Aufzeichnung von Karies
2. Vitalitäts- bzw. Sensibilitätsbefunde
3. Parodontopathien
4. atypischer Mundschleimhautbefund
5. jegliche Störung der Kaufunktion

8 **Erläutern Sie die Technik des Pulsfühlens an der Speichenschlagader.**

1. Der Patient hält sein Handgelenk leicht gebeugt und entspannt.
2. Die Helferin legt die Fingerkuppen von Zeige-, Mittel- und Ringfinger auf die Arterie, die an der Daumenseite des peripheren Speichenendes zu tasten ist.
3. Man zählt die Pulsschläge während einer Viertelminute und multipliziert das Ergebnis mit 4.
4. Ist der Puls in irgendeiner Weise auffällig, dann wird eine ganze Minute gezählt.

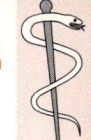

9 **a) Wie hoch ist die Puls-
freqenz normalerweise bei
Erwachsenen?**

Wie nennt man
**b) eine Abweichung der
Pulsfrequenz nach oben?**

**c) eine Abweichung der
Pulsfrequenz nach unten?**

a) 60–80 Schläge pro Minute
b) Tachykardie (Pulsbeschleunigung)
c) Bradykardie (Pulsverlangsamung)

Befunderhebung

1 **Welche Eintragungen soll
die Zahnarzthelferin in die
Karteikarte bzw. in das Zahnschema der EDV vornehmen?**

Erkrankungen und Veränderungen des
Kauorgans, insbesondere
a) Ausmaß der Karies mit Flächenein-
teilung (Erstbefund) bzw. Kennzeich-
nung der kariösen Zähne (Folgebe-
fund)
b) Erkrankungen der Pulpa (apikale
Herde, Zahnvitalität +/–, Füllungen)
c) Erkrankungen des Zahnhalteapparates
(Parodontopathien)
d) Störungen der Kaufunktion (Parafunktionen)
e) Mundschleimhautentzündungen
(Präcancerosen)

2 **Worauf wird bei einem
Schmerzpatienten bei der
Befunderhebung besonders
geachtet?**

Die Ursache des Schmerzes soll geklärt
werden. Hierzu benötigt der Behandler:
a) Auskunft über die Art und den Umfang der Schmerzen (Quantität)
b) Auskunft über die Dauer und das
zeitliche Auftreten der Schmerzen
(Qualität)
c) Sensibilitätskontrollen der betroffenen
Zähne im Kieferbereich
d) Perkussionsprobe
e) Röntgenbild
f) Auskunft über Diagnose und
Therapie des Vorbehandlers

3 Zählen Sie drei Punkte auf, die der Zahnarzt beim extraoralen Befund beachten und die er in der Karteikarte bzw. im Schema (EDV) vermerken sollte.

a) Lymphknotenschwellungen im Kopf- und Nackenbereich
b) auffällige Asymmetrien
c) Beschaffenheit und Aussehen der äußeren Haut

4 Worüber sollten Aufzeichnungen gemacht werden, wenn ein intraoraler Befund aufgenommen wird?

a) Farbe und Zustand der Schleimhaut
b) Veränderungen der Schleimhaut (Verletzungen, Risse, Schwellungen, Geschwüre)
c) Positiver Tastbefund der Weichteile, insbesondere des Mundbodens und der Speicheldrüsen

5 Welche Ergebnisse werden im so genannten Zahnbefund festgehalten?

a) die Anzahl und das Ausmaß der Versorgung der Zähne im Munde des Patienten
b) das Vitalitätsergebnis (+/–) nach der Sensibilitätskontrolle
c) das Ausmaß der Karies
d) die Taschentiefe von einzelnen Zähnen (Ramfjord-Index)
e) das Vorhandensein von harten Belägen
f) das Vorhandensein einer Mundkrankheit

6 Womit kann ein Sensibilitätstest vorgenommen werden?

a) Mit Kältespray, d. h. ein vereistes Pellet wird an den Zahn gehalten.
b) Mit Kohlensäureschnee, der in einem Stempelbehälter liegt, wird die Oberfläche des Zahns berührt.
c) Mit zerhacktem Gleichstrom (Schweizer Gerät) wird der Zahn berührt.

7 Die Industrie hat neue Verfahren der Kariesdiagnostik entwickelt, die über die visuelle Beurteilung mittels Sonde und über die traditionelle Bissflügeltechnik hinausgehen. Erläutern Sie vier solcher Verfahren.

a) *FOTI* (Fiberoptische Transillumination): Mit Durchleuchtung der Zahnflächen kann durch Aufnahme von Farbstoffen Karies erkannt werden.
b) *QLF-Methode* (quantitative light-induced laser fluorescence): Die Durchleuchtung mit Laser- oder Halogenlicht ermöglicht die Feststellung von Demineralisation.   →

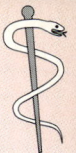

▷ *Fortsetzung der Antwort* ▷

c) *DIAGNOdent:* Mit einem Laserfluoreszenzmessgerät kann auch an scheinbar kariesfreien Zähnen mittels Messskala und Signaltönen für den Patienten versteckte Karies entdeckt werden. Auch für Nachuntersuchungen verwendet.

d) *ECM* (Electronic Caries Meter): Das Gerät misst die Eigenschaft des Zahnschmelzes als guter elektrischer Isolator und kann so Demineralisation feststellen.

e) *CCD* (Computer Caries Detection): Mit digitalen Röntgenaufnahmen kann Karies entdeckt werden.

Behandlungsplan

1 Welche Voraussetzungen müssen vorliegen, damit ein Behandlungsplan für eine Sanierung aufgestellt werden kann?

a) Anamnese (Allgemeine A. und Spezielle A.)
b) Befund (Extraoraler B. und Intraoraler B.)
c) Röntgenstatus (PA-Status, ZE-Status), sofern notwendig
d) Gebissmodelle (Situationsmodelle im Artikulator), sofern notwendig

2 Wie wird bei der Behandlungsplanung vorgegangen?

1. Der Patient wird über seinen Gebisszustand und evtl. notwendige Prophylaxemaßnahmen aufgeklärt.
2. Hygienische Verhältnisse (Zahnsteinentfernung, Anweisung zur Mundhygiene) werden hergestellt.
3. Der Patient wird über notwendige therapeutische Maßnahmen aufgeklärt.
4. Entsprechend den notwendigen Maßnahmen werden die Anzahl und der Zeitbedarf der Sitzungen festgelegt.

3 **Welche weiteren Schritte müssen mit dem Patienten vor einer Sanierung durchgesprochen werden?**

(Erläutern Sie hierbei das Vorgehen des Zahnarztes.)

a) Der Patient muss über die verschiedenen Möglichkeiten der zahnärztlichen Behandlung aufgeklärt werden.

b) Der Patient sollte infomiert werden über die Art und den Umfang der Leistungen der gesetzlichen Krankenkasse (Sachleistung) sowie über Zusatzleistungen (Wahlleistung).

c) Die Kosten des Zahnarztes (Behandlungskosten), die Kosten des Labors (Zahntechniker) sowie der Zahlungsweg sollten mit dem Patienten besprochen werden.

d) Die Entscheidung über die Behandlung, d. h. über deren Art und Umfang, sollte ohne Zeitdruck für den Patienten erfolgen.

e) Der Patient sollte von sich aus mit dem Zahnarzt die Art und den Umfang der Behandlung festlegen.

f) Die Vereinbarungen sollten grundsätzlich schriftlich dokumentiert werden.

g) Geeignete und allgemein gültige Formulare sollten verwendet werden.
→ Heil- und Kostenplan (GKV)
→ Mehrkostenformular
   (freie Vereinbarung)
→ privater Kostenvoranschlag (PKV)
→ Wunschbehandlung (Selbstzahler)

4 **Der Patient ist mit dem vorgeschlagenen Behandlungsplan einverstanden.**

Welche Aufgaben muss die zahnmedizinische Fachangestellte an der Rezeption erledigen?

Die zahnmedizinische Fachangestellte muss

a) die Termine mit dem Patienten abstimmen und dabei die zahnärztlichen Eingriffe berücksichtigen (Dauer, Operationen, Pufferzeit).

b) sämtliche mit der Krankenkasse zusammenhängende Fragen abklären wie z. B. genehmigter Heil- und Kostenplan, gültiger Erfassungsschein, gültige Krankenversichertenkarte (KVK).   →

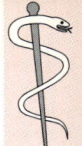

▷ *Fortsetzung der Antwort* ▷

c) Fragen, die das zahntechnische Labor betreffen, abklären und auf die Behandlungsschritte abstimmen.
d) die zu vergebenden Termine kontrollieren und dem Patienten aushändigen.
e) Rezepte und Bescheinigungen bereitstellen und ausfüllen.
f) den Patienten auf eine eventuelle Verkehrsuntüchtigkeit hinweisen, damit er die Heimfahrt organisieren kann.

5 Was sollte eine Behandlungsplanung berücksichtigen?

a) Auf die Wünsche des Patienten sollte eingegangen werden.
b) Die Bedürfnisse des Patienten und dessen individuelle Gegebenheiten sollten berücksichtigt werden.
c) Im Rahmen der GKV-Versorgung sollte der Anspruch auf kassenwirtschaftliche und ausreichende Leistung berücksichtigt werden.
d) Möglichkeiten außerhalb der GKV sollten dargestellt werden.

Arbeitsplatzvorbereitung

1 Worauf sollte die Fachangestellte achten, bevor sie den Patienten in das Behandlungszimmer führt?

a) Der Raum muss aufgeräumt sein.
b) Alle Geräte und Einrichtungsgegenstände müssen sauber und ordnungsgemäß desinfiziert sein.
c) Der Raum sollte gelüftet sein.

2 Welche Aufgabe hat die Fachangestellte, bevor der Patient im Behandlungsraum Platz genommen hat?

Die Fachangestellte
a) muss die Serviette bereithalten.
b) muss Speichelzieher und Saugkanüle einsetzen.
c) muss Mundspülbecher bereitstellen.
d) muss Karteikarte und Röntgenaufnahmen bereitlegen.
e) sollte das Zimmer nicht mehr verlassen (Ausnahme: Notfälle), um Geräte für die geplante Behandlung zu holen.

3 **Sie sollen den Arbeitsplatz für den nächsten Patienten vorbereiten.**

Welche Instrumente legen Sie auf?

a) Grundinstrumentarium (Spiegel, Sonde, Pinzette)
b) Spezielle Instrumente und Hilfsmittel, je nach geplantem Behandlungsgebiet

4 **a) Erläutern Sie, was man unter einem Tray versteht.**
b) Welche Vorteile bietet es?

a) Ein *Tray* besteht aus einem Tablett oder einer Kassette. Es hält alle benötigten Instrumente für einen bestimmten Arbeitsablauf bereit.
b) Es spart Zeit und erleichtert die Arbeit, da nicht alle Instrumente einzeln aufgelegt werden müssen. Außerdem wird die Hygienekette nicht unterbrochen.

5 **Welche Hilfsmittel und Instrumente benötigt man zur Befunderhebung?**

a) Spiegel (Mundspiegel)
b) Zahnärztliche Sonde
c) Hakensonde
d) Zahnseide
e) Mundlampe (Kaltlicht)
f) Hilfsmittel zur Sensibilitätsprüfung (Kältespray)

6 **Die Mithilfe der zahnmedizinischen Fachangestellten bei der Assistenz wird immer wichtiger.**

Wie nennt man die wechselseitige Assistenz am Stuhl?

Es ist die so genannte *Vier-Hand-Technik;* hierbei werden die Instrumente wechselseitig zugereicht und weggenommen. Dadurch kann der Behandler immer auf das Behandlungsfeld schauen, ohne dass er auf die zu greifenden Instrumente achten muss.

7 **Worauf sollte die zahnmedizinische Fachangestellte achten, wenn der Patient im Behandlungsstuhl Platz nimmt.**

Je nachdem, ob die Behandlung im Oberkiefer oder im Unterkiefer erfolgt, ist der Patient entsprechend zu lagern.

Schmerzausschaltung

1 Nervenversorgung im Kiefer-, Gesichts- und Zahnbereich

1.1 **Nennen Sie die wichtigsten Nerven für die Versorgung des Gesichts-, Kiefer- und Zahnbereichs.**

a) N. trigeminus/V. Hirnnerv
b) N. facialis/VII. Hirnnerv
Siehe auch Nervensystem, Bau und Funktion

1.2 **Der Nervus trigeminus (dreigeteilter Nerv) teilt sich in drei Äste.**
Nennen Sie diese.

1. Ast – Augennerv
   (N. ophthalmicus)/V_1
2. Ast – Oberkiefernerv/V_2
   (N. maxillaris)
3. Ast – Unterkiefernerv
   (N. mandibularis)/V_3

1.3 **Benennen Sie die einzelnen Teile des abgebildeten Nervus trigeminus (dreigeteilter Nerv).**

1 Augennerv
2 Oberkiefernerv
3 Unterkiefernerv

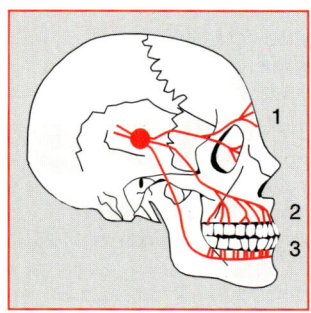

1.4 **Erläutern Sie, was man unter einer Trigeminusneuralgie versteht?**

Schmerzanfälle im Bereich eines oder mehrerer Äste des Nervus trigeminus, die z. B. durch Berühren, Kauen, Niesen, Gähnen usw. ausgelöst werden können.

1.5 **Erklären Sie den Begriff Facialisparese.**

Eine Lähmung der mimischen Gesichtshälfte infolge einer Verletzung des N. facialis.

| 1.6 Woran erkennt man eine Facialisparese? | Der Patient kann auf der betroffenen Seite die Lidspalte nicht mehr schließen, der Mundwinkel hängt herunter und der Mund kann nicht mehr gespitzt werden. |

2 Lokalanästhesie

| 2.1 Erklären Sie, was man unter Anästhesie versteht. | Unter *Anästhesie* versteht man eine Unempfindlichkeit gegen Schmerz-, Temperatur- und Berührungsreize (anaisthesia [gr.] = Empfindungslosigkeit). |

| 2.2 Was versteht man unter Lokalanästhesie? | *Lokalanästhesie:* Örtliche Betäubung, d. h., die Schmerzempfindung wird nur am Ort des Eingriffs (lokal) ausgeschaltet. Der Patient ist bei Bewusstsein. |

| 2.3 Nennen Sie mindestens drei verschiedene Formen der Lokalanästhesie. | a) Oberflächenanästhesie
b) Infiltrationsanästhesie
c) Intraligamentäre Anästhesie
d) Leitungsanästhesie |

| 2.4 In welchen Fällen kommt eine Oberflächenanästhesie zur Anwendung? | a) bei Eingriffen im Mund- und Nasenrachenraum
b) zur Verminderung des Einstichschmerzes bei Injektionen im Mundbereich
c) zur Verhinderung des Würgereflexes bei intraoralen Röntgenaufnahmen
d) beim Entfernen von Zahnstein |

| 2.5 Oberflächenanästhesie:
a) Wie kann sie durchgeführt werden?
b) Beschreiben Sie die Wirkung. | a) – Aufpinseln
   – Aufsprühen
   – Einreiben von Salbe
   – Vereisung
b) Sie wirkt oberflächlich auf die Schleimhaut und betäubt sie. |

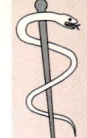

2.6 **Erklären Sie folgende Begriffe:**

a) **Infiltrationsanästhesie,**
b) **Intraligamentäre Anästhesie,**
c) **Leitungsanästhesie**
d) **Intra-ossäre Anästhesie**

a) *Infiltrationsanästhesie:* Mithilfe einer Injektionsspritze wird das Lokalanästhetikum über eine Kanüle im Behandlungsbereich eingespritzt. Das Anästhetikum dringt in das umgebende Gewebe und auch in den Knochen ein und betäubt dort die feinen Nervenäste.

b) *Intraligamentäre Anästhesie:* Über besonders dünne Kanülen werden geringe Mengen eines Lokalanästhetikums zwischen Zahn und Alveolarknochen (unmittelbar am Zahn entlang) eingespritzt. Dies erfolgt unter Druck mithilfe von speziellen Spritzen. Dadurch können einzelne Zähne isoliert betäubt werden, ohne dass das Umfeld dabei wesentlich beeinflusst wird.

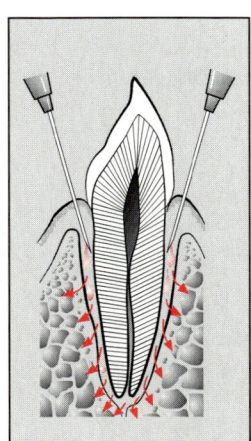

c) *Leitungsanästhesie:* Mithilfe der Leitungsanästhesie wird die Erregungsleitung eines ganzen Nervenstrangs blockiert. Dadurch wird das ganze, durch diesen Nervenstrang versorgte Gebiet unempfindlich. Hierzu muss das Anästhetikum in die unmittelbare Nähe des Nervenstrangs injiziert werden. →

▷ *Fortsetzung der Antwort* ▷

d) ***Intra-ossäre Anästhesie:***
Unter Einbringen einer Führungshülse wird das Lokalanästhetikum direkt in den spongiösen Knochen injiziert. Dadurch wird eine sofortige Betäubung bei geringstem Kreislaufrisiko auch bei entzündeten Geweben erzielt.

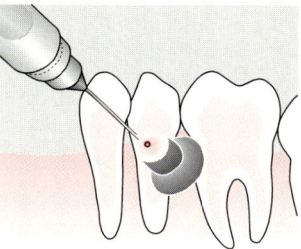

2.7 Wo wird die Infiltrationsanästhesie angewendet?

Die Infiltrationsanästhesie wird im Oberkiefer- und Unterkiefer-Frontzahnbereich angewendet.

2.8 Warum ist die Infiltrationsanästhesie schlecht geeignet für eine Betäubung im Unterkiefer-Seitenzahnbereich?

Im Unterkiefer-Seitenzahnbereich ist die Knochenkompakta zu dick. Deshalb kann das Lokalanästhetikum die Zahnnerven nicht erreichen.

2.9 a) Welche Vorteile bietet die Leitungsanästhesie des Unterkiefers?
b) Nennen Sie die entsprechenden Injektionsstellen im Unterkiefer- und Oberkieferbereich.

a) Mit der Leitungsanästhesie des Unterkiefers kann die gesamte betreffende Unterkieferseite bis zur Mitte der Schneidezähne auf einmal betäubt werden.
b) *Injektionsstellen im Unterkiefer:*
   – Foramen mandibulae
     (N. alveolaris inferior)
   – Foramen mentale (N. mentalis)
   Injektionsstellen im Oberkiefer:
   – Foramen infraorbitale
     (N. infraorbitalis)
   – Tuber maxillae (N. maxillaris)

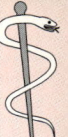

2.10 Erklären Sie, was man unter einer Injektion versteht.

Eine *Injektion* ist die Einspritzung eines flüssigen Medikamentes mittels Spritze und Hohlnadel in das Gewebe oder in die Blutbahn.
Man umgeht mit dieser Methode den Magen-Darm-Trakt
→ parenterale Verabreichung.

2.11 Zählen Sie zwei gebräuchliche Spritzensysteme auf.

a) Einmalspritzen
b) Zylinderampullenspritzen

2.12 Beschreiben Sie die abgebildete Zylinderampulle.

Eine Zylinderampulle (besser bekannt unter dem Handelsnamen Carpule), ist ein Glasbehältnis mit ml-Einteilung (1,8 ml Inhalt), das an beiden Enden durch Gummistopfen verschlossen ist. Der größere Gummistopfen dient als Stempel, der kleinere ermöglicht einer beidseitig angeschlossenen Kanüle den Durchstich.

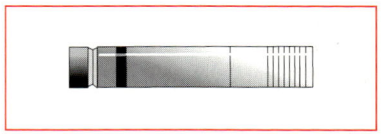

2.13 Welchen Vorteil bietet die Zylinderampullenspritze?

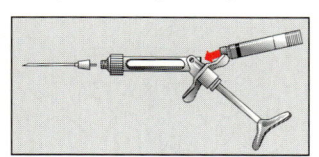

Da die Zylinderampullen direkt in die Zylinderampullenspritze eingelegt werden können, ist ein Aufziehen des Lokalanästhetikums nicht nötig. Dies gewährleistet einen hohen Hygienestandard und spart außerdem Zeit.

2.14 Worin unterscheidet sich die Kanüle einer Zylinderampullenspritze von einer Kanüle für Einmalspritzen?

Die Kanüle der *Zylinderampullenspritze* ist beidseitig angeschliffen und hat in der Mitte ein Gewinde, mit dem sie auf den Konus aufgeschraubt werden kann.

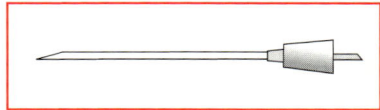

2.15 **Beschreiben Sie das Einlegen der Ampullen bei einer Zylinderampullenspritze.**

1. Den schmalen Gummistopfen außen desinfizieren
2. den Kolben ganz herausziehen und Kopfteil abklappen
3. die Zylinderampulle mit dem schmalen Gummistopfen voraus in die Spritze einlegen
4. die Spritze wieder schließen
5. den Kolben im größeren Gummistopfen einrasten (dient als Stempel)
6. die Kanüle mit dem kürzeren Ende durch den Konus in die Zylinderampulle einstechen und am Konus festschrauben
7. Zur Injektion: Schutzhülle abziehen und Behandler die Spritze reichen

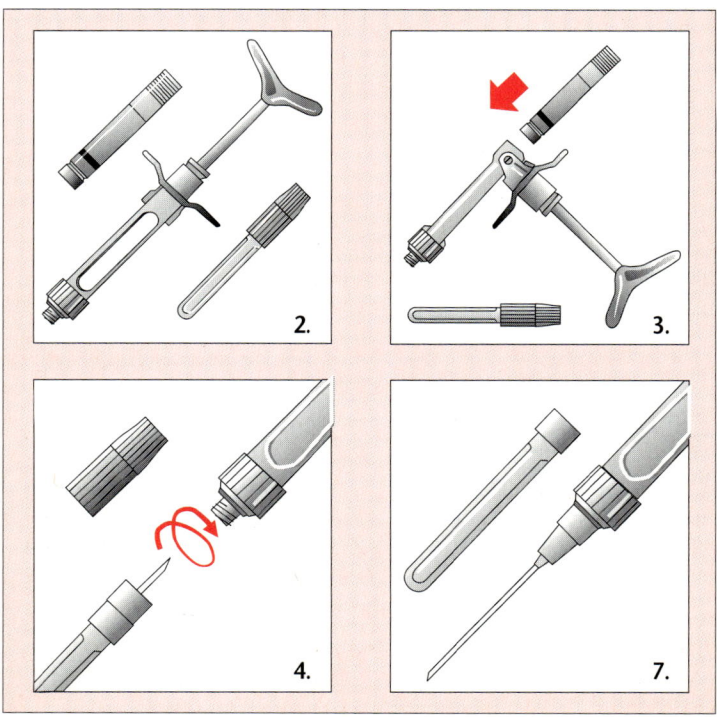

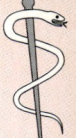

2.16 Erklären Sie, was man unter Narkose versteht.

Unter *Narkose* versteht man eine Allgemeinanästhesie, bei der die Schmerzempfindung *und* das Bewusstsein mithilfe eines Narkosemittels für einen bestimmten Zeitraum ausgeschaltet werden.

Konservierende Zahnheilkunde

Karies

1 Entstehung, Verlauf und Folgen von Karies

1.1 Die Zahnhartsubstanzen können auf unterschiedliche Art zerstört werden.

a) Wie bezeichnet man die Zerstörung durch Säuren (z. B. Fruchtsäuren) ohne Mitwirkung von Bakterien?

b) Wie bezeichnet man die Zerstörung durch mechanische Abnutzung?

a) Erosionen
b) Abrasionen

1.2 Die Karies entsteht hauptsächlich durch vier Faktoren.

Nennen Sie diese.

a) Ein in die Mundhöhle durchgebrochener Zahn
b) Mikroorganismen
c) Substrat (Nahrung) für die Mikroorganismen
d) Zeit (Dauer der Einwirkung der Säure auf die Zahnhartsubstanzen)

1.3 Erklären Sie, welche Bedeutung die wissenschaftlichen Fachgebiete Ätiologie und Epidemiologie für die Kariesdiagnostik und -therapie haben.

Ätiologie = Lehre von der Kariesentstehung, befasst sich mit der Analyse der einzelnen Kariesfaktoren.
Epidemiologie = Lehre von der Verbreitung von Krankheiten, befasst sich mit der soziologischen Kariesverbreitung.

1.4 Erklären Sie den von der Weltgesundheitsorganisation (WHO) verwendeten DMF-T-Index.

D = d (decayed) = kariös
M = m (missing) = fehlend
F = f (filled) = gefüllt
T = t (tooth) = Zahn

1.5 **Nennen Sie Berufe und soziale Lagen, welche die Kariesentstehung begünstigen.**

a) Beschäftigte, die in der Süßwarenherstellung tätig sind.
b) Beschäftigte, die häufig säurehaltigen Dämpfen ausgesetzt sind.
c) Personen, die aufgrund ungünstiger sanitärer Einrichtungen keine vernünftige Mundhygiene betreiben können.

1.6 **Zählen Sie mindestens fünf Faktoren auf, welche die Kariesentstehung begünstigen.**

a) Zahnform (tiefe Fissuren und Grübchen)
b) Zahnstellung (verschachtelte, eng stehende, unvollständig durchgebrochene Zähne)
c) Zahnstruktur (unvollkommene Ausbildung von Zahnhartsubstanzen)
d) Zusammensetzung des Speichels:
   – zu wenig Speichel
   – zäher Speichel
   – schleimiger Speichel mit Mangel an Kalksalzen
e) Mundatmung
f) Aktivität der Kau-, Zungen- und Wangenmuskulatur
g) Beruf und soziale Lage
h) Nahrungsmittelreste

1.7 **a) Welche Säure ist für die Entstehung von Karies hauptsächlich verantwortlich?**
b) Beschreiben Sie, wie diese Säure in der Mundhöhle entsteht.
c) Was bewirkt diese Säure?

a) Vor allem die Milchsäure
b) Die mit der Nahrung aufgenommenen niedermolekularen Kohlenhydrate (Zucker) werden von den Zahnbakterien (in der Plaque) aufgespalten und verstoffwechselt, dabei entstehen aggressive Säuren (vor allem die Milchsäure).
c) Die Säuren demineralisieren (entkalken) die Zahnhartsubstanzen und ermöglichen so den Zutritt von Mikroorganismen. Diese zerstören die organische Gerüstsubstanzen mit ihren Eiweiß lösenden Enzymen.

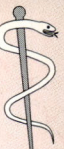

1.8 Welche Bakterienart verursacht hauptsächlich Karies?

Karies wird hauptsächlich durch Streptokokken verursacht (Streptococcus mutans, Streptococcus salivalis und Streptococcus sanguis).

1.9 Welche wesentliche Schutzfunktion des Speichels erschwert die Kariesentstehung?

Die Fähigkeit zur Remineralisation von Zahnhartsubstanzen

1.10 Beschreiben Sie den Zerstörungsverlauf von Karies.

a) Entmineralisation von oberflächlichem Schmelz oder Dentin
b) fortschreitende Zersetzung von Zahnhartsubstanzen in die Tiefe
c) Erkrankung der Pulpa
d) Verlust der Funktionsfähigkeit des Zahnes

1.11 Nennen Sie die vier Stufen des Kariesverlaufs mit jeweiliger kurzer klinischer Beschreibung.

a) *White Spot (Weißer Fleck):* oberflächliche Entmineralisation
b) *Caries superficialis (Schmelzkaries):* bräunliche Verfärbung
c) *Caries media (Dentinkaries):* tiefer gehender Prozess im Dentin
d) *Caries profunda (pulpennahe Dentinkaries):* Karies schreitet in Richtung Pulpa fort

1.12 Erläutern Sie anhand Ihres Fachwissens den Begriff Karies im Hinblick auf die Information eines Patienten.

Karies (Caries dentium) bedeutet Zahnfäule, wobei dies die Zerstörung der Zahnhartsubstanzen (Schmelz, Zahnbein, Wurzelelement) unter Mitwirkung von Bakterien (Streptococcus mutans) durch Säurebildung beim Abbau von Speiseresten (Food debris) bezeichnet.

Merke: Karies ist ein multifaktorieller Prozess, bei dem chemische und bakterielle Prozesse in bestimmter Weise vorherrschen müssen.

1.13 Woran kann ein Patient Karies erkennen?

Bei Erosionen sind meist großflächige, glatte, oberflächliche Schmelz- oder Dentinablösungen feststellbar. Bei Abrasionen sind tiefe keilförmige Zahnhalsdefekte oder abgeschliffene Kauflächen erkennbar.

1.14 Welche drei Möglichkeiten der Behandlung bei leichten Defekten würden Sie einem Patienten raten, der Sie in der Pause fragt?

Bei leichten keilförmigen Defekten eine Remineralisation der Zahnhartsubstanz, bei stärkeren keilförmigen Defekten eine Zahnhalsfüllung, bei Abrasionsgebiss eine Knirscherschiene.

1.15 Erklären Sie, was man unter Prädilektionsstellen versteht.

Prädilektionsstellen sind Stellen des Zahnes, die durch ihre Form und Lage eine größere Kariesanfälligkeit besitzen.

1.16 Zählen Sie solche Prädilektionsstellen (= bevorzugte Stellen) auf.

a) Fissuren und Grübchen
b) Foramina
c) Zahnhälse
d) Approximalräume
e) überstehende Füllungen und Kronen
f) unter Prothesenklammern
g) an den Rändern der Brackets
h) unter dem Zahnstein

1.17 Welche traditionellen Methoden eignen sich zur Kariesdiagnostik?

a) Sondenprobe
   (zahnärztliche Sonde, Häkchensonde)
b) Zahndurchleuchtung
   (im Frontzahnbereich)
c) Röntgenaufnahmen
   (Bissflügelaufnahmen)

1.18 Wie erklären Sie einem Patienten den Begriff „Pufferkapazität"?

Die Pufferkapazität gibt die Fähigkeit des Mundspeichels an, Säuren zu neutralisieren, d. h., diese im Speichel zu binden, sodass kein Kariesrisiko mehr besteht.

1.19 Eine Patientin fragt irritiert nach dem Begriff pH-Wert 6.
Wie reagieren Sie?

Die Patientin ist zu beruhigen. Ihr wird erklärt, dass der ph-Wert „6" keine „6" in der Schule bedeutet, sondern eher einen guten Wert darstellt. Der pH-Wert gibt die Konzentration der Wasserstoffionen in einer Lösung als Ausdruck der Säurestärke an. Der neutrale Bereich liegt +/− 2 bei pH-Wert 7, der saure Bereich von 0 bis 5, der basische Bereich von 9 bis 14.

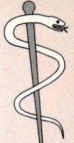

1.20 **Bewerten Sie folgendes bakteriologisches Testergebnis:**
1,5 Mio S. mutans und 150.000 Laktobazillen/ml.

Werte über 1 Mio. S. mutans und über 100.000 Laktobazillen/ml sind als hoch anzusehen und weisen auf ein hohes Kariesrisiko hin.

1.21 **Erläutern Sie den Unterschied zwischen Kariesrezidiv und Sekundärkaries.**

a) *Kariesrezidiv:*
= Wiederaufflammen einer alten, eventuell nicht vollständig entfernten Karies
b) *Sekundärkaries:*
= neue Karies, die am Füllungs- oder Kronenrand entsteht

1.22 **Warum kann Schmelz – im Gegensatz zu Dentin – nicht mehr gebildet werden?**

Weil die Ameloblasten/Adamantoblasten (Schmelzbilder) im Gegensatz zu den Odontoblasten (Dentinbildern) nach dem Zahndurchbruch zugrunde gehen.

2 Prophylaxemaßnahmen

Ursachen von Karies und Parodontalerkrankungen

2.1 **Nennen Sie die tragenden Säulen der Karies- und Parodontalprophylaxe.**

a) richtige Ernährung
b) optimale Mundhygiene
c) Fluoridierungsmaßnahmen
d) regelmäßige zahnärztliche Kontrolle

2.2 **Erläutern Sie, was man unter Plaque versteht.**

Plaque ist ein fest haftender, nicht abspülbarer bakterieller Belag.

2.3 **Woraus besteht Plaque?**

a) Bakterien (Mikroorganismen), die sich in der Mundhöhle befinden
b) Abbauprodukten aus dem Stoffwechsel der Bakterien
c) Gewebszellen
d) Nahrungsresten
e) Säuren, die aus dem Abbau der Nahrungsreste entstehen

2.4 **Warum müssen Zahn-
beläge entfernt werden?**

Zahnbeläge
a) verhindern die Remineralisation des
   Schmelzes.
b) lösen Zahnfleischerkrankungen aus.
c) bilden eine zähklebrige Masse und
   lösen Karies aus.
d) sind die Grundlage zur Zahnstein-
   bildung.

2.5 **a) Erklären Sie den
Begriff Zahnstein.
b) Wo ist Zahnstein zu finden?
c) Woher stammen die Kalksalze?**

a) Als *Zahnstein* bezeichnet man die
   durch Einlagerung von Kalksalzen hart
   gewordene Plaque. Zahnstein hat eine
   gelb-bräunliche Färbung, die manchmal ins Grünliche geht.
b) Zahnsteinablagerungen finden sich
   vor allem im Bereich der Ausführungsgänge der Speicheldrüsen. Er
   bedeckt die Schmelzoberflächen
   (supragingivaler Zahnstein), vor allem
   der Lingualflächen der unteren Frontzähne und Bukkalflächen der oberen
   Molaren.
c) Vorwiegend aus dem Speichel

2.6 **a) Was versteht man
unter Konkrementen?
b) Wo sind sie zu finden?
c) Woher stammen die
Kalksalze?**

a) Als *Konkremente* bezeichnet man den
   subgingivalen Zahnstein. Er ist viel
   härter als supragingivaler Zahnstein
   und von etwas dunklerer Farbe.
b) Konkremente sind als fest haftende
   Beläge an der Wurzeloberfläche
   innerhalb einer Zahnfleischtasche
   zu finden.
c) Aus dem Blut

2.7 **Welche Möglichkeiten
bieten sich dem Praxisteam
zur Kariesprophylaxe?**

a) Motivation des Patienten zur
   effizienten Mundhygiene
b) Unterweisung des Patienten im
   Hinblick auf seine individuellen
   Mundhygienemaßnahmen und
   deren Kontrolle
c) Ernährungsberatung
d) regelmäßige Fluoridierung   →

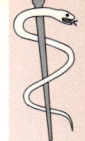

▷ *Fortsetzung der Antwort* ▷

e) Beseitigung von Retentionsstellen der Plaque
f) Fissurenversiegelung
g) Speicheldiagnostik mit bakterien-spezifischer Kariesaktivität

2.8 Zahn- und Mundhygiene sind wichtige prophylaktische Maßnahmen.
Was wird damit bewirkt?

a) Speisereste und Beläge werden von den Zähnen entfernt.
b) Das Zahnfleisch wird massiert und damit die Durchblutung gefördert.
Die Folge: Karies und Parodontitis werden verhindert.

2.9 Warum führt man Speicheldiagnosen durch?

a) Um die Zusammensetzung des Speichels zu untersuchen.
b) Zur Messung des pH-Wertes.

2.10 Wo findet die Individual-prophylaxe in der Regel statt?

In der zahnärztlichen Praxis.

2.11 Nennen Sie örtliche Möglichkeiten zur Durchführung von Gruppenprophylaxe.

a) Kindergärten
b) Vorschulen
c) Schulen
d) Aktionstage
e) mobile Einrichtungen
f) Betriebe
g) Bundeswehr

2.12 Nennen Sie Hilfsmittel zum Anfärben von Belägen.

a) Tabletten
b) Färbestäbchen
c) Tinkturen
d) Gelees

2.13 Wann sollte man die Zähne putzen?

a) Nach dem Frühstück
b) nach jedem Genuss von zucker-haltigen Speisen
c) vor dem Schlafengehen
d) nach einer Nahrungsaufnahme

2.14 Warum ist eine bleibende Motivation bei den Prophylaxemaßnahmen notwendig?

a) Damit der Patient eine positive Einstellung zur Vorsorge bekommt.
b) Damit der Patient ein Verantwortungsbewusstsein für seine Zähne entwickelt.

→

▷ *Fortsetzung der Antwort* ▷

c) Weil ihm dann nach und nach neue Techniken und Hilfsmittel demonstriert werden können, die er ausprobieren kann.

2.15 Zählen Sie sieben Anforderungen auf, die eine Zahnbürste erfüllen sollte.

a) griffiger Stiel
b) abgewinkelter, nicht zu großer Bürstenkopf
c) kleines Borstenfeld
d) dichtes Borstenfeld (multi-tufted)
e) abgerundete Borsten
f) Kunststoffborsten
g) mittelharte Borsten

2.16 Ein Patient putzt regelmäßig seine Zähne.
Wann sollte die Zahnbürste erneuert werden?

Die Zahnbürste sollte erneuert werden,
a) wenn sich die Borsten verbiegen.
b) wenn der Bürstenkopf verformt ist.
c) nach längstens acht Wochen.

2.17 Beschreiben Sie stichpunktartig den Behandlungsablauf einer Fissurenversiegelung mit Kunststoff.

a) Reinigung der Kauflächen mit einer Polierpaste und anschließende sorgfältige Spülung
b) Trockenlegung
c) Auftragen der Ätzlösung mit Wattepellets, Kunststoffschwämmchen oder einem dünnen Pinsel
d) Einwirkzeit ca. 60 Sekunden
e) Ätzlösung gründlich abspülen
f) Schmelz kontrollieren – soll opakweiß (undurchsichtig) erscheinen
g) Auftragen des Versiegelungskunststoffes
h) ggf. Aushärten mit UV-Licht

Zahnputztechniken

2.18 Beschreiben Sie kurz drei übliche Bürsttechniken.

a) **Modifizierte Bass-Technik:**
Die Zahnbürste wird im Winkel von 45° zur Zahnachse angesetzt. Unter leichtem Druck werden kleine kreisende oder rüttelnde Bewegungen durchgeführt.   →

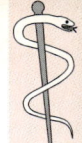

▷ *Fortsetzung der Antwort* ▷

b) *Stillman-Methode:*
Die Zahnbürste wird im Winkel von 45° zur Zahnachse cervikal angesetzt und zur Kaufläche unter rüttelnder Drehbewegung abgerollt.

c) *Charters-Methode:*
Die Borsten zeigen diesmal um 45° nach inzisal und werden durch Vibrationen in die Zahnzwischenräume geführt.

2.19 Warum ist das horizontale Zähneputzen, die sog. „Schrubbmethode" nicht zu empfehlen?

Durch das horizontale Hin- und Herbewegen des Bürstenkopfes kann der Zahnfleischsaum so geschädigt werden, dass er zurückweicht. Der Zahnschmelz am Zahnhals wird abgerieben und der Zahnzement am Zahnhals kann keilförmig abgetragen werden. Außerdem werden bei dieser Methode die Zahnzwischenräume nicht gesäubert.

2.20 Zählen Sie fünf verschiedene Hilfsmittel zur Interdentalraumhygiene auf.

a) Zahnseide (gewachst/ungewachst)
b) Interdentalraumbürsten
c) Zahnhölzer
d) Stimulatoren
e) Munddusche

2.21 Nennen Sie weitere Hilfsmittel, die zur Zahnreinigung dienen.

a) Superfloss
b) Einbüschel-Zahnbürsten
c) Sulkus-Zahnbürsten

2.22 Aus welchen Bestandteilen besteht eine Zahnpasta? Zählen Sie mindestens fünf Bestandteile auf.

a) Putzkörper
   (feines, mildes Schleifmittel)
b) Bindemittel
c) Feuchthaltemittel
d) Netzmitttel
e) Farbstoffe
f) Aromastoffe
g) Süßstoffe
h) Konservierungsmittel
i) Fluoridzusätze

Fluoridierung

2.23 **Welche lokalen/direkten Applikationsformen werden zur Fluoridierung angewandt?**

a) Gel
b) Lack
c) Zahnpasta
d) Spüllösung

2.24 **Welche Möglichkeiten bestehen, Fluoride systemisch/ indirekt zu sich zu nehmen?**

a) Verwendung von fluoridiertem Speisesalz
b) Trinkwasserfluoridierung
c) Einnahme von Fluoridtabletten

2.25 **Ein Kindergartenkind spült täglich die Zähne mit einer fluoridhaltigen Lösung. Wie kommt die Prophylaxewirkung zustande?**

Fluoride stören den Bakterienstoffwechsel. Es werden deshalb weniger Säuren gebildet. Die Säurelöslichkeit des Schmelzes wird verringert. Fluoride fördern zudem die Remineralisation der Zahnhartsubstanzen.

2.26 **Welche modernen Verfahren kann man Patienten anbieten, die einen Kariesrisikotest machen möchten?**

- einfache Bestimmung des pH-Wertes des Speichels mittels pH-Meter bzw. Farbindikator
- mikrobiologische Speicheluntersuchung mit Kariesrisikobestimmung hinsichtlich kariogener Keime (z. B. Dento-buff®-System)
- Speichelfließratenbestimmung mittels Parafilm® in zeitabhängiger Messung

2.27 **Eine besorgte Mutter fragt nach der richtigen Zahnpasta für ihren dreijährigen Sohn. Wie reagieren Sie?**

Ab dem 3. Geburtstag sollte eine spezielle Kinderzahnpasta (nur 0,5 ppm/kg Fluorid) verwendet werden. Dabei reicht eine Stranglänge von ca. 5 mm bei zweimaligem Zähneputzen aus.

Anmerkung: ppm = Parts per million; 1 ppm $\cong$ 1,0 mg/kg

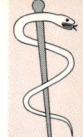

2.28 In ihrer Praxis werden häufig Fluoridtabletten verschrieben.

Welche Dosismengen (in ppm*) sind hierbei nach den Angaben der Gesellschaft für Präventive Zahnheilkunde (GPZ) in Abhängigkeit vom Trinkwasser und Alter zu empfehlen?

*) Anmerkung: 1 ppm ≅ 1,0 mg/l

Alter	Fluoridmenge im Trinkwasser	
(Jahr)	unter 0,3 ppm/l	0,3–0,7 ppm/l
0–0,5	–	–
0,5–1	0,25 ppm/l	–
1–2	0,25 ppm/l	–
3–5	0,5 ppm/l	0,25 ppm/l
ab 6	1 ppm/l	0,5 ppm/l

Bei Trinkwasser mit mehr als 0,7 ppm/l Fluoridgehalt ist keine zusätzliche Verabreichung notwendig.

Zuckeraustausch- und Zuckerersatzstoffe

2.29 **Nennen Sie die wichtigsten Ernährungsregeln zur Vorbeugung von Karies.**

a) Wenige geregelte Mahlzeiten (mit anschließender Zahnpflege)
b) Mahlzeiten sollen vitamin-, mineralstoff- und faserreich sein
c) harte Nahrungsmittel bevorzugen
d) Zuckerkonsum weitgehend einschränken (möglichst nur zu den Hauptmahlzeiten)
e) keine Naschereien zwischendurch

2.30 **Erklären Sie, weshalb hochmolekulare Kohlenhydrate (Stärke) nicht so kariogen sind wie niedermolekulare Kohlenhydrate (Zucker).**

Stärke muss erst langsam abgebaut werden, Zucker spalten die Bakterien der Mundhöhle schnell, sodass es zur raschen gefährlichen Säurebildung kommt.

2.31 **Aus welchen drei Grundnährstoffen ist unsere Nahrung zusammengesetzt und aus welchen Bausteinen bestehen diese?**

a) *Eiweiße* bestehen aus Aminosäuren.
b) *Fette* bestehen aus Fettsäuren und Glyzerin.
c) *Kohlenhydrate* bestehen aus Einfachzuckern (Monosacchariden).

2.32 **Nennen Sie Nahrungsmittel, die sich zu Zwischenmahlzeiten eignen.**

Geben Sie zusätzlich eine kurze Begründung dazu an.

a) Äpfel (haften nicht an den Zähnen)
b) Zitrusfrüchte (vitaminreich)
c) zahnfreundliche Süßwaren (Zuckeraustauschstoffe)

Bei Süßigkeiten auf das Symbol des „Zahnmännchens" achten!

2.33 **Nennen Sie je zwei Zuckeraustauschstoffe und Zuckerersatzstoffe.**

a) *Zuckeraustauschstoffe:*
Sorbit, Xylit und Mannit
b) *Zuckerersatzstoffe:*
Saccharin, Cyclamat und Acesulfam

Maßnahmen der konservierenden Zahnheilkunde

1 Füllungsarten

1.1 **Welche Aufgabengebiete gehören zur konservierenden Zahnheilkunde?**

a) Karies- und Parodontalprophylaxe
b) Kariestherapie (Kavitätenversorgung)
c) Endodontie (Lehre von den Pulpaerkrankungen und ihrer Behandlung)

1.2 **Welches Ziel hat die Kavitätenversorgung?**

Eine *Kavität* ist eine Höhlung im Zahn. Durch die Kavitätenversorgung sollen erkrankte bzw. defekte Zähne wiederhergestellt werden. Des Weiteren sollen sie möglichst lange karies- und beschwerdefrei gehalten werden.

1.3 **Beschreiben Sie kurz in Stichworten, welche Arbeitsschritte bei einer Amalgamfüllung notwendig sind.**

1. Kavitätenpräparation
2. Trockenlegung
3. Einbringen von Unterfüllungsmaterialien
4. gegebenenfalls Anbringen von Matrizen
5. Glätten der Kavitätenränder
6. Einbringen des Füllungsmaterials
7. Modellierung bzw. Konturierung (Gestaltung)
8. Politur der Amalgamfüllung (frühestens nach 24 Stunden)

1.4 **Weshalb müssen Amalgamfüllungen poliert werden?**

a) Die Politur verdichtet und verkleinert die Oberfläche. Dadurch werden die Angriffspunkte für den Speichel verringert. Die Folge: giftiges Quecksilber kann fast nicht mehr herausgelöst werden.
b) Die Politur verbessert den Randschluss und verhindert damit eine Sekundärkaries am Füllungsrand.

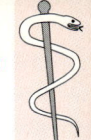

1.5 **Welche Patienten sollten keine Amalgamfüllungen nach den gültigen Empfehlungen des Bundesinstituts für Arzneimittel und Medizinprodukte erhalten?**

a) Patienten mit Nierenerkrankungen
b) Schwangere Patientinnen
c) Kinder unter 6 Jahren
d) Patienten mit nachgewiesener Amalgamallergie.

1.6 **Zur relativen Trockenlegung benötigt man verschiedene Hilfsmittel.**

Welche müssen benützt werden, welche können benützt werden?

a) Folgende Hilfsmittel *müssen* benützt werden:
   – Speichelsauger
   – Watterollen
   – Pellets in unterschiedlichen Größen
   – Luftstrahl
   – Absaugkanülen
b) Folgende Hilfsmittel *können* benützt werden:
   – Automaton
   – Hallerklammern
   – Medikamente zur Speichelflussreduzierung

1.7 **Welche Maßnahme erreicht eine absolute Trockenlegung?**

Wie wird sie durchgeführt?

a) Die Anwendung von Cofferdam.
b) Ein elastisches Gummituch wird über die Zähne gezogen und gesichert; hierbei wird eine Trennung des Behandlungsgebietes von der feuchten Mundhöhle gewährleistet.

1.8 **a) Wozu dienen Matrizen beim Legen von Füllungen?**

b) Wozu verwendet man Holzkeile?

a) *Matrizen*
   – ermöglichen bei mehrflächigen Füllungen die Wiederherstellung der ursprünglichen Zahnform.
   – verhindern, dass Amalgam während des Stopfvorganges in den Interdentalraum ausgepresst wird.
b) Mit *Holzkeilen* können die Matrizenbänder im Zahnhalsbereich optimal an den Zahn angelegt werden. Außerdem werden die Zähne damit um die Stärke des Matrizenbandes auseinander gedrückt (= separiert).

1.9 a) **Bei welchen Füllungen werden durchsichtige Kunststofffolien verwendet?**

b) **Bei welchen Füllungen gebraucht man vorwiegend Metallbänder als Matrizen?**

a) *Durchsichtige Kunststofffolien* werden verwendet:
 – bei Kunststofffüllungen.
 – wenn lichthärtende Materialien benutzt werden.

b) Metallbänder als Matrizen werden bei Amalgamfüllungen verwendet.

1.10 Welche Füllungsmaterialien stehen für die Versorgung einer Kavität zur Verfügung und wonach teilt man sie generell ein?

a) *Plastische Füllungsmaterialien:*
 – Zemente
 – Amalgame
 – Kunststoffe

b) *Einlagefüllungen* aus:
 – Metall
 – Keramik
 – Kunststoff

2 Pulpaerkrankungen

2.1 Nennen Sie drei Behandlungsschritte zur Vitalerhaltung der Pulpa.

a) *Indirekte Überkappung (CP):*
Die Pulpa ist nicht eröffnet. Sie wird mit einem Medikament zur Anregung einer Sekundärdentinbildung indirekt überkappt. Anschließend wird die Kavität mit Unterfüllung und Füllung verschlossen.

b) *Direkte Überkappung (P):*
Die Pulpa ist geringfügig eröffnet. Sie wird mit einem Medikament zur Tertiärdentinbildung im Kronenbereich direkt überkappt. Anschließend wird die Kavität mit Unterfüllung und Füllung verschlossen.

c) *Vitalamputation (VitA):*
Die vitale Kronenpulpa wird bis zu den Wurzelkanaleingängen entfernt. Ein Medikament zur Tertiärdentinbildung wird eingebracht. Anschließend wird die Kavität mit Unterfüllung und Füllung verschlossen.

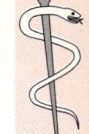

2.2 Nennen Sie zwei gängige Medikamente zur Überkappung.

a) Kalziumhydroxid = $Ca(OH)_2$
b) Zinkoxid-Eugenol-Zement

2.3 Worin unterscheidet sich die Vitalamputation von einer direkten Überkappung?

Von der Höhe bzw. dem Ausmaß der vitalen Restpulpa.
– Vitalamputation: Entfernung der Kronenpulpa
– direkte Überkappung: Erhaltung der geringfügig eröffneten Kronenpulpa

2.4 Geben Sie den Behandlungsablauf einer Vitalamputation stichwortartig an.

1. Eröffnung des Pulpenkavums mit sterilem Diamant
2. Entfernung der Kronenpulpa mit einem sterilen scharfen Handexkavator oder mit Diamant
3. Auftragen von Kalziumhydroxid auf die Wurzelkanaleingänge
4. Legen einer Unterfüllung mit anschließender Deckfüllung

2.5 Bei welcher Behandlung ist die Devitalisation der Pulpa erforderlich?

Bei Wurzelbehandlungen,
a) wenn die Leitungsanästhesie nicht möglich ist.
b) wenn behinderte Patienten behandelt werden.
c) wenn Milchzähne behandelt werden.

2.6 Was versteht man unter einer Pulpitis?

Eine Entzündung der Pulpa (Zahnmark).

2.7 Zählen Sie vier verschiedene Ursachen auf, die zu einer Pulpitis führen können.

a) Karies
b) parodontale Erkrankungen
c) chemische Reize
d) thermische Reize

2.8 Nennen Sie die unterschiedlichen Stadien der Pulpitis.

a) *Hyperämie* (= vermehrte Durchblutung der Pulpa)
b) *akute Pulpitis* oder *chronische Pulpitis*
   → (Pulpitis serosa
     = wässrige Pulpaentzündung)
   → (Pulpitis purulenta
     = eitrige Pulpaentzündung)   →

▷ *Fortsetzung der Antwort* ▷

2.9 **Wie kann ein Zahnarzt eine Pulpitis feststellen?**

2.10 **Unterscheiden Sie zwischen Vitalexstirpation und Mortalexstirpation.**

2.11 **Unterscheiden Sie zwischen Vitalamputation und Mortalamputation.**

c) *Pulpanekrose* (= Gewebstod der Pulpa)
d) *Pulpagangrän* (= fauliger Zerfall der Pulpa)

a) Befragen des Patienten nach vorhandenen Schmerzen
b) Beklopfen des Zahnes/Perkussion
c) Sensibilitätskontrolle des Zahnes
d) Röntgenaufnahme

a) *Vitalexstirpation:*
Die gesamte vitale (= lebende) Pulpa (Kronenpulpa *und* Wurzelpulpa) wird unter Lokalanästhesie entfernt
→ Pulpektomie.
b) *Mortalexstirpation:*
Hierzu sind mindestens zwei, meistens drei Sitzungen nötig.
– *1. Sitzung:* Devitalisation (= Abtötung) der Pulpa
– *2. Sitzung:* Ausräumen der gesamten Pulpa und Aufbereitung der Wurzelkanäle
– *3. Sitzung:* endgültiger Verschluss der Kavität (sollte nur als Notfallbehandlung vorgenommen werden)

a) *Vitalamputation:*
– Die vitale Kronenpulpa wird bis zu den Wurzelkanaleingängen entfernt
→ Pulpotomie.
– Ein Medikament zur *Vitalerhaltung* der Wurzelpulpa wird eingebracht sowie Unterfüllung und Füllung.
b) *Mortalamputation:*
– Die Kronenpulpa wird devitalisiert und entfernt.
– Ein Medikament zum *Abtöten* der Wurzelpulpa wird eingebracht sowie Unterfüllung und Füllung.
(Diese Maßnahme darf nur bei Milchzähnen durchgeführt werden, da die im Zahn belassene Wurzelpulpa einen ständigen Entzündungsherd darstellt.)

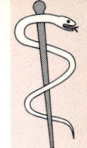

2.12 Die Gangränbehandlung wird am pulpatoten Zahn durchgeführt.
Worin besteht hierbei der Unterschied zur Vitalexstirpation?

a) Bei der *Vitalexstirpation* wird die noch vitale Pulpa während der Behandlung devitalisiert.

b) Bei der *Gangränbehandlung* ist der zu behandelnde Zahn schon pulpatot, und das abgestorbene Gewebe der Pulpa liegt in einer fauligen, bakterienhaltigen Form vor.

2.13 Beschreiben Sie stichwortartig den Behandlungsablauf bei einer Vitalexstirpation.

1. Klinische Untersuchung
2. Röntgenaufnahme
3. Anästhesie
4. Absolute Trockenlegung
5. Eröffnung (= Trepanation) des Zahnes (auf sterile Instrumente achten!)
6. Ausräumen der Pulpa
7. Aufbereitung der Wurzelkanäle
8. Röntgenmessaufnahme mit eingesetztem Wurzelaufbereitungsinstrument oder Guttaperchastift
9. Reinigen, Desinfizieren und Trocknen des Wurzelkanals
10. Wurzelfüllung
11. Röntgenkontrollaufnahme
12. Unterfüllung, Füllung

2.14 Welche Krankheitsbilder können als Folge einer Pulpitis oder einer Gangrän entstehen?

a) Akute apikale Parodontitis (= akute Entzündung des Zahnhalteapparates an der Wurzelspitze)

b) chronische apikale Parodontitis (= chronische Entzündung des Zahnhalteapparates an der Wurzelspitze)

2.15 Beschreiben Sie die Folgen, die sich aus einer unbehandelten
a) akuten apikalen Parodontitis und
b) einer chronischen apikalen Parodontitis ergeben können.

a) *Folgen einer akuten apikalen Parodontitis:*
Durch Auswanderung von Mikroorganismen durch das Foramen apikale (Wurzelspitzenloch) in das periapikale (die Wurzelspitze umgebende) Gewebe kann es zur *periapikalen Ostitis* (= Knochenentzündung im Bereich der Wurzelspitze) →

▷ *Fortsetzung der Antwort* ▷

kommen. Daraus kann sich ein *Abszess* (= Eiteransammlung in einer nicht vorgebildeten Körperhöhle) oder eine *Phlegmone* (= sich flächenhaft ausbreitende Eiteransammlung) entwickeln.

b) *Folgen einer chronischen apikalen Parodontitis:* Zur Abgrenzung gegen den kranken Zahn bildet sich im Bereich der Wurzelspitze neues Bindegewebe, sog. Granulationsgewebe. Dieses Granulationsgewebe ist reich an Abwehrzellen, welche die eindringenden Mikroorganismen und deren Giftstoffe unschädlich machen. Die Bildung des Granulationsgewebes geht mit einem gleichzeitigen Knochenabbau einher und erscheint als derbe bindegewebige Kapsel. Diese wird auch als *apikales Granulom* bezeichnet.
Aus einem apikalen Granulom können sich *radikuläre Zysten* entwickeln. Dabei entsteht mithilfe von Epithelzellen ein Hohlraum, dessen Inhalt sich verflüssigt. Ebenso können sich *Fisteln* bilden.

2.16 Was versteht man unter einer Fistel?

Eine *Fistel* ist ein röhrenförmiger Kanal, der vom Entzündungsherd durch die Schleimhaut (intraoral) oder die äußere Haut (extraoral) durchbricht und über das Fistelmaul Sekret abfließen lässt.

2.17 Erklären Sie den Begriff „Herdinfektion".

Eine durch „Streuung" (z. B. von einer apikalen Parodontitis) auf andere Organe oder Körperteile hervorgerufene bakterielle Entzündung.

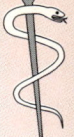

3 Instrumente

3.1 **Welche Instrumente benötigt der Zahnarzt zur konservierenden Behandlung?**

a) Anästhesieinstrumente, d. h. unterschiedliche Spritzensysteme
b) Instrumente zur Trockenlegung (relative/absolute Trockenlegung)
c) Präparationsinstrumente für rotierende Arbeiten und/oder Handinstrumente zur Exkavation und Präparation
d) Füllungsinstrumente
e) Instrumente zur Wurzelbehandlung

3.2 **Welche Instrumente und Hilfsmittel werden für die relative Trockenlegung benutzt?**

a) In erster Linie Watterollen, Wattepellets oder so genannte Parotisrollen
b) Speichelzieher und Absaugkanülen
c) Automatom und Hallerklammern zur Fixierung von Watterollen
d) Lösungen zur Reduzierung des natürlichen Speichelflusses

3.3 **Welche Systeme werden verwendet, um Zahnhartsubstanzen bei der Präparation zu entfernen?**

a) In erster Linie werden heute Mikromotoren eingesetzt, die mechanisch die Kraft auf die eingespannten Schleifkörper übertragen. Sie erreichen 40 000 U/min, die durch entsprechende Hand- und Winkelstücke auf 160 000 U/min gesteigert werden können. Eine entsprechende Verminderung ist ebenfalls möglich.
b) Turbinen, die über Druckluft angetrieben werden. Sie können bis 500 000 U/min im Leerlauf erreichen. Durch den Anpressdruck reduziert sich die Drehzahl jedoch auf 150 000–250 000 U/min

3.4 **Erläutern Sie die mikroinvasive Präparation von Zahnhartgeweben mit dem Vector-Verfahren.**

Durch spezielle Präparationsaufsätze (Halbkugel, Halbellipsen, Halbflammen) und unter Verwendung von Vector Fluid abrasive wird durch die Suspension (Siliziumkarbid) ein Abtragen der Zahnhartsubstanz erzielt. Hierbei sollte der Nachbarzahn durch eine Metallmatrize oder durch ausreichende Separation geschützt werden.

3.5 Wonach teilt man rotierende Instrumente ein?

Entsprechend der Art und Weise, wie die Oberfläche abgetragen wird, unterscheidet man:

a) *Fräser und Bohrer* aus Hartmetall bzw. rostfreiem Edelstahl
b) *Schleifer* mit Schichten aus Diamantsplittern, Edelkorund und Siliziumkarbidbelag
c) *Finierer,* ebenfalls aus Hartmetall bzw. rostfreiem Stahl
d) *Polierer* aus Silikon (mit und ohne Schleifmittel), Bürstchen

3.6 Die Abbildungen zeigen rotierende Instrumente.

Benennen Sie die Abbildungen 1–6.

1 = Fräser, birnenförmig
2 = Rosenbohrer
3 = Schleifinstrument, kugelförmig
4 = Fissurenbohrer, zylinderförmig mit Querhieb
5 = Finierer, flammenförmig
6 = Schleifinstrument, torpedoförmig

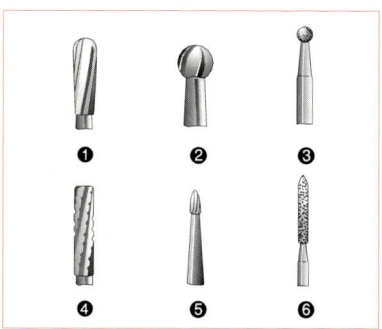

➊   ➋   ➌

➍   ➎   ➏

3.7 Benennen Sie die abgebildeten Instrumente:

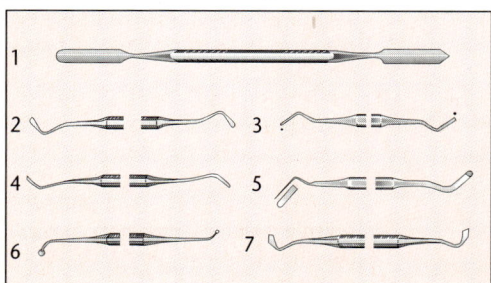

1 = Anmischspatel
2 = Exkavator
3 = Zylinderstopfer
4 = Schmelzmesser
5 = Heidemannspatel
6 = Kugelstopfer
7 = Schnitzinstrument

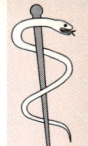

3.8 **Bei der Füllungstherapie werden drei verschiedene Handinstrumente benützt. Nennen Sie diese.**

a) Die *Exkavatoren,* mit denen erweichtes Dentin aus der Kavität geschält wird.
b) Die *Schmelzmesser,* mit denen Kavitätenränder und Schmelzüberhänge finiert werden.
c) *Gingivalrandschräger,* mit denen der approximale Kasten bzw. die approximale Stufe im mesialen und distalen Bereich geglättet wird.

3.9 **Wie werden die beiden unten abgebildeten Matrizensysteme genannt?**

1 = Matrizensystem nach Tofflemire
2 = Universal-Matrizenhalter und -band (Metallbandhalter/Meba)

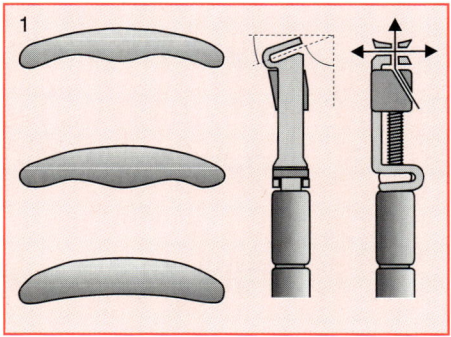

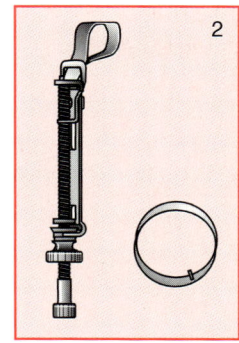

3.10 **Welche Instrumente benötigt die Zahnmedizinische Fachangestellte zum Anmischen von Unterfüllungsmaterialien?**

a) Bei Verwendung von *Phosphatzement* als Unterfüllung hat sich die *Glasanmischplatte* bewährt. Pulver und Flüssigkeit können mit dem *Anmischspatel* gemischt werden, bis die gewünschte Konsistenz des Zements erreicht ist.
b) Beim Anmischen von *Zinkoxidphosphatzement* empfiehlt es sich, die *Glasplatte* zu kühlen, damit eine längere Verarbeitungszeit ermöglicht wird.
c) *Pastenförmige Unterfüllungsmaterialien* sollen auf einem *Anmischblock* unter Verwendung eines *Kunststoffspatels* angerührt werden.

3.11 In welche Gruppen kann man Wurzelkanalinstrumente einteilen?

a) *Exstirpationsinstrumente:* Hierzu gehören die Exstirpationsnadeln und endodontische Sonden.
b) *Wurzelkanalaufbereitungsinstrumente:* Dazu zählen Bohrer, Reamer und Feilen.
c) *Füllungsinstrumente:* Förderinstrumente, Spreizer (Spreader) und Verdichter (Plugger).
d) *maschinelle Instrumente:* Sie lassen sich in Winkelstücke und spezielle Aufbereitungsstücke einspannen.

3.12 Benennen Sie die abgebildeten Instrumente.

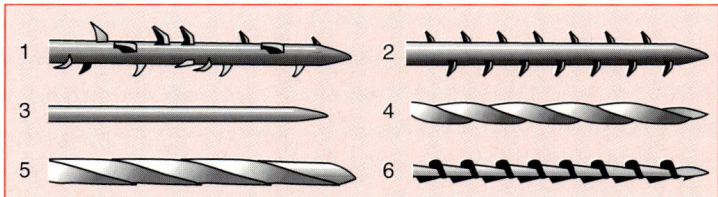

1 = Rattenschwanzfeile
2 = Exstirpationsnadel
3 = Miller-Nadel
4 = Kerr-Feile
5 = Kerr-Bohrer
6 = Hedström-Feile

3.13 Wozu dient die ISO-Norm bei Wurzelkanalinstrumenten?

Sie dient der Normierung der unterschiedlichen Größen von Wurzelkanalinstrumenten. Die dreistellige Ziffer gibt den Durchmesser in mm an, die Farbcodierung erleichtert die schnelle Erkennung.

3.14 Erklären Sie den Begriff „offene Lagerung".

Welche Instrumente dürfen in der Zahnarztpraxis „offen" gelagert werden?

„Offene Lagerung" ist für Instrumente und Geräte möglich, die aufgrund ihres Anwendungsgebietes nicht bei chirurgischen Eingriffen verwendet werden oder in direkten Kontakt mit offenen Wunden geraten können. Hierzu gehören Instrumente zur konservierenden, →

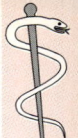

▷ *Fortsetzung der Antwort* ▷

prothetischen und kieferorthopädischen Behandlung sowie Medikamente, die jedoch in verschlossenen Schränken bzw. in Schubladen oder Trays bereitgehalten werden.

3.15 **Worauf muss in der Zahnarztpraxis beim Umgang mit endodontischen Instrumenten geachtet werden?**

Hier muss sich der Praxisinhaber auf die sterile Lagerung und auf die einwandfreien Desinfektionsmaßnahmen der zahnmedizinischen Fachangestellten verlassen können. Es empfiehlt sich, so genannte Endo-Boxen zu verwenden. Diese ermöglichen eine sterile, übersichtliche und geordnete Lagerung der vielen verschiedenen Instrumente.

3.16 **a) Warum müssen Wurzelkanalinstrumente besonders gesichert werden?**

b) Welche Sicherungsmöglichkeiten gibt es?

a) Diese Instrumente sind so klein, dass sie vom Patienten verschluckt oder aspiriert (eingeatmet) werden können, wenn sie entgleiten.

b) – Sicherheitskettchen: Sie werden am Griffende des Wurzelkanalinstruments angeschraubt und mithilfe eines Rings am Finger befestigt.

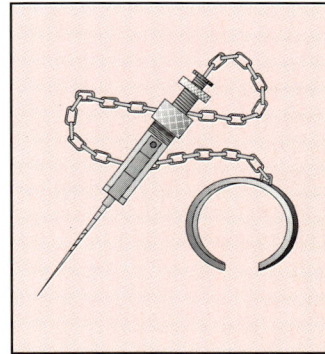

– Fadensicherung: Zahnseide oder ein Kunststofffaden wird am Griffende des Instruments angebunden.
– Cofferdam

4 Materialien für die konservierende Behandlung

4.1 Wozu werden Füllungsmaterialien in der Zahnerhaltung eingesetzt?

Füllungsmaterialien dienen vor allem dem Ersatz von Zahnhartsubstanzen bzw. zum Ausfüllen von Wurzelkanälen. Dabei sollen sie die Pulpa vor schädigenden Einflüssen schützen bzw. die Wurzelkanäle keimfrei verschließen. Je nach Anforderungen an das Einsatzgebiet gibt es eine Vielzahl von Stoffen und Materialien.

Im Zuge der technischen Weiterentwicklung werden ständig neue oder veränderte Produkte auf dem Dentalmarkt angeboten. Hierbei ist es besonders wichtig, dass die zahnärztliche Fachangestellte über die Lagerung und die Verarbeitung dieser Werkstoffe Bescheid weiß.

4.2 Entsprechend ihrer Aufgabe werden unterschiedliche Füllungsmaterialien unterschieden.

Nennen Sie diese.

a) *Temporäre (vorübergehende) Füllungsmaterialien* zum kurzzeitigen Verschluss einer Kavität
b) *definitive (endgültige) Füllungsmaterialien* zum langzeitigen Ersatz von Zahnhartsubstanz
c) *Unterfüllungsmaterialien* zum Schutz der Pulpa
d) *Wurzelfüllungsmaterialien* zum Verschluss des Wurzelsystems

4.3 Welche Eigenschaften sollte ein provisorisches Füllungsmaterial besitzen?

Ein *provisorisches Füllungsmaterial* sollte
a) nicht pulpenschädlich sein
b) einen bakteriendichten Verschluss gewährleisten
c) leicht einzubringen bzw. leicht entfernbar sein
d) eine ausreichende Endhärte aufweisen

4.4 Zählen Sie verschiedene provisorische Füllungsmaterialien auf.

a) Zinkoxid-Eugenol-Zemente
b) Zinkphosphatzement
c) Carboxylatzement   →

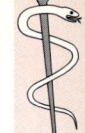

▷ *Fortsetzung der Antwort* ▷

d) Zinksulfatzement (Fletcher)
e) plastische Fertigpräparate
f) Guttapercha
g) lichthärtende Präparate (Fermit, Clip)

4.5 **Zählen Sie die wichtigsten Anforderungen auf, die von definitiven (endgültigen) Füllungsmaterialien erwartet werden.**

a) Unschädlichkeit für Pulpa und Gingiva
b) ausreichende Endhärte, d. h. mechanische Widerstandsfestigkeit
c) chemische Widerstandsfestigkeit
d) thermische Widerstandsfestigkeit
e) Volumenbeständigkeit mit gutem Randschluss
f) antiseptische Wirkung
g) leicht zu verarbeiten und zu entfernen
h) gute Klebekraft/Adaption

4.6 **Es gibt unterschiedliches definitives (endgültiges) Füllungsmaterial.**

a) **Geben Sie je ein Beispiel an für ein zahnfarbenes plastisches Füllungsmaterial**
b) **für ein zahnfarbenes festes Füllungsmaterial**
c) **für ein nicht zahnfarbenes plastisches Füllungsmaterial**
d) **für ein nicht zahnfarbenes festes Füllungsmaterial**

Definitives Füllungsmaterial	
zahnfarben	nicht zahnfarben
plastisch fest	plastisch fest
Composites Keramikinlays	Amalgam Goldgussinlays

4.7 **Bei der Versorgung einer Kavität werden Unterfüllungsmaterialien verwendet. Wozu dienen sie?**

Sie dienen dem chemischen und thermischen Schutz der Pulpa.
Des Weiteren isolieren sie die Pulpa gegen gewebeschädliche Bestandteile der Füllungswerkstoffe.

4.8 **Nennen Sie die Einsatzgebiete der Zemente.**

Zemente werden folgendermaßen eingesetzt:
a) als Unterfüllung
b) zum Einzementieren von Brücken und Kronen
c) als temporäre Füllung
d) als definitive Füllung

4.9 Nennen Sie vier gebräuchliche Zemente sowie deren Einsatzgebiete.

a) *Zinkphosphatzemente,* die aus Zinkoxid und Phosphorsäure bestehen.
Einsatzgebiet: Sie werden zum Einzementieren prothetischer Metallarbeiten sowie als Unterfüllung im Allgemeinen eingesetzt.

b) *Zinkoxid-Eugenol-Zemente (ZnO).*
Zinkoxid wird mit Nelkenöl (Eugenol) zusammengemischt.
Einsatzgebiet: Als provisorischer Verschluss und zur indirekten Überkappung.

c) *Glasionomerzement aus Silikat und Acrylsäure.*
Einsatzgebiet: Er eignet sich besonders gut zur Unterfüllung bei der Säure-Ätz-Technik (da anätzbar) sowie für Füllungen im Zahnhalsbereich.

d) *Kompomere* aus Kompositen und Glasionomerzement, lichthärtend.
Einsatzgebiet: Interimsversorgung von Zähnen, da widerstandsfähiger als reiner Glasionomerzement; für spätere Inlayversorgung oder zur Versorgung von Milchzähnen.

4.10 Warum dürfen Zinkoxid-Eugenol-Zemente nicht unter Kunststofffüllungen angewendet werden?

Zinkoxid-Eugenol-Zemente dürfen nicht unter Kunststofffüllungen angewendet werden, da Eugenol als Weichmacher auf Kunststoffe wirkt.

4.11 Weshalb muss das Gefäß der Orthophosphorsäure nach der Entnahme der Säure sofort wieder fest verschlossen werden?

Orthophosphorsäure ist hygroskopisch, d. h. sie ist bestrebt, Wasser aufzunehmen. Bleibt das Gefäß geöffnet, dann nimmt die Säure Wasser aus der Raumluft auf. Dadurch wird die Abbindezeit verkürzt.

4.12 Erläutern Sie, was man unter Abbindezeit versteht.

Die Abbindezeit ist die Zeit, die vergeht, bis der angemischte Zement erhärtet ist.

4.13 Unterscheiden Sie die Begriffe Legierung und Feilung.

a) *Legierung* ist eine Mischung aus verschiedenen Metallen, die durch Zusammenschmelzen dieser Metalle entsteht.   →

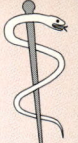

▷ *Fortsetzung der Antwort* ▷

b) *Feilung* sind Partikel unregelmäßiger Größe und Oberfläche, die aus einer Legierung hergestellt werden können. Die Feilung wird häufig auch Alloy genannt.

4.14 **Erläutern Sie, was man unter Amalgamen versteht.**

Amalgame sind Legierungen des Quecksilbers mit anderen Metallen. Bestandteile sind Silber, Kupfer, Zinn und Zink.

4.15 **Welche Einsatzgebiete kommen für Kunststoff-füllungen in Frage?**

Das Einsatzgebiet von *Kunststofffüllungen* umfasst in erster Linie Füllungen im Frontzahnbereich, Zahnhalsfüllungen, Versiegelungen sowie kleine, nicht kautragende Füllungen im Seitenzahngebiet. Neue dentin-adhäsive-Systeme (DAS) erweitern die Indikation hinsichtlich geschichteter Adhäsivtechnik im Seitenzahnbereich (Mehrkostenregelung/ Wahlleistung).

4.16 **a) Erläutern Sie den Begriff „Kunststoff".**
b) Nennen Sie die drei Kunststoffgruppen, die in der Zahnheilkunde wichtig sind.

a) *Kunststoffe* werden durch Umwandlung von Naturstoffen oder synthetisch hergestellt. Es sind langkettige Kohlenstoffverbindungen, die man je nach ihren Eigenschaften unterscheidet.
b) – *Thermoplaste:*
    Sie erweichen durch Erwärmen und Erhärten durch Abkühlen (Spritzguss)
   – *Duromere:*
    Sie bleiben immer hart, d. h., sie sind nicht schmelzbar
   – *Elastomere:*
    Sie sind gummielastisch, d. h., sie besitzen keine kristallinen Bereiche.

4.17 **Erläutern Sie die Vor- und Nachteile von Kunststoffen.**

a) Vorteile von *Kunststoffen:*
Sie ermöglichen eine zahnfarbene Wiederherstellung und wirken dabei täuschend echt. Unter dem Einsatz der Säure-Ätz-Technik wird dabei eine gute adhäsive Verbindung zum Schmelz bzw. zum Dentin oder Unterfüllungsmaterial hergestellt.   →

▷ *Fortsetzung der Antwort* ▷

b) Nachteile von **Kunststoffen:**
Spaltbildungen, die häufig nicht sichtbar sind, können beim Verarbeiten von Kunststoff aufgrund der Polymerisation entstehen. Des Weiteren beschränkt die geringe Abrasionsstabilität (= Abriebfestigkeit) die zahnmedizinische Anwendung von Kunststoffen.

4.18 Wonach werden Kunststoffe eingeteilt?

a) *Selbsthärtende Materialien:*
sog. Autopolymerisate, die nach dem Vermischen zweier Komponenten (Pulver/Flüssigkeits-System), nämlich der Grundmasse und dem Härter, selbst aushärten. Sie haben nur eine begrenzte Verarbeitungszeit.

b) *Lichthärtende Materialien:*
Der Polymerisationsprozess wird mit energiereicher Lichtquelle der Wellenlänge von 350 bis 500 nm (Visiolampe) in Gang gesetzt. Es entsteht kein Zeitdruck während der Verarbeitung.

4.19 Komposites sind Kompositions-Kunststoffe. Erläutern Sie den Begriff und unterscheiden Sie die verschiedenen Arten.

Bei **Kompositions-Kunststoffen** sind in der Matrix (Grundsubstanz) feste Partikel (Füller) eingelagert. Sie dienen der Stabilität. Entsprechend der jeweiligen Füllstoffgröße teilt man folgendermaßen ein:
Mikrofüller: (mikrogefüllte Composites) mit kleinen Füllkörpern
Makrofüller: (makrogefüllte Composites) mit großen Füllkörpern
Hybride: bestehen aus einer Mischung von Makro- und Mikrofüllern
Kompomere: bestehend aus einer Mischung aus Kompositen und Glasionomerzementen

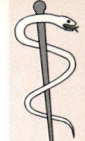

4.20 **Erklären Sie, was man unter den folgenden Begriffen versteht:**
a) **Monomer**
b) **Polymer**
c) **Polymerisation**

a) *Monomer:*
   ein Stoff, der aus einzelnen, nicht verknüpften Molekülen besteht
b) *Polymer:*
   ein Stoff, bei dem kleinere Moleküle zu größeren Molekülen verknüpft sind
c) *Polymerisation:*
   die Verknüpfung von kleineren Molekülen zu größeren Molekülen

4.21 **Auf welche Art wird Gold heute in der Füllungstherapie eingesetzt?**

a) *Inlay* (Einlagefüllung): Es wird nach Abformung im zahntechnischen Labor hergestellt.
b) *Goldhämmerfüllung:* Sie wird in Form von dünnen Goldfolien oder -pellets in die Kavität gepresst und dabei kalt verschweißt.

4.22 **Welche Legierungen finden in der Zahnheilkunde Anwendung?**

a) Die sog. *hochedelmetallhaltigen Legierungen* mit einem hohen Anteil an Edelmetallen (Gold/Au, Platin/Pt, Silber/Ag)
b) die *edelmetallreduzierten* Legierungen mit einem niedrigen Anteil an Edelmetallen (Gold/Au, Platin/Pt, Silber/Ag)
c) die *edelmetallfreien* (NEM) Legierungen aus Nickel/Ni, Cobalt/Co und Chrom/Cr bzw. Titan/Ti

4.23 **Woraus werden Keramik-Inlays hergestellt?**

Keramik-Inlays werden durch Brennen der Grundstoffe Feldspat, Quarz und Kaolin bei hohen Temperaturen hergestellt. Durch verschiedene Brennvorgänge wird schichtweise das Endprodukt hergestellt, welches im Aussehen dem natürlichen Zahn in nichts nachsteht. Selbst charakteristische Verfärbungen wie Schmelzsprünge und Raucherbeläge lassen sich nachempfinden.

4.24 Nennen Sie weitere Verfahren zur Herstellung von Keramikinlays.

a) Gefügeverstärkte Techniken mit Aluminiumoxidkristallen (z. B. In-Ceram)
b) mit Leuzitkristallen verstärkt (z. B. Empress)
c) mit Glimmer verstärkt (z. B. Dicor)
d) Fräsverfahren (z. B. Cerec)
e) Kopierverfahren (z. B. Celay)
f) Sonoerosionsverfahren (z. B. Ultraschallbearbeitung von Keramiken)

4.25 a) Erklären Sie den Begriff „Silanisierung".
b) Wozu benötigt man eine Silanisierung?

a) Konditionierung von keramischen Oberflächen mittels einer Silanzwischenschicht.
b) Zur Verbindung der Silanzwischenschicht mit dem Befestigungskomposite (dualhärtend) und der konditionierten Zahnhartsubstanz (SAT, Bonding).

4.26 Welche zwei provisorischen Wurzelfüllungsmaterialien werden häufig verwendet? Geben Sie zusätzlich an, wozu sie gebraucht werden.

a) Lange bewährt hat sich die Verwendung von *Calciumhydroxidpasten* ($Ca[OH]_2$), die pastenartig in die Wurzelkanäle eingebracht werden und die vorhandenen Keime desinfizieren.
b) Des Weiteren findet die *Jodoformpaste* (CHKM-Paste nach Welkhoff) besonders in der Gangränbehandlung Verwendung.
c) Ledermix (Kortikoid) als schmerzstillende und antiseptische temporäre Einlagefüllung.

4.27 Welche Materialien werden zur definitiven Wurzelkanalfüllung eingesetzt?

Es werden feste Stifte aus Silber, Titan oder Gold in die aufbereiteten Kanäle geschoben oder elastische Guttaperchastifte verwendet. Die seitlichen und apicalen Hohlräume werden mit Zementen oder Pasten ausgefüllt.

4.28 Zählen Sie einige der gebräuchlichsten Wurzelkanalpasten (Sealer) auf.

a) AH26 (Epoxidharz)
b) Diaket (Polyketon)
c) Endomethasone
d) Apexit

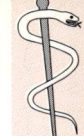

4.29 Welche Abfülltechniken kennen Sie?

a) laterale Kondensation
b) vertikale Kondensation
c) Mc-Spadden-Methode
d) Heißinjektionstechnik
e) maschinelle Kondensation
(z. B. Giromatic, Excalibur)

4.30 Welche Spüllösungen werden in der Regel für die Wurzelkanalaufbereitung benötigt?

a) NaOCl (Natriumhypochlorid)
b) H_2O_2 (Wasserstoffperoxid)
c) Alkohol (Isopropyl bzw. Äthylalkohol)
d) Zitronensäure
e) physiologische Kochsalzlösung
f) EDTA-Lösung
(Athylendiamintetraessigsäure)

Chirurgische Zahnheilkunde

Maßnahmen der chirurgischen Zahnheilkunde

1 Nennen Sie die Aufgabengebiete der modernen zahnärztlichen Chirurgie.

a) Zahnextraktion
b) Osteotomie
(= operative Zahnentfernung)
c) Chirurgische Zahnerhaltung
d) Operationen von Zysten
e) Operationen von Tumoren
f) Traumatologische Therapie
g) Präprothetische Chirurgie
h) Implantologie
i) Chirurgische Parodontaltherapie

2 Man unterscheidet verschiedene Gruppen zahnärztlicher chirurgischer Instrumente.

Nennen Sie diese.

a) Zangen
b) Hebel
c) Schneidende Instrumente
d) Schabende Instrumente
e) Fassende Instrumente
f) Haltende Instrumente
g) Nahtinstrumente
h) Rotierende Instrumente
i) Sonden
j) Stopfer
k) Elektrochirurgiegeräte

3 Erklären Sie den Unterschied zwischen Extraktion und Osteotomie.

a) *Extraktion:*
   Ein in die Mundhöhle ragender Zahn wird aus der Alveole entfernt.
b) *Osteotomie:*
   Ein noch im Kiefer befindlicher Zahn wird durch Knochenabtragung aus dem Knochen entfernt.

4 Benennen Sie die einzelnen Teile der abgebildeten Extraktionszange.

1 = Zangengriff
2 = Zangenschloss
3 = Zangenbranchen
4 = Zangenmaul

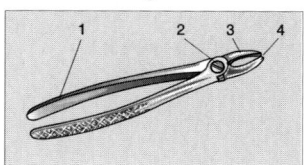

5 Welcher wesentliche Unterschied besteht zwischen Extraktionszangen für den Oberkiefer und zwischen Extraktionszangen für den Unterkiefer?

a) *Oberkieferzangen* sind für den Frontzahnbereich gerade und für den Seitenzahnbereich je nach Gebiet mehr oder weniger stärker *s-förmig* über das Zangenschloss gebogen.
b) *Unterkieferzangen* sind *rechtwinklig* über das Zangenschloss gebogen (Rabenschnabel)
   Ausnahme: Sonderformen wie die Bajonettzange oder die Berliner Zange

6 Erläutern Sie den Begriff „Germektomie".

Unter *Germektomie* versteht man die operative Entfernung eines Zahnkeimes.

7 Welche Komplikationen können nach einer Zahnextraktion auftreten?

a) Nachblutungen
b) Dolor post extractionem
   (= Schmerz nach der Zahnentfernung)

8 Worauf weist Dolor post extractionem hin?

Der starke Schmerz, der am zweiten bis dritten Tag nach der Extraktion auftreten kann, ist ein Zeichen für eine Wundinfektion.

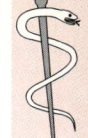

9 **Welche Möglichkeiten bestehen, um Blutungen einer Extraktionswunde zu stillen?**

a) Druckverband mit Aufbissstupfer (Patient soll 1–2 Stunden auf den eingelegten Aufbissstupfer beißen)
b) Anlegen einer dichten Wundnaht
c) bei Gefäßverletzung
   → Umstechen des Gefäßes
d) bei Knochenblutung → Verbolzung

10 **Erläutern Sie, was man unter einer Wurzelspitzen-amputation versteht.**

Bei einer *Wurzelspitzenamputation* wird die Wurzelspitze des zu erhaltenden Zahnes operativ freigelegt und entfernt.

Anmerkung: Häufig wird auch von Wurzel-spitzenresektion gesprochen; es handelt sich um dieselbe Operationsmethode.

11 **Nennen Sie die Behand-lungsschritte einer Wurzel-spitzenamputation (Wurzel-spitzenresektion).**

a) Aktuelle Röntgenaufnahme des betreffenden Zahnes
b) Anästhesie
c) Bildung eines Muko-Periost-Lappens
d) Freilegung der Wurzelspitze mit anschließender Trennung und Ent-fernung der Wurzelspitze
e) ggf. vollständige Entfernung des Zystenbalges nach vorheriger Wurzel-füllung (falls nicht bereits wurzelgefüllt)
f) Wundversorgung mit Nachschau

12 **Erläutern Sie den Unter-schied zwischen Inzision und Exzision.**

a) *Inzision:* Scharfer Schnitt in die Schleim-haut oder Haut („Einschneiden")
b) *Exzision:* Vollständiges Entfernen von Gewebe („Herausschneiden")

13 **a) Wie nennt man eine Verbindung zwischen Mund- und Kieferhöhle?**
b) Welche Möglichkeiten kennen Sie, diese zu diagnostizieren?

a) Mund-Antrum-Verbindung (MAV)
b) – Nasenblasversuch
   – Sondieren
   – Backen aufblasen lassen

14 **Wie wird eine Mund-Antrum-Verbindung (MAV) therapiert?**

Bei einer *Mund-Antrum-Verbindung (MAV)* ist eine plastische Deckung notwendig, d. h., es muss ein Schleim-haut-Periost-Lappen über der Alveole dicht vernäht werden.

15 **Wie entstehen radikuläre Zysten?**

Radikuläre Zysten gehen von devitalen Zähnen aus, wobei sie sich meist unbemerkt vergrößern und dabei andere anatomische Strukturen verdrängen oder auflösen.

16 **a) Welcher Unterschied besteht zwischen einer Zystektomie und einer Zystostomie?**
b) Wie nennt man die Operationen?

a) • Die *Zystektomie* wird bei kleineren Zysten durchgeführt. Hier wird der Zystenbalg vollständig herausgeschält. Anschließend wird die Wurzelspitze entfernt und die verbleibende Zahnwurzel mit einer Wurzelfüllung versorgt. Die Wunde wird mit einem Muko-Periost-Lappen verschlossen, der über der entstandenen Höhle vernäht wird.
• Die *Zystostomie* wird bei großen Zysten durchgeführt. Die Zyste wird eröffnet, der Zystenbalg wird *nicht* entfernt. Nach Wurzelspitzenresektion und Wurzelfüllung wird die Zystenhöhle so versorgt, dass sie zur Mundhöhle hin offen bleibt. Durch den fehlenden Druck kann sich das Knochengewebe neu bilden und der Hohlraum verkleinert sich.

b) • Zystektomie → Partsch II
• Zystostomie → Partsch I

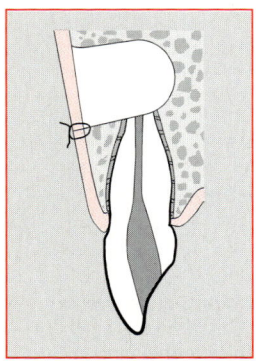

Zystektomie mit vollständiger Ausschälung des Zystenbalges

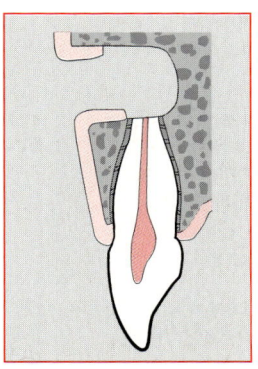

Zystostomie: Zyste ist zur Mundhöhle hin geöffnet

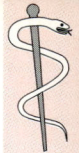

17 Welcher wesentliche Unterschied besteht zwischen einer Reimplantation und einer Transplantation?

a) *Reimplantation:* (= Wiedereinpflanzung), z. B. vollständig aus der Alveole herausgelöste Zähne können bei intakter Wurzelhaut wieder in die Alveole gesetzt werden und einheilen.
b) *Transplantation:* (= Verpflanzung, Übertragung von lebendem Gewebe), z. B. Zähne oder Zahnkeime werden an einer anderen Stelle des Kiefers wieder eingepflanzt. Dabei muss die entsprechende Alveole angepasst werden.

18 Nennen Sie drei Indikationen für ein Implantat.

a) Verlust eines Einzelzahnes bei kariesfreien Nachbarzähnen.
b) Bei einem atrophierten Kieferkamm (UK) wird der Prothesenhalt verbessert.
c) Statt einem herausnehmbaren Zahnersatz ist ein fest sitzender Zahnersatz möglich.

19 Erläutern Sie den Begriff „präprothetische Chirurgie".

Alle zahnärztlichen chirurgischen Eingriffe, die zu einer Verbesserung des Prothesenlagers führen.

20 Nennen Sie die wichtigsten präprothetischen Maßnahmen.

a) Beseitigung störender Schleimhautbänder (SMS)
b) Entfernung eines Schlotterkamms
c) Abtragung scharfer Knochenkanten (KnR)
d) Kieferkammaufbau
e) Ausformung des Mundbodens

21 Sie sollen den Patienten nach einem chirurgischen Eingriff über Vorsichtsmaßnahmen aufklären, die dazu dienen, Nachblutungen und Infektionen zu verhindern.
Welche Verhaltensregeln empfehlen Sie dem Patienten?

Der Patient soll
a) sich nicht körperlich anstrengen;
b) keine kreislaufanregenden Medikamente einnehmen, sofern sie nicht ausdrücklich vom Arzt angeordnet worden sind;
c) keinen Kaffee, schwarzen Tee oder Alkohol zu sich nehmen;
d) heiße Getränke vermeiden;
e) 3–4 Stunden nach dem Eingriff nichts essen; →

▷ *Fortsetzung der Antwort* ▷

f) um Schwellungen zu verhüten; den Wundbereich mit feucht-kalten Umschlägen kühlen;

g) Extraktionswunden möglichst 24 Stunden in Ruhe lassen
→ Keine Mundspülungen vornehmen, damit sich ein stabiles Blutgerinnsel in der Alveole bilden kann;

h) in den folgenden Tagen nach jeder Mahlzeit vorsichtig die Zähne putzen; das Wundgebiet soll dabei ausgespart werden. Außerdem soll er den Mund vorsichtig ausspülen;

i) milchhaltige Speisen vermeiden.

22 Wie kann sich der Patient bei einer Nachblutung selbst helfen?

a) Der Patient soll eine sterile Kompresse oder ein frisch gebügeltes Taschentuch zusammenrollen, auf die blutende Wunde legen und zubeißen.

b) Ist die Blutung auf diese Art nach einer halben Stunde nicht gestillt, dann ist die telefonische Rücksprache mit der Zahnarztpraxis erforderlich.

c) Bei starken Blutungen ergreift der Patient die bereits erwähnten Maßnahmen und sucht sofort die Zahnarztpraxis auf.

23 Warum treten Nachblutungen meistens erst auf, wenn der Patient schon zu Hause ist?

Mit dem Nachlassen der örtlichen Betäubung verliert auch der gefäßverengende Zusatz im Lokalanästhetikum seine Wirkung. Die Gefäße erweitern sich und können das Blutgerinnsel, das die Wunde verschließt, ausspülen.

Implantate

1 Ein Patient fragt Sie: „Was ist eigentlich ein Implantat"? Was antworten Sie?

Sie erklären, dass Implantate künstliche Zahnwurzeln sind, die anstelle des verloren gegangenen Zahnes in den Kieferknochen eingepflanzt werden.

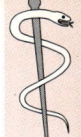

2 Der Patient fragt Sie, aus welchem Material ein solches Implantat besteht.

Je nach System und Lage des geplanten Implantates werden Implantate aus Kalziumhydroxylapatit (schmelzartig), Titan (Metall) oder Aluminiumoxidkeramik (Keramik) verwendet.

3 Der Patient möchte nun noch wissen, wie solche Implantate ihm im Knochen verankert werden.

a) Schraubenimplantate werden wie eine Schraube in den Knochen durch vorherige Fräsung eingedreht.
b) Zylinderimplantate werden durch Vorbohren in den Knochen festgeklopft.
c) Blattimplantate werden unter großflächigen Knochenfräsungen im UK versenkt.

4 Welche zwei verschiedene Anwendungsprinzipien von Implantaten kennen Sie?

a) Offene Systeme ragen nach der Implantation durch die Schleimhaut heraus und werden sofort zum Tragen der Suprakonstruktion eingesetzt.
b) Abgedeckte Systeme werden nach dem Setzen des Implantats unter der Schleimhaut für ca. 3–6 Monate belassen, und erst nach einer erfolgreichen Einheilphase freigelegt und mit einer Suprakonstruktion versorgt.

5 Welche Folgen haben
a) offene
b) abgedeckte
Systeme für den Patienten?

a) Sofortige, d. h. zeitnahe Versorgung mit definitivem Zahnersatz ist möglich, wobei ein Misserfolg wegen der geringen Einheilphase häufiger ist.
b) Eine Interimsversorgung mit meist herausnehmbarem Zahnersatz während der Einheilphase ist notwendig, bevor die definitive Versorgung mit Zahnersatz erfolgen kann.

6 Wie werden eigentlich Implantatpfeiler für die Herstellung von Suprakonstruktionen abgeformt?

Hierzu werden spezielle baukastenartige Instrumentensätze bzw. Pfeileraufsätze auf das Implantat gesetzt, die nach der Abformung im Abformmaterial fixiert sind, sodass der Zahntechniker die Aufsätze auf das Modell übertragen kann.

Instrumente

1 **Nennen Sie einige Instrumente, die für Extraktionen und einfache chirurgische Eingriffe verwendet werden.**

a) Zangen zur Extraktion von bleibenden Zähnen, Wurzelresten und Milchzähnen
b) Hebel zur Luxation von Zähnen und Wurzeln, wobei gerade und abgewinkelte Hebel in unterschiedlicher Breite im Dentalhandel angeboten werden
c) Scharfe Löffel zum Auskratzen von Knochenwunden oder Granulationsgewebe
d) Tamponadenstopfer zum Einlegen von Tamponaden und Drainagestreifen
e) Knopfsonden zur Abtastung der Alveole im Oberkiefer (um eine mögliche Kieferhöhlenverbindung auszuschließen).

2 **Wie kann man Oberkieferzangen von Unterkieferzangen unterscheiden?**

a) *Unterkieferzangen* sind fast immer rechtwinklig abgebogen.
b) *Oberkieferzangen* sind im Frontzahngebiet gerade. Je weiter nach distal in der Zahnreihe der Zahn steht, desto stärker ist der über die Fläche gebogene Winkel.

3 **Was bedeutet der Merkspruch: „Zacke zur Backe"?**

Die molaren Zangen für den Oberkiefer haben auf einer Seite eine Zacke. Diese Zangen sollen so gereicht werden, dass mit der Zacke zwischen die beiden bukkalen Zahnwurzeln gegriffen werden kann. D. h. die Zacke muss sich an der wangennahen Branche befinden.

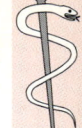

4 **Welche von den abgebildeten Zangen ist eine Oberkieferzange, welche eine Unterkieferzange?**

1 = Oberkieferzange
2 = Unterkieferzange

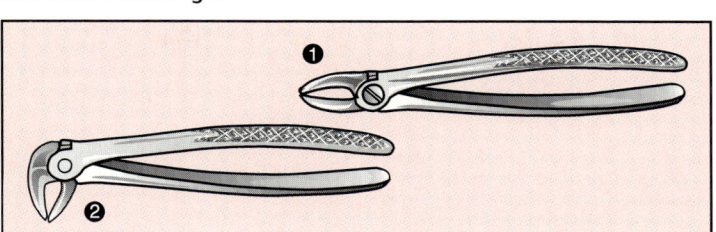

5 **Wie werden die abgebildeten Instrumente genannt?**

1 = Hebel nach Bein
2 = Scharfer Löffel
3 = Tamponstopfer nach Luniatschek
4 = Silbersonde (Bowmansonde)

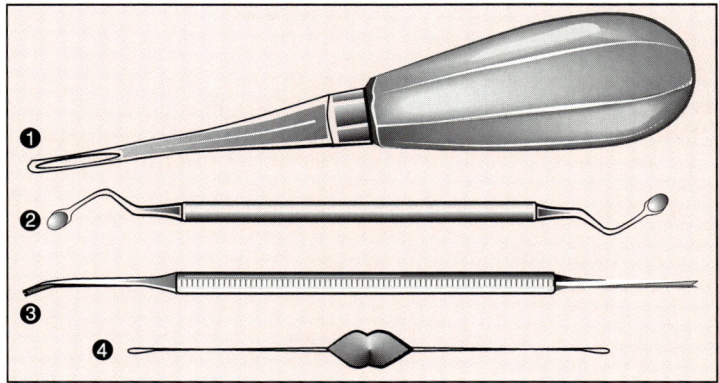

6 **Welche Instrumente legen Sie als zahnmedizinische Fachangestellte für eine Wurzelspitzenresektion/ -amputation bereit?**

a) Skalpelle zum Abtrennen des Muko-Periost-Lappens (Schleimhaut),
b) gerade und/oder gebogene Zahn- fleischscheren/Präparierscheren zum Trennen von Gewebsschichten
c) Raspatorium/Elevatorium zum Lösen des Muko-Periost-Lappens vom Knochen →

▷ *Fortsetzung der Antwort* ▷

d) Anatomische Pinzette (stumpf) zum Abdrücken, chirurgische Pinzetten (spitze Haken am Ende) zum Halten von Schleimhaut
e) Wundhaken zum Abhalten von Weichgewebe/Zunge
f) Fräsen zum Abtragen von Knochen
g) Scharfe Löffel in unterschiedlichen Größen
h) Nahtmaterial (Nadeln, Fäden) und Nadelhalter

7 Wozu werden Elektrochirurgiegeräte überwiegend eingesetzt?

a) zum Durchtrennen von Gewebe
b) zur Blutstillung
c) zur Gewebsentfernung

8 Nennen Sie drei haltende Instrumente.

a) Spatel
b) scharfe und stumpfe Haken
c) Wundspreizer

9 Worin unterscheidet sich die chirurgische von der anatomischen Pinzette?

Chirurgische Pinzetten sind am Arbeitsende mit feinen Häkchen ausgestattet, die zahnartig ineinandergreifen. Anatomische Pinzetten sind am Arbeitsende stumpf.

10 Wie wird das chirurgische Messer genannt?

Skalpell

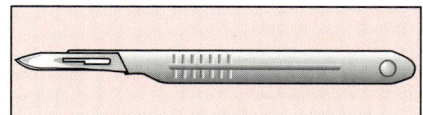

11 Welcher Unterschied besteht zwischen traumatischen und atraumatischen Nadeln?

a) *Traumatische Nadeln* haben ein Fädel- oder Federöhr.
b) Bei den *atraumatischen Nadeln* ist der Faden direkt am Nadelende befestigt, ein besonderes Nadelöhr entfällt, dadurch wird das Gewebe besonders geschont.

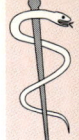

12 Beim Nähen muss außer Nadeln und Nahtmaterial noch ein weiteres Instrument vorbereitet werden.
Nennen Sie dieses.

Nadelhalter

13 Worin unterscheiden sich resorbierbare von den nicht resorbierbaren Fäden?

a) *Resorbierbare Fäden* lösen sich auf und werden vom Körper aufgenommen.
b) *Nicht resorbierbare Fäden* können sich nicht auflösen. Sie müssen deshalb entfernt werden.

14 Wofür werden scharfe, dreikantig geschliffene Nadeln verwendet und wofür benutzt man runde Nadeln?

a) Scharfe, dreikantig geschliffene Nadeln werden für festes Gewebe verwendet.
b) Runde Nadeln werden für empfindliches Gewebe verwendet.

Prothetik

Arten des Zahnersatzes

1 Welches Aufgabengebiet umfasst die prothetische Zahnheilkunde?

a) Wiederherstellung und Verbesserung
 – von Kau- und Sprachfunktionen
 – der Gesichts- und Mundästhetik
b) Versorgung von Defekten im Mund-Kiefer-Gesichts-Bereich (Ersatz oder Ergänzung)

2 Zahnersatz kann in drei Gruppen eingeteilt werden.
Nennen Sie diese und geben Sie je ein Beispiel.

a) Herausnehmbarer Zahnersatz (z. B. Totalprothese)
b) fest sitzender Zahnersatz (z. B. Brücke)
c) kombiniert herausnehmbar-fest sitzender Zahnersatz (z. B. Konusarbeiten)

3 Geben Sie bei den nachfolgenden Abbildungen die jeweils richtige Kronenart an.

1 = Mantelkrone	4 = Stiftkrone
2 = Konuskrone	5 = Teilkrone
3 = Vollkrone	6 = Verblendkrone

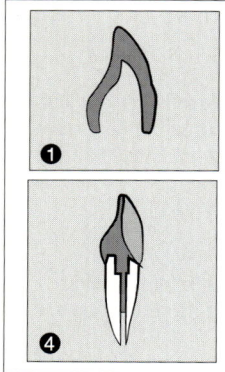
❶

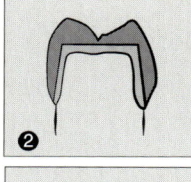
❷

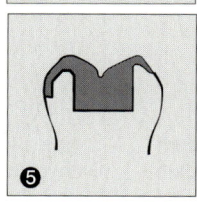
❸

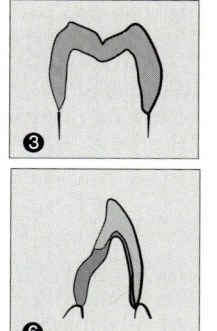
❹

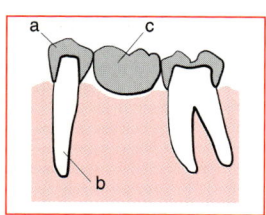
❺

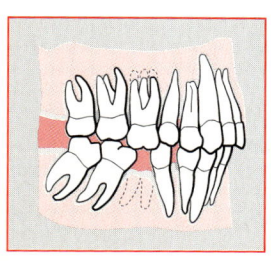
❻

4 Benennen Sie die einzelnen Teile (a–c) der Abbildung.

a) Brückenanker
b) Brückenpfeiler
c) Brückenglied

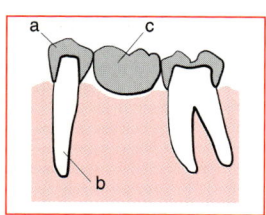

5 Welche Folgen treten bei einem Zahnverlust im Seitenzahngebiet auf?

a) Kippung der Nachbarzähne in die Lücke
b) Elongation des Antagonisten
c) Störung der Okklusion und Artikulation
d) bei Milchzähnen: Platzhalterverluste mit Raummangel für die bleibenden Zähne

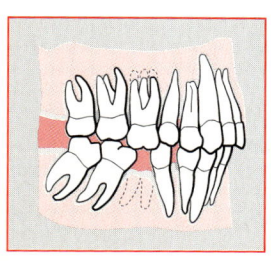

Anmerkung: Zu Elongation, Okklusion und Artikulation s. auch S. 193.

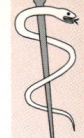

Behandlungsplanung und -ablauf

1 Nennen Sie drei unterschiedliche Präparationsformen von Kronen bzw. Brückenpfeilern sowie das jeweils erforderliche Präparationsinstrument.

a) Schulterpräparation mittels torpedoförmigen Diamanten
b) Tangentenpräparation mittels Konus
c) Stufenpräparation mittels Zylinder

2 Für eine Brückenversorgung sind verschiedene Sitzungen notwendig.

Welche Arbeitsabläufe sind in den einzelnen Sitzungen erforderlich?

1. Sitzung:
– Situationsabdruck vom Gegenkiefer, Provisoriumabdruck
– Beschleifen der Zähne unter Anästhesie
– Abformung der beschliffenen Region/des Kiefers
– Bissnahme und Farbauswahl
– Herstellen des Provisoriums und Versorgung der beschliffenen Zähne

2. Sitzung:
– Entfernen des Provisoriums, ggf. Anästhesie
– Einprobe der Arbeit und Kontrolle der Okklusion, des Kontaktpunktes und des Randschlusses
– provisorisches Eingliedern der Arbeit

3. Sitzung:
– definitives Eingliedern nach ca. 1 Woche
– Nachkontrolle

Die zahnmedizinische Fachangestellte hat zu den einzelnen Terminen die erforderlichen Behandlungsunterlagen (Röntgenbefund, Modell, Patientenkarte) und vor Beginn des Beschleiftermins den genehmigten Heil- und Kostenplan sowie unterschiedliche Mehrkostenformulare bereitzuhalten.

3 Nennen Sie sieben verschiedene Brückenarten.

a) *Einspannige Brücke:* Sie schließt eine einzelne Lücke.
b) *mehrspannige Brücke:* Sie schließt mehrere Lücken.

→

▷ *Fortsetzung der Antwort* ▷

c) *Schwebebrücke:* Die Zwischenglieder liegen an der Schleimhaut nicht auf und können unterspült werden
d) *Freiendbrücke:* Sie hat ein frei endendes Brückenglied.
e) *Inlaybrücke:* Als Brückenanker werden Inlays verwendet.
f) *herausnehmbare Brücke:* Sie kann herausgenommen werden.
g) *Adhäsivbrücke:* Sie besitzt Metallanker, mit denen sie mithilfe der Säure-Ätz-Technik und mit Komposits an den Pfeilerzähnen befestigt wird.

4 Nennen Sie ein Beispiel einer kombiniert fest sitzenden Arbeit.

Die Teleskopkrone. Hier ruht der Primäranker auf dem beschliffenen Zahn bzw. Zähnen und das Sekundärteil sitzt in der jeweiligen Prothese.

5 Man unterscheidet unterschiedliche Arten von partiellen Prothesen. Nennen Sie diese.

a) Schleimhautgetragene Prothese im Unterkiefer mit Sublingualbügel (so genannte *Freiendprothese)*
b) an den Restzähnen abgestützte Teilprothese (so genannte *Schaltprothese)*
c) kombinierte *Freiend-* und *Schaltprothese*

6 Wozu dient das Bissnahmeverfahren?

Die ***Bissnahme*** dient zur Registrierung der Lagebestimmung der Kiefer zueinander sowie der schädelbezüglichen Stellung. Das gewonnene Registrat kann nun im Artikulator die Situation im Munde wiedergeben, damit ein funktionsfähiger Zahnersatz angefertigt werden kann.

7 Erklären Sie die Begriffe *Situationsabdruck* und *Funktionsabdruck*.

a) Der *Situationsabdruck* wird mit Alginat und einem konfektionierten Löffel in den OK bzw. UK des Patienten eingebracht. Er gibt die Ausgangssituation der Mundverhältnisse wieder und dient der Planung oder Dokumentation sowie zur Herstellung technischer Arbeiten.   →

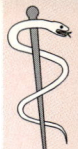

▷ *Fortsetzung der Antwort* ▷

b) Der *Funktionsabdruck* wird in zwei Phasen im Munde der Patienten hergestellt, wobei ein speziell angefertigter individueller Löffel die Arbeit erleichtert. Um später einen festen Sitz der Prothese zu ermöglichen, wird zur Herstellung von Totalprothesen zuerst der Funktionsrand durch funktionelle Bewegungen aufgebaut. Danach kommt ein zähfließendes Abdruckmaterial in den Löffel, welches ggf. nochmals durch aktive und passive Bewegungen korrigiert wird.

8 Zählen Sie die notwendigen Hilfsmittel auf, die bei einer Handbissnahme bereitgehalten werden müssen.

a) Flamme und Feuerzeug
b) rosa Wachs
c) Wachsmesser (groß, klein)
d) Registrierwachs (Aluwachs)
e) Markierungshilfen, z. B. Markierungsstift
f) Schere und Zirkel
g) Holzspatel
h) Haftpulver
i) Farbring
j) Grundbesteck

9 Um prothetische Versorgungen vorzubereiten, werden häufig Stiftaufbauten bzw. Aufbaufüllungen notwendig.

Welche Vorbereitungen sind für diese Maßnahmen notwendig?

a) Für *vitale Zähne* sollte die zahnmedizinische Fachangestellte so genannte parapulpäre Stifte nebst Normbohrern bereithalten.
b) Bei *devitalen Zähnen* ist dagegen eine Verankerung im Wurzelkanal unter Verwendung von Radix-Ankern bzw. gegossenen Stiften notwendig. Hierzu gibt es auf dem Dentalmarkt eine Reihe von Systemen, die sich in der Praxis bewährt haben.

10 Erläutern Sie die unterschiedlichen Verfahren bei der Herstellung von Provisorien.

Man unterscheidet zwischen direkten, indirekten und halbdirekten Verfahren.
a) Häufigste Anwendung in der Praxis ist das **direkte Verfahren**, d. h., individuelle Provisorien werden im Munde des Patienten nach dem Beschleifen hergestellt. →

▷ *Fortsetzung der Antwort* ▷

b) Beim ***indirekten Verfahren*** werden Provisorien nach der Modellherstellung im Labor angefertigt; dies geschieht häufig bei so genannten Langzeitprovisorien.

c) Eine weitere Möglichkeit bietet das ***halbdirekte Verfahren.*** Hier wird eine vorher angefertigte Tiefziehfolie über den zu versorgenden Bereich angebracht und mit Kunststoff aufgefüllt.

---

11 Welche Hilfsmittel sind zu einer provisorischen Versorgung mit selbsthärtendem Kunststoff notwendig?

Man benötigt für das Provisorium

a) zum ***Konturieren:*** eine Kronenschere, eine Kunststofffräse und Polierer nebst Handstück.

b) zum ***Anrühren:*** Kunststoff, Anmischblock, Spatel, Spritze.

c) zum ***Befestigen:*** provisorischen Zement nach dem Ausarbeiten und dem Polieren des Provisoriums.

---

12 Bei großen fest sitzenden prothetischen Arbeiten kommt es auf rasches und korrektes Anmischen von Befestigungszement an.

Worauf sollte die zahnmedizinische Fachangestellte hierbei achten?

Phosphatzement wird immer auf einer kühlen Glasplatte angerührt, wobei man nach und nach Pulver in die Phosphorsäure einrührt. Es ist auf eine gleichmäßige Konsistenz zu achten. Diese erreicht man durch kreisende Spatelbewegungen. Die Kronen werden bis zu den Kronenrändern mit Zement bestrichen und dann dem Zahnarzt übergeben.

---

13 Erläutern Sie die Vorbereitungsmaßnahmen, welche die zahnmedizinische Fachangestellte vor der eigentlichen Abformung durchführen muss.

Die zahnmedizinische Fachangestellte

a) saugt zur Säuberung des Präparationsfeldes im Munde des Patienten Speichel- und Blutreste ab.

b) assistiert beim Trockenlegen und legt Watterollen nach.

c) stellt Retraktionsfäden bzw. Retraktionsringe in entsprechender Länge und Größe bereit und tränkt diese ggf. zusätzlich mit Retraktionslösung.   →

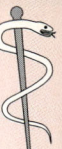

▷ *Fortsetzung der Antwort* ▷

(Als hilfreich zum Einlegen der Fäden in den Sulcus hat sich der Heidemannspatel bewährt.)

d) hält Elektrokauter bzw. Elektrotome in verschiedenen Größen bereit.

14 Worauf ist bei der Bissregistrierung zu achten?

Der Patient sollte eine aufrecht sitzende und entspannte Stellung einnehmen. Der Schlussbiss soll dabei vorher mehrfach geübt und in entspannter Haltung des Patienten durchgeführt werden. Eine Dreipunktabstützung (beide Molarenbereiche und Frontbereich) auf dem Registrat ergibt eine klar definierte Position des OK.

15 Ein Termin zur Anfertigung von fest sitzendem Zahnersatz steht an.

Wie bereitet die zahnmedizinische Fachangestellte den Arbeitsplatz vor?

Die zahnmedizinische Fachangestellte legt Hilfsmittel für den Behandler und sich selbst bereit. Zum persönlichen Schutz des Zahnarztes und der zahnmedizinischen Fachangestellten gehören hierzu selbstverständlich der Mundschutz, die Schutzbrille sowie Handschuhe (unsteril) und für den Patienten eine Serviette bzw. ein Schutzumhang und ggf. eine Schutzbrille. Des Weiteren sind Speichelzieher, Saugeransatz, Turbine und Mikromotor an der Einheit zu bestücken, wobei auf eine gezielte Desinfektion zu achten ist. Selbstverständlich liegt auf dem Tray das Grundbesteck nebst Okklusionsfolie bzw. Schimmstockfolie und Zahnseide. Die Anrührinstrumente und -materialien werden separat bereitgehalten.

Zahnärztliche Werkstoffe für die Abformung

1 Wozu ist eine Abformung in der Zahnheilkunde notwendig?

Damit von der individuellen Situation im Munde des Patienten ein möglichst exaktes Modell hergestellt werden kann. Das Modell kann zu Diagnosezwecken erforderlich sein oder zur Anfertigung einer zahntechnischen Arbeit.   →

▷ _Fortsetzung der Antwort_ ▷

Abformungen werden benötigt bei Inlays, Zahnersatz, kieferorthopädischen Geräten sowie zu Diagnose und Behandlungsplanung. Je nach Zweck kommen unterschiedliche Abformmaterialien zur Anwendung.

---

[2] Welche Anforderungen werden allgemein an Abformmassen gestellt?

Abformmaterialien sollen
a) eine gute Detailwiedergabe ermöglichen.
b) keine oder nur geringe Formveränderungen aufweisen, wenn sie aus dem Mund entfernt wurden.
c) bei sachgerechter Aufbewahrung Form und Volumen nicht ändern.
d) biologisch unbedenklich und gewebsfreundlich sein.

---

[3] Alginate sind die wichtigsten Abformmaterialien in der Zahnarztpraxis.

Woraus bestehen Alginate und wie werden sie verarbeitet?

a) _Zusammensetzung von Alginaten:_
  – Salze der Alginsäure, die aus Meeresalgen gewonnen wird
  – Kalziumsulfat
  – Natriumsulfat
  – Füllstoffe
b) _Verarbeitung:_
  – Anrühren im Gumminapf
  – Zuerst die abgemessene Pulvermenge in den Napf füllen
  – Dann die erforderliche Wassermenge (20 %) zugeben. Die Pulver-/Flüssigkeitsdosierung muss exakt eingehalten werden.
  – Wie vorgeschrieben anmischen.
  – Sofort die Abformung im Mund des Patienten vornehmen (auf perforiertem Löffel).
  – Der Abdruck muss anschließend sofort ausgegossen werden.

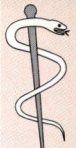

4 Die vielfältigen Anforderungen haben auf dem Dentalmarkt zu unterschiedlichen Abformmaterialien geführt.
Man teilt diese Materialien deshalb in vier große Gruppen ein.
Nennen Sie diese.

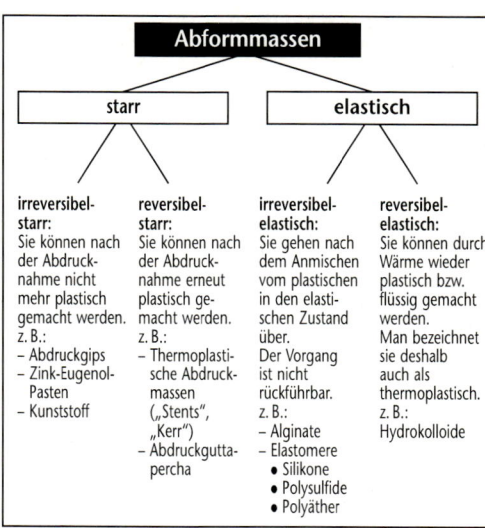

Abformmassen

starr | **elastisch**

irreversibel-starr:
Sie können nach der Abdrucknahme nicht mehr plastisch gemacht werden.
z. B.:
– Abdruckgips
– Zink-Eugenol-Pasten
– Kunststoff

reversibel-starr:
Sie können nach der Abdrucknahme erneut plastisch gemacht werden.
z. B.:
– Thermoplastische Abdruckmassen („Stents", „Kerr")
– Abdruckguttapercha

irreversibel-elastisch:
Sie gehen nach dem Anmischen vom plastischen in den elastischen Zustand über.
Der Vorgang ist nicht rückführbar.
z. B.:
– Alginate
– Elastomere
  • Silikone
  • Polysulfide
  • Polyäther

reversibel-elastisch:
Sie können durch Wärme wieder plastisch bzw. flüssig gemacht werden.
Man bezeichnet sie deshalb auch als thermoplastisch.
z. B.:
Hydrokolloide

5 Worauf achten Sie bei der Aufbewahrung eines Alginatabdrucks, wenn Sie diesen nicht sofort ausgießen können?

Der Abdruck muss in einer feuchten Kammer aufbewahrt werden, da er an der Luft austrocknet und schrumpft. Wird er unter Wasser aufbewahrt, dann quillt er auf.

6 Eine weitere bedeutende Gruppe von Abformmaterialien sind die Silikone.
Wie werden sie verarbeitet?

Silikone werden in verschiedenen Konsistenzen (leichtfließend, mittelfließend, zähfließend bzw. knetbar) angeboten, wobei immer eine pastenförmige Basispaste mit einem Katalysator vermischt wird. Ein vorschriftsmäßiger Gebrauch und gewissenhafter Umgang sind wichtig, damit die gewünschte Abformungsqualität erreicht wird. Die zahnmedizinische Fachangestellte muss darauf achten, dass das Abformmaterial sorgfältig durchgemischt wird und gleichmäßig durchhärtet. Des Weiteren muss sie auf Störungen wie z. B. eine hohe Zimmertemperatur reagieren, damit eine ausreichende Verarbeitungszeit verbleibt.

7 Nennen Sie die unterschiedlichen Konsistenzen, in denen Silikone angeboten werden, und beschreiben Sie, wie sich diese auf die Verarbeitung auswirken.

Für die unterschiedlichen Anforderungen werden Silikone in knetbaren, schwerfließenden, mittelfließenden und leichtfließenden Konsistenzen angeboten. Bei leicht- und mittelfließenden Materialien werden Abformspritzen verwendet. Schwerfließende und knetbare Silikone können direkt in den Abdrucklöffel gegeben werden.
Die Lagerfähigkeit, die eine oder mehrere Ausgüsse der Abformung erlaubt, hängt von der Vernetzungsart ab. Kondensationsvernetzende Materialien sollten noch am Tag der Abdrucknahme ausgegossen werden, während additionsvernetzende Silikone längere Zeit konstant bleiben. Diese Eigenschaften sollten bei Beteiligung eines Fremdlabors berücksichtigt werden.

8 Worauf sollte geachtet werden, wenn Polyether bei der Abdrucknahme verarbeitet wird?
Begründen Sie kurz Ihre Antwort.

Kennzeichnend für *Polyether* ist die hohe Steifigkeit, die nach dem Aushärtungsprozess eine lange Lagerungszeit erlaubt. Deshalb ist es wichtig, vor der Abformung untersichgehende Bereiche auszublocken, da sonst eine Entfernung des Abformlöffels äußerst unangenehm sein kann. Nicht selten werden dabei Kronen und Brücken, ja manchmal sogar Zähne, mit dem Abdruck herausgenommen. Untersichgehende Bereiche sind die Bereiche, die sich nach unten verengen.

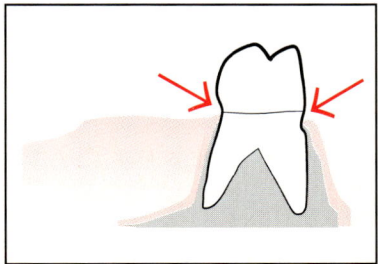

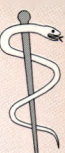

9 Hydrokolloide.

a) Welche Besonderheit besteht bei den Hydrokolloiden?

b) Welche Hilfsmittel werden benötigt, wenn Hydrokolloide verwendet werden?

c) Beschreiben Sie den Ablauf der Abdrucknahme.

a) *Hydrokolloide* sind Materialien, die nicht angemischt werden müssen, da sie den gewünschten Verarbeitungszustand durch Temperaturveränderung erreichen. Man spricht deshalb auch von thermoplastischen Materialien.

b) Man benötigt zur Abformung spezielle Abformlöffel mit Wasserkühlung, ein entsprechendes Schlauchsystem und Wasserbäder mit unterschiedlichen Temperaturkammern. Folgende Temperaturen werden benötigt:
100 °C zur Verflüssigung des Hydrokolloids
65 °C zur Aufbewahrung
45 °C zur Abkühlung des Hydrokolloids auf dem Abdrucklöffel unmittelbar vor der Abdrucknahme

c) 1. Das Hydrokolloid aus dem Wasserbad (65 °C) entnehmen und in den Abdrucklöffel füllen.
2. Die Masse im Abdrucklöffel im Wasserbad (45 °C) abkühlen
3. Den Abdrucklöffel herausnehmen und an das Schlauchsystem für die Wasserkühlung anschließen.
4. Das Wasser an der Oberfläche des Materials vorsichtig entfernen.
5. Den Löffel im Mund des Patienten platzieren und den Wasserdurchlauf einschalten.
6. Den abgekühlten Löffel herausnehmen, den Abdruck säubern und sofort ausgießen.

10 Welchen Vorteil bieten reversibel-starre Abformmaterialien in Bezug auf ihr Einsatzgebiet?

Der Verarbeitungszustand von *reversibel-starren Abformmaterialien* wird durch die jeweilige Temperatur bestimmt und kann häufig wiederholt werden. Die Materialien werden vor der Abformung erhitzt und verfestigen sich bei der Abkühlung im Munde des Patienten. Deshalb   →

▷ *Fortsetzung der Antwort* ▷

eignen sich diese Materialien zur Gestaltung von Funktionsrändern und zur Einzelstumpfabformung.

[11] Welche Instrumente werden neben dem Grundinstrumentarium für prothetische Behandlungen benötigt?

a) Abformlöffel/Individuelle Löffel
b) Anmischgeräte wie Spatel und Anmischblöcke
c) Spritzen zur Aufnahme von Abformmaterialien
d) Instrumente zur Eingliederung von Zahnersatz
e) Instrumente zur Entfernung von Zahnersatz

[12] Welche Unterschiede bestehen zwischen den drei abgebildeten Abformlöffeln?

1 = Abformlöffel für vollbezahnte Kiefer
2 = Abformlöffel für teilbezahnte Kiefer
3 = Abformlöffel für unbezahnte Kiefer

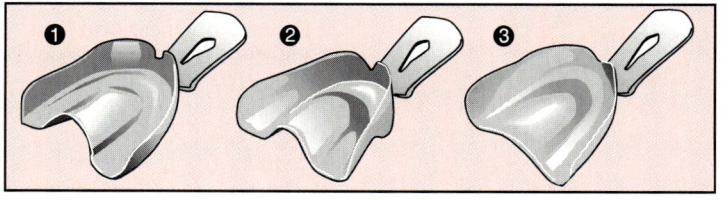

[13] Wobei wird ein Folienhalter verwendet?

Bei der Eingliederung von Zahnersatz. Er enthält die Artikulationsfolie zur Überprüfung der okklusalen Kontakte.

[14] Wie heißen die Instrumente, die bei der Entfernung von Zahnersatz benützt werden?

Hammer und Hirtenstab

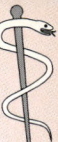

Zahnärztliche Werkstoffe in der Prothetik und Kieferorthopädie

1 Nennen Sie vier gebräuchliche Werkstoffe, die bei zahntechnischen Arbeiten in der Praxis benötigt werden. Geben Sie zusätzlich auch das Einsatzgebiet dieser Werkstoffe an.

a) Gips zur Herstellung von Modellen
b) Kunststoff zur Herstellung von Prothesen, Miniplastschienen, Provisorien
c) Wachse zur Registrierung, zum Modellieren, zum Verkleben
d) Poliermittel, wie Schlämmkreide und Bimsstein

2 Nennen Sie die chemische Zusammensetzung von Gips.

Gipse bestehen aus Wasser (H_2O), Kalziumsulfat ($CaSo_4$) und geringen Zusätzen von Bolus und Kieselgur.

3 Beschreiben Sie vier gebräuchliche unterschiedliche Gipsarten sowie deren Einsatzgebiet.

a) *Abdruckgips* (Typ 1) zur Fixierung von prothetischen Einzelteilen
b) *Alabastergips* (Typ 2) zur Herstellung von Situationsmodellen
c) *Hartgips* (Typ 3) zur Herstellung von Arbeitsmodellen
d) *Superhartgips* (Typ 4) zur Herstellung von Meistermodellen (exakte Wiedergabe/geringe Abnutzung)
e) *Superhartgips mit hoher Expansion* (Typ 5) zur Herstellung von Gussarbeiten, z. B. Modellguss

4 Welche oberste Regel gilt für den Umgang mit Gips?

Es sollte immer zuerst die Wassermenge in den Anrührbecher geschüttet werden. Erst danach wird die entsprechende Pulvermenge an Gips hinzugegeben, wobei die Einstreuzeit (10 sec) und die Sumpfzeit (20 sec) zu beachten sind.

5 Worauf ist beim Anrühren von Superhartgips zu achten?

Beim Anmischen von Superhartgips dürfen keine Luftblasen entstehen. Deshalb ist ein maschinelles Anrühren im Vakuum-Anmischgerät erforderlich. Der Gips sollte eine sahnig-pastöse bis breiförmige Konsistenz besitzen.

6 Welche Eigenschaften haben Wachse?

Wachse erweichen bei Erwärmung. Sie verflüssigen sich bei höheren Temperaturen und verbrennen bei hohen Temperaturen. Dies ermöglicht ein breites Einsatzgebiet für Modellier-, Guss- oder Klebewachse, die auch mittels Isoliermittel gegeneinander getrennt werden können.

7 Nennen Sie Anwendungsbereiche von Wachsen in der Zahnarztpraxis.

a) In der *Prothetik* verwendet man rosa gefärbte Wachsplatten zur Herstellung von Bisswällen und Bissschablonen (Bissnehmerwachs).
b) Bei der *Herstellung von Gussteilen* kommen spezielle Gusswachse, die rückstandslos verbrennen, zum Einsatz.
c) Zur *Reparatur von Prothesen* werden Klebewachse benützt.

8 Woraus bestehen Wachse?

Sie sind *organische Verbindungen,* die aus *Kohlenstoff, Wasserstoff, Sauerstoff* und *Stickstoff* bestehen.

9 Wie werden Wachse klassifiziert?

Wachse unterteilt man in:
a) *Naturwachse* (Pflanzen- und Tierwachse sowie Mineralwachse)
b) *modifizierte Naturwachse* (aus Erdöl, z. B. Paraffine)
c) *teilsynthetische Wachse,* die durch chemische Umwandlung von Naturwachsen hergestellt werden
d) *vollsynthetische Wachse* mit immer gleicher Qualität, z. B. Polyethylenwachs

10 Worauf sollte bei der Verarbeitung mit Wachs geachtet werden?

a) Berücksichtigung von temperaturabhängigen Volumenveränderungen,
b) Spannungsbildung durch Erstarrung und Druck während der plastischen Verarbeitung

Merke: niemals Wachs unnötig erhitzen → hohe Ausdehnung mit anschließender Kontraktion.

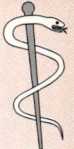

11 **Welche Gefahren können bei unsachgemäßem Umgang mit Wachs entstehen?**

a) über 70 °C treten Verbrennungen auf
b) über 200 °C entstehen gefährliche Dämpfe
c) über 220 °C ist Wachs entflammbar

Merke: nie Wasser als Löschmittel verwenden → gefährliche Spritzer der Schmelzmasse.

12 **Erklären Sie den Begriff PMMA.**

PMMA ist die Abkürzung von **P**oly**m**ethyl-**m**eth**a**crylat, welches zur Anfertigung der Basis von Voll- und Teilprothesen dient.

13 **Unterscheiden Sie zwischen Kaltpolymerisaten, Heißpolymerisaten und Lichtpolymerisaten.**

a) *Kaltpolymerisate,* sog. Autopolymerisate, härten selbst aus.
b) *Heißpolymerisate* härten erst bei Wärmezufuhr aus.
c) *Lichtpolymerisate* härten unter Lichtzufuhr (Visiolampe) aus.

14 **Nennen Sie Einsatzgebiete von Kaltpolymerisaten.**

Kaltpolymerisate werden häufig zur Herstellung von individuellen Löffeln, Bissnahmeplatten und zur Prothesenreparatur verwendet. Eine Sonderform der Kaltpolymerisate sind die weich bleibenden Kunststoffe, die zur direkten Unterfütterung von Prothesen benutzt werden.

15 **Erläutern Sie den Begriff „Kunststoff".**

Als Kunststoff wird eine hochmolekurlare Verbindung bezeichnet, die durch chemische Verbindung von Naturstoffen oder durch Synthese aus niedermolekularen Substanzen hergestellt wird.

16 **Definieren Sie folgende Begriffe**
a) **Akzelerator**
b) **Initiator**
c) **Katalysator**
d) **Monomer**
e) **Polymer**
f) **Polyreaktion**
g) **Polymerisationsschrumpfung**
h) **Verbundkunststoffe (Composites/Komposites)**

a) *Akzelerator* = Substanz, die die Polymerisation beschleunigt.
b) *Initiator* = Molekül, welches unter Energieeinfluss (Licht, Wärme, chem. Energie) die Polymerisation auslöst.
c) *Kalaysator* = Substanz, die die Aktivierungsenergie für die Polymerisation herabsetzt.
d) *Monomer* = Grundbaustein des Polymer (Kunststoff)
e) *Polymer* = Substanz mit mehr als 1000 Atomen →

▷ *Fortsetzung der Antwort* ▷

f) *Polyreaktion* = Reaktion, die vom Monomer zum Polymer über Polymerisation, Polyaddition oder Polykondensation führt

g) *Polymerisationsschrumpfung* = Volumenkontraktion bei der Reaktion von Monomeren zu Polymeren (dichtere Struktur)

h) *Verbundkunststoffe* = Kunststoffe, die organische und/oder anorganische Füllstoffe in Form von Fasern, Splittern, Plättchen, Bändern, Kugeln usw. enthalten.

17 Erläutern Sie den Begriff der Polymerisation.

Unter Polymerisation versteht man die Reaktion ungesättigter Verbindungen (Monomere) zu langkettigen Molekülen (Makromolekülen).

18 Erläutern Sie den Begriff der Polykondensation.

Unter Polykondensation versteht man die Reaktion zweier oder mehrerer ungesättigter Verbindungen (Monomere) unter Abspaltung eines dritten Moleküls (häufig Wasser) zu einem langkettigen Molekül (Makromolekül).

19 Erläutern Sie den Begriff der Polyaddition.

Bei der Polyaddition vereinigen sich unterschiedliche ungesättigte Verbindungen (Monomere) ohne Freisetzung eines Moleküls zu einem langkettigen Molekül (Makromolekül).

20 Gliedern Sie die Polymere hinsichtlich ihrer physikalischen Eigenschaften in drei Gruppen und erläutern Sie diese.

a) *Thermoplaste* bestehen aus hochmolekularen fadenartigen Molekülen, die aufgrund ihrer uneinheitlichen Molekülgröße ein Schmelzintervall aufweisen, d. h., bei höheren Temperaturen werden sie zunächst plastisch, um später in einen fließenden Zustand überzugehen.

b) *Elastomere* besitzen keinen kristallinen Bereich (sie sind amorph), d. h., sie sind bei Raumtemperatur gummielastisch, verformbar und stellen sich wieder zurück (Memory-Effekt). →

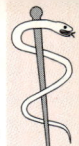

▷ *Fortsetzung der Antwort* ▷

c) *Duromere* sind bei höherer Temperatur nicht schmelzbar, sondern verbrennen. Sie sind spröde und sehr hart. Sie lassen sich nur spanabhebend bearbeiten.

21 Nennen Sie die Hauptbestandteile von dentalkeramischen Massen.

a) Feldspat (60–80 % Gew. %)
b) Quarz (15–25 % Gew. %)
c) Kaolin (0–5 % Gew. %)

22 Was versteht man unter dem Begriff „Glaskeramik".

Glaskeramische Massen sind im Ausgangszustand kristalline Gläser, deren Endzustand durch eine gesteuerte Kristallisation entsteht.

23 Nennen Sie weitere Verfahren zur Herstellung von Dentalkeramik.

a) Gussverfahren (Dicor)
b) Pressverfahren (IPS-Empress)
c) Fräsverfahren (Cerec)
d) Kopierverfahren (Celay)
e) Erosionsverfahren (Sonoerosion)

24 Welche Eigenschaften besitzen dentalkeramische Massen?

Sie sind spröde und nur gering biege-, scher- und zugfest, besitzen dafür aber eine hohe Härte und Druckfestigkeit (dentinartig).

25 Woraus besteht eine Dental-Legierung?

Eine Legierung ist eine Metallmischung, die je nach Zusammensetzung aus Gold (Au), Palladium (Pd), Silber (Ag) und weiteren Metallen wie Platin (Pt), Kupfer (Cu), Zink (Zk), Zinn (Zn), Gallium (Ga), Eisen (Fe), Tantal (Ta), oder Titan (Ti) besteht.

26 Welche Einteilungen von Legierungen werden in der Regel verwendet?

a) *EM-Legierung* aus Edelmetall-Gruppen
b) *NEM-Legierung/edelmetallfreie Legierungen* aus Nichtedelmetall-Gruppen bestehend

27 Wozu werden Legierungen hergestellt?

Legierungen verbinden die unterschiedlichen Eigenschaften wie Härte, Zugfestigkeit und Korrosionsbeständigkeit der verschiedenen Metalle, die reine Metalle alleine nicht aufweisen.

28 **Was ist ein Elektrolyt?**

Eine Flüssigkeit, die den elektrischen Strom leiten kann, z. B. Speichel, da gelöste Salze, Säuren oder Laugen elektrisch geladene Ionen zur Stromleitung besitzen.

29 **Erklären Sie den Begriff „Elektrolyse".**

Trennung von geladenen Ionen einer elektrolytischen Lösung in positive bzw. negative Ionen während des Stromdurchganges.

30 **Wie läuft ein Galvanisierungsvorgang ab?**

Hierzu wird der Grundwerkstoff, z. B. MEG-Gerüst, als Kathode geschaltet und das Überzugsmetall, z. B. Gold, als Anode geschaltet und in ein elektrolytisches Bad getaucht. Dabei wandern beim Stromdurchgang die positiven Goldionen zum negativen MEG-Gerüst und überziehen den Werkstoff.

31 **Erläutern Sie das Korrosionsverhalten von Metallen am Beispiel von Amalgam.**

Das Korrosionsverhalten von Metallen/Legierungen wird durch den Elektrolyten (Speichel) begünstigt, wobei die anodische Auflösung und die kathodische Abscheidung nebeneinander ablaufen. Das Metall/die Legierung mit dem niedrigeren Spannungsreihen-Potenzial wird zur Anode (Amalgamkorrosion) und das Metall mit dem höheren Spannungsreihen-Potenzial wird zur Kathode (Goldverfärbung).

32 **Nennen Sie vier Dentallegierungen mit ihren Haupteinsatzgebieten.**

a) Goldlegierungen für Inlays, Teil- und Vollkronen
b) Kobaltbasislegierungen für Modellguss und Kombielemente
c) Titanlegierungen für intrakanaläre Stifte und Implantate
d) Eisenlegierungen für handgebogene Klammern und kieferorthopädische Geräte

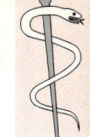

33 **Welche biologischen Reaktionen bei Patienten können durch Korrosion von Metallen auftreten?**

a) Mundtrockenheit
b) Schleimhautbrennen
c) Geschmacksirritationen
d) Stromfluss

34 **Erläutern Sie den Unterschied zwischen „Schleifen" und „Polieren".**

- *Schleifen:* Dient der Oberflächenbearbeitung, wobei ein Schleifkörper wie ein Drehmeißel durch spanabhebende Verfahren die Oberlfläche eines Werkstückes, z. B. Krone, definitiv formt.
- *Polieren:* Dient der Oberflächenbearbeitung bzw. -vergütung, wobei durch den Schleifvorgang verbliebene oberflächliche Zacken und Hügel durch Druck und Temperatur in die Täler durch plastische Deformation eingeebnet werden.

35 **Nennen Sie sechs gebräuchliche Schleifmittel und ihre Anwendung.**

a) Diamant auf metallischen Schleifkörpern zur Schmelzpräparation.
b) Siliziumkarbid (Carborundum), blau oder grün glänzende künstliche Kristalle auf Metallstiften zur Metallbearbeitung
c) Edelkorund
d) Schmirgel (Al_2O_3, Quarz, Silikat) als Schleifpapier
e) Quarz (SiO_2) als Arkansasstein
f) Bimsstein (Obsidian/Lavaschaum) zur Kunststoffbearbeitung

36 **Nennen Sie vier Poliermittel und ihre Anwendung.**

a) Schlämmkreide ($CaCo_3$) aus Panzer von Kleinstlebewesen zur Vorpolitur mit Ziegenhaarschwabbeln
b) Wiener Kalk ($CaCo_3$ und $MgCo_3$) zur Politur mit Leinenschwabbeln
c) Pariser Rot (Fe_2O_3) zur Politur mit Lederschwabbeln
d) Magnesiumoxid (MgO_2) zur Politur mit Wollschwabbeln

37 **Erläutern Sie die Begriffe Vorpolitur und Feinpolitur.**

Vorpolitur dient dem Einebnen, Glätten und Verdichten von Oberflächen mithilfe von Bimsstein, Filzkegeln und harten Borstenbürsten. →

▷ *Fortsetzung der Antwort* ▷

Feinpolitur dient dem Erzielen feinster Oberflächen (Oberflächenvergütung) mithilfe von Hochglanzpasten auf Leinen- oder Wollschwabbeln unter schnellstlaufenden Poliermotoren und ständigem Richtungswechsel.

38 Wie sollten rotierende Instrumente nach Gebrauch bis zur nächsten Behandlung versorgt werden?

a) Einlage ins Fräsatorbad (nass-chemische Reinigung)
b) Reinigung mittels Bürstchen oder Ultraschall (mechanische Reinigung)
c) Desinfektion
d) Abspülen
e) Trocknen
f) Sterilisieren
g) Aufbewahren

Kieferorthopädie

Zahn- und Kieferanomalien

1 Welche Aufgaben fallen in das Gebiet der Kieferorthopädie?

a) Vorbeugung von Zahn- und Kieferstellungsabweichungen
b) Erkennung von Zahn- und Kieferstellungsabweichungen
c) Behandlung von Zahn- und Kieferstellungsabweichungen

2 Erläutern Sie folgende Begriffe:
a) Eugnathie
b) Dysgnathie

a) *Eugnathie:* ein anatomisch regelrechtes und funktionell einwandfreies Gebiss (regelrechtes Gebiss)
b) *Dysgnathie:* jegliche Abweichung von der Eugnathie (Gebissfehlentwicklung)

3 Dysgnathien haben verschiedene Ursachen.
Nennen Sie mindestens vier verschiedene Ursachen.

a) Fetale Störungen durch Medikamente, Rausch- und Suchtmittel oder Strahlung
b) genetische Ursachen
c) bad habits
d) Vitaminmangel
e) frühzeitiger Zahnverlust durch Karies

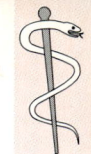

4 Zählen Sie einige so genannte „bad habits" (schlechte Angewohnheiten) auf.

Schlechte Angewohnheiten sind z. B.:
a) Daumenlutschen, Fingerlutschen
b) Nägelkauen
c) Lippenbeißen und -saugen
d) Zungenpressen

5 Weshalb ist eine überwiegende Mundatmung schlecht?

Eine überwiegende Mundatmung
a) kann zur Ausbildung von Dysgnathien führen bzw. Dysgnathien verstärken.
b) begünstigt die Kariesentstehung
c) begünstigt Atemwegsinfekte.

6 Welche Maßnahmen können die Eltern ergreifen, um Anomalien der Zähne und des Kiefers ihrer Kinder zu verhindern?

a) Fluorprophylaxe
b) Vitamin-D-Prophylaxe (Rachitis)
c) gesunde Ernährung
d) frühzeitige Abgewöhnung von sog. „bad habits"
e) regelmäßige Zahnarztkontrolle
f) Überprüfung der Mundhygiene
g) ggf. HNO-Arzt-Besuch bei Mundatmung

7 Welche Bezugsebenen benötigt man zur exakten Beschreibung von Stellungsanomalien?

a) Sagittalebene
b) Transversalebene
c) Vertikalebene

8 a) Wie nennt man eine Zahnüberzahl?
b) Nennen Sie zwei Beispiele.

a) Eine Zahnüberzahl bezeichnet man als *Hyperdontie.*
b) – Mesiodens (zusätzlicher mittlerer Schneidezahn)
  – Distomolar (weiterer, hinter dem Weisheitszahn gelegener Molar)

9 a) Wie nennt man eine Zahnunterzahl?
b) Welche Zähne sind dabei häufig nicht angelegt?

a) Eine Zahnunterzahl bezeichnet man als *Hypodontie.*
b) – seitlicher Schneidezahn
  – Prämolar
  – 18-Jahr-Molar (Weisheitszahn)

10 Erläutern Sie, was man unter Anodontie versteht.

Unter *Anodontie* versteht man eine völlige Nichtanlage des Milchgebisses und/oder des bleibenden Gebisses.

11 a) Welche Zahnformabweichungen kennen Sie?

b) Wodurch werden sie
verursacht?

a) *Zahnformabweichungen:*
– Verkümmerungen (Zapfenzähne)
– Verschmelzungen (Zwillingszähne)
– Formabweichungen (Sichelzähne)
b) – durch Medikamente
– durch Traumen

12 Nennen Sie zwei genetisch
bedingte Anomalien der
Zahnhartsubstanzen mit
klinischem Befund.

a) *Amelogenesis imperfecta:*
Fehlbildung des Schmelzes mit
bräunlicher Verfärbung
b) *Dentinogenesis imperfecta:*
Fehlbildung des Dentins mit bläulicher
Verfärbung (sog. Glaszähne)

13 Nennen Sie drei Abweichungen von Zahnstellungen
bei durchgebrochenen
Zähnen.

a) Drehung: Der Zahn ist um seine
Zahnachse gedreht.
b) Kippung: Der Zahn ist gekippt.
c) Fehlstellung: Der Zahn steht am
falschen Platz.
d) Diastema: Zwischen zwei benach-
barten Zähnen besteht eine Lücke.

14 a) Wie nennt man den
fehlenden oder den ver-
zögerten Zahndurchbruch
eines einzelnen Zahnes?

b) Wodurch kann er bedingt
sein? (mind. vier Ursachen)

a) *Retention*
b) – Engstand der Zähne
– Verlagerung
– Zahnüberzahl
– Verletzungen usw.

15 a) Erklären Sie den Begriff
„Milchzahnpersistenz".

b) Welche Gründe kommen
dafür in Frage?

a) *Milchzahnpersistenz:* Über den
normalen Zeitraum hinaus verbleibt
der Milchzahn im Mund.
b) – Nichtanlage des bleibenden Zahnes
– Verlagerung, Retention des bleibenden Zahnes

16 Welche Nachteile entstehen durch einen frühzeitigen
Milchzahnverlust?

a) Raummangel für bleibende Zähne
b) Wanderung, Kippung und Elongation
in die bestehende Lücke
c) verfrühter Zahndurchbruch des
bleibenden Zahnes

17 Welche Zähne bezeichnet
man als Antagonisten?

Antagonisten sind Zähne, die normalerweise aufeinander beißen (Gegenzähne).

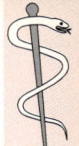

18 **Erläutern Sie, was man unter Elongation versteht.**

Fehlt einem Zahn der Kontakt zu seinem Antagonisten (= Gegenzahn), dann kommt es zu einer Verlängerung des Zahnes über das Okklusionsniveau hinaus. Diesen Zustand bezeichnet man als *Elongation.*

19 **Erklären Sie folgende Begriffe:**
a) Okklusion
b) Artikulation

a) *Okklusion:* Kontakt der Zahnreihen bei zwanglosem Kieferschluss
b) *Artikulation:* Gleitbewegungen der Zahnreihen aufeinander, z. B. während des Kauens

20 **Nennen Sie zwei unterschiedliche Fehlstellungen der Frontzähne.**

a) *Protrusion:* Die Frontzähne sind nach vorne gekippt.
b) *Retrusion:* Die Frontzähne sind nach hinten gekippt.

21 **Erklären Sie den Unterschied zwischen**
a) Overbite
b) Overjet.

a) *Overbite* ist der frontale Überbiss, d. h., die vertikale Distanz der Schneidezähne (Inzisivi) von OK und UK.
b) *Overjet* ist die sagittale Frontzahnstufe, d. h., der Abstand der Schneidezähne (Inzisivi) von OK zu UK parallel zur Kauebene.

22 **Welche zwei Bezugspunkte kennzeichnen den Neutralbiss?**

a) Der mesiobukkale Höcker des 1. Molaren (OK) greift in die Querfissur des 1. Molaren (UK).
b) Die Spitze des Eckzahnes (OK) ragt zwischen Eckzahn und 1. Prämolaren (UK).

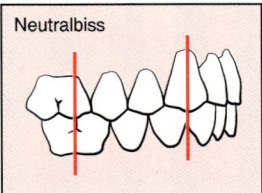

Neutralbiss

[23] Erläutern Sie die Bisslagen Distalbiss und Mesialbiss.

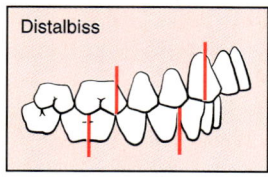

a) *Distalbiss:* Im Vergleich zum Neutralbiss sind die Zahnkontakte des Unterkiefers nach distal verschoben.

b) *Mesialbiss:* Im Vergleich zum Neutralbiss sind die Zahnkontakte des Unterkiefers nach mesial verschoben.

[24] Nennen Sie fünf Biss-anomalien, die sich nur auf die Frontzähne beziehen.

a) Tiefer Biss
b) offener Biss
c) Kopfbiss
d) frontaler Kreuzbiss
e) Deckbiss

[25] Geben Sie bei den folgenden Abbildungen an, welche Bissanomalie vorliegt.

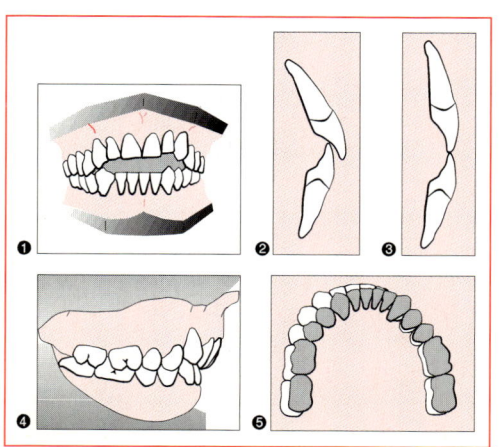

1 = Frontal offener Biss
2 = tiefer Biss
3 = Kopfbiss
4 = Deckbiss
5 = einseitiger seit-licher Kreuzbiss

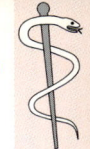

26 Erklären Sie, was man unter einer Mittellinienverschiebung versteht.

Von einer *Mittellinienverschiebung* spricht man, wenn die Mittellinie zwischen den mittleren Schneidezähnen von Ober- und Unterkiefer nicht mit der Gesichtsmitte übereinstimmt.

27 ANGLE hat die Gebissfehlstellungen in Klassen eingeteilt.

Nennen Sie die verschiedenen Klassen und geben Sie das jeweilige Krankheitsbild an.

Klasse I: Anomalie mit Neutralbiss
Klasse II₁: Anomalie mit Distalbiss und Protrusion der OK-Front
Klasse II₂: Anamolie mit Distalbiss und Retrusion der OK-Front
Klasse III: Anomalie mit Mesialbiss

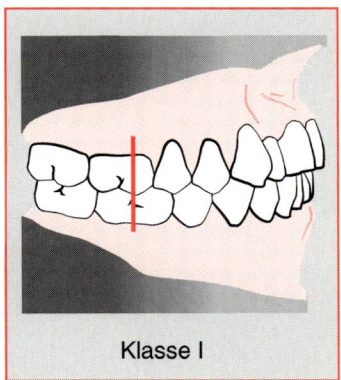

Klasse I

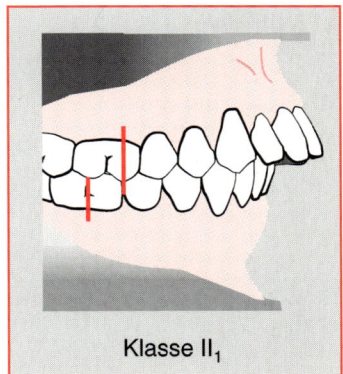

Klasse II₁

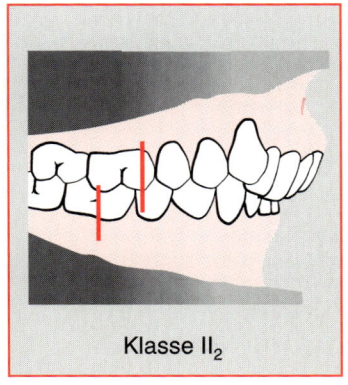

Klasse II₂

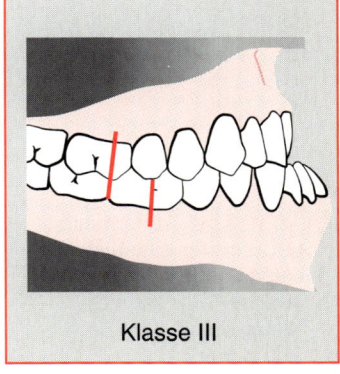

Klasse III

28 Wodurch kann die Zahnstellung nach Beendigung des Zahndurchbruches verändert werden?

a) durch Zysten
b) durch chronische Entzündungen
c) durch Wanderung
d) durch Tumore

29 Erläutern Sie den Begriff Kieferkompression in drei Stichworten.

a) schmaler Oberkiefer
b) frontaler Engstand
c) hoher Gaumen

30 Ordnen Sie den folgenden Begriffen die entsprechende Abbildung (Nr. 1–4) zu:
a) Breitkiefer
b) Engstand
c) Schmalkiefer
d) Lückenstand

a) 2 = Breitkiefer
b) 4 = Engstand
c) 1 = Schmalkiefer
d) 3 = Lückenstand

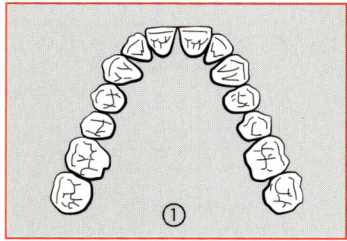
①

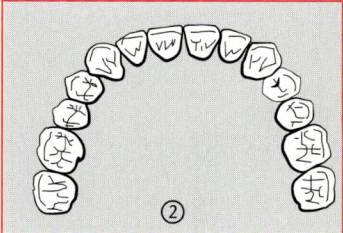
②

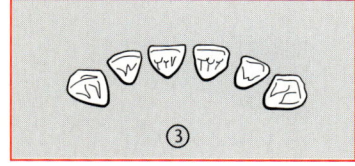
③

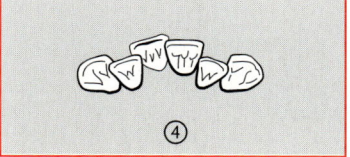
④

31 a) Welches ist der häufigste Grund für eine Kieferkompression?
b) Welche Folge kann die Kieferkompression nach sich ziehen?

a) Mundatmung
b) erschwerte Nasenatmung

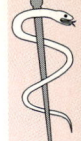

32 Erläutern Sie den Begriff „Spaltbildung".

Zur Spaltbildung kommt es durch unvollständige Verschmelzung des Zwischenkiefers mit der Lippe, dem Gaumen und den Nasenwülsten.

33 Nennen Sie unterschiedliche Formen von Gesichtsspaltbildungen.

a) Lippenspalten
b) Kieferspalten
c) Gaumenspalten
d) Lippen-Kiefer-Gaumenspalten
e) Gesichtsspalten

34 Definieren Sie folgende Begriffe:

a) Progenie
b) Prognathie
c) Makrognathie
d) Mikrognathie

a) *Progenie:* Überentwicklung des Unterkiefers im Verhältnis zum Oberkiefer
b) *Prognathie:* Überentwicklung des Oberkiefers im Verhältnis zum Unterkiefer
c) *Makrognathie:* Vergrößerung eines Kiefers
d) *Mikrognathie:* Verkleinerung eines Kiefers

35 Was versteht man unter folgenden Begriffen:

a) mandibuläre Mikrogenie
b) maxilläre Mikrognathie

a) *mandibuläre Mikrogenie:* Unterentwicklung des Unterkiefers
b) *maxilläre Mikrognathie:* Unterentwicklung des Oberkiefers

36 In der folgenden Aufstellung (a–h) gehören jeweils zwei Begriffe zueinander.

Ordnen Sie diese Begriffe richtig zu.

a) Progenie
b) Prognathie
c) mandibuläre Retrognathie
d) maxilläre Retrognathie
e) zurückstehender OK
f) zurückstehender UK
g) vorstehender UK
h) vorstehender OK

a) zu g)
b) zu h)
c) zu f)
d) zu e)

37 Ordnen Sie die beiden   1 = Prognathie
Abbildungen (1 und 2)   2 = Progenie
folgenden Begriffen zu:
a) Progenie
b) Prognathie

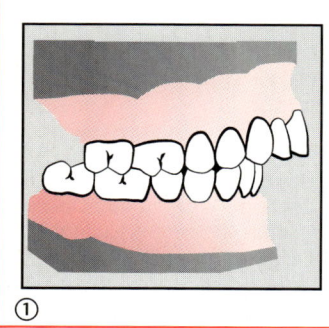 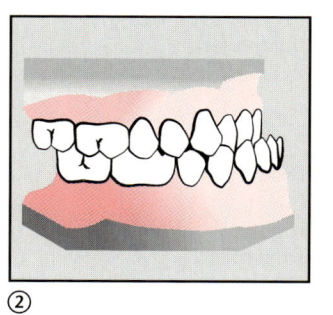

① ②

Grundlagen der kieferorthopädischen Behandlung

1 Welche Unterlagen müs-   a) Anamnese
sen vor einer KFO-Therapie   b) Allgemeiner Befund
erstellt werden?   c) Spezieller Befund (extra- und intraoral)
                                   d) Röntgenbefund
                                   e) Modellbefund
                                   f) Fotobefund

2 Bei einer KFO-Therapie ist   a) Bestehen ähnliche Gebissfehlbildun-
die Anamnese einschließlich   gen bei Geschwistern, Eltern oder
der Familienanamnese beson-   nahen Verwandten?
ders wichtig.   b) Gab es während der Schwangerschaft,
                                       der Geburt und während der
Nennen Sie in diesem Zusam-   Entwicklung bis zum heutigen Tage
menhang sieben Fragen, die   Besonderheiten?
der Klärung bedürfen.   c) Welche Medikamente wurden ver-
                                       ordnet und zu welcher Zeit erfolgte
                                       die Verordnung?
                                   d) Wie verlief der Zahnwechsel (mit
                                       Zeitangaben?)   →

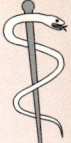

▷ *Fortsetzung der Antwort* ▷

e) War das Kind bzw. der Jugendliche oder der Erwachsene in Hals-Nasen-Ohrenarzt-Behandlung?
f) Liegen Sprachstörungen vor?
g) Welche schlechten Angewohnheiten liegen vor?

3 Erklären Sie kurz die wesentlichen Schritte bei der Modellanalyse.

a) Es wird eine dreidimensionale Modellanalyse in den drei Raumebenen vorgenommen.
b) Die Längen- und Breitenentwicklung der Zahnbögen wird mit dem normalen Gebiss verglichen, wobei die Zahnbreite der oberen Inzisiven in direktem Zusammenhang zur Zahnbogenbreite steht.
c) Bezugspunkte wie Stellung der 6-Jahr-Molaren, die Mittellinie und die Front dienen zur Beurteilung von Normabweichungen in sagittaler und transversaler Ebene.

4 Zur KFO-Diagnose benötigt man drei verschiedene röntgenologische Aufnahmetechniken. Nennen Sie diese.

a) Röntgenstatus von Ober- und Unterkiefer
b) Handröntgenaufnahme
c) Fernröntgenaufnahme

5 Wozu dient die Auswertung von Fernröntgenaufnahmen?

Fernröntgenaufnahmen geben Informationen
a) über den *Schädelaufbau,* sie helfen die Knochenstrukturen zu analysieren
b) über die *Lage des Gebisses* im Schädel
c) zur *Kieferrelation*
d) zur *Zahnstellung*
e) zum *Vergleich,* damit während der Behandlung der Behandlungsfortschritt mit der Ausgangssituation verglichen werden kann

6 Weshalb wird ein Fotobefund erhoben?

Ein Fotobefund wird erhoben, um eine Profilanalyse vorzunehmen. Dabei wird eine Frontalanalyse und Seitenanalyse des Gesichts entwickelt.

7 **KFO-Apparaturen kann man in vier Gruppen einteilen. Nennen Sie diese.**

a) Fest sitzende Apparaturen
b) herausnehmbare Apparaturen
c) extraorale Behandlungsgeräte
d) intraorale Behandlungsgeräte

8 **Welche Gefahren birgt eine fest sitzende Apparatur?**

a) Schädigung der Parodontien bis zur Wurzelresorption
b) Gefahr der Entmineralisierung bis zur Karies
c) Entzündungen des Parodontiums

9 **Wie nennt man die Abschlussphase in der KFO-Therapie (mit Behandlungsbeispiel)?**

Es ist die so genannte *Retentionsphase,* in der noch Feineinstellungen (Positioner) vorgenommen werden können und in der sich das Kausystem funktionell dem neuen Gebisszustand anpasst.

10 **Bei den herausnehmbaren Geräten unterscheidet man zwei große Gruppen.**

Nennen Sie diese und geben Sie jeweils ein Beispiel dazu an.

a) *Sog. Plattenapparaturen,* die jeweils nur in einem Kiefer wirken, z. B. aktive Platte
b) *Funktionskieferorthopädische Apparaturen,* die gleichzeitig auf beide Kiefer wirken, z. B. Aktivator

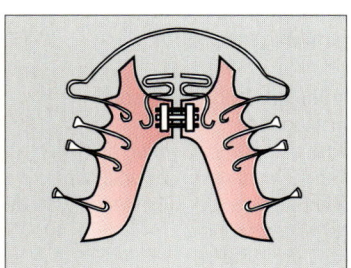

Aktive Platte mit Schraube, Labialbogen und Halteelementen

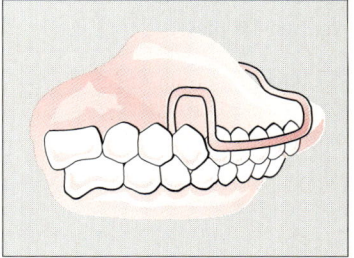

Aktivator mit Labialbügel

11 **Aus welchen Hauptbestandteilen besteht eine herausnehmbare Platte?**

Geben Sie jeweils ein Beispiel dazu an.

a) Plattenkörper, z. B. Kunststoffkörper
b) Halteelemente, z. B. Knopfanker
c) Bewegungselemente, z. B. Dehnschraube

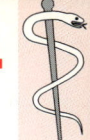

12 **Nennen Sie vier Vorteile von herausnehmbaren Plattenapparaten.**

a) Einfache Herstellung
b) geringe Beeinträchtigung der Mundhygiene
c) geringe Krafteinwirkung auf die Parodontien im Vergleich zu fest sitzenden Apparaten
d) große Variationsmöglichkeit des Gerätes

13 **Erklären Sie folgende Begriffe:**
a) **Bracket**
b) **Headgear**
c) **Einligieren**

a) Ein **Bracket** dient zur Aufnahme eines Bogens und ist entweder auf ein Band aufgelötet oder mithilfe der Säure-Ätz-Technik (SÄT) am Zahnschmelz befestigt. Es überträgt die Kräfte des Bogens auf den Zahn.

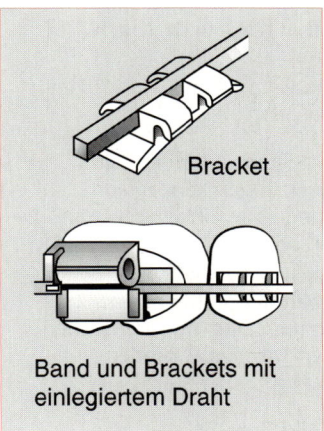

Bracket

Band und Brackets mit einlegiertem Draht

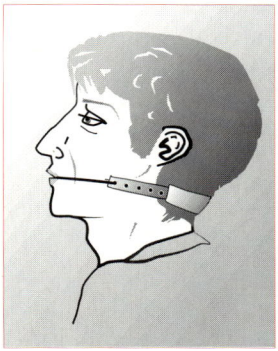

Headgear mit Zugrichtung zum Nacken

b) Ein **Headgear** ist ein Gesichtsbogen, dessen Außenbogen mit einem fest verbundenen Innenbogen verbunden werden kann und mit Nacken-/Kopf-band verankert wird.
(Siehe nebenstehende Abb.)
c) *Unter* **Einligieren** *versteht man die Befestigung des Drahtbogens am Bracket mittels kleiner Gummiringe.*

14 **Ist es sinnvoll, Erwachsene kieferorthopädisch zu behandeln?**

Generell ja, eine KFO-Therapie ist zeitlebens möglich. Die Behandlungsdauer ist jedoch länger, da die Zahnwurzeln bereits voll ausgebildet sind und kein Wachstum des Knochens stattfindet. Es können nur noch Umbauvorgänge des Knochens ausgenutzt werden.

Verletzungen der Zähne und Kiefer

1 **Eine Reihe von Erkrankungen und Verletzungen erfordern eine spezielle Behandlung, die nach einer Grundversorgung unter Umständen in Spezialpraxen und in Kliniken durchgeführt wird.**

Nennen Sie hierzu mindestens drei Beispiele.

a) Spaltbildungen (einseitige und doppelseitige Lippen-Kiefer-Gaumenspalten)
b) Gelenkverletzungen und Gelenkerkrankungen
c) Versorgung von Frakturen im Alveolar- und Kieferbereich

2 **Kiefer- und/oder Zahnverletzungen können aufgrund eines Unfalles entstanden sein.**

Welche Einzelheiten für den Behandler sind in diesem Zusammenhang aus forensischen (gerichtlichen) Gründen wichtig?

- *Hergang* des Unfalles
- *Zeit* des Unfalles
- *Ort* des Unfalles
- *Zeugen* des Unfalles
- *Beteiligte* am Unfall
- *privater* Unfall (Sport, Freizeit, Heim)
- *beruflicher* Unfall (Wegeunfall)

3 **Erklären Sie, was man unter folgenden Begriffen versteht:**

a) Teilluxation
b) Luxation
c) Fraktur

a) *Teilluxation:* Man versteht darunter die gewaltsame Lockerung des Zahnes. Die Haltefasern des Desmodonts sind teilweise zerrissen. Der Zahn kann teilweise aus dem Alveolarfach entfernt sein.
b) *Luxation:* Man versteht darunter den gewaltsamen Verlust des Zahnes. Die Haltefasern des Desmodonts sind völlig zerrissen. Der Zahn ist völlig aus dem Alveolarfach entfernt.   →

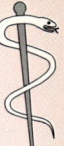

▷ *Fortsetzung der Antwort* ▷

c) *Fraktur:* Man versteht darunter einen Bruch. Von einer Zahnfraktur spricht man beim Bruch eines Zahnes, von einer Knochenfraktur beim Bruch eines Knochens.

4 Nennen Sie stichwortartig die Behandlungsschritte, die erforderlich sind, wenn ein luxierter Zahn versorgt werden soll.

a) Zahn vorsichtig säubern (dies darf nur der Zahnarzt)
b) Wurzelhaut nicht verletzen
c) Zahn wieder ins Alveolarfach setzen (= reimplantieren)
d) Schienung des Zahnes
e) Vitalitätskontrollen

5 Zählen Sie Gründe auf, die eine Reimplantation (Wiedereinsetzung) verschlechtern können.

a) Die Zeit, die der Zahn außerhalb des Mundes war
b) Schädigung des Desmodonts
c) Einwirkung von Schmutz und Keimen
d) Trockenheit

6 Eine Mutter ruft in der Praxis an. Sie berichtet, dass ihr Kind eben einen Unfall hatte, bei dem ein Zahn herausgeschlagen wurde. Wozu raten Sie der Frau?

a) Die Mutter soll den Zahn ungesäubert in die Wange des Kindes legen. Dann soll sie sofort mit Zahn und Kind in die Praxis kommen.
b) Bei Blutungen aus der Wunde soll sie ein sauberes Taschentuch zusammenrollen, auf die Wunde legen und das Kind zubeißen lassen.

Anmerkung: Das Kind muss in der Praxis sofort behandelt werden.

7 Beschreiben Sie fünf Anzeichen, die für eine Knochenfraktur sprechen.

a) Abnorme Knochenform
b) gesteigerte Beweglichkeit
c) Reibegeräusche beim Bewegen
d) sichtbares Knochenstück aus einem offenen Bruch
e) Röntgenbild mit deutlichem Befund

8 Nennen Sie drei Gründe, die neben Gewalteinwirkungen zu einer Knochenfraktur führen können.

a) Schädigung der Knochenstruktur durch eine Zyste
b) Tumorwachstum
c) extreme Atrophie

9 Definieren Sie die konservative und die operative Frakturbehandlung.

a) *Konservative Frakturbehandlung:*
Ruhigstellung der Fraktur mittels Verband, Schiene oder Gipsverband

b) *operative Frakturbehandlung:*
Operative Fixierung der Bruchfragmente mit Schrauben und Platten, Schlingen und Nägeln

10 Eine Kieferfraktur muss behandelt werden.
Erläutern Sie kurz die Vorgehensweise.

a) Die Bruchflächen müssen in die ursprüngliche Lage gebracht werden (= Reposition).

b) Die Bruchstücke werden mittels Draht, Schiene oder Osteosyntheseplatten fixiert.

c) Wenn kein Impfschutz besteht, dann muss bei offenen Wunden zur Vorbeugung einer Tetanusinfektion (= Wundstarrkrampf) eine Tetanusimpfung vorgenommen werden.

d) Bei offenen Frakturen müssen Antibiotika verabreicht werden, damit eine Knochenmarksentzündung (= Osteomyelitis) vermieden wird.

Merke: Kinn-Kopf-Verband
– Herstellen normaler Okklusion
– Anlegen einer vertikalen (ums Kinn) und einer horizontalen (um den Hinterkopf) Bindentour im Wechsel
– Fixieren der Enden der Binden

11 Wonach kann man Zahnfrakturen unterscheiden?

a) nach Kronenfrakturen
b) nach Wurzelfrakturen

12 Teilen Sie Kronenfrakturen in Grade ein.

– *Grad I:* Schmelzfraktur
– *Grad II:* Schmelz-Dentin-Fraktur
– *Grad III:* Schmelz-Dentin-Fraktur mit gleichzeitiger Eröffnung der Pulpa

13 Beschreiben Sie kurz die Therapie bei Grad I–III.

Grad I: Beseitigen scharfer Kanten, Wiederherstellen der Kronenform mittels SÄT; Sensibilitätskontrollen in 3, 6, 12 Monaten   →

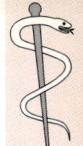

▷ *Fortsetzung der Antwort* ▷

Grad II: Abdecken des Dentins; (indirekte Überkappung); analog Grad I

Grad III:
a) direkte Überkappung des Dentins mit anschließender Abdeckung; analog Grad I
b) Vitalamputation mit Überkappung der Kanaleingänge, analog Grad IIIa

---

14 Wonach teilt man die Wurzelfrakturen ein?

a) *Längsfrakturen*
b) *Querfrakturen*
   – im koronalen Drittel
   – im mittleren Drittel
   – im apikalen Drittel

---

15 Beschreiben Sie die Therapiemöglichkeiten von Wurzelfrakturen.

a) Längsfrakturen/Trümmerfrakturen: Extraktion
b) Therapie mit Fraktur im koronalen Drittel: Wurzelbehandlung mit anschließender Stabilisation durch Wirz-Schraube.
c) Therapie mit Fraktur im mittleren bzw. apikalen Drittel: Wurzelbehandlung mit Schienung, später transdentale Fixation.

---

16 Erläutern Sie folgende Begriffe:
a) Arthritis
b) Arthrose

a) *Arthritis:*
   = entzündliche Gelenkerkrankung, verursacht durch Fehlbelastungen (Parafunktion) oder Okklusions- bzw. Artikulationsstörungen
b) *Arthrose:*
   = degenerative Gelenkerkrankung, verursacht durch Gelenksveränderungen, die zu einer eingeschränkten Funktion führen

---

17 An welchen Symptomen sind Gelenkerkrankungen zu erkennen?

a) Schmerzen im Gelenkbereich bei Bewegungen und beim Betasten, die auch auf andere Gebiete ausstrahlen
b) Bewegungsgeräusche (Reiben, Knacken)
c) Funktionseinschränkung (geringere Mundöffnung)

18 Nennen Sie einige
Therapiemöglichkeiten bei
Kiefergelenkserkrankungen.

a) Beseitigung der Ursachen
b) Entlastung des Gelenks mittels
   Aufbissschienen
c) Bestrahlung (Mikrowelle, Kurzwelle)
d) Lasertherapie

Mundschleimhauterkrankungen

Ursachen und Arten

1 Worin unterscheiden sich
Gingivitis und Stomatitis?

Gingivitis ist eine Entzündung, die auf
das Zahnfleisch begrenzt ist.
Stomatitis ist eine Entzündung der
gesamten Mundschleimhaut.

2 Erläutern Sie drei verschiedene Krankheiten, die weißliche Beläge hervorrufen, und
gegebenenfalls deren Erreger.

a) *Aphten:* sehr schmerzhafte, weißliche,
   von rotem Rand umgebene, nicht
   infektiöse Defekte der Mundschleimhaut
b) *Stomatitis aphtosa:* ähnliches
   Erscheinungsbild wie unter a), jedoch
   heftiger und schmerzhafter.
   Mit Fieber und regionalen Lymphknotenschwellungen einhergehend.
   Erreger: Herpes-Simplex-Virus
c) *Candidiasis (Soor):* Pilzinfektion
   mit fest haftenden Stippchen bis zu
   flächenförmigen weißlichen Belägen.
   Erreger: Candida albicans

3 Welche weiteren weißlichen Veränderungen der
Mundschleimhaut sind Ihnen
bekannt?

a) *Leukoplakie:* weißlicher, nicht ab-
   wischbarer Fleck der Schleimhaut
b) *Lichen:* Knötchenflechte mit netz-
   förmigen, milchigen Streifen auf der
   Schleimhaut

4 Man unterscheidet
verschiedene Formen der
Zahnfleischentzündung.
Nennen Sie diese und
beschreiben Sie kurz deren
Symptome.

a) *Akute Gingivitis:* akute schmerzhafte
   Entzündung mit Rötung und Schwellung der Gingiva sowie erhöhten
   Sulcusabsonderungen und Sulcus-
   blutungen

→

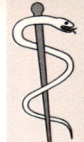

▷ *Fortsetzung der Antwort* ▷

b) *akute nekrotisierende ulzeröse Gingivitis (ANUG):* sehr schmerzhafte und schlagartig beginnende Entzündung mit Gingivanekrosen und Ulkusbildung

c) *chronische Gingivitis:* langfristiger Verlauf, der sich aus einer akuten Gingivitis entwickelt

---

5 Wie bestimmt man eine Gingivaentzündung?

a) Durch Sondierung des Zahnfleischsulcus

b) durch Erhebung des *Sulcus-Blutungs-Index* (S.B.I.)

S.B.I. in %

$$= 100 \times \frac{\text{Blutungsanzahl}}{\text{Anzahl der Approximalräume}}$$

---

6 Nennen Sie drei verschiedene Traumen der Gingiva und deren Ursache.

a) *Thermisches Trauma:* Ursachen: z. B. heiße Speisen, Getränke

b) *mechanisches Trauma:* Ursachen: z. B. falsche Putztechnik, alte Zahnbürste

c) *chemisches Trauma:* Ursache: z. B. Säureneinwirkung

---

7 Wie nennt man Schleimhauteinrisse am Mundwinkel?

Rhagaden (Schrunden)

---

8 Wodurch können Druckstellen entstehen?

a) durch Prothesen

b) durch KFO-Apparaturen

---

9 Woran erkennt man eine allergische Reaktion der Mundschleimhaut?

Allergische Reaktionen der Mundschleimhaut:

a) starke Rötung

b) Ulzerationen (offene Stellen der Schleimhaut)

c) Geschmacksstörungen

d) heftige Reaktion auf Medikamente oder andere Substanzen, die in Kontakt mit der Schleimhaut getreten sind (Prothesen, Metalle)

Therapie

1 Wofür steht die Abkürzung PE?

PE steht für ***Probeexzision.***
Man versteht darunter die Entnahme einer Gewebsprobe zu histologischen Untersuchungen.

2 Wann sollte eine PE vorgenommen werden?

a) Bei jeder unklaren Schleimhautveränderung
b) zur Früherkennung von Tumoren

Parodontalerkrankungen

Ursachen

1 Erklären Sie folgende Begriffe:

a) Parodontologie
b) Parodontopathie
c) Parodontitis
d) Parodontose
e) marginale Parodontopathie

a) ***Parodontologie:*** Lehre vom Zahnhalteapparat und seinen Erkrankungen
b) ***Parodontopathie:*** Erkrankung des
   Zahnhalteapparates (Überbegriff)
c) ***Parodontitis:*** Entzündung des Zahnhalteapparates mit Bildung von
   Zahnfleischtaschen
d) ***Parodontose:*** nicht entzündliche
   Rückbildung des Zahnhalteapparates
e) *marginale Parodontopathie:* vom
   Zahnfleischrand ausgehende Erkrankung des Zahnhalteapparates

2 Welche Einteilungen empfiehlt die Deutsche Gesell-schaft für Parodontologie für marginale Parodontopathien?

a) Formenkreis der Entzündungen
   → Gingivitis, marginale Parodontitis
b) Allgemeinerkrankungen mit Gingiva-
   und Parodontalveränderungen →
   Gingivo-parodontale Manifestationen
c) Formenkreis der Hyperplasien
   (vermehrte Gewebsneubildungen) →
   Gingivahyperplasie, Epulis
d) Formenkreis der Verletzungen → Trauma
   der Gingiva und des Desmodonts
e) Formenkreis der Involution (Gewebe-
   schwund) → Rezession, Atrophie

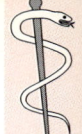

3 **Welche Therapie hilft bei einer Gingivitis sehr schnell?**

1. bessere Mundhygiene
2. Entferung aller harten und weichen Beläge
3. Aufbringen von Dontisolon-Salbe

4 **Welches Medikament wird bei einem Herpes labialis verschrieben?**

Eine antivirale Salbe, z. B. Aciclovir®, Zovirax®

5 **Nennen Sie vier Ursachen einer Parodontalerkrankung.**

a) Lokale Ursachen, bedingt durch eine unzureichende Mundhygiene (weiche und harte Zahnbeläge)
b) Anlagerung und Einwanderung von Mikroorganismen mit Zerstörung des Zahnhalteapparates
c) funktionelle Ursachen, wie Zahnfehlstellungen und Parafunktionen (z. B. Knirschen, Pressen)
d) schädigende innere Ursachen mit Einfluss auf die Abwehrkraft (z. B. Stoffwechselstörungen)

6 **Welche Krankheiten umfasst der Begriff „marginale Parodontitis"?**

Unter einer *marginalen Parodontitis* versteht man eine vom Zahnfleischrand ausgehende Entzündung mit fortschreitendem Abbau des Zahnhalteapparates.

7 **Nennen Sie zwei Formen der marginalen Parodontitis und geben Sie an, wie weit jeweils der Knochenabbau fortgeschritten ist.**

a) *Parodontitis marginalis superficialis:* Taschenbildung und Knochenabbau bis zu ca. $1/3$ der Wurzellänge.
b) *Parodontitis marginalis profunda:* Taschenbildung und Knochenabbau von mehr als $1/3$ der Zahnwurzellänge oder mit Bi- bzw. Trifurkationsbeteiligung.

8 **a) Beschreiben Sie die Gingivahyperplasie.**
b) Welche Medikamente können eine Gingivahyperplasie verursachen?

a) *Gingivahyperplasie:* derbe Verdickung der Gingiva, verursacht durch überschießendes Wachstum von faserigem Bindegewebe
b) Hydantoinpräparate, die zur Behandlung von zentralen Anfallsleiden eingesetzt werden.

9 Erklären Sie, was man unter Epulis versteht.

Unter *Epulis* versteht man eine knotenförmige Wucherung der Gingiva, die auf den Bereich eines oder mehrerer benachbarter Zähne beschränkt ist.

10 Wie nennt man den Zahnfleischschwund an einzelnen Zähnen?

Den Zahnfleischschwund einzelner Zähne bezeichnet man als singuläre parodontale Rezession, wobei die zurückgezogene Gingiva häufig wulstig verdickt ist (sog. Mc Call-Girlande).

11 Welcher Personenkreis hat in der GKV seit dem 1.1. 2002 Anspruch auf Individualprophylaxe (IP 1–5)?

Kinder und Jugendliche vom vollendeten 6. bis zum 18. Lebensjahr.

Anmerkung: IP 1–5/IP 1a–5a
IP   =   6.–12. Lebensjahr
IPa = 12.–18. Lebensjahr

12 Welcher Personenkreis hat in der GKV seit dem 1.1. 2002 Anspruch auf Frühuntersuchungen (FU 1–3)?

Kinder ab dem 30. bis zum 72. Lebensmonat mit erhöhtem Kariesrisiko.

FU 1: vom 30.–42. Lebensmonat
FU 2: vom 49.–72. Lebensmonat
FU 3: im 6. Lebensjahr mit erhöhtem
      Kariesrisiko

Therapie

1 Welche Ziele strebt eine erfolgreiche Parodontaltherapie an?

Eine erfolgreiche Parodontalbehandlung soll
a) die weitere Zerstörung des Zahnhalteapparates verhindern.
b) ein entzündungsfreies marginales Parodontium erreichen.
c) die Taschentiefen verringern.
d) gelockerte Zähne stabilisieren.
e) verloren gegangenes parodontales Gewebe wiederaufbauen (Reattachment).

2 Nennen Sie die verschiedenen Phasen der Parodontalbehandlung.

a) *Eingangsuntersuchung:* allgemeiner Befund und spezieller Befund
b) *Vorbehandlung:* Verbesserung oraler Verhältnisse
c) *Weiterführende Behandlung:* PA-Status und RÖ-Status mit spezieller Therapie   →

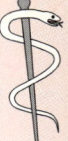

▷ *Fortsetzung der Antwort* ▷

d) *Erhaltungstherapie:* Recall mit Kontrolle der Mundhygienemaßnahmen

e) *Rezidivbehandlung:* gezielte Therapie, Remotivation

3 Welche diagnostischen Möglichkeiten bestehen zur Einteilung der marginalen Parodontopathien?

a) Sondierung der Zahnfleischtaschen
b) Feststellen des Lockerungsgrades
c) Röntgenbefund
d) Gingivaverlauf anhand von Orientierungsmodellen

4 Welche Instrumente eignen sich zur Zahnstein-entfernung?

a) Handinstrumente:
- Zahnreiniger (Scaler)
  - sichelförmiger Scaler
  - Hakenscaler
- kleine Meißel
- Küretten
b) Ultraschallgeräte
c) Polierer und kleine Bürsten

5 Wann kann mit einer systematischen operativen Parodontaltherapie begonnen werden?

a) nach Abschluss der Vorbehandlung
b) wenn trotz guter Mundhygiene (A. P. I. unter 30 %) entzündete Resttaschen vorhanden sind

6 Welche Arbeitsunterlagen müssen vor einer Parodontal-behandlung erstellt worden sein?

a) Parodontalstatus
b) Röntgenstatus
c) OK/UK-Situationsmodelle

7 Welche Eintragungen werden auf der Vorderseite des PA-Status vorgenommen?

a) Allgemeine Vorgeschichte
b) Spezielle Vorgeschichte
c) Befund
d) Diagnose mit Stempel und Unterschrift des Behandlers
e) ggf. Vermerke des Gutachters/ der Vertragskasse

8 Welche Eintragungen müssen im PA-Status vor-genommen werden (sog. obligate Eintragungen)?

Eintragungen im PA-Status:
a) fehlende Zähne
b) nicht erhaltungswürdige Zähne
c) freiliegende Bi- oder Trifurkationen
d) marktote Zähne
e) Taschentiefen
f) Zahnlockerungen

9 Welche Befunde können zusätzlich in den PA-Status eingetragen werden?

a) Karies
b) Wurzelfüllungen
c) Zahnersatz
d) freiliegende Zahnhälse
e) Vitalität

10 Wie teilt man die Zahnlockerungsgrade ein?

Zahnlockerungsgrade:
I = fühlbar
II = sichtbar
III = beweglich

11 Welche Möglichkeiten gibt es, um die Taschentiefen zu messen?

a) Sonden mit Maßeinheiten aus Metall (starr) oder aus Kunststoff (beweglich)
b) Parodontometer (Drahtschlaufen)
c) Elektronische Messung mit automatisierten Sonden, die einen gleichmäßigen Sondierungsdruck gewährleisten.

12 Welche Bedeutung haben folgende Eintragungen im PA-Status?

1 = fehlende Zähne
2 = tief zerstörte, nicht erhaltungswürdige Zähne, auch geplante Extraktionen
3 = freiliegende Bi- oder Trifurkationen
4 = marktote Zähne

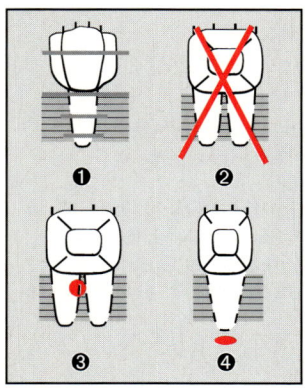

13 Wie lange müssen Behandlungsunterlagen einer PA-Therapie aufbewahrt werden?

a) Behandlungsunterlagen, einschließlich der Modelle 5 Jahre
b) Röntgenbilder 10 Jahre

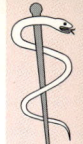

14 **Erklären Sie den Unterschied zwischen einer**
a) geschlossenen Kürettage und einer
b) offenen Kürettage.

a) *Geschlossene Kürettage:* Taschen werden ohne Aufklappung in örtlicher Betäubung ausgeschabt.
b) *offene Kürettage:* Bildung eines Schleimhaut-Periost-Lappens und Kürettage unter direkter Sicht.

15 **Was versteht man unter Vector-Therapie?**

Vector-Therapie ist ein neuartiges Ultraschallverfahren, bei dem verschiedene Instrumentenaufsätze durch lineare Schwingungen in nur eine Richtung in den Parodontalspalt bis zu Taschentiefen von 8 mm eingeführt werden. Erzielt wird die Ablösung von Konkrementen ohne Aufklappung, oftmals auch ohne Anästhesie, sowie die gleichzeitige schonende Spülung des Alveolarknochens durch Hydroxylapatit.
Hierdurch kann eine Wiederbefestigung des Zahnhalteapparates (Reattachment) und eine Verknöcherung der Alveole (Reossifaktion) erzielt werden.

16 **Wofür wird ein Pado-Test angewendet?**

Der Pado-Test ist ein neuartiger Gensondentest. Vor und nach einer Parodontalbehandlung wird eine mikrobielle Analyse der Keime aus der Zahnfleischtasche unter Risikoabwägung vorgenommen. Ermittelt werden die Keimart und Keimmenge des gemessenen Zahnfleischtascheninhalts. Aufgrund des Ergebnisses können exakte therapeutische Maßnahmen eingeleitet werden (tiefes Reinigen der Zahnfleischtasche/Deep Scaling, Wurzelglättung/Root Planing, ggf. gezielte Antibiotikatherapie/Metronidazol und Omidazol).

17 **Welche Maßnahmen gehören zur mukogingivalen Chirurgie?**

a) Verbreiterung der befestigten Gingiva
b) Behandlung von Rezessionen
c) Beseitigen von Bändern
d) Abdecken von freiliegenden Wurzelflächen mittels Verschiebelappen oder freien Schleimhauttransplantaten

18 Wie wird die Zahnfleisch-
wunde nach einem chirur-
gischen Eingriff abgedeckt?

Mit einem so genannten Zahnfleisch-
verband (Coe-pak bzw. Peripac), der im
Bereich der marginalen Gingiva angelegt
und nach 2 bis 3 Tagen wieder entfernt
wird.

19 Erklären Sie, was man
unter einer Gingivektomie
versteht.

Unter einer *Gingivektomie* versteht
man die Entfernung von überschüssigem
Gewebe aufgrund von krankhaften
Gewebsneubildungen (hyperplastischen
Parodontalerkrankungen).

Prophylaxe

1 Welche Maßnahmen
gehören zur Vorbehandlung?

a) Aufklärung des Patienten mit
   verständlicher Information
b) Anleitung des Patienten mit Motivation zur Mundhygiene
c) Verbesserung der hygienischen
   Verhältnisse (Zahnsteinentfernung,
   Beseitigung überstehender Kronen-
   und Füllungsränder)
d) Kontrollieren der Mundhygiene

2 Welche Indices werden
zur Überprüfung der Mund-
hygiene erhoben?

a) Der *Approximal-Plaque-Index* (A. P. I.)
   wird durch Anfärben der Zähne erhoben.

A. P. I. in %

$$= 100 \times \frac{\text{Anzahl der verfärbten Zähne}}{\text{Gesamtzahl der Zähne}}$$

b) Der *Sulcus-Blutungs-Index* durch
   Blutung

S. B. I. in %

$$= 100 \times \frac{\text{Blutungsanzahl}}{\text{Anzahl der Sulci}}$$

c) *Papillen-Blutungs-Index* durch Blutung
   der Papillen

P. B. I. in %

$$= 100 \times \frac{\text{Papillenblutung}}{\text{Anzahl der Papillen}}$$

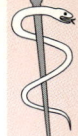

3 Die systematische Parodontaltherapie schreibt eine gute Mundhygiene vor einer operativen Behandlung vor.
Ab welchem Wert kann eine Kürettage begonnen werden?

Wenn der A. P. I. unter 30 % liegt.

4 Wie kann die Mundhygiene kontrolliert werden?

a) Erhebung eines A. P. I. (*A*pproximal-*P*laque-*I*ndex)
b) Erhebung eines S. B. I. (*S*ulcus-*B*lutungs-*I*ndex)/P. B. I. (*P*apillen-*B*lutungs-*I*ndex
c) Sichtbarmachen von Belägen
d) Abstrich von Belägen und Anlegen von Kulturen
e) Darstellung der Mikroorganismen des Zahnbelages unter Zuhilfenahme eines Mikroskopes

5 Wozu dient die Speicheldiagnostik?

Zur individuellen Keimbestimmung, wobei die Anzahl und die Bakterienart, sowie das jeweilige Kariesrisiko des Patienten bestimmt werden kann.

6 Wann muss eine gezielte Antibiotikatherapie einsetzen?

Wenn bestimmte Risikokeime wie Streptococcus sanguis und Actinomyces viscosus verstärkt vorliegen.

7 Ein Patient fragt nach der Möglichkeit, einen verloren gegangenen Kieferknochen wieder zu ersetzen.
Welche Antwort geben Sie?

Es gibt mehrere Möglichkeiten:
a) *Die gesteuerte Gewebsregeneration (GTR):* Zum Aufbau von Knochengewebe mit resorbierbaren Folien, die um den Zahn fixiert werden und unter dem Zahnfleisch längere Zeit verbleiben, wobei sich neue knochenbildende Zellen (Osteoblasten) anheften.
b) *Die Endocaintherapie:* Hierbei wird ein gelartiges Knochenmaterial mittels Säure-Ätztechnik auf den Knochen aufgetragen und von der Gingiva abgedeckt.

→

▷ *Fortsetzung der Antwort* ▷

c) **Die Knochentransplantation (autolog):**
Es wird patienteneigener Knochen vom Kinn oder von Implantaten (Fräsmaterial) auf den Knochendefekt aufgebracht und verbleibt unter der Schleimhaut.

d) **Die Knochentransplantation (heterolog):**
Es wird künstliches Knochenmaterial auf den Knochendefekt aufgebracht und verbleibt unter der Schleimhaut.

Anwendung von Röntgenstrahlen in der zahnärztlichen Praxis

Grundlagen

1 Erklären Sie, was man unter Röntgenstrahlen versteht.

Röntgenstrahlen sind kurzwellige elektromagnetische Strahlen. Sie werden in Röntgenröhren erzeugt.

2 Nennen Sie fünf Eigenschaften der Röntgenstrahlen.

Röntgenstrahlen
– sind für den Menschen nicht wahrnehmbar.
– durchdringen feste Körper und werden dabei abgeschwächt.
– können fotografische Platten schwärzen.
– können bestimmte Salze zur Lichtemission anregen.
– haben ionisierende Wirkung.

3 Wie ist eine Röntgenröhre aufgebaut?

Eine *Röntgenröhre* besteht aus einer Heizwendel ([+] Glühkathode) und einer gegenüberliegenden Anode (–) mit Wolframscheibe. Beide sind von einer Hochvakuumröhre aus Bleiglas umgeben.

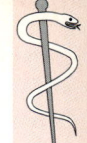

4 **Bezeichnen Sie die einzelnen Teile der Abbildung.**

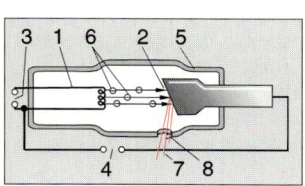

1 Heizwendel (Kathode)
2 Wolframscheibe
3 Heizspannung
4 Hochspannung
5 hoch evakuierter Bleiglashohlkörper
6 beschleunigte Elektronen
7 Röntgenstrahlen
8 Strahlenaustrittsfenster

5 **Beschreiben Sie, wie in der Röntgenröhre Röntgenstrahlen erzeugt werden.**

Durch die Erhitzung der Heizwendel (= Kathode) werden Elektronen von der Heizwendel abgesprengt. Wegen der angelegten Hochspannung werden sie auf die Anode zu beschleunigt und treffen dort mit hoher Geschwindigkeit auf. Die schlagartige *Abbremsung* verursacht Wärme (99 %) und Röntgenstrahlen (1 %).

6 **Was bedeuten folgende Angaben auf einer Röntgenröhre:**

a) 10 mA?
b) 70 kV?

a) *10 mA* = Angabe der maximalen *Heizstromstärke* der Heizwendel
b) *70 kV* = Angabe der maximalen *Hochspannung* zwischen Anode und Kathode

7 **Welche drei Schaltdaten beeinflussen die Qualität des Röntgenbildes?**

Röhrenspannung (in kV), Stromstärke (in mA), Belichtungszeit (in s)

8 **Wie können Sie die Bildqualität eines Röntgenbildes verändern?**

a) Die Erhöhung der Stromstärke in der Heizwendel und die Verlängerung der Belichtungszeit (= mAs-Produkt) bewirken, dass mehr Elektronen beteiligt sind. Die Folge: die Strahlenmenge wird größer (Strahlenquantität). *Das Bild wird deutlicher bei gleich bleibender Durchdringungsfähigkeit.* →

▷ *Fortsetzung der Antwort* ▷

b) Die Erhöhung der Hochspannung zwischen Kathode und Anode bewirkt, dass die Elektronen schneller auf die Anode hin beschleunigt werden. Der Aufprall ist härter. Die Folge: Es entstehen harte Röntgenstrahlen mit hoher Durchdringungsfähigkeit (Strahlenqualität). *Das Bild wird dunkler.*

---

9 **Auf welchem Prinzip beruht die Röntgendiagnostik?**

Röntgenstrahlen werden von den verschiedenen Körpergeweben verschieden stark absorbiert. Die Strahlen, die den Körper verlassen, sind deshalb unterschiedlich stark und schwärzen den Röntgenfilm entsprechend mehr oder weniger. Es entsteht ein Schattenbild, bei dem z. B. Knochen und Zähne (Gewebe mit hoher Strahlenabsorption) hell und Fett- und Bindegewebe (Gewebe mit geringer Strahlenabsorption) dunkler dargestellt werden.

---

10 **Warum erscheint ein Knochen auf einer (fertigen) Röntgenaufnahme hell?**

Knochen absorbieren Röntgenstrahlen sehr stark, sodass es nur zu einer geringen Belichtung (Schwärzung) des Röntgenfilms kommt.

---

11 **Die beim Röntgen auftretenden Strahlen werden in drei Arten eingeteilt.**

Nennen und beschreiben Sie diese kurz.

a) *Primärstrahlen*
   (= Nutzstrahlen) sind die Strahlen, die vom Gerät direkt auf den Patienten gestrahlt werden.
b) *Sekundärstrahlen*
   (= Streustrahlen) sind Strahlen, die vom Patienten, von Teilen des Gerätes oder der Raumeinrichtung nach allen Seiten hin gestreut werden.
c) *Leckstrahlen*
   (= Störstrahlen) sind Strahlen, die durch Defekte am Gerät austreten.

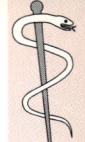

12 Erläutern Sie folgende Aussage:

Röntgenstrahlen haben eine ionisierende Wirkung.

Röntgenstrahlen können Atome ionisieren, indem sie Elektronen aus dem Atomverband herauslösen. Dadurch können die Moleküle in ihrer Struktur verändert oder zerstört werden und neue, zellfremde Substanzen entstehen.

13 Welche Zellen sind besonders empfindlich für Strahlenschäden?

Zellen mit hoher Teilungsfähigkeit wie z. B. Blut bildende Organe, lymphatische Organe, Schleimhautzellen, Keimdrüsen, embryonales Gewebe.

14 Welche Arten von Strahlenschäden werden unterschieden?

a) *Somatische Schäden:* Schäden am Körper des bestrahlten Patienten
  - *Frühschäden:* z. B. Übelkeit, Erbrechen, Müdigkeit, Hauterscheinungen, Blutbildveränderungen
  - *Spätschäden:* z. B. Leukämie, Krebs, grauer Star
b) *Genetische Schäden:* Veränderungen des Erbgutes (Mutationen der DNS), die erst in der nächsten oder in einer späteren Generation sichtbar werden
c) *Teratogene Schäden:* Schädigung des Ungeborenen

15 Zu welcher Art Schaden gehört

a) eine Röntgenverbrennung?

b) die Schädigung des Embryos während der Schwangerschaft?

a) Somatischer Strahlenschaden
b) teratogener Strahlenschaden

Röntgenfilme

1 Zählen Sie die gängigen Zahnfilmformate für intraorale Aufnahmen auf und geben Sie an, wozu man sie verwendet?

a) 3 × 4 cm: Standardfilm
b) 2 × 3 cm: Kinderfilm oder für Einzelzahnaufnahmen
c) 4 × 5 cm: großer Zahnfilm oder kleiner Aufbissfilm
d) 5,5 × 7,5 cm: Aufbissfilm

2 Beschreiben Sie die Verpackung der intraoral anzuwendenden Zahnfilme.

Der Röntgenfilm steckt in einem schwarzen Umschlag, in den rückwärtig eine Metallfolie eingelegt ist. Dieser Umschlag ist entweder in eine Plastikhülle oder in eine wasserdichte Papierhülle eingeschweißt.

3 Welche Aufgabe hat die Metallfolie, die sich hinter dem Röntgenfilm befindet?

Die Metallfolie soll die Strahlenbelastung des Patienten mindern. Des Weiteren soll sie eine Verschlechterung der Bildqualität durch Streustrahlen aus dem Gewebe verhindern.

4 Beschreiben Sie den Aufbau eines intraoralen Zahnröntgenfilms.

Auf dem *Schichtträger* befindet sich beidseitig zuerst je eine Haftschicht, dann folgt jeweils eine lichtempfindliche *Emulsion* und je eine *Schutzschicht.* Der Zahnfilm besteht somit aus sieben Schichten.

5 Woraus bestehen die einzelnen Schichten eines intraoralen Zahnröntgenfilms?
a) Schichtträger
b) Haftschicht
c) lichtempfindliche Emulsion
d) Schutzschicht

a) Der Schichtträger besteht aus Polyester.
b) Die sehr dünne Haftschicht besteht aus Gelatine und Kunststoff.
c) Die lichtempfindliche Emulsion besteht aus Gelatine und Silberbromidkörnchen.
d) Die Schutzschicht besteht aus stark gehärteter Gelatine.

6 Man unterscheidet grobkörnige und feinkörnige Röntgenfilme.
Wie wirkt sich die Körnung auf die Empfindlichkeit des Films und die Qualität des Röntgenbildes aus?

Grobkörnige Filme sind empfindlicher als feinkörnige, ihre Bildqualität ist jedoch schlechter.

7 Wodurch wird die Schwärzung des Röntgenfilms beeinflusst?

Durch die Silberbromidkristalle der lichtempfindlichen Emulsion.

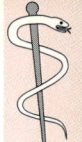

8 Was geschieht mit den Silberbromidkristallen beim
a) Belichten
b) Entwickeln
c) Fixieren?

a) *Belichten:* Energiereiche Strahlen reduzieren die Silberbromidkristalle zu reinem Silber.
b) *Entwickeln:* Durch die Entwicklung wird das Brom abgespalten und geht in Lösung. Auf dem Film bleibt das schwarze metallische Silber, welches das Bild sichtbar macht.
c) *Fixieren:* Die unbelichteten Silberbromidkristalle werden aus der Emulsion entfernt und die Filmoberfläche wird gehärtet.

9 Woran können Sie später die Vorder- und die Rückseite des Röntgenfilms erkennen?

Auf der Rückseite des Filmpäckchens befindet sich in einer Ecke ein kleiner Kreis. Darunter ist auf dem Röntgenfilm im Päckchen ebenfalls eine kleine Delle. Der Röntgenfilm soll nun immer so in den Mund eingelegt werden, dass die Delle stets nach hinten und die kleine runde Vorwölbung nach vorne zeigt. Zudem soll die Delle in der Filmpackung koronal liegen.

10 Röntgenfilmkassetten:
a) Für welche Aufnahmen werden Röntgenfilme in eine Kassette eingelegt?
b) In der Kassette liegen vor und hinter dem Röntgenfilm so genannte Verstärkerfolien. Wozu dienen sie?

a) Für extraorale Aufnahmen legt man Röntgenfilme in eine Kassette ein.
b) *Verstärkerfolien* sind mit einem fluoreszierenden Stoff belegt. Dieser leuchtet beim Durchtritt der Röntgenstrahlen auf. Bei der Röntgenaufnahme wird nun der Röntgenfilm zu einem geringen Teil von den durchtretenden Röntgenstrahlen selbst und zu einem großen Teil von den aufleuchtenden Verstärkerfolien belichtet. Dadurch kann die Belichtungszeit erheblich verkürzt werden – die Strahlenbelastung des Patienten ist geringer.

11 Worauf sollte bei der Vorratshaltung von Röntgenfilmen geachtet werden?

a) Röntgenfilme sind nur begrenzt haltbar, der Vorrat sollte für maximal ein halbes Jahr angelegt sein.
b) Röntgenfilme sollten kühl und strahlensicher aufbewahrt werden.

Aufnahmetechnik

1 Unterscheiden Sie zwischen extraoralen und intraoralen Aufnahmen.

a) Bei der *extraoralen* Aufnahme wird der Röntgenfilm außerhalb des Mundes angelegt.
b) Bei der *intraoralen* Aufnahme wird der Röntgenfilm in den Mund eingelegt.

2 Nennen Sie drei Beispiele für intraorale Aufnahmetechniken.

a) Halbwinkeltechnik
b) Paralleltechnik
c) Rechtwinkeltechnik

3 Was bezeichnet man als Zentralstrahl?

Einen gedachten Strahl in der Mitte des Primärstrahlenbündels.

4 Wozu dient der Tubus am zahnärztlichen Röntgengerät?

Der Tubus ist eine Röhre aus Plastik oder Plexiglas. Gemeinsam mit der im Anfangsteil enthaltenen Bleiblende ist er ein Hilfsmittel zur Begrenzung des Strahlenbündels. Außerdem erleichtert der Tubus das Ausrichten des Zentralstrahls und sorgt für einen festen Fokus-Haut-Abstand.

5 Für eine Röntgenaufnahme soll die Halbwinkeltechnik angewandt werden.

Zeichnen Sie in die Abbildung folgende Linien ein:

a) Zahnachse (ZA)
b) Filmebene (FE)
c) Winkelhalbierungsebene (WHE)
d) Zentralstrahl (ZS)

Lösung:

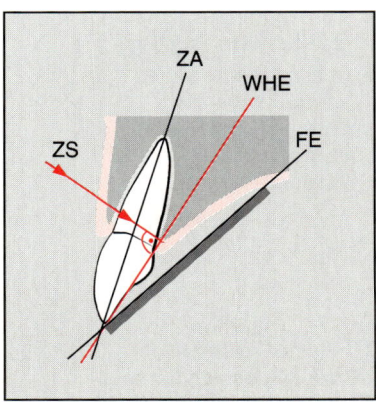

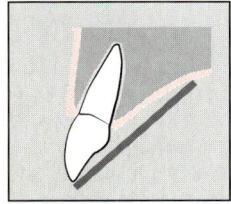

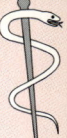

6 **Warum ist es wichtig, dass bei der Halbwinkeltechnik der Zentralstrahl genau im rechten Winkel zur Winkelhalbierungsebene eingestellt wird?**

Da sonst der Zahn verzerrt abgebildet wird.

7 **Halbwinkeltechnik:**
Wie wird der Zahn dargestellt, wenn der Zentralstrahl
a) zu flach eingestellt wurde
b) zu steil eingestellt wurde?

a) Der abgebildete Zahn ist verlängert dargestellt.
b) Der abgebildete Zahn ist verkürzt dargestellt.

8 **Um welche Aufnahmetechnik handelt es sich bei der folgenden Abbildung?**

Die Abbildung stellt die *Paralleltechnik* dar.
Die Filmebene liegt parallel zur Zahnachse. Der Zentralstrahl wird im rechten Winkel zur Zahnachse eingestellt. Um die Wurzelspitzen auf dem Röntgenbild abzubilden, ist gelegentlich eine etwas steilere Einstellung des Zentralstrahls nötig (siehe gestrichelte Linie).

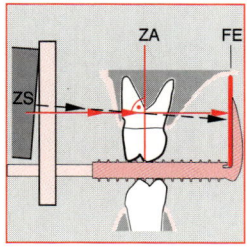

9 **Beschreiben Sie die Rechtwinkeltechnik.**

Bei der *Rechtwinkeltechnik* wird der Zahnfilm so im Mund fixiert, dass der Zentralstrahl immer im rechten Winkel auf die Mitte der Filmebene trifft. Man verwendet dazu eine spezielle Halterung, die mit dem Tubus starr verbunden ist. Es muss dann nur noch darauf geachtet werden, dass die Zahnachse parallel zur Filmebene liegt.

10 **Erklären Sie, was man unter einem Röntgenstatus versteht?**

Der *Röntgenstatus* ermöglicht einen umfassenden Überblick über die gesamte Zahn- und Kiefersituation. Dabei werden mit Hilfe von ca. 10–14 aneinandergereihten Einzelaufnahmen alle Zähne, bezahnte und zahnlose Kieferabschnitte röntgenologisch dargestellt.

11 a) **Wozu dienen Bissflügel-aufnahmen?**
b) **Welche Besonderheiten haben die dafür verwendeten Zahnfilme?**

a) *Bissflügelaufnahmen* dienen der Karies- und Parodontaldiagnostik.
b) Die Verpackungen der Zahnfilme haben eine Aufbisslasche, den Bissflügel, mit dem der Film durch Aufbeißen in der richtigen Position fixiert werden kann.

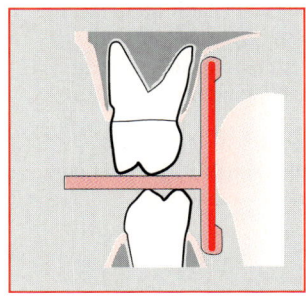

12 **Was wird auf einer Bissflügelaufnahme**
a) **dargestellt**
b) **nicht dargestellt?**

a) Die oberen und die unteren Zahnkronen
b) Die Zahnwurzeln

13 a) **Wozu dient die Aufbissaufnahme?**
b) **Wie wird der Film in den Mund eingelegt?**

a) *Aufbissaufnahmen* geben eine Übersicht über Oberkiefer und Gaumen oder Unterkiefer und Mundboden. Sie ermöglichen eine Lagebestimmung von verlagerten Zähnen, großen Zysten oder Speichelsteinen im Mundboden.
b) Der Film wird in der Kauebene zwischen die Zahnreihen eingelegt und durch leichten Zubiss festgehalten.

14 **Was versteht man unter der orthoradialen Einstellung?**

Bei der *orthoradialen Einstellung* wird der Zentralstrahl senkrecht auf den abzubildenden Zahnbogenabschnitt und auf die Mitte der Zahnfläche ausgerichtet.

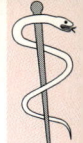

15 Nachfolgend sind zwei unterschiedliche Kopfhaltungen abgebildet.

Geben Sie an, welche Haltung richtig ist für Aufnahmen im Oberkieferbereich, und welche richtig ist für Aufnahmen im Unterkieferbereich.

a) Richtige Haltung für eine Oberkieferaufnahme.
b) Richtige Haltung für eine Unterkieferaufnahme.

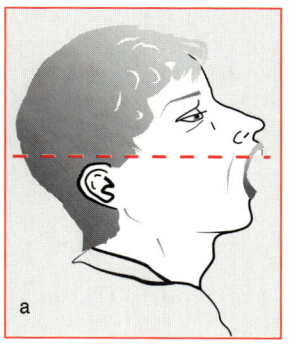

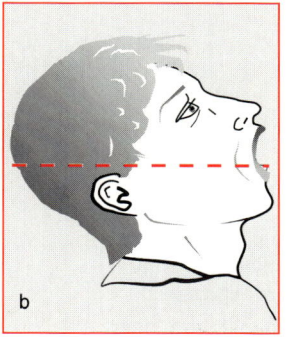

16 Welchen Verlauf des Zentralstrahls bezeichnet man als mesial exzentrisch, welchen als distal exzentrisch?

a = mesial exzentrisch
b = distal exzentrisch

17 Wie wird eine intraorale Röntgenaufnahme durchgeführt?

a) Der Patient soll Schmuck (Ohrringe, Halsketten), Brille, Haarnadeln ablegen, herausnehmbaren Zahnersatz entfernen

→

▷ *Fortsetzung der Antwort* ▷

b) Den Patienten aufrecht in den Behandlungsstuhl setzen
c) Röntgenschürze oder Schutzschild anlegen
d) Kopf in die richtige Position bringen (die Kauebene des zu untersuchenden Kiefers soll parallel zum Fußboden stehen)
e) Röntgenfilm einlegen
f) Zentralstrahl einstellen
g) Belichtungszeit einstellen
h) Kontrollbereich möglichst verlassen und auslösen
i) Röntgenfilm aus dem Mund nehmen und desinfizieren
j) Film entwickeln

18 Häufig leiden die Patienten bei intraoralen Aufnahmen unter einem Würgereiz. Wie kann dieser vermindert werden?

a) Patienten zum langsamen Atmen durch die Nase auffordern
b) leichte, ca. 2 min. lange Massage der Schläfen
c) Auftragen eines Oberflächenanästhetikums

19 Nennen Sie drei Beispiele für extraorale Aufnahmen.

a) Panoramaaufnahmen
b) Kiefergelenkaufnahmen
c) seitliche Fernröntgenaufnahmen

20 Was kann mit Hilfe der Panorama-Schichtaufnahme (= Orthopantomogramm) dargestellt werden?

Eine Übersichtsaufnahme des gesamten Kauorgans mit Ober- und Unterkiefer, allen Zähnen, Kiefergelenken und Teilen der Kieferhöhlen.

21 Worin unterscheidet sich die Panorama-Schichtaufnahme grundsätzlich von der Panoramavergrößerungsaufnahme?

a) Bei der *Panorama-Schichtaufnahme* befinden sich die Strahlungsquelle und der Röntgenfilm außerhalb des Mundes. Sie liegen sich rechts und links vom Kopf des Patienten gegenüber. Während der Röntgenaufnahme umkreisen sie den auf einer Kinnstütze liegenden Kopf des Patienten.   →

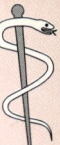

▷ *Fortsetzung der Antwort* ▷

b) Bei der **Panorama-Vergrößerungsaufnahme** befindet sich die Strahlungsquelle im Mund, der Röntgenfilm wird von außen um den Kiefer gelegt und vom Patienten im Wangenbereich gehalten.

22 **Welche Röntgenaufnahme ist vor allem für die kieferorthopädische Diagnostik wichtig?**

Die **Fernröntgenseitenaufnahme** des Kopfes.

23 **Beim Betrachten von Röntgenbildern spricht man von Aufhellungen und Verschattungen.**
Was meint man damit?

Röntgenbilder sind **Negativbilder,** d. h., Hell und Dunkel sind vertauscht.
a) *Verschattung:*
Gewebe oder Materialien, welche die Röntgenstrahlen stärker (Knochen) oder ganz (Amalgamfüllungen) absorbieren, werfen einen „Schatten" auf das Röntgenbild. Es entsteht *keine Schwärzung* des Films, man spricht von Verschattung.
b) *Aufhellung:*
Gewebe mit hoher Strahlendurchlässigkeit ermöglichen eine gute Beleuchtung des Röntgenfilms, wodurch er geschwärzt wird. Diese Schwärzung bezeichnet man als Aufhellung.

Röntgenfilmentwicklung und Fehleranalyse

1 **Worauf achten Sie beim Auspacken des Röntgenfilms?**

a) Der Film darf nur an den Kanten angefasst werden.
b) Der Film darf nicht zerkratzt (z. B. mit langen Fingernägeln) oder geknickt werden.
c) Den Film nicht zu schnell aus der Packung ziehen.

2 **Beschreiben Sie den Ablauf der konventionellen Filmentwicklung von Hand bei einer Temperatur von 20 °C.**

a) Der Röntgenfilm wird in der Dunkelkammer aus der Verpackung entnommen.

→

▷ *Fortsetzung der Antwort* ▷

b) Danach wird der Film 4 min. ins Entwicklerbad eingelegt und gelegentlich hin und her bewegt.
c) Anschließend wird er entnommen und mindestens 15 sec. zwischengewässert.
d) Danach wird der Film 10 min. ins Fixierbad eingelegt.
e) Nach der Entnahme aus dem Fixierbad wird 20 min. in fließendem Wasser schlussgewässert.

3 Weshalb ist vor dem Fixierbad eine Zwischenwässerung nötig?

Gelangt die alkalische Entwicklerlösung in das saure Fixierbad, so wird dieses verdorben. Deshalb werden die Reste der Entwicklerlösung durch eine Zwischenwässerung von mindestens 15–20 sec. gründlich vom Film abgespült.

4 Beschreiben Sie den technischen Ablauf beim Bearbeiten eines belichteten Films im Entwicklungsautomaten.

Die Entwicklung im Entwicklungsautomaten verläuft wegen *höherer Temperaturen* (40°) und *spezieller Zusätze des Entwicklers* sowie *entsprechender Röntgenfilme* wesentlich schneller. Im Einzelnen läuft sie folgendermaßen ab:
a) Den Röntgenfilm in der Dunkelkammer aus der Verpackung nehmen.
b) Den Film in den Entwicklungsautomaten einlegen.
c) Der Röntgenfilm wird durch die einzelnen Bäder mit Hilfe eines Rollensystems transportiert.
d) Da beim Durchpressen des Films durch die Transportwalzen die Entwicklerflüssigkeit ausgepresst wird, entfällt der Schritt der Zwischenwässerung.

5 Warum darf in der Dunkelkammer nicht geraucht werden?

Auch kleinste Lichteinfälle schwärzen die Filme.

6 Wie können Sie einen Lichttest in der Dunkelkammer durchführen?

Der Film wird auf den Tisch gelegt und ein Gegenstand daraufgestellt. Anschließend wird der Film entwickelt. Dabei darf sich der Gegenstand nicht abbilden.

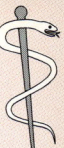

7 **Wodurch können folgende Erscheinungen auf dem Röntgenbild verursacht worden sein?**

a) **Fingerabdrücke**
b) **helle Flecken**
c) **dunkle Flecken**
d) **gelbe, undurchsichtige Flecken**
e) **helle Flecken mit dunklem Rand**
f) **in allen Farben schillernder Schleier (= dichroitischer Schleier)**
g) **Gelbschleier**
h) **halbmondförmige schwarze Kratzer**
i) **Grauschleier**
k) **schwarze „Bruchlinien" im Film**

a) *Fingerabdrücke:* Der Film wurde nicht vorschriftsmäßig aus der Packung genommen. Er wurde auf der Schichtfläche berührt.

b) *helle Flecken:* Fixierer wurde auf das noch nicht entwickelte Bild getropft.

c) *dunkle Flecken:* Entwicklertropfen

d) *gelbe, undurchsichtige Flecken:* Während der Filmentwicklung befanden sich Luftbläschen auf der Filmoberfläche. Filme sollen deshalb nach dem Einhängen in den Entwickler etwas bewegt oder abgeklopft werden.

e) *helle Flecken mit dunklem Rand:* Auf den fertigen, schon trockenen Film kamen Wassertropfen.

f) *in allen Farben schillernder Schleier (= dichroitischer Schleier):* Die Fixierlösung wurde mit Entwicklerlösung verunreinigt (z. B. auch durch zu kurze Zwischenwässerung).

g) *Gelbschleier:* Der Entwickler ist zu alt und verbraucht.

h) *halbmondförmige schwarze Kratzer:* Fingernagelabdruck

i) *Grauschleier:* Ein zu alter Film wurde benutzt, defektes Dunkelkammerlicht.

k) *schwarze „Bruchlinien" im Film:* Der Film wurde stark abgeknickt, z. B. beim Einbringen in den Mund.

8 **Nennen Sie mögliche Ursachen für ein**

a) **zu dunkles Bild**
b) **zu helles Bild.**

a) ***Ursachen eines zu dunklen Bildes:***
– der Film wurde überbelichtet
– der Entwickler ist zu konzentriert oder zu warm
– die Entwicklungszeit war zu lang
– der Film wurde falsch gelagert
– der Film wurde vorbelichtet
– die Filmempfindlichkeit ist zu hoch

b) ***Ursachen eines zu hellen Bildes:***
– der Film wurde unterbelichtet
– der Entwickler ist zu schwach, verbraucht oder zu kühl   →

▷ *Fortsetzung der Antwort* ▷

– die Entwicklungszeit war zu kurz
– die Filmempfindlichkeit ist zu gering

⑨ Die Oberkieferfrontzähne erscheinen auf einer Aufnahme viel zu kurz.
Welcher Fehler wurde gemacht?

Einstellung zu steil von oben

⑩ Was geschieht mit den verbrauchten Entwickler- und Fixierlösungen?

Entwickler- und Fixierlösungen werden in Kunststoffkanistern gesammelt und durch spezielle *Entsorgungsunternehmen* entsorgt. Fixierlösungen unterliegen dem Abfallbeseitigungsgesetz. Man sollte sich deshalb vom Entsorgungsunternehmen eine Bescheinigung ausstellen lassen über Art und Menge der abgegebenen Lösung.

Röntgenverordnung und Strahlenschutz

① Welche Bedeutung hat das folgende internationale Symbol?

Dieses Symbol ist der Warnhinweis auf ionisierende Strahlung.

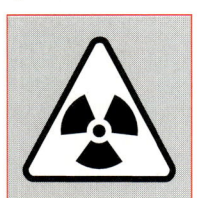

② Zahnmedizinische Fachangestellte zählen laut Gesetzgeber zu den Hilfskräften, die nach der RöV unter bestimmten Voraussetzungen röntgen dürfen.
Nennen Sie diese Voraussetzungen.

a) Zahnmedizinische Fachangestellte dürfen ausschließlich unter ständiger Aufsicht und Verantwortung eines fachkundigen Zahnarztes röntgen.
b) Zahnmedizinische Fachangestellte müssen über Kenntnisse im Strahlenschutz verfügen (seit 1. 1. 1991: Vorlage einer Bescheinigung).
c) Sie müssen regelmäßig (halbjährlich) belehrt werden.

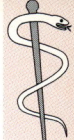

3 **Wer darf in der Zahnarzt-praxis Röntgenaufnahmen anordnen?**

Nur der Zahnarzt

4 **Welche drei Grundregeln müssen von jeder Fachange-stellten eingehalten werden, um Strahlenschäden zu vermeiden?**

a) Einhaltung des Abstands
b) Begrenzung der Aufenthaltszeit
c) Verwendung einer Abschirmung (z. B. Bleischutz)

5 **Wie verändert sich die Strahlenbelastung, wenn der Abstand verdoppelt wird?**

Bei Verdoppelung des Abstands sinkt die Strahlenbelastung auf ein Viertel. Begründung: Die Strahlenintensität nimmt quadratisch mit der Entfernung ab *(Abstandsquadratgesetz).*

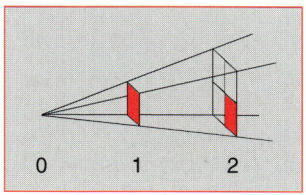

6 **Warum verwendet man Blei zur Abschirmung von Röntgenstrahlen?**

Die hohe Dichte von Blei führt zu einer starken Absorption von Röntgenstrahlen.

7 **Welchen Bleigleichwert muss die Röntgenschutzklei-dung für Patienten mindestens haben?**

0,4 mm

8 **Welche Daten sind bei jeder Röntgenaufnahme, die in der Praxis hergestellt wird, aufzuzeichnen?**

a) *Personenbezogene Daten:*
→ Name, Vorname, Geburtsdatum
b) *Ergebnis der Befragung:*
→ frühere Anwendung von Röntgen-strahlen? Bestehende Schwanger-schaft?
c) *Standarddaten:*
→ technische Daten der Röntgen-Einrichtung, festgelegte Unter-suchungsparameter →

▷ *Fortsetzung der Antwort* ▷

d) *variable Daten:*
→ Zeitpunkt, Art der Anwendung, untersuchte Körperregion

9 Die Röntgenverordnung (RöV) unterscheidet zwei wichtige Strahlenschutzbereiche.
Nennen und erklären Sie diese.

a) *Kontrollbereich:*
In diesem Bereich können Personen im Kalenderjahr höhere Ganzkörperdosen als 15 mSv (Millisievert) erhalten. Der Kontrollbereich muss mit einem Warnschild *„Kein Zutritt – Röntgen"* gekennzeichnet sein.

b) *Betrieblicher Überwachungsbereich:*
Dieser umfasst die an den Kontrollbereich angrenzenden Räume. Hier können Personen im Kalenderjahr eine Ganzkörperdosis von mehr als 5 mSv (jedoch nicht mehr als 15 mSv) erhalten.

10 Welchen Personengruppen ist der Zutritt zum Kontrollbereich nicht erlaubt?

Schwangeren und Kindern unter 18 Jahren

11 In welchem Falle dürfen sich Schwangere und Kinder doch in einem Kontrollbereich aufhalten?

Wenn eine Röntgenuntersuchung oder Röntgenbehandlung der Schwangeren oder des Kindes unumgänglich ist. Jugendliche zwischen 16 und 18 Jahren haben zu Ausbildungszwecken Zutritt zum Kontrollbereich.

12 Unterscheiden Sie die beiden Personenkreise „Strahlenschutzverantwortliche" und „Strahlenschutzbeauftragte".

a) *Strahlenschutzverantwortliche:*
Dies sind die Betreiber der Röntgeneinrichtung (z. B. der Zahnarzt in der Zahnarztpraxis). Sie übernehmen die Verantwortung für die Durchführung und die Einhaltung des Strahlenschutzes.

b) *Strahlenschutzbeauftragte:*
Sie werden vom Strahlenschutzverantwortlichen schriftlich bestellt und übernehmen die Leitung und Beaufsichtigung der Röntgentätigkeit.

→

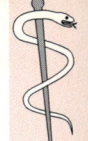

▷ *Fortsetzung der Antwort* ▷

Strahlenschutzbeauftragte müssen über fundierte Röntgenschutzkenntnisse verfügen (z. B. Medizinisch-technische Radiologieassistenten/-innen oder zahnmedizinische Fachangestellte mit Nachweis eines absolvierten Strahlenschutzkurses).

---

13 Die Röntgenverordnung unterscheidet beruflich strahlenexponierte Personen der Kategorie A und beruflich strahlenexponierte Personen der Kategorie B.

a) Welche Personen gehören der Kategorie A, welche gehören der Kategorie B an?

b) Zu welcher Personengruppe gehören Zahnmedizinische Fachangestellte, die Röntgenaufnahmen anfertigen?

a) *Kategorie A:*
Personen, die im Kontrollbereich tätig sind. Sie sind verpflichtet, ein Dosimeter zu tragen.
Kategorie B:
Personen, die im Überwachungsbereich tätig sind.

b) Zur Kategorie B.

---

14 Ionendosis, Energiedosis, Äquivalentdosis sind Begriffe aus der Dosimetrie (= Strahlendosis-Messverfahren).

Erklären Sie diese Begriffe.

a) Die *Ionendosis* gibt an, wie viel Ionen in einer bestimmten Menge Luft durch Strahlung erzeugt werden. Sie wird folgendermaßen ausgedrückt:

$$\frac{C}{kg} = \frac{Coulomb \ (= \text{Ladung der erzeugten Ionen})}{Kilogramm \ (= \text{Masse der Luftmenge})}$$

b) Mit der *Energiedosis* wird das Verhältnis zwischen der vom durchstrahlten Stoff absorbierten Energie (= Strahlenmenge) und seiner Masse ausgedrückt. Die Energiedosis wird in Gray (Gy) angegeben.

$$1 \ Gy = \frac{Joule \ (= \text{absorbierte Strahlenenergie})}{Kilogramm \ (= \text{Masse des durchstrahlten Stoffes})}$$

→

▷ *Fortsetzung der Antwort* ▷

c) Den Begriff **Äquivalentdosis** verwendet man nur im Strahlenschutz von Personen. Da die verschiedenen Strahlenarten entsprechend ihrer Masse und Energie sehr unterschiedlich auf den menschlichen Körper wirken, wird für die Berechnung der Äquivalentdosis die Energiedosis mit dem so genannten Schädigungsfaktor (q) multipliziert. Die Äquivalentdosis wird in Sievert (Sv) ausgedrückt.

$$\text{Sievert (Sv)} = \frac{\text{Joule} \cdot \text{Schädigungsfaktor}}{\text{kg}}$$

(Der Schädigungsfaktor wurde nach biologischen Erkenntnissen vereinbart und festgesetzt. Er beträgt für Röntgenstrahlen 1 und kann deshalb in der Röntgenlehre vernachlässigt werden.)

15 Dosismessung:

a) Wie wird die Körperdosis für Personen, die sich im Kontrollbereich aufhalten, bestimmt?

b) Wo werden die Messungen vorgenommen?

a) Zur **Dosismessung** dienen
   - Filmplaketten
   - Stabdosimeter

b) Die Messungen erfolgen am Rumpf unter der Schutzkleidung.

16 Belehrung gemäß § 36 RöV:

a) Worüber sind Personen, die Röntgenstrahlen anwenden, zu belehren?

b) Wie oft hat die Belehrung zu erfolgen?

a) Die genannten Personen sind zu belehren über
   - Arbeitsmethoden
   - mögliche Gefahren
   - anzuwendende Schutzmaßnahmen
   - die für sie wesentlichen Teile der RöV

b) Die Belehrung muss halbjährlich erfolgen. Über Zeitpunkt und Inhalt sind Aufzeichnungen zu führen. Diese müssen von den belehrten Personen unterschrieben und 5 Jahre lang aufbewahrt werden.

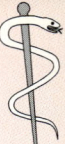

17 a) Wer führt die Abnahmeprüfung einer Neueinrich-
tung durch?

a) Hersteller bzw. Lieferant in Verbindung mit einem Sachverständigen
(z. B. TÜV)

b) Wer führt die Konstanzprüfung einer Röntgenanlage
durch?

b) Anwender

18 Wie lange müssen die
Aufzeichnungen über das
Ergebnis der Abnahmeprüfung
aufbewahrt werden?

10 Jahre

19 Konstanzprüfung:
a) Wozu dient sie?
b) Wie wird sie durchgeführt?
c) Wie oft muss sie durchgeführt werden?
d) Wie lange müssen die
Aufzeichnungsdaten inkl.
Prüfkörperaufnahmen
aufbewahrt werden?

a) Die Konstanzprüfung dient der
Qualitätssicherung.

b) Bei der Konstanzprüfung werden
Röntgenaufnahmen von einem spe-
ziellen Prüfkörper mit verschiedenen
Dichtestufen unter genau festgelegten
Bedingungen (Belichtungszeit, Span-
nungswert, Filmmaterial) angefertigt
und mit den Bildern und Angaben der
Abnahmeprüfung verglichen. Die
Bildqualität muss den Angaben der
Abnahmeprüfung entsprechen.

c) Die Konstanzprüfung muss monatlich
durchgeführt werden.

d) 2 Jahre

20 Wie oft muss eine
Röntgenanlage von einem
Sachverständigen überprüft
werden?

Alle 5 Jahre

21 Weshalb ist es sinnvoll,
wenn Patienten einen Röntgenpass (Röntgennachweis-
heft) mit sich führen?

Durch den *Röntgenpass* können un-
nötige Röntgenaufnahmen vermieden
werden, da der Arzt oder Zahnarzt sich
über bereits vorliegende Aufnahmen
informieren kann.
Die gesamte Strahlenbelastung des
Patienten wird erfasst.

22 Wie lange müssen
a) Röntgenaufnahmen bzw.
   Aufzeichnungen über
   Röntgenuntersuchungen
b) Aufzeichnungen über
   Röntgenbehandlungen
aufbewahrt werden?

a) 10 Jahre
b) 30 Jahre

Digitale Bildverarbeitung

1 Worin besteht der Unterschied zwischen dem herkömmlichen und dem digitalen Röntgenverfahren?

Durch das digitale Röntgensystem kann auf den klassischen Röntgenfilm und die damit verbundene aufwändige Entwicklungstechnik verzichtet werden. An die Stelle des Films tritt ein *digitaler Röntgensensor,* der über einen bildgebenden Computer das Röntgenbild auf dem Bildschirm darstellt. Das Bild ist sofort verfügbar. Es kann am Bildschirm ausgewertet und gegebenenfalls bearbeitet werden (Vergrößerung von Details).

2 Nennen Sie Vor- und Nachteile von intraoralen digitalen Röntgenaufnahmen.

Vorteile:
– keine Dunkelkammer
– keine Filme
– geringere Strahlendosis
– schneller Bildzugriff (Vernetzung)
– Platz sparende Archivierung
Nachteile:
– geringere Auflösung
  (Bild ist unschärfer)
– keine Bissflügel- und Okklusalaufnahmen möglich
– Sensor-Positionierung ist schwieriger
– Druckerleistung ist nicht ausreichend

3 Welche Vorschriften gelten nach der Röntgenverordnung für die Aufzeichnung digitaler Röntgenaufnahmen?

Röntgenaufzeichnungen und Röntgenaufnahmen müssen so gespeichert werden können, dass ihre Wiedergabe mit den Primäraufzeichnungen →

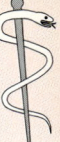

▷ *Fortsetzung der Antwort* ▷

bildlich und inhaltlich übereinstimmen, wenn sie wieder lesbar gemacht werden. Während der Aufbewahrungsfrist müssen sie jederzeit verfügbar sein und lesbar gemacht werden können.

Kommunikation und Patientenbetreuung

Grundlagen der Kommunikation

1 **Erklären Sie den Begriff „Kommunikation".**

Alles, was wir bei anderen wahrnehmen und alles, was andere bei uns wahrnehmen, ist Kommunikation. Entsprechend heißt Kommunikation *Mitteilung und Verständigung.*

2 **Kommunikation kann mit und ohne Worte stattfinden. Nennen Sie jeweils den Fachausdruck und entsprechende Beispiele.**

Kommunikation mit Worten nennt man verbale Kommunikation. Man meint damit Lautstärke, Tonfall, Tonhöhe, Betonung, Sprechgeschwindigkeit, Satzbau, Satzlänge, Wortwahl und Inhalt des Gesagten.
Kommunikation ohne Worte nennt man nonverbale Kommunikation. Darunter versteht man die Körpersprache, wie z. B. Gesichtsausdruck (Mimik), Gestik, Körperhaltung, Kleidung.

3 **Wann spricht man von einer stimmigen (= kongruenten) Äußerung?**

Wenn der verbale Anteil einer Nachricht, die Art, wie sie geäußert wird, und die körpersprachlichen Signale zusammenpassen.

4 **Geben Sie ein Beispiel für eine nicht stimmige oder inkongruente Äußerung.**

„Das ist ja ein sehr interessantes Thema!", sagt der Schüler ironisch, zieht die Augenbrauen hoch, blickt ins Leere und gähnt ausgiebig.

5 Paul Watzlawick sagt:
„Man kann nicht nicht kommunizieren."
Was meint er damit?

Menschen teilen sich nicht nur durch das gesprochene Wort mit, sondern *jedes menschliche Verhalten hat Mitteilungscharakter.*

6 Nach Watzlawick hat jedes Gespräch einen *Inhaltsaspekt* und einen *Beziehungsaspekt.*
Erklären Sie die Begriffe.

• Inhaltsaspekt meint
→ *Was* gesagt wird.
• Beziehungsaspekt meint
→ *Wie* es gesagt wird.

7 „Der Ton macht die Musik!"
Was meint man mit dieser Aussage?

Wie eine Nachricht verstanden wird, ist von vielen verschiedenen Faktoren abhängig. Das gesprochene Wort hat daran nur einen Anteil von 7 bis 10 %.

8 In der Kommunikationswissenschaft spricht man von Sender und Empfänger von Nachrichten.
Erklären Sie, was man damit meint.

Als Sender bezeichnet man den Gesprächspartner, von dem eine Mitteilung ausgeht. Der Empfänger ist der Gesprächspartner, der eine Mitteilung aufnimmt. Während eines Gesprächs ist jeder Teilnehmer wechselweise Sender und Empfänger.

9 Friedemann Schulz von Thun spricht in seinem Kommunikationsmodell von vier Botschaften, die eine Nachricht enthält.
Welche meint er damit?

Die Botschaft
– über die eigentliche Sache *(Sachinhalt)*
– über das momentane Befinden des Sprechers *(Selbstoffenbarung)*
– über die Beziehung der beiden Gesprächspartner *(Beziehungsaspekt)*
– über den Zweck, den der Sender erreichen möchte *(Appell)*

10 Entsprechend den vier Botschaften, die der Sender mit einer Nachricht aussendet, kann der Empfänger einer Nachricht auch auf vier verschiedene Arten hören.
Nennen und erklären Sie die „vier Ohren" des Empfängers.

– *Sachohr* → Wie ist der Sachinhalt zu verstehen?
– *Selbstoffenbarungsohr* → Was ist das für einer? Was ist mit ihm?
– *Beziehungsohr* → Wie redet der mit mir? Wen glaubt er vor sich zu haben?
– *Appellohr* → Was soll ich tun, denken, fühlen aufgrund seiner Mitteilung?

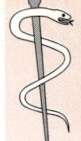

Das Gespräch

1 Erläutern Sie die drei in der Praxis vorkommenden Gesprächsformen.

a) Das *unüberlegte Gespräch:*
alle sprachlichen Kontakte, die zwischen Patient und Arzthelferin hin und her gehen → Unterhaltungen ohne besonderen Aussagewert, „angenehmes Geplauder"

b) das *überlegte Gespräch:*
Der Patient und seine Gesundung stehen im Vordergrund. Das überlegte Gespräch informiert sachgerecht, versucht den Patienten positiv zu beeinflussen (Gesundheitserziehung).

c) das *helfende Gespräch:*
Es zentriert sich auf den Gesprächspartner, der Hilfe braucht. Diese Gesprächsform ist äußerst anspruchsvoll und muss erlernt werden. Sie erfordert, dass man für den Gesprächspartner ganz da ist und die eigene Person vollkommen zurücknimmt (siehe auch Frage 4).

2 Welche äußeren Bedingungen beeinflussen ein Gespräch?

a) *Zeitpunkt* des Gesprächs (günstig? ungünstig? Termin?)

b) *Gesprächsort* (ruhiger, behaglicher Raum oder ungemütlicher, unaufgeräumter Raum)

c) *Sitzordnung* (in einer Sitzecke, am runden Tisch oder vor und hinter dem „arbeitsbeladenen" Schreibtisch)

d) *Gesprächsteilnehmer* (Alter, Geschlecht, soziale Stellung)

e) *Störungen* (Telefon, Personen, die zufällig den Raum betreten)

f) *Gesprächsdauer* (nicht länger als 60 Minuten)

3 Nennen Sie Gefahren und „Laster" der Gesprächsführung.
Geben Sie jeweils ein Beispiel dazu an.

a) *bagatellisieren:* z. B.:
– „Es wird schon wieder werden"
– „Es ist halb so schlimm"
b) *moralisieren:* z. B.:
– „Sie müssen versuchen, tapfer zu sein"
– „Wenn Sie früher gekommen wären, wäre es nicht so weit gekommen"
c) *monologisieren:* z. B.:
„Also, ich würde sagen..."
→ Es folgt eine nähere Ausführung der eigenen Sichtweise des Problems, wobei man den Gesprächspartner immer mehr aus dem Auge verliert.
d) *emigrieren:*
d. h. gleichgültig sein, abschalten, dem Gespräch innerlich und äußerlich nicht mehr folgen
e) *debattieren:* z. B.:
„Ja, aber..."
→ Es folgt eine Überleitung zu einem Streitgespräch, in dem der eigene Standpunkt rechthaberisch vertreten wird.

4 Zählen Sie wichtige Grundlagen für ein helfendes Gespräch auf.

a) Für die **Probleme** des Rat Suchenden offen sein und ein ehrliches Interesse daran haben
b) für die **Person** des Rat Suchenden offen sein, ihn akzeptieren, so wie er ist
c) Bereitschaft zum Zuhören
d) Bereitschaft, eigene Probleme, Meinungen, Wertungen zurückzustellen

5 Geben Sie Ihrer neuen Kollegin Tipps für die Gesprächsführung.

– *Zeigen Sie Aufmerksamkeit und Verständnis* (Blickkontakt, Nicken, Lächeln, zugewandte Körperhaltung).
– *Hören Sie zu!*
– *Sprechen Sie verständlich* (laut genug, deutlich, kurze Sätze, verständliche Worte, Beispiele, bildhafte Sprache).
– *Richtige Fragen bringen ein Gespräch weiter* (kurze, leichte, klare Fragen, nicht zu viele auf einmal).

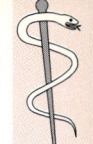

6 Nennen Sie Regeln, die Sie bei ankommenden Telefongesprächen in der Praxis beachten.

– Das Telefon möglichst sofort abnehmen.
– Zuerst Praxisnamen, dann eigenen Namen und Grußformel nennen.
– Den Namen des Gesprächspartners merken, gegebenenfalls nachfragen.
– Patienten mit seinem Namen anreden.
– Laut und deutlich sprechen.
– Höflich und freundlich bleiben, die Worte „bitte" und „danke" verwenden.
– Wichtige Einzelheiten aufschreiben.
– Bei erwünschtem Rückruf des Zahnarztes Name und Telefonnummer des Anrufers vermerken.

Rollen und Konflikte

1 Was versteht man in der Sozialpsychologie unter einer Rolle?

Bündel von Verhaltenserwartungen an eine Person, die eine bestimmte Aufgabe, einen bestimmten Status, einen bestimmten Beruf usw. hat. Jeder Mensch nimmt zur gleichen Zeit eine Vielzahl von Rollen ein.

2 Welche Rollen nimmt eine auszubildende Zahnmedizinische Fachangestellte ein?

Tochter, Schülerin, Auszubildende, Kollegin, Freundin, Jugendliche, kompetente Fachkraft u. a.

3 Welche Erwartungen werden an Sie als Zahnmedizinische Fachangestellte gestellt

a) vom Zahnarzt?
b) von den Patienten?
c) von den Kolleginnen?

a) *Der Zahnarzt oder die Zahnärztin erwarten:*
– selbstständiges, gewissenhaftes und verantwortungsbewusstes Arbeiten
– sicheres, gewandtes und freundliches Auftreten
– die Bereitschaft zur ständigen Weiterbildung
– Flexibilität und Aufgeschlossenheit gegenüber Neuerungen

b) *Die Patienten erwarten:*
– eine gepflegte, hilfsbereite, warmherzige und verschwiegene Helferin →

▷ *Fortsetzung der Antwort* ▷

– eine sicher und gewandt arbeitende Helferin, die den Praxisablauf so organisiert, dass keine Wartezeiten entstehen
– dass keine Hektik und Arbeitsbelastung spürbar werden

c) *Die Kolleginnen erwarten:*
– die Bereitschaft zur Teamarbeit, Hilfsbereitschaft und Einsatzbereitschaft
– keine mürrische, sondern eine ausgeglichene Mitarbeiterin, die im Kollegenkreis offen und ehrlich ist und eventuelle Fehler einsieht
– jemand, der junge bzw. neue Kolleginnen (Auszubildende) freundlich und geduldig anleitet und einarbeitet

---

4 Was ist ein Konflikt?

Aufeinandertreffen zweier unterschiedlicher, sich gegenseitig ausschließender Positionen.

---

5 Nennen Sie unterschiedliche Arten der Konfliktentstehung.

1. *Konflikte innerhalb einer Person.* Entstehen durch gegensätzliche Ziele und Bedürfnisse. (Eigentlich sollte ich lernen, aber meine Freunde treffen sich, um eine Party zu feiern.)
2. *Konflikte zwischen mehreren Personen.* Entstehen, wenn diese unterschiedliche Ziele verfolgen, oder solche Ziele verfolgen, die die Rechte der anderen verletzen.
3. *Konflikte zwischen einer Person und Vorgesetzten* (Chef, Eltern, Lehrer) oder *Institutionen* (Schule, Ämter), die aufgrund ihrer besonderen Machtposition Regeln und Normen aufstellen können. Entstehen vor allem dann, wenn Macht- und Rollenunterschiede so eingesetzt werden, dass sich der Einzelne ohnmächtig und ausgeliefert fühlt.

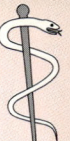

6 Geben Sie Tipps zur Konfliktbewältigung.

– Bleiben Sie im Gespräch miteinander.
– Finden Sie für alle Beteiligten tragbare Kompromisse.
– Nehmen Sie sich selbst ernst und teilen Sie sich mit.
– Suchen Sie im Konfliktfall nicht Schuldige, sondern Lösungen.
– Senden Sie Ich-Botschaften.

7 Die HAIFA-Methode ist eine Methode zur Führung eines Konfliktgesprächs.

Erläutern Sie die Schritte, die mit HAIFA gemeint sind.

H = *Halt* (Erst einmal tief Luft holen und sich beruhigen)
A = *Anerkennung* (dem Gesprächspartner Anerkennung zeigen, indem man etwas Positives sagt, z. B. „Es ist nicht leicht, in diesem Fall ruhig zu bleiben ...")
I = *Interesse* zeigen (Ihr Problem ist für mich bedeutsam!)
F = *Fehler* zugeben
A = *Angebot* zur Konfliktbewältigung, Kompromiss finden („Was halten Sie davon, wenn ...")

Stress

1 Was versteht man unter Stress?

Stress ist die Reaktion auf Belastungen, denen der Mensch täglich ausgesetzt ist.

2 Unterscheiden Sie zwei Stressarten.

Eustress → „positiver Stress", Anspannung und Erregung, die uns für die Bewältigung schwieriger Aufgaben „beflügelt".
Disstress → „schädlicher Stress", Anspannung, die zunehmend als unangenehm empfunden wird und zu körperlichen und psychischen Krankheitssymptomen führen kann.

3 Was passiert bei Stress im Organismus?

Wir bemerken sofort Schweißausbruch, feuchte Hände, Herzrasen, evtl. Übelkeit, Härchen sträuben sich und die Pupillen weiten sich. Im Körper geschieht Folgendes: →

▷ *Fortsetzung der Antwort* ▷

– Puls und Blutdruck sowie das Herz-
  minutenvolumen erhöhen sich.
– Bronchien erweitern sich und die
  Atmung wird schneller.
– Muskeln werden stärker durchblutet
  und besser mit Sauerstoff und Nähr-
  stoffen versorgt.
– Gespeicherter Zucker wird ins Blut
  abgegeben.
– Die Verdauung wird gedrosselt.

**4 Was kann zu Stress am
Arbeitsplatz führen?**

– Zeit- und Termindruck
– überhöhte Arbeitsanforderungen
– zu geringe Arbeitsanforderungen
– Unklarheit über die von uns erwartete
  Leistung
– wenig Anerkennung für erbrachte
  Leistung
– Probleme mit Kollegen (Mobbing)
– Probleme mit Vorgesetzten

**5 Geben Sie Ihrer neuen
Kollegin Tipps zur Stress-
bewältigung im Praxisalltag.**

– Betrachten Sie die Patienten nicht als
  Störfaktor, sondern als einzigen Grund
  ihres Daseins in der Praxis.
– Sprechen Sie klar ab, wer für welche
  Aufgaben zuständig ist.
– Setzen Sie sich für regelmäßige
  Teambesprechungen ein.
– Halten Sie alle Arbeitsbereiche in
  Ordnung.
– Machen Sie Kolleginnen nicht nur
  auf ihre Fehler, sondern auch auf ihre
  Stärken aufmerksam.
– Achten Sie auf Ausgleich in Ihrer
  Freizeit (körperliche Bewegung,
  Erholung, sich selbst was Gutes tun).

**6 Nennen Sie drei Möglich-
keiten, wie man das Arbeits-
klima in der Praxis verbessern
könnte.**

– Höflicher und freundlicher Umgangs-
  ton
– Gerechte Verteilung der Arbeit
– Verlässliche Dienstpläne aufstellen   →

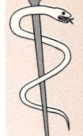

▷ *Fortsetzung der Antwort* ▷

– Bei Personalknappheit einspringen und Mehrarbeit leisten
– Konflikte in angemessener Form ansprechen und lösen oder Kompromisse finden
– keine Gespräche über abwesende Personen

Patientenbetreuung

1 Teilen Sie die Entwicklung des Menschen von der Geburt bis zum Erwachsenenalter in die verschiedenen Entwicklungsabschnitte ein.

a) *Säuglingsalter:*
von der Geburt bis zum Ende des 1. Lebensjahres
b) *Kleinkindalter:*
2. Lebensjahr bis zum Ende des 6. Lebensjahres
c) *Schulkindalter:*
7. Lebensjahr bis zum Beginn der Pubertät
d) *Pubertät und Adoleszenz:*
vom Auftreten der ersten Geschlechtsmerkmale bis zum Abschluss des Körperwachstums
e) *Erwachsenenalter:*
vom 20. bis zum 65. Lebensjahr

2 Krankheit kann unterschiedlich erfahren werden.

Nennen Sie Beispiele, wovon das Krankheitserleben des Patienten abhängig ist.

1. *Art der Erkrankung:*
   – leichte Erkrankung ohne Folgeerscheinungen (z. B. Infekte)
   – chronische Erkrankungen (z. B. Rheuma, Diabetes mellitus)
   – unheilbare Krankheiten (z. B. Aids)
2. *Lebenssituation des Patienten:*
   – Alter
   – Familienstand, Familienbindung
   – berufliche und wirtschaftliche Situation (z. B. kann eine schwere chronische Erkrankung wie Multiple Sklerose von einem jungen, selbstständig arbeitenden Familienvater mit 2 Kindern ungleich härter empfunden werden als von einem →

▷ *Fortsetzung der Antwort* ▷

allein stehenden 65-jährigen Patienten, dessen Lebensabend durch eine großzügige Rente gesichert ist)

3 Zählen Sie Verhaltensweisen auf, die man bei Kranken häufig beobachtet, und erklären Sie diese.

1. *Egoistisches Verhalten:*
   – Das Denken und Handeln kreist um das eigene Ich.
   – Körperfunktionen und Symptome werden intensiv wahrgenommen und beobachtet.
   – vermehrtes Bedürfnis nach Zuwendung
2. *Regressives Verhalten:*
   – *Der Patient wird unselbstständig,* lässt mit sich geschehen, was andere für notwendig erachten.
   – Interesse und Aktivitäten sind eingeschränkt.
   – Der Patient vernachlässigt sich, lässt sich „bedienen", zeigt Anklammerungstendenzen (will nicht allein sein).
3. *Aggressives Verhalten:*
   – gereiztes, angespanntes Verhalten
   – Schimpfen, Nörgeln, Beschweren, Zornesausbrüche
4. *Verleugnendes Verhalten:*
   – Schwerstkranke Patienten geben sich unbeschwert bis heiter.
   – Patienten deuten bedrohliche Krankheitssymptome in harmlose um.
   – Die Krankheit wird als unwesentliches Ereignis betrachtet.

4 Krankheit kann für den Patienten auch positive Aspekte haben.
Erläutern Sie den Begriff „Krankheitsgewinn".

„Krankheitsgewinn" ist die Möglichkeit, dass sich der Patient unter Umständen von unangenehmen Pflichten entlasten kann, z. B. ermöglicht eine Krankschreibung das Fernbleiben vom Arbeitsplatz. Ebenso erhält er in der Regel mehr Aufmerksamkeit, Rücksichtnahme und Zuwendung von seiner Umgebung, was als sehr angenehm empfunden werden kann.

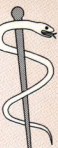

5 Welche Erwartungen stellt die Umgebung an den Kranken?

Es wird erwartet, dass der Kranke
– einen Arzt aufsucht und sich behandeln lässt
– die Therapieanweisungen befolgt
– Hilfen, sofern notwendig, in Anspruch nimmt
– wieder gesund werden will
– sich problemlos in die Praxis- oder Krankenhausroutine einfügt

6 Zählen Sie Ängste und Sorgen von Patienten auf.

– Wird der Eingriff, die Untersuchung schmerzhaft sein?
– Wird das Ergebnis der Untersuchung positiv oder negativ ausfallen?
– Müssen im weiteren Verlauf der Krankheit viele Schmerzen ertragen werden?
– Wird man wieder vollständig gesund?
– Wird man wieder arbeiten können?
– Wie wird die Familie während der Abwesenheit versorgt?
– Welche Kosten werden zu tragen sein?
– Kann man der Arbeit so lange fernbleiben?

7 Inwiefern kann eine Krankheit die Lebensweise des Patienten verändern?
Nennen Sie drei Beispiele.

a) Bei einem Patienten wird ein Diabetes mellitus diagnostiziert. Er muss in Zukunft einen geregelten Lebenswandel führen, evtl. Insulin spritzen, Diät einhalten.
b) Nach einem Autounfall ist ein junger Mann querschnittsgelähmt. Er kann seinen Beruf als Verkäufer nicht mehr ausüben, ist auf den Rollstuhl angewiesen und braucht pflegerische Hilfen. Er muss evtl. in eine andere (behindertengerechte) Wohnung umziehen, verliert evtl. seinen Freundeskreis, da er sich an vielen Aktivitäten nicht mehr beteiligen kann.
c) Eine Zahnmedizinische Fachangestellte leidet unter einer Desinfektionsmittelallergie. Sie muss nach dem entsprechenden Nachweis unter →

▷ *Fortsetzung der Antwort* ▷

Umständen den Beruf wechseln, eine neue Ausbildung beginnen.

8 Patienten haben vor unbekannten Eingriffen mehr oder weniger stark Angst. Woran können Sie die Angst erkennen?

a) besorgter Gesichtsausdruck
b) angstvoller, unruhiger Blick
c) schnelle, unruhige oder stockende Sprache
d) gehemmte oder gesteigerte Aktivität
e) Patient schwitzt oder friert
f) Patient zittert, Zähneklappern
g) Herzklopfen
h) Harn- und Stuhldrang

9 Wie können Sie ängstlichen Patienten helfen, ihre Angst zu beherrschen?

a) den Patienten über den bevorstehenden Eingriff angemessen informieren
b) ihm seine Angst zugestehen und ihn mit seiner Angst akzeptieren
c) keine „Phrasen dreschen" wie z.B.
   – so schlimm wird's schon nicht werden
   – den Kopf lassen wir dran
d) dem Patienten Mut machen, ihn für seine Mitarbeit loben, ihm beistehen, „Hand halten"
e) ihn gegebenenfalls (wenn er dafür empfänglich ist) durch ein Gespräch und mit Humor ablenken

10 Die Angst des Patienten vor der Behandlung kann durch das Verwenden unangemessener Begriffe verstärkt werden.

Übersetzen Sie folgende Begriffe in eine angemessene Ausdrucksweise:

a) plombieren
b) Zahnziehen
c) Zahnnerv
d) bohren (bei Kindern)
e) röntgen (bei Kindern)
f) den Nerv ziehen

a) *plombieren* – Füllung legen
b) *Zahnziehen* – einen Zahn entfernen
c) *Zahnnerv* – Zahnmark
d) *bohren (bei Kindern)* – das Schwarze wegmachen
e) *röntgen (bei Kindern)* – die Zähne fotografieren
f) *den Nerv ziehen* – das Zahnmark entfernen

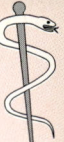

11 Kinder in der Zahnarzt-praxis.

Mit welchen Reaktionen und Verhaltensweisen müssen Sie rechnen?

Die Reaktionen sind altersabhängig.

– Kleinen Kindern fehlt meist die Einsicht und das Verständnis für die notwendigen Maßnahmen → sie wehren oft alle Maßnahmen brüllend ab.
– Größere Kinder sind oft zutraulich und machen in freundlicher Aufgeschlossenheit die Untersuchungen mit.
– Manche Kinder reagieren weder positiv noch negativ → sie erdulden die Untersuchungen passiv.

Kommen größere Kinder alleine in die Zahnarztpraxis, müssen sie von der Fachangestellten beaufsichtigt werden. Dabei ist zu beachten, dass Kinder neugierig sind, nicht lange stillsitzen können und alle möglichen Dinge ausprobieren. (Günstig ist, wenn sich in der Praxis eine Spielecke befindet und Literatur für alle Altersgruppen.)

12 Kinder sind ganz besondere Patienten.

Nennen Sie drei Gesichtspunkte, die Sie in der Praxis beim Umgang mit Kindern beachten sollten.

– kindgerechte Gestaltung des Wartebereichs (Bilderbücher, Comics, Buntstifte und Papier usw.)
– Kinder freundlich begrüßen
– Kinder möglichst nicht lange warten lassen
– sich Zeit für die Kinder nehmen
– Geräte und Materialien erklären
– auf Ängste der Kinder eingehen

13 Wie können Sie mithelfen, dass die Untersuchung und Behandlung von Kindern möglichst ruhig und positiv für alle Beteiligten verläuft?

1. Sich möglichst Zeit nehmen für die Maßnahmen, Kinder nicht überrumpeln.
2. Eltern oder Begleitpersonen mit einbeziehen, ihnen zeigen, wie sie das Kind halten müssen, sich die Kinder selbst aus- und anziehen lassen.
3. Alle Maßnahmen und Untersuchungsgegenstände (Mundspiegel, Sonden, Spritzen, Turbinen usw.) altersentsprechend erklären, evtl. dem Kind zum Erkunden in die Hand geben. →

▷ *Fortsetzung der Antwort* ▷

4. Dem Kind zugestehen, dass es bei Angst und Schmerzen weinen darf.
5. Kinder nach der Behandlung mit einer Kleinigkeit belohnen, sich freundlich und liebevoll verabschieden, auch wenn das Kind „getobt" hat.

14 **Im Alter verändert sich der Mensch körperlich und seelisch.**
Beschreiben Sie die Veränderungen.

a) *Körperliche Veränderungen:*
   – zunehmender körperlicher Verfall mit Nachlassen wichtiger Organfunktionen führt zu körperlichen Beschwerden (z. B. zunehmende Bewegungsbehinderung, nachlassende körperliche Leistungsfähigkeit)
   – Nachlassen der Hörfähigkeit
   – Nachlassen des Sehvermögens
b) *Seelische Veränderungen:*
   Das **Denken** verlangsamt sich, richtet sich zunehmend auf das Wesentliche, aktuelle Geschehnisse belasten ihn weniger.
   Die **Gedächtnisleistung** verlagert sich. Während das Frischgedächtnis abnimmt, beherrscht das Altgedächtnis Denken und Reden. Der alte Mensch wird im Allgemeinen ruhiger und milder, seine Ansprüche werden kleiner und er wird genügsamer.

15 **Nennen Sie fünf Punkte, wie Sie sich alten Menschen gegenüber verhalten sollten.**

a) Betagte ernst nehmen und ihnen mit Achtung entgegentreten
b) Geduld aufbringen
c) Fragen, auch wenn immer wieder die gleichen gestellt werden, freundlich beantworten
d) beim Aus- und Ankleiden helfen
e) Anweisungen, Termine schriftlich mitgeben
f) wenn der Praxisablauf es zulässt, den Erzählungen aus der „guten alten Zeit" interessiert zuhören; andernfalls den Patienten freundlich darauf aufmerksam machen, dass man keine Zeit hat.

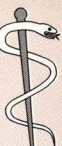

16 Welche Ratschläge können Sie für den Umgang mit Blinden geben?

a) Sich bemerkbar machen, wenn man sich einem Blinden nähert.
b) Nicht mit der Begleitperson über den Blinden, sondern mit diesem selbst sprechen.
c) Wenn man Blinde anspricht, sich mit Namen und Funktion vorstellen.
d) Den Blinden auf Stufen aufmerksam machen und angeben, ob sie hinauf- oder hinunterführen.
e) Nichtsehende leicht und unauffällig führen, meist genügt eine leichte Berührung des Armes.
f) Bei Eingriffen (Blutentnahme, Blutdruckmessung usw.) alles Schritt für Schritt erklären.

17 Nennen Sie grundlegende Prinzipien für den Umgang mit Hörbehinderten.

a) Etwas lauter, nicht zu schnell, deutlich und ruhig sprechen.
b) Das Gesicht dem Schwerhörigen zuwenden, damit er das Gesprochene vom Mund ablesen kann.
c) Was der Schwerhörige nicht verstanden hat, freundlich wiederholen.
d) Bei wichtigen Abmachungen sich vergewissern, ob der Hörbehinderte alles richtig verstanden hat.
e) Evtl. mit Hilfe eines Notizblocks das Verständnis erleichtern.

18 Die Zahnmedizinische Fachangestellte wird beim Umgang mit Patienten, die an schwer entstellenden Leiden erkrankt sind, besonders gefordert.

Worauf sollten Sie in diesem Zusammenhang achten?

1. Versuchen, den eigenen Schreck, die eigene Angst und Sorge beim Anblick des Leidens zu überwinden, um sich dem Patienten offen zuwenden zu können.
2. Blickkontakt zum Patienten aufnehmen, ihn jedoch nicht länger und neugieriger mustern als andere Patienten.
3. Den Patienten so behandeln wie andere auch.   →

▷ *Fortsetzung der Antwort* ▷

4. Dort Rücksicht nehmen, wo dies geboten ist, z. B. Patienten nicht in einem überfüllten Wartezimmer warten lassen, wenn ihm dies offensichtlich unangenehm ist. Schamgefühle und Unsicherheit akzeptieren.

19 Der Umgang mit Behinderten erfordert Einfühlungsvermögen und Geduld.

Nennen Sie allgemein gültige Punkte für den Umgang mit Behinderten.

a) den Behinderten als gleichwertigen Menschen ansehen
b) Kontakt zu ihm selbst aufnehmen, nicht zur Begleitperson
c) immer zuerst fragen, ob und wie man helfen kann
d) mehr Zeit für das Aus- und Ankleiden einplanen
e) den Behinderten nicht mit Mitleid, totaler Liebe und Hingabe überhäufen und so bei ihm ein schlechtes Gewissen verursachen

20 Ganz wesentlich für die Zahnheilkunde ist die Prävention.

Welche Aufgaben hat die Zahnmedizinische Fachangestellte in diesem Bereich?

Die Zahnmedizinische Fachangestellte
– klärt die Patienten über die richtige Zahn- und Mundhygiene auf.
– leitet die Patienten beim Erlernen einer systematischen Zahnputztechnik an.
– weist die Patienten auf die Bedeutung einer guten Ernährung hin.
– erläutert die Notwendigkeit einer halbjährlichen Zahnkontrolle.

21 Welche Möglichkeiten haben Sie, den Patienten bezüglich seiner Mundhygiene positiv zu beeinflussen?

– das geplante persönliche Gespräch
– Demonstration an Modellen
– praktische Übungen
– Schaubilder und Merkblätter

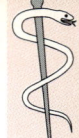

Notfälle in der zahnärztlichen Praxis

Lebensrettende Sofortmaßnahmen

1 Worauf achten Sie, bevor Sie im Notfall mit Erste-Hilfe-Maßnahmen beginnen?

Gegebenenfalls die Unfallstelle absichern, Gefahrenquellen beseitigen, den Patienten aus der Gefahrenzone bringen

2 Wie lagern Sie einen bewusstlosen Patienten?

In der stabilen Seitenlage

3 Erklären Sie, was man unter Reanimation versteht.

Wiederbelebung

4 Erläutern Sie das ABC der Wiederbelebung.

A = Atemwege freimachen und freihalten
B = beatmen (Mund zu Mund, Mund zu Nase)
C = Zirkulation wiederherstellen durch Herzdruckmassage

5 Auf welche Art und Weise können Sie die Atemspende durchführen?

a) Mund-zu-Mund-Beatmung
b) Mund-zu-Nase-Beatmung
c) Mund-zu-Hilfsmittel-Beatmung

6 Worauf müssen Sie bei der Atemspende achten?

a) Atemwege freimachen (Zahnprothese, Fremdkörper, Schleim entfernen)
b) Kopf des Patienten im Nacken überstrecken
c) Unterkiefer nach vorn ziehen
d) darauf achten, dass die eingeblasene Luft nicht entweichen kann (je nachdem: Mund bzw. Nase verschließen)

7 Welche Hilfsmittel zur Beatmung sollte der Notfallkoffer enthalten?

a) Ambu-Beutel
b) Masken
c) Endotrachealtubi und Laryngoskop

8 **Nennen Sie mindestens drei Symptome eines Kreislaufstillstandes.**

a) Bewusstlosigkeit
b) fehlende Pulsation der Arteria carotis
c) blassgraue Verfärbung der Haut und Schleimhäute
d) Schnappatmung oder Atemstillstand
e) weite Pupillen

9 **Welche Maßnahme ergreifen Sie vor Beginn der Herzdruckmassage?**

Den Patienten mit dem Rücken auf eine harte Unterlage legen

10 **Wo liegt der richtige Druckpunkt für die Herzdruckmassage?**

Im unteren Drittel des Brustbeins

11 **In welchem Rhythmus sollten Beatmung und Herzdruckmassage durchgeführt werden, wenn**
a) zwei Helfer zur Verfügung stehen?
b) nur ein Helfer zur Verfügung steht?

a) *Zwei Helfer:*
1 : 5 (d. h. nach einer Atemspende fünf Herzkompressionen, dann wieder eine Atemspende usw.)
b) *ein Helfer:*
2 : 15 (d. h. nach zwei Atemspenden folgen 15 Herzkompressionen, dann wieder 2 Atemspenden usw.)

12 **Woran erkennt man den Erfolg der Reanimation (Wiederbelebung)?**

a) Verengung der Pupillen
b) die Hautfarbe wird rosiger
c) der Patient beginnt spontan zu atmen
d) der Blutdruck ist messbar
e) Pulse sind tastbar

13 **Woran erkennt man**
a) eine arterielle Blutung?
b) eine venöse Blutung?
c) eine kapilläre Blutung?

a) *arterielle Blutung:*
Hellrotes Blut spritzt stoßweise oder im Bogen aus der Wunde.
b) *venöse Blutung:*
Dunkelrotes Blut quillt stark aus der Wunde.
c) *kapilläre Blutung:*
Dunkelrotes Blut sickert aus der Wunde.

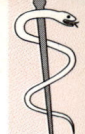

14 **Welche Symptome sprechen für eine starke innere oder äußere Blutung?**

a) Tachykardie (beschleunigter Herzschlag)
b) Blutdruckabfall
c) Blässe, Schweißausbruch
d) Schwäche und Unruhe
e) Patient äußert Durstgefühl
f) Schockzustand

15 **Welche Maßnahmen ergreifen Sie bei einer starken Blutung?**

a) Den Patienten flach hinlegen und warm halten
b) Druckverband anlegen, gegebenenfalls betroffene Extremität hochheben
c) Evtl. Arterien abdrücken

Besondere Notfallsituationen in der Praxis

1 **Wie äußert sich ein drohender orthostatischer Kollaps?**

a) Gähnen
b) plötzliche, auffallende Blässe
c) Schweißperlen auf Oberlippe und Stirn
d) Schwanken

2 **Welche Maßnahmen ergreifen Sie, wenn ein Patient in der Praxis kollabiert?**

a) Den Patienten in Rückenlage bringen, die Beine anheben
b) Arzt verständigen
c) Puls und Blutdruck kontrollieren
d) Befindet sich der Patient auf dem Behandlungsstuhl, Kopf- und Rückenteil so weit wie möglich senken, Fußteil heben.

3 Aspiration
a) Was versteht man darunter?
b) Wie äußert sie sich?
c) Welche Folgen kann eine Aspiration haben?

a) Einatmen von Flüssigkeiten oder festen Stoffen in die Trachea.
b) Plötzliche Atemnot mit Hustenreiz, Würgen, pfeifendem Atemgeräusch
c) – lebensbedrohliche Einengung der Atemwege
  – Spätfolge: Lungenentzündung

4 Wie können Sie bei einer Aspiration erste Hilfe leisten?

a) Versuchen mit Hilfe des Absaugers die Atemwege wieder frei zu machen
b) Patienten vornüberbeugen und durch energische Schläge mit der flachen Hand zwischen die Schulterblätter versuchen, Hustenstöße auszulösen
c) Notarzt rufen

5 Der Patient hat während der Behandlung einen Gegenstand verschluckt.
Was können Sie tun?

- Bleibt der Gegenstand in der Speiseröhre stecken, löst er Schluckbeschwerden und Schmerzen aus
  → Überweisung an einen Facharzt
- Ist der Gegenstand giftig
  → Giftnotrufzentrale anrufen und genaue Verhaltensweisen erfragen
- Ist es ein ungefährliches Kleinteil
  → abwarten, ob es von selbst ausgeschieden wird.

6 Ein Patient bekommt in der Praxis einen Krampfanfall. Wie verhalten Sie sich?

a) den Zahnarzt verständigen
b) für die Sicherheit des Patienten sorgen:
  – den krampfenden Patienten an einem sicheren Ort lagern, evtl. mit Kissen und Decken seitlich stützen (gefährliche Gegenstände aus der unmittelbaren Umgebung des Patienten entfernen)
  – Zungenbiss verhindern durch einen gewaltlos zwischen die Zähne geschobenen Gummikeil (notfalls aufgerollte Mullbinde oder Taschentuch verwenden)
c) Nach dem Anfall den Patienten in stabile Seitenlage bringen, um Aspiration von Blut und Erbrochenem zu verhindern.

7 Erläutern Sie, was man unter Hyperventilationstetanie versteht.

Hyperventilationstetanie:
Eine verstärkte Atmung (vor allem der Ausatmung) ohne organische Ursache, die zu neuro-muskulären Störungen führt.

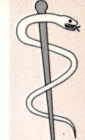

8 Wie äußert sich eine Hyperventilationstetanie?

a) Schnelle, tiefe Atmung
b) Pfötchenstellung der Hände
c) Der Patient klagt über:
  – Schwindel, Benommenheit
  – Kribbeln und Steifigkeit der Finger
  – schmerzhafte Krämpfe der Unterarm- und Handmuskulatur
  – Herzklopfen, Herzstechen

9 Welche Erste-Hilfe-Maßnahmen ergreifen Sie bei einer Hyperventilationstetanie?

a) Patienten sicher lagern und beruhigen
b) Patienten über einen Plastikbeutel rückatmen lassen
c) Arzt verständigen

10 Was versteht man unter einer akuten Dyspnoe?

Unter einer *akuten Dyspnoe* versteht man eine plötzliche Atemnot.

11 Mit welchen Maßnahmen können Sie einem Patienten mit akuter Dyspnoe (plötzlicher Atemnot) helfen?

a) Patienten mit erhöhtem Oberkörper lagern
b) das Aufstützen der Arme mithilfe von Polstern (z. B. Kissen, aufgerollte Decken) ermöglichen, damit der Patient die Atemhilfsmuskulatur einsetzen kann
c) Fenster öffnen
d) den Patienten nicht alleine lassen

12 Welches Krankheitsbild wird Asthma bronchiale genannt?

Eine überwiegend anfallsweise auftretende schwere Atemnot mit einer erschwerten, pfeifenden und verlängerten Ausatmung

13 Welche Faktoren können einen Asthma-Anfall auslösen?

a) *Direkt auslösend:*
  – Allergenzufuhr (Beispiele: Blütenpollen, Pilzsporen, Hausstaub, Tierhaare)
b) *Indirekt auslösend:*
  – Infektionen
  – psychische, klimatische Einflüsse

© Holland + Josenhans

14 **Wodurch wird die Atemnot beim Asthma verursacht?**

a) Schwellung der Schleimhaut in den Bronchien
b) Bronchialspasmus
c) vermehrte Sekretbildung

15 **Während der Behandlung bekommt ein Patient einen Asthma-Anfall.**
Wie können Sie helfen?

a) Nach Hilfe rufen, den Patienten nicht allein lassen
b) Oberkörper hochlagern
c) Beengende Kleidung öffnen
d) Fenster öffnen
e) Hat der Patient sein Dosieraerosol dabei (z. B. in Mantel- oder Handtasche) dieses schnell herbeiholen und inhalieren lassen
f) Notfallmedikamente (z. B. Bricanyl®, Salbutamol®, Euphyllin® und Decortin®) und Sauerstoff bereitstellen
g) Notarzt rufen

16 **Wodurch können in der Praxis schwere allergische Reaktionen ausgelöst werden?**

Durch die Verabreichung von Kontrastmitteln, Testsubstanzen, Medikamenten (Lokalanästhethika, Antibiotika, Quecksilber usw.), Infusionen

17 **Woran erkennen Sie allergische Reaktionen?**

Die Anzeichen treten kurz nach der Verabreichung der entsprechenden Mittel auf. Man kann die Erscheinungen in verschiedene Schweregrade einteilen:
1. Hautausschlag mit Juckreiz, Unruhe, Schwindel
2. Pulsanstieg, Übelkeit mit Erbrechen, evtl. Durchfall
3. Schocksymptome, Bronchospasmus, Bewusstseinseintrübung
4. Herz- und Atemstillstand

18 **Welche Notfallmedikamente sollten zur Bekämpfung allergischer Reaktionen bereitliegen?**

a) Antihistaminika
b) Cortison
c) Adrenalin
d) Volumenersatzmittel

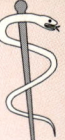

19 **Erläutern Sie, was man unter Angina pectoris versteht.**

Anfallsweise auftretende Schmerzen in der Herzgegend als Folge eines Sauerstoffmangels des Herzmuskels

20 **Wie äußert sich ein Angina-pectoris-Anfall?**

a) Starke Schmerzen in der Brust, in den linken Arm ausstrahlend
b) Angst, Unruhe
c) Luftnot

21 **Mit welchem Medikament kann man im Allgemeinen einen Angina-pectoris-Anfall unterbrechen?**

Mit Nitroglyzerin

22 **Welche Krankheitszeichen treten bei einem akuten Myokardinfarkt auf?**

a) Plötzlich auftretender Schmerz in der Herzgegend, der in Hals, Nacken und/oder den linken Arm ausstrahlt
b) Atemnot
c) Unruhe, Beengungsgefühl mit Todesangst
d) Schockzeichen

23 **Nennen Sie Maßnahmen zur Behandlung eines akuten Myokardinfarktes.**

a) Den Patienten mit erhöhtem Oberkörper lagern
b) Gabe von Sauerstoff
c) Gabe von Schmerz- und Beruhigungsmitteln
d) Schockbehandlung
e) Krankenhauseinweisung (Notarztwagen)

24 **Welches Geschehen steht bei allen Schockarten im Vordergrund?**

Bei allen Schockarten kommt es zu einer akuten Verminderung der Gewebedurchblutung, daraus folgt ein Sauerstoffmangel der Zellen, der zur Gewebeschädigung führt.

25 **Unterscheiden Sie verschiedene Schockarten sowie ihre Ursachen.**

Schockarten	
kardiogener Schock	ausgelöst durch Herzinfarkt, Herzrhythmus-störungen, Herzinsuffizienz, Vergiftungen
hypovolämischer Schock	ausgelöst durch große Blutverluste, nach innen oder außen, Flüssigkeitsverluste, (z. B. bei Verbrennungen)
neurogener Schock	ausgelöst durch maximale Gefäßweit-stellung, z. B. bei Schädel-Hirn-Trauma, Querschnittslähmung, Schmerzen
anaphylaktischer Schock	ausgelöst durch allergische Reaktionen mit maximaler Gefäßweitstellung. Ursache: – Medikamente – Insektenstiche – sonstige Allergene
septischer Schock	ausgelöst durch reaktive Gefäßerweiterung bei Einschwemmung von Bakterientoxinen in die Blutbahnen

26 **Die Beurteilung der Schwere des Schockgeschehens ist mithilfe des Schockindex möglich.**
Erläutern Sie diesen.

$$Schockindex = \frac{Herzfrequenz}{systolischen\ Blutdruckwert} = 0,5$$

Beispiel: $\frac{Puls\ 60}{syst.\ Blutdruck\ 120} = 0,5$

Wenn der Schockindex beim Erwachsenen auf 1 ansteigt, ist dies ein deutliches Zeichen für ein Schockgeschehen.
Liegen die Werte über 1, besteht eine akut lebensbedrohliche Situation.

27 **Nennen Sie Symptome des Schockgeschehens bei einem hypovolämischen Schock.**

a) Blutdruck abfallend
b) Puls ansteigend
c) blass-zyanotische, feuchte, kühle Haut
d) Übelkeit bis zum Erbrechen
e) eingefallenes Aussehen   →

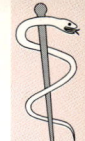

▷ *Fortsetzung der Antwort* ▷

Im Endstadium:
– ist der Blutdruck nicht mehr messbar
– Bewusstlosigkeit
– Krämpfe

28 **Welche Erste-Hilfe-Maßnahmen ergreifen Sie bei einem hypovolämischen Schock?**

a) Schocklagerung (Kopf tief – Beine hoch)
b) Blutung stillen
c) Patienten warm halten

In der Praxis zusätzlich:
– Notfallkoffer bereitstellen
– Medikamente und Infusion von Volumenersatzmitteln nach Anweisung des Arztes vorbereiten

29 **Wann spricht man von einem Koma?**

Von einem **Koma** spricht man bei tiefer Bewusstlosigkeit, aus der der Patient durch äußere Reize nicht mehr zu erwecken ist.

30 **Erklären Sie den Unterschied zwischen**
a) **diabetischem Schock und**
b) **diabetischem Koma.**

a) *Diabetischer Schock:*
Hypoglykämie (Unterzuckerung), die z. B. durch erhöhte Insulinzufuhr oder zu geringe Nahrungsaufnahme ausgelöst werden kann. Symptome: Hunger, Schwäche, Schweißausbruch, Zittern, Herzklopfen, Verwirrtheit bis zur Bewusstlosigkeit. Die Therapie besteht in sofortiger Glucosezufuhr.

b) *Diabetisches Koma:*
Hyperglykämie (Überzuckerung), mit vermehrtem Anfall von sauren Stoffwechselprodukten, ausgelöst z. B. durch fehlende oder zu geringe Insulinzufuhr, Diätfehler, Infekte usw. Symptome: Meist kommt es im Verlauf einiger Tage (bei Kindern auch weniger Stunden) über Erbrechen, Übelkeit, Muskelschwäche und Schläfrigkeit, häufiger und vermehrter Harnausscheidung sowie starkem Durstgefühl zur zunehmenden Bewusstseinstrübung und Bewusstlosigkeit.　　→

▷ *Fortsetzung der Antwort* ▷

Der Patient zeigt eine vertiefte, verlangsamte Atmung, die Ausatemluft riecht obstähnlich nach Azeton, die Schleimhäute sind trocken, die Augäpfel weich. Es kommt zur Hypotonie bis zum Schock.
Die Therapie besteht in Insulinzufuhr, Regulierung des Säure-Basen-Haushalts und in Elektrolytinfusionen.

31 Erklären Sie den Begriff Apoplexie.

Unter *Apoplexie* versteht man den *Schlaganfall,* der durch eine *Gehirnblutung* (Zerreißung eines Hirngefäßes) oder einen *Hirninfarkt* (Verschluss eines Hirngefäßes) hervorgerufen werden kann.

32 Welche Grundleiden können einen Schlaganfall auslösen?

a) Arterienverkalkung
   (Arteriosklerose)
   → vorwiegend Hirninfarkt
b) Bluthochdruck (Hypertonie)
   → vorwiegend Gehirnblutung

33 Nennen Sie drei Symptome des Schlaganfalls.

a) Bewusstseinsstörungen bis zum Koma
b) Halbseitenlähmung (Hemiplegie)
c) Krampfanfälle
d) Sprachstörungen

Arzneimittellehre

1 Was sind Arzneimittel und wozu dienen Sie?

Arzneimittel sind Wirk- und Hilfsstoffe, die zu verabreichungsfähigen Arzneiformen verarbeitet sind. Sie dienen zur Behandlung, Linderung und Verhütung von Krankheiten und Beschwerden.

2 Nennen Sie die gesetzlichen Grundlagen, die den Umgang mit Arzneimitteln regeln.

a) Arzneimittelgesetz (AMG)
b) Betäubungsmittelgesetz (BtMG)
c) Betäubungsmittel-Verschreibungsverordnung (BtMVV)

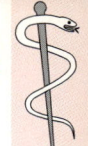

3 Erklären Sie folgende Angaben:
Arzneimittel sind
a) frei verkäuflich
b) apothekenpflichtig
c) verschreibungspflichtig.

a) *frei verkäuflich:*
Diese Arzneimittel können außer in Apotheken auch in Drogerien und Supermärkten verkauft werden.

b) *apothekenpflichtig:*
Sie dürfen nur in Apotheken abgegeben werden.

c) *verschreibungspflichtig:*
Die Arzneimittel dürfen in Apotheken nur gegen ein ordnungsgemäß ausgefülltes Rezept abgegeben werden.

4 Welche Angaben muss ein ordnungsgemäß ausgestelltes kassenärztliches Rezept enthalten?

– Name der Krankenkasse
– Name, Vorname, Geburtsdatum, Anschrift des Patienten
– Kassen-Nummer, Versicherten-Nummer, Versicherten-Status
– Vertragsarzt-Nummer
– Gültigkeitsdauer der Versichertenkarte
– Ausstellungsdatum des Rezepts
– Bezeichnung des Medikaments bzw. der Rezeptur
– Applikationsart und Zeitpunkt
– Vertragsarztstempel
– Eigenhändige Unterschrift des verordnenden Arztes
– Angekreuzt werden Vermerke, wie gebührenfrei, Hilfsmittel, Impfstoff u. a.

5 Nennen Sie mindestens fünf Arzneiformen.

a) Salben
b) Pasten
c) Tropfen
d) Tabletten
e) Dragees
f) Kapseln
g) Injektionslösungen
h) Inhalate
i) Suppositorien

6 Wie lautet die deutsche Bezeichnung für Applikation?

Anwendung, Verabreichungsform

7 **Worin unterscheiden sich lokale und systemische Applikation?**

Lokale Applikation: Das Arzneimittel wird örtlich begrenzt angewendet, z. B. Salben, Mundspüllösungen, Aufbringen von fluoridierten Lacken auf die Zähne.

Systemische Applikation: Verabreichung des Arzneimittels in einer Form, in der es vom Blut aufgenommen werden kann. Über den Blutkreislauf wird es dann im ganzen Körper verteilt. Dies kann enteral (über den Verdauungstrakt) oder parenteral (unter Umgehung des Verdauungstrakts) erfolgen.

8 **Erläutern Sie die nachfolgenden Applikationsarten:**

a) nasal
b) lingual
c) oral
d) per inhalationem
e) i. c. (intracutan)
f) i. v. Infusion
g) instillieren
h) intraartikulär
i) intralumbal
j) rektal
k) intravaginal

a) *nasal*
in die Nase einbringen
b) *lingual*
auf der Zunge zergehen lassen
c) *oral*
zu schlucken
d) *per inhalationem*
inhalieren
e) *i. c. (intrakutan)*
in die Haut zu spritzen
f) *i. v. Infusion*
als Dauertropf in die Vene
g) *instillieren*
in eine Höhle einbringen (z. B. Blase)
h) *intraartikulär*
in das Gelenk einspritzen
i) *intralumbal*
in den Lumbalsack zu spritzen
j) *rektal*
in den After einführen
k) *intravaginal*
in die Scheide einführen

9 **Wann ist bei nachfolgenden Applikationsarten mit dem Wirkungseintritt des Arzneimittels zu rechnen?**

a) sublingual
b) i. v. Injektion
c) i. m. Injektion

a) sublingual:
innerhalb von Minuten
b) i. v. Injektion:
sofort
c) i. m. Injektion:
nach ca. 30 Minuten

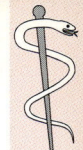

10 **Wovon hängen Applikationsart und -ort sowie die Wahl der Arzneiform ab?**

a) von den physikalischen und chemischen Eigenschaften des Arzneistoffs
b) vom gewünschten Wirkungseintritt und der gewünschten Wirkungsdauer
c) vom Ort, an dem das Arzneimittel wirken soll
d) vom Zustand des Patienten

11 **Nach welchen Gesichtspunkten müssen Arzneimittelbestände regelmäßig kontrolliert werden?**

a) Vollständigkeit
b) Haltbarkeit
c) ordnungsgemäße Lagerung

12 **Nennen Sie mindestens fünf Punkte, die Sie beim Aufbewahren von Arzneimitteln beachten sollen.**

a) ordentliche und übersichtliche Aufbewahrung
b) Herstellerangaben zur Aufbewahrung beachten wie z. B.:
  - vor Wärme schützen = unter 20 °C
  - kühl = 4–15 °C
  - kalt = 2–10 °C (z. B. für Sera, Impfstoffe, Gammaglobulin → sie dürfen auf keinen Fall im Gefrierfach gelagert werden)
  - Lichtschutz
c) angemessener Arzneimittelvorrat
d) regelmäßig die Haltbarkeit überprüfen (Verfallsdatum)
e) Betäubungs- und Suchtmittel (nach Betäubungsmittelgesetz) unter Verschluss aufbewahren
f) Mehrdosisbehälter für Injektionsflüssigkeit und Augentropfen nach der Erstentnahme mit Anbruchsdatum versehen
g) Arzneimittel grundsätzlich in den Originalbehältern aufbewahren

13 **Betäubungsmittel müssen nach dem Betäubungsmittelgesetz aufbewahrt werden. Worauf ist hierbei zu achten?**

a) Lagerung unter Verschluss
b) Über den Bestand der Betäubungsmittel müssen Aufzeichnungen geführt werden. Es müssen alle Ein- und Abgänge (mit Namen des Patienten und Mengenangabe) verzeichnet werden.   →

▷ *Fortsetzung der Antwort* ▷

c) Betäubungsmittel können nur über spezielle Betäubungsmittelrezepte (Dreifachsatz nur über das Bundesinstitut für Arzneimittel und Medizinprodukte – Bundesopiumstelle in Berlin, erhältlich) angefordert oder verschrieben werden.

- BtM-Rezepte ebenfalls unter Verschluss aufbewahren
- rechtzeitig neue Rezepte (schriftlich oder per Fax – nicht telefonisch) anfordern

14 **Wie werden verfallene Medikamente entsorgt?**

– möglichst keine Medikamente horten
– kleine Mengen verfallener Medikamente kindersicher dem Hausmüll beigeben
– größere Mengen über die Apotheke oder von der Praxis direkt als Sondermüll entsorgen

15 **Erläutern Sie, was man unter Nebenwirkungen von Arzneimitteln versteht.**

Unerwünschte Nebenerscheinungen, die außer der Hauptwirkung auftreten. Bei fast allen Arzneistoffen muss mit Nebenwirkungen gerechnet werden, die mehr oder weniger schwerwiegend sein können.

16 **Arzneimittel werden in verschiedene Gruppen eingeteilt.**
Nennen Sie die Wirkungsweise folgender Gruppen:
a) Sedativa
b) Antikoagulantia
c) Kardiaka
d) Hypnotika
e) Antipyretika
f) Analgetika
g) Antibiotika
h) Tranquilizer
i) Vasokonstringentia

a) *Sedativa:* Beruhigungsmittel
b) *Antikoagulantia:* Substanzen, die in den Vorgang der Blutgerinnung hemmend eingreifen
c) *Kardiaka:* Herzmittel
d) *Hypnotika:* Schlafmittel
e) *Antipyretika:* fiebersenkende Mittel
f) *Analgetika:* Schmerzmittel
g) *Antibiotika:* von Mikroorganismen gebildete Stoffe, die andere Mikroorganismen in ihrem Wachstum hemmen oder abtöten
h) *Tranquilizer:* beruhigende Mittel mit Angst lösender, schlaffördernder und muskelentspannender Wirkung
i) *Vasokonstringentia:* gefäßverengende Mittel

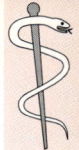

17 Inwieweit bestehen zwischen einzelnen Medikamenten Wechselwirkungen?

Werden dem Körper verschiedene Stoffe gleichzeitig zugeführt, so können sich diese in ihrer Wirkung verstärken (= Synergismus) oder auch abschwächen (= Kompetition), verlängern oder verkürzen.

18 Erläutern Sie den Vorgang der Kumulation.

Wird ein Medikament vom Körper nicht vollständig ausgeschieden, bevor ihm die nächste Dosis zugeführt wird, kann sich der Stoff im Blut und in den Geweben allmählich anreichern und die im Körper wirksame Medikamentenmenge wird immer größer: sie *kumuliert.* Im schlimmsten Falle kann es zu Vergiftungserscheinungen kommen. (Wichtig bei mehrfacher Verabreichung von Lokalanästhetika in einer Sitzung.)

19 Man unterscheidet verschiedene Arzneimittelgruppen zur Schmerzbekämpfung.
Nennen Sie diese Arzneimittelgruppen.

– Analgetika
– Lokalanästhetika*
– Narkotika*

---

*) *siehe auch: Schmerzausschaltung S. 125 ff.*

20 Nach der Art ihrer Wirkung und ihres Wirkungsansatzes können zwei Gruppen von Analgetika unterschieden werden.
Nennen Sie diese.

a) *Zentral angreifende Analgetika* (im Wesentlichen Morphin und Morphinabkömmlinge [= Opiate]) werden für schwere und schwerste Schmerzzustände eingesetzt. Die Medikamente dieser Gruppe führen bei regelmäßiger Anwendung zur Gewöhnung und Sucht.

b) *Peripher angreifende Analgetika* (z. B. Acetylsalicylsäure [Aspirin®], Paracetamol). Medikamente dieser Gruppe haben neben ihrer schmerzstillenden (= analgetischen) Wirkung noch eine fiebersenkende (= antipyretische) und eine entzündungshemmende (= antiphlogistische) Wirkung.

21 **Welche Besonderheit besteht bei den zentral angreifenden Analgetika?**

Sie unterliegen fast alle dem Betäubungsmittelgesetz und der Betäubungsmittelverschreibungsverordnung, die besondere Vorschriften zur Aufbewahrung, Verordnung und Verabreichung enthalten.

22 **Ein Lokalanästhetikum kann auf unterschiedliche Art verabreicht werden. Man unterscheidet hierbei drei Anwendungsarten.**
Zählen Sie diese auf.

a) Oberflächenanästhesie
b) Infiltrationsanästhesie
c) Leitungsanästhesie

----

siehe auch Maßnahmen zur Schmerzausschaltung S. 126 ff.

23 **a) Warum werden den Lokalanästhetika häufig gefäßverengende Substanzen zugesetzt?**
b) Nennen Sie zwei Substanzen mit gefäßverengender Wirkung, die den Lokalanästhetika zugesetzt werden.

a) – Der Abtransport des Lokalanästhetikums wird verzögert → die Wirkung des Medikaments bleibt länger erhalten.
– Im Operationsgebiet entsteht eine örtliche Blutleere → sie ermöglicht eine bessere Übersicht über das chirurgische Arbeitsfeld.
b) – Adrenalin
– Noradrenalin

24 **Wie äußert sich die Überdosierung eines Lokalanästhetikums beim Patienten?**

a) Die Überdosierung des Lokalanästhetikums bewirkt Unruhe, Zittern, Angstzustände, Bradycardie, in schweren Fällen Krämpfe und Atemlähmung.
b) Die Adrenalinüberdosierung äußert sich in auffallender Blässe, kaltem Schweiß, Tachykardie, hohem Blutdruck.

25 **Mit welcher Medikamentengruppe können Infektionen behandelt werden?**

Infektionen werden mit **Chemotherapeutika** behandelt. Man unterscheidet hierbei:
– *synthetische,* d. h. auf chemischem Weg hergestellte Wirkstoffe zur Behandlung von Infektionen (z. B. Sulfonamide)   →

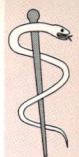

▷ *Fortsetzung der Antwort* ▷

– *Antibiotika,* von Mikroorganismen gebildete Stoffe, die das Bakterienwachstum hemmen bzw. die Bakterien abtöten (z. B. Penizillin).
In der Zahnarztpraxis werden in der Regel Antibiotika eingesetzt.

---

26 Welche Mittel kann man zur lokalen Wundbehandlung einsetzen?

Antiseptika, z. B. Chlorhexidin-Lösung zur Mundspülung, 3%ige Wasserstoffperoxid-Lösung zur Wundbehandlung. Diese chemischen Mittel haben eine keimhemmende Wirkung und können direkt auf die entzündeten Stellen aufgebracht werden.

---

27 Wie nennt man die Mittel gegen Pilzinfektionen?

Antimykotika

---

28 Worauf sollte bei der Antibiotika-Behandlung geachtet werden?

a) auf die Anwendung des richtigen Antibiotikums
b) auf die richtige Dosierung
c) auf die richtige Anwendungsdauer

---

29 Welche Gefahren bestehen bei einer Antibiotika-Therapie?

a) Gegen das eingesetzte Antibiotikum
 – kann der Patient eine Allergie entwickeln
 – kann der Infektionserreger unempfindlich (= resistent) sein oder eine Unempfindlichkeit entwickeln (Resistenzbildung)
b) Antibiotika können außerdem zu Magen-Darm-Störungen und – durch Schädigung der körpereigenen Bakterienflora – zu Pilzbesiedelung der Haut und Schleimhäute führen.

Wirtschafts- und Betriebskunde

Der Eintritt in das Berufsleben im Gesundheitswesen

Berufsausbildung

1 Welche Gesetze regeln die Berufsausbildung?

a) Berufsbildungsgesetz
b) Handwerksordnung

2 Die staatlich anerkannten Ausbildungsberufe sind 13 verschiedenen Berufsfeldern zugeordnet.

Nennen Sie vier davon.

a) I   Wirtschaft und Verwaltung
b) II   Metalltechnik
c) X   Gesundheit
d) XI   Körperpflege
e) XII Ernährung und Hauswirtschaft
f) XIII Agrarwirtschaft

3 Um in anerkannten Ausbildungsberufen eine einheitliche Ausbildung sicherzustellen, werden vom jeweils zuständigen Bundesministerium Ausbildungsordnungen erlassen.

Welche Mindestinhalte haben solche Ausbildungsordnungen?

Eine *Ausbildungsordnung* enthält:

a) Bezeichnung des Ausbildungsberufs
b) *Ausbildungsdauer*
c) *Ausbildungsberufsbild*
   (Kenntnisse, Fertigkeiten)
d) *Ausbildungsrahmenplan*
   (sachliche und zeitliche Gliederung)
e) *Prüfungsanforderungen*

4 Dürfen Jugendliche in nicht anerkannten Ausbildungsberufen ausgebildet werden?

Nein, nur in staatlich anerkannten Ausbildungsberufen

5 Wo ist festgelegt, ob ein Ausbildungsberuf „anerkannt" ist?

Anerkannte Ausbildungsberufe sind im „Verzeichnis der anerkannten Ausbildungsberufe" aufgeführt. Dieses Verzeichnis wird jedes Jahr neu veröffentlicht.

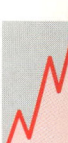

Berufsausbildungsvertrag

6 Wer sind die vertrag-schließenden Parteien beim Berufsausbildungsvertrag?

Der Ausbildungsvertrag wird zwischen dem *Ausbildenden* und dem *Auszubil-denden* („Lehrling") geschlossen. Bei Minderjährigkeit des Auszubildenden ist die Unterschrift des *gesetzlichen Vertreters* erforderlich.

7 Worauf muss beim Abschluss eines Ausbildungs-vertrages geachtet werden?

Der Vertrag ist vor Ausbildungsbeginn *schriftlich* niederzulegen und der zu-ständigen Stelle vorzulegen, damit die Eintragung in das Verzeichnis der Aus-bildungsverhältnisse vorgenommen werden kann.

8 Welche Mindestangaben muss ein Berufsausbildungs-vertrag enthalten?

Mindestangaben eines Berufsausbildungsvertrages:
- Art, sachliche und zeitliche Gliederung der Ausbildung
- Beginn und Dauer der Ausbildung
- Dauer der Probezeit
- Vergütung (Höhe, Termin)
- Urlaubstage
- regelmäßige tägliche Arbeitszeit
- Kündigungsvoraussetzungen

9 Die Überwachung der Berufsausbildung erfolgt nach dem Berufsbildungsgesetz durch die zuständigen Stellen.
Nennen Sie diese für die folgenden Bereiche:
a) Arzthelferinnen
b) Zahnmedizinische Fachangestellte

a) *Arzthelferinnen:*
Ärztekammer
b) *Zahnmedizinische Fachangestellte:*
Zahnärztekammer

10 Welche weiteren Aufgaben neben der Überwachung der Berufsausbildung haben die zuständigen Stellen?

a) Überwachung der persönlichen und fachlichen Eignung der Ausbilder
b) Erlassen von Prüfungsordnungen

→

▷ *Fortsetzung der Antwort* ▷

c) Verzeichnis der Berufsausbildungs-
verhältnisse führen

d) Prüfungsausschüsse bilden und
Prüfungen durchführen

e) Beratung von Auszubildenden und
Ausbildenden

**11 Weshalb ist nach
Berufsbildungsgesetz und
Handwerksordnung eine
Probezeit vorgeschrieben?**

Beide Vertragspartner, Auszubildender
und Ausbildender, sollen sehen, ob der
Auszubildende für diese Tätigkeit geeignet ist und ob sie ihm gefällt.

**12 Wie lange dauert die
Probezeit?**

Die *Probezeit* beträgt mindestens einen
Monat und höchstens drei Monate.

**13 Auch nach Ablauf der
Probezeit kann ein Berufsaus-
bildungsverhältnis gekündigt
werden.**

**Nennen Sie drei Gründe und
geben Sie jeweils die entsprechende Kündigungsfrist an.**

a) Aus *wichtigem Grund* können
beide Vertragspartner kündigen, z. B.
Diebstahl, Beleidigung, Tätlichkeiten.
Kündigungsfrist: fristlos

b) Bei *Berufswechsel*
Kündigungsfrist: 4 Wochen

c) Bei *Berufsaufgabe*
Kündigungsfrist: 4 Wochen

**14 Die Rechte und Pflichten
des Auszubildenden sind
in Berufsbildungsgesetz und
Handwerksordnung fest-
gelegt.**

Nennen Sie jeweils vier davon.

a) *Pflichten des Auszubildenden:*
  – Berufsschulpflicht
  – Lernpflicht
  – Pflicht zur Arbeitsleistung
  – Sorgfaltspflicht
  – Schweigepflicht
  – Wettbewerbsverbot
  – Gehorsamspflicht

b) *Rechte des Auszubildenden:*
  – Recht auf Ausbildung
  – Recht auf Ausbildungsvergütung
  – Recht auf Fürsorge
  – Recht auf Zeugnis

Aufgaben von Zahnmedizinischen Fachangestellten

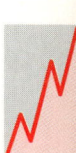

15 **Berufsbild der ZFA**

a) **Beschreiben Sie den Begriff „Ausbildungsberufsbild".**

b) **In welcher Bestimmung ist dieses Berufsbild für die Zahnmedizinischen Fachangestellten geregelt?**

a) Unter dem *Ausbildungsberufsbild* versteht man die zu vermittelnden Kenntnisse und Fertigkeiten, die Gegenstand der Berufsausbildung sind.

b) In der *Verordnung über die Berufsausbildung zum/zur Zahnmedizinischen Fachangestellten* vom 1. 8. 2001

16 **Die Tätigkeit der Zahnmedizinischen Fachangestellten ist in verschiedene Arbeitsgebiete unterteilbar.**
Nennen Sie fünf davon.

a) Praxisverwaltung, z. B. Durchführung der Quartalsabrechnung

b) Hilfeleistung bei Diagnose und Therapie, z. B. Assistenz bei chirurgischen Eingriffen

c) Hilfeleistung in Notfällen (erste Hilfe)

d) Durchführung von Laborarbeiten

e) Durchführung der Praxishygiene

f) Anwendung und Pflege medizinischer Geräte

17 **Geben Sie Beispiele für Verwaltungsarbeiten, die eine Zahnmedizinische Fachangestellte duchführt.**

a) Erfassung von Patientendaten auf Karteikarte oder Computer

b) Abwicklung der Telefonate mit Patienten

c) Durchführung der Quartalsabrechnung

d) Terminplanung

e) Buchführung

f) Steuerung des Praxisablaufs (von der Anmeldung aus)

g) Ausstellung von Formularen (Rezepten, Überweisungen usw.)

h) Erledigung des Schriftverkehrs

Ausbildungsformen

**18 Die Berufsausbildung in der Bundesrepublik Deutschland erfolgt üblicherweise im „dualen System".
Erklären Sie diesen Begriff.**

Im *dualen System* sind *zwei Träger* gemeinsam für die berufliche Ausbildung zuständig, nämliche der *Ausbildungsbetrieb* und die *Berufsschule.*

19 Welche Hauptaufgaben haben Berufsschule und Ausbildungsbetrieb bei der Ausbildung im dualen System?

Die *Berufsschule* vermittelt vorwiegend Allgemeinbildung und Fachtheorie.
Der *Ausbildungsbetrieb* ist hauptsächlich für die fachpraktische Ausbildung zuständig.

20 Welche Vorteile bietet die Ausbildung im dualen System?

a) Sie verbindet die Praxis im Betrieb mit der Theorie in der Schule.

b) Ziel der Schule ist die Vermittlung einer möglichst breiten Berufsausbildung und die Förderung der Allgemeinbildung. Dadurch wird der Gefahr einer ausschließlich betriebsbezogenen Ausbildung vorgebeugt.

c) Eine rein schulische Ausbildung wäre für den Steuerzahler zu teuer.

d) Die Ausbildung wird abwechslungsreicher.

21 Nennen Sie zwei mögliche Nachteile des „dualen Systems".

1. Unterschiedliche Qualität der Ausbildungsbetriebe

2. Ausbildungsbetriebe sind oft zu spezialisiert

3. teilweise mangelnde Abstimmung zwischen Ausbildungsbetrieben und Schulen

22 Berufliche Qualifikationen können auch durch berufliche Vollzeitschulen erworben werden.
Welche Vollzeitschulen bieten eine
a) Berufsvorbereitung,
b) berufliche Grundbildung,
c) volle Berufsausbildung?

a) *Berufsvorbereitung:*
  – Berufsvorbereitungsjahr
b) *berufliche Grundbildung:*
  – das Berufsgrundbildungsjahr
  – die einjährige Berufsfachschule
  – die zweijährige Berufsfachschule
c) *volle Berufsausbildung:*
  – die dreijährige Berufsfachschule
  – das Berufskolleg

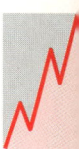

Möglichkeiten beruflicher Fortbildung und Umschulung

23 Zählen Sie verschiedene Möglichkeiten der allgemeinen und beruflichen Fortbildung auf.

1. Fortbildungslehrgänge einzelner Verbände und Kammern
2. Meisterschulen
3. Fachschulen
4. Volkshochschulen
5. Abendrealschulen
6. Abendgymnasien

24 Weshalb ist eine berufliche Fortbildung für jeden Arbeitnehmer empfehlenswert?

Gründe für eine berufliche Fortbildung:
– Anpassung an den technischen Fortschritt
– Wer beruflich aufsteigen will, muss zusätzliche Qualifikationen vorweisen können.
– Persönlicher Beitrag zur Sicherung des Arbeitsplatzes.

25 Nennen Sie drei Fälle, in denen für Arbeitnehmer eine berufliche Umschulung erforderlich sein kann.

Gründe für eine berufliche Umschulung können sein:
– längere Arbeitslosigkeit,
– Berufsunfähigkeit durch Krankheit oder Unfall,
– Unzufriedenheit mit dem erlernten Beruf,
– Aussterben des erlernten Berufs.

26 **Die Förderung der Berufsausbildung ist gesetzlich geregelt.**
Welches sind in diesem Zusammenhang die drei wichtigsten Gesetze?

a) Das Bundesausbildungsförderungsgesetz *(BAföG)*
b) Das Sozialgesetzbuch III – Arbeitsförderung – *(SGB)*
c) Aufstiegsfortbildungsförderungsgesetz *(AFBG)*, sog. „MeisterBAföG"

27 **Welche Bildungsmaßnahmen werden im Rahmen der Arbeitsförderung nach dem Sozialgesetzbuch unterstützt?**

Die *Arbeitsförderung* fördert die *berufliche* Ausbildung in einem anerkannten Ausbildungsberuf sowie gerechtfertigte Fortbildungs- und Umschulungsmaßnahmen.

28 **Für welche Bildungsmaßnahmen kann ein Bildungswilliger finanzielle Unterstützung nach dem Bundesausbildungsförderungsgesetz (BAföG) beantragen?**

Durch *BAföG* werden *schulische* Bildungs- und Fortbildungsmaßnahmen gefördert wie z. B. Berufsfachschulen, Berufskollegs, Hochschulen, Fachhochschulen.

29 **Das Berufsbildungsgesetz beinhaltet die Bereiche** <u>Fortbildung</u> **und** <u>Umschulung</u>.
Unterscheiden Sie diese beiden Begriffe und führen Sie je ein Beispiel aus Ihrem Berufsleben an.

a) *Fortbildung:* Die Fortbildungsmaßnahmen erfolgen *auf der Grundlage des erlernten Berufes.* Sie sollen die beruflichen Kenntnisse und Fertigkeiten erweitern und die Anpassung an die technische Entwicklung sowie den beruflichen Aufstieg ermöglichen, z. B. die Zahnärztekammer bietet einen Kurs über Hygienemaßnahmen in der Zahnarztpraxis an.
b) *Umschulung:*
Die Umschulungsmaßnahmen sollen zu einer neuen beruflichen Tätigkeit befähigen, z. B. Umschulung einer Helferin zur Hebamme.

30 **Welche Aufstiegsfortbildung ist für eine Zahnmedizinische Fachangestellte möglich?**

- Zahnmedizinische Fachhelferin (ZMF)
- Zahnmedizinische Verwaltungshelferin (ZMV)
- Zahnmedizinische Prophylaxehelferin (ZMP)
- Dentalhygienikerin (DH)

Einflüsse auf die menschliche Arbeitsleistung

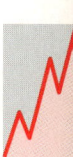

31 Unterscheiden Sie zwischen inneren und äußeren Arbeitsbedingungen.

Geben Sie zusätzlich jeweils zwei Beispiele an.

a) *Innere Arbeitsbedingungen:*
Voraussetzungen, die der Arbeitnehmer mitbringt, wie z. B.
– Einstellung zur Arbeit
– Leistungsfähigkeit
– Leistungsschwankungen
– Leistungsbereitschaft

b) *äußere Arbeitsbedingungen:*
Voraussetzungen, die der Arbeitnehmer am Arbeitsplatz vorfindet, wie z. B.
– Arbeitszeit
– Arbeitsplatzgestaltung
– Betriebsklima
– neue Technologien

32 Wovon hängt die Leistungsfähigkeit eines Arbeitnehmers ab?

Die *Leistungsfähigkeit* hängt ab von
– der Berufsausbildung,
– den Fachkenntnissen,
– der körperlichen Eignung bzw. Verfassung,
– der Berufserfahrung,
– dem Lebensalter.

33 Welche Faktoren erhöhen die Leistungsbereitschaft eines Arbeitnehmers?

Die *Leistungsbereitschaft* eines Arbeitnehmers kann erhöht werden durch
– angemessenen Verdienst,
– Freude an der Arbeit,
– gute Aufstiegschancen,
– gutes Betriebsklima,
– Selbstständigkeit.

34 Einen besonderen Einfluss auf die Arbeitsleistung hat die Gestaltung des Arbeitsplatzes.

Geben Sie fünf Anforderungen an, die ein Arbeitsplatz erfüllen sollte.

1. ausreichende Beleuchtung
2. Sauberkeit
3. Schutz vor Lärm
4. Schutz vor Unfallgefahren
5. ansprechende Farben
6. angenehme Temperaturen
7. ausreichende Belüftung
8. ausreichende Größe

35 Ein schlechtes Betriebsklima kann sich negativ auf die
einzelne Zahnmedizinische
Fachangestellte sowie auf die
gesamte Praxis auswirken.
Führen Sie jeweils zwei
Auswirkungen an.

a) *Zahnmedizinische Fachangestellte:*
  – Zunahme der Krankmeldungen
  – geringe Leistungsbereitschaft
  – erhöhte Neigung zum Arbeits-
    platzwechsel
b) *Praxis:*
  – mögliche Abschreckungswirkung
    auf Patienten
  – schlechte Arbeitsleistungen
  – erhöhte Unfallgefahr

36 Die tägliche Leistungsfähigkeit eines Arbeitnehmers
unterliegt erheblichen
Schwankungen.
Wie versuchen viele Betriebe
diese individuellen Leistungsschwankungen zu berücksichtigen?

Durch die Einführung der gleitenden
Arbeitszeit

37 Einen erheblichen Einfluss
auf die menschliche Arbeit
haben moderne Technologien.
a) Welche Vorteile sehen Sie
   darin?
b) Welche Probleme sehen Sie
   in modernen Technologien?

a) *Vorteile:*
  – *wesentlich schnellere und exaktere
    Arbeit* (z. B. bei EDV-Anlagen,
    Industrierobotern)
  – *Humanisierung der Arbeit,* sie ver-
    richten Arbeiten, die für Menschen
    monoton oder gesundheitsschä-
    digend sind
b) *Probleme:*
  – *steigende Arbeitslosigkeit*
  – *erhöhte Konzentrationsanforderun-
    gen* bei Kontrolltätigkeiten
  – *sich ständig ändernde Qualifikati-
    onsanforderungen* erfordern lebens-
    lange Weiterbildung

Rechtliche Rahmenbedingungen und Schutzvorschriften in der Arbeitswelt

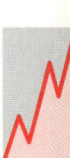

38 Wodurch werden die meisten Arbeitsunfälle verursacht?

a) Menschliches Versagen (80 % der Fälle)
b) fehlende Schutzvorrichtungen
c) technisches Versagen
d) Materialfehler

39 Wie können Arbeitsunfälle verhindert werden?

a) Beachtung der Unfallverhütungsvorschriften
b) Schutzvorrichtungen an Maschinen
c) regelmäßige Wartung und Überprüfung von Arbeitsmitteln und Geräten

40 Durch zahlreiche Vorschriften soll der <u>technische Arbeitsschutz</u> die Gefahren am Arbeitsplatz und an den betrieblichen Einrichtungen vermindern.

Nennen Sie vier solcher Vorschriften.

1. *Gewerbeordnung*
2. *Arbeitsstättenverordnung*
3. *Arbeitssicherheitsgesetz* (Gesetz über Betriebsärzte, Sicherheitsingenieure und andere Fachkräfte der Arbeitssicherheit)
4. *Gerätesicherheitsgesetz* (Gesetz über technische Arbeitsmittel)
5. *Chemikaliengesetz* (Gesetz zum Schutz vor gefährlichen Stoffen)
6. *Gefahrstoffverordnung* (Verordnung über gefährliche Stoffe)
7. *Medizingeräteverordnung*
8. *Unfallverhütungsvorschriften* (BG-Vorschriften)
9. *Arbeitsschutzgesetz*
10. *Infektionsschutzgesetz*

41 Welches Gesetz ist die Grundlage des Unfallschutzes?

Die *Gewerbeordnung* von 1869 ist die Grundlage des Unfallschutzes. Sie wurde seitdem mehrfach durch zeitgemäße Regelungen ersetzt und erweitert. Ergänzende Gesetze sind z. B. die Arbeitsstättenverordnung, das Gerätesicherheitsgesetz, die Gefahrstoffverordnung, Unfallverhütungsvorschriften oder das Arbeitsschutzgesetz.

42 a) **Wer erlässt die Unfallverhütungsvorschriften
(BG-Vorschriften)?**
b) **Wie wird die Einhaltung
dieser Vorschriften über-
wacht?**

a) *Unfallverhütungsvorschriften*
(BG-Vorschriften) erlassen die Berufsgenossenschaften der einzelnen Wirtschaftszweige.
b) Durch die staatlichen Gewerbe-
aufsichtsämter und durch Aufsichts-
beamte der Berufsgenossenschaften.
Beide können Geldbußen verhängen,
wenn die Schutzvorschriften missachtet wurden.

43 **Warum wurde in der
Bundesrepublik eine Gefahrstoffverordnung erlassen?**

Derzeit werden schätzungsweise mehr
als 45 000 chemische Stoffe in mehr als
1 000 000 Zubereitungen auf dem Markt
angeboten. Die Folge des zunehmenden
Gebrauchs von Chemikalien: mehr als
18 000 Berufskrankheiten werden jährlich
auf die Einwirkung gefährlicher Stoffe
zurückgeführt.

44 **Bei der Schädigung durch
Gefahrstoffe unterscheidet
man**
a) **Sofortschäden**
b) **Spätschäden.**
Erläutern Sie diese Begriffe.

a) *Sofortschäden* treten direkt nach der
Einwirkung oder kurz danach auf.
Hierbei kann es sich um „harmlose
Übelkeit", „ungefährliche Betäubun-
gen" oder um schwere Schädigungen
für das ganze Leben handeln.
b) *Spätschäden* werden erst nach jahre-
langer Einwirkung bemerkt. Bei Krebs
beispielsweise können Jahrzehnte
vergehen, bis die Krankheit ausbricht,
selbst wenn man nur kurz mit dem
Krebs erzeugenden Stoff gearbeitet
hat.

45 **Welche Aufgabe hat die
Gefahrstoffverordnung?**

Sie soll Gesundheits- und Umweltgefah-
ren verhindern, indem sie regelt,
– wie gefährliche Stoffe in den Verkehr
gebracht werden
– wie mit diesen Stoffen umgegangen
wird
– wie die Stoffe aufbewahrt werden
– wie die Stoffe beseitigt werden

46 **Welches Gesetz enthält Sicherheitsvorschriften für technische Arbeitsmittel (Maschinen bzw. Geräte) und verpflichtet die Hersteller, nur solche Arbeitsmittel in den Verkehr zu bringen, die den Unfallverhütungsvorschriften sowie den sicherheitstechnischen Erkenntnissen entsprechen?**

Das Gerätesicherheitsgesetz

47 **Was regelt die Arbeitsstättenverordnung?**

Die Arbeitsstättenverordnung regelt die Anforderungen an die menschenfreundliche Gestaltung der Arbeitsräume, d. h., sie enthält z. B. Vorschriften über Temperatur, Raumgröße, Lärmschutz, Beleuchtung usw.

48 **Welche Aufgabe hat der <u>soziale Arbeitsschutz</u>?**

Der *soziale Arbeitsschutz* soll die Belastung durch die Arbeit begrenzen.

49 **Zählen Sie drei wichtige Vorschriften oder Gesetze auf, die Regelungen zum Arbeitszeitschutz enthalten.**

1. Das Arbeitszeitgesetz
2. die Gewerbeordnung
3. das Bundesurlaubsgesetz
4. das Ladenschlussgesetz

50 **Für bestimmte Personengruppen bestehen besondere Schutzgesetze.**

Nennen Sie drei solcher Schutzgesetze.

1. Jugendarbeitsschutzgesetz
2. Schwerbehindertengesetz
3. Mutterschutzgesetz

51 **Welche Schutzvorschriften gelten für berufstätige werdende Mütter?**

a) Verbot schwerer körperlicher Arbeiten
b) Verbot von Akkord- und Fließbandarbeit
c) Verbot von Nacht-, Sonntags- und Feiertagsarbeit
d) Gewährung von Sonderpausen
e) Kündigungsschutz
f) Beschäftigungsverbot *6 Wochen* vor der Entbindung und *8 Wochen* danach.

52 Nennen Sie vier wichtige Bestimmungen des Arbeitszeitgesetzes.

1. Die tägliche Arbeitszeit ist auf 8 Stunden begrenzt.
2. Die tägliche Arbeitszeit kann auf 10 Stunden ausgedehnt werden, wenn innerhalb von 6 Monaten im Durchschnitt nicht mehr als 8 Stunden pro Werktag gearbeitet wird.
3. Sonntags- und Feiertagsarbeit sind verboten.
4. In bestimmten Bereichen ist Sonntagsarbeit und Feiertagsarbeit erlaubt.
5. Bei einer Arbeitszeit von 6 bis 9 Stunden beträgt die Ruhezeit 30 Minuten, 45 Minuten bei einer Arbeitszeit von mehr als 9 Stunden.
6. Im Tarifvertrag können Überstunden vereinbart werden, z. B. gegen Mehrarbeitszuschlag.

53 Nennen Sie vier Bereiche, in denen das Arbeitszeitgesetz die Sonntagsarbeit und Feiertagsarbeit gestattet.

1. Bäckereien und Konditoreien
2. Gastgewerbe
3. Verkehrsbetriebe
4. Krankenhäuser
5. Rundfunk- und Fernsehanstalten
6. Theater
7. Betriebe der Eisen- und Stahlerzeugung

54 Welches Einkommen erhält eine werdende Mutter während ihrer Mutterschutzfrist?

Mutterschaftsgeld, das von der Krankenkasse und vom Arbeitgeber bezahlt wird. Es entspricht dem durchschnittlichen Nettoarbeitsentgelt der letzten 3 Monate.

55 Elternzeit

a) Wer kann Elternzeit erhalten?

b) Wie lange wird Elternzeit gewährt?

c) Wie hoch ist das Erziehungsgeld, das während der Elternzeit gewährt wird?

d) Kann ein Arbeitgeber während der Elternzeit kündigen?

a) Die Mutter und der Vater können gleichzeitig Elternzeit (früher: Erziehungsurlaub) nehmen.

b) Elternzeit wird 3 Jahre gewährt. Wenn der Arbeitgeber einverstanden ist, kann das dritte Jahr bis zum achten Geburtstag des Kindes genommen werden.

c) Das Erziehungsgeld beträgt höchstens 460,– € pro Monat. Die Höhe der Zahlung hängt vom Einkommen ab. Erziehungsgeld wird höchstens 24 Monate gezahlt (Stand: 1. 1. 2002)

d) Nein, frühestens nach deren Ablauf.

56 Durch das Jugendarbeitsschutzgesetz sollen jugendliche Arbeitnehmer vor körperlichen und sittlichen Gefahren geschützt werden.

Nennen Sie fünf Bestimmungen dieses Gesetzes.

Wichtige Bestimmungen des *Jugendarbeitsschutzgesetzes:*

a) *Arbeitszeit:*
   höchstens 8½ Std. am Tag, 40 Std. in der Woche

b) *Verbot* der Kinderarbeit

c) *Verbot* von Akkordarbeit, gefährlichen Arbeiten und Nachtarbeit

d) *Ein Schultag* mit mehr als 5 Unterrichtsstunden gilt als Arbeitstag

e) *Urlaub:*
   • 15-Jährige = 30 Werktage
   • 16 Jährige = 27 Werktage
   • 17-Jährige = 25 Werktage

f) *Ärztliche Untersuchungen:*
   – Erstuntersuchung
   – Nachuntersuchung

g) *Ruhepausen:*
   • 4½–6 Std. Arbeitszeit = 30 Min.
   • mehr als 6 Std. Arbeitszeit = 60 Min.

57 Dürfen jugendliche Arzthelferinnen, Zahnmedizinische Fachangestellte und Pharmazeutisch-Kaufmännische Angestellte an Samstagen und Sonntagen beschäftigt werden?

Im Notdienst und in Krankenanstalten ist die Beschäftigung erlaubt. Allerdings *müssen* 2 Sonntage im Monat beschäftigungsfrei sein. Zwei Samstage im Monat *sollen* beschäftigungsfrei sein.

58 Welche Institutionen überwachen die Einhaltung des Arbeitsschutzes?

a) Das Gewerbeaufsichtsamt

b) der Technische Überwachungsverein (TÜV)

c) die Berufsgenossenschaft

Sozialversicherungen

59 Nennen Sie die fünf Zweige der Sozialversicherung.

1. Krankenversicherung (KV)
2. Rentenversicherung (RV)
3. Arbeitslosenversicherung (ALV)
4. Unfallversicherung (UV)
5. Pflegeversicherung (PV)

60 Ordnen Sie den einzelnen Sozialversicherungsarten deren wichtigste Träger zu.

a) *Krankenversicherung:*
   Träger: Orts-, Innungs-, Ersatz-, Betriebs-krankenkassen und Bundesknappschaft

b) *Rentenversicherung:*
   Träger: Bundesversicherungsanstalt für Angestellte, Landesversicherungsan-stalten für Arbeiter, Bundesknappschaft

c) *Arbeitslosenversicherung:*
   Träger: Bundesanstalt für Arbeit

d) *Unfallversicherung:*
   Träger: Berufsgenossenschaften

e) *Pflegeversicherung:*
   Träger: Pflegekassen, die bei den Kran-kenkassen eingerichtet wurden, siehe auch a)

61 Wer zahlt die Beiträge zu den einzelnen Sozialversiche-rungsarten?

	Arbeit-geber	Arbeit-nehmer
KV	50 %	50 %
RV	50 %	50 %
ALV	50 %	50 %
UV	100 %	–
PV	50 %	50 % *)

---

*) Um die Kosten der Arbeitgeber auszugleichen, strichen die Länder zunächst einen Feiertag, der stets auf einen Werktag fiel. In fast allen Bundesländern ist deshalb der Buß- und Bettag entfallen. In Sachsen wurde kein Feiertag gestrichen, deshalb zahlen die Arbeitnehmer hier den gesamten Beitrag.

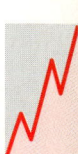

62 Obwohl die Sozialversicherung eine Pflichtversicherung für alle Arbeitnehmer ist, gelten Ausnahmeregelungen für bestimmte Personengruppen. Nennen Sie diese Gruppen.

a) Beamte
b) Selbstständige
c) Rentner
d) Angestellte und Arbeiter ab einer bestimmten Einkommenshöhe (sog. Beitragsbemessungsgrenze)

63 Erläutern Sie die wesentlichen Merkmale unseres Sozialversicherungssystems.

a) Die Versicherten zahlen die Hälfte der Versicherungsbeiträge.
b) Die andere Hälfte zahlt der Arbeitgeber.
c) Die Sozialversicherungen erhalten erhebliche Staatszuschüsse.
d) Versicherte haben einen Rechtsanspruch auf Versicherungsleistungen.
e) Sozialversicherungen sind nach dem Selbstverwaltungsgrundsatz aufgebaut.

64 Wovon hängt die Höhe der Sozialversicherungsbeiträge ab?

Die Sozialversicherungsbeiträge sind abhängig
– von den *Beitragssätzen*
– vom *Verdienst* des Versicherten,
– von der *Beitragsbemessungsgrenze*.

65 Erklären Sie, was man unter der *Beitragsbemessungsgrenze* versteht.

Höchstbetrag für die Beitragsberechnung. Liegt der Verdienst über der Beitragsbemessungsgrenze, dann wird der Beitrag nur bis zu dieser Grenze berechnet. Die Beitragsbemessungsgrenze wird jährlich neu festgelegt.
Ihre Höhe am 1.1.2002:

• monatlich 4 500,– €, neue Bundesländer 3 750,– € in der *Rentenversicherung* und *Arbeitslosenversicherung*
• monatlich 3 375,– € in der *Krankenversicherung* und *Pflegeversicherung*

Anmerkung: Die Beitragsbemessungsgrenze der Krankenversicherung und der Pflegeversicherung beträgt 75 % der Beitragsbemessungsgrenze der Rentenversicherung.

66 Unterscheiden Sie zwischen Regelleistungen und Mehrleistungen der Krankenkassen.

Regelleistungen sind gesetzlich vorgeschriebene Mindestleistungen, zu denen jede Krankenkasse verpflichtet ist. *Mehrleistungen* übersteigen die Regelleistungen, wie z. B. zusätzliche Kuren.

67 Nennen Sie die wichtigsten Regelleistungen der Krankenkassen.

a) Maßnahmen zur Vorsorge und Früherkennung von Krankheiten
b) Krankenhilfe
c) Mutterschaftshilfe
d) Familienhilfe
e) Krankengeld

68 Welche Leistungen umfasst die Krankenhilfe? (Mindestens vier Beispiele)

Die Krankenhilfe umfasst z. B.
– ärztliche Behandlung
– zahnärztliche Behandlung
– Arzneimittel
– Verbandmittel
– Heilmittel
– Krankenhauspflege
– häusliche Krankenpflege

69 In welcher Höhe wird Krankengeld bezahlt?

Es beträgt 70 % des regelmäßigen Bruttoeinkommens.

70 Wer ist in der Krankenversicherung pflichtversichert?

a) Arbeiter und Angestellte, deren Verdienst die Beitragsbemessungsgrenze nicht übersteigt.
b) Studenten und Auszubildende
c) Rentner
d) Landwirte
e) Arbeitslose

71 Wer bezahlt für Arbeitslose die Krankenkassenbeiträge?

Die Bundesanstalt für Arbeit

72 Wer ist in der Rentenversicherung pflichtversichert?

a) Alle Arbeitnehmer und Auszubildenden
b) Wehrdienstleistende
Selbstständige wie Ärzte, Rechtsanwälte, Apotheker usw. können sich freiwillig versichern.

73 **Welche Leistungen erbringt die Rentenversicherung?**
Zählen Sie drei Beispiele auf.

a) *Rehabilitationsmaßnahmen,* um die Arbeitskraft zu sichern oder wiederherzustellen (z. B. Umschulung, Kur)

b) *Rentenleistungen*
   - Altersrente
   - Erwerbsminderungsrente
   - Waisenrente
   - Witwen- bzw. Witwerrente

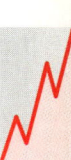

74 **Ein wichtiger Begriff aus dem Rentenrecht ist die „Wartezeit".**
Erklären Sie, was man darunter versteht.

Die *Wartezeit* ist die Mindestzeit, die man der Rentenversicherung angehören muss, um Rentenleistungen zu beanspruchen.

Die Wartezeit wird erfüllt durch:
- Beitragszeiten
- Kindererziehungszeiten
- Ausfallzeiten (z. B. Krankheit/Berufsausbildung)
- Ersatzzeiten (z. B. Wehrdienst)
- Zeiten nach dem Versorgungsausgleich bei Scheidungen

75 **Man unterscheidet die große und die kleine Wartezeit.**
Nennen Sie hierzu jeweils die entsprechenden Rentenleistungen.

a) Die *kleine Wartezeit* beträgt derzeit *60 Versicherungsmonate.*
   Sie wird verlangt für:
   - Erwerbsminderungsrente
   - Altersrente <u>nach</u> dem 65. Lebensjahr
   - Hinterbliebenenrente

b) Die *große Wartezeit* beträgt derzeit *180 Versicherungsmonate.* Sie ist Voraussetzung für Altersrenten <u>vor</u> dem 65. Lebensjahr.

76 Im Zusammenhang mit der Rentenversicherung ist immer wieder vom „Generationenvertrag" die Rede.

a) Erläutern Sie diesen Begriff.

b) Welche Probleme sehen Sie in diesem Zusammenhang?

c) Machen Sie drei Lösungsvorschläge.

a) Die Beiträge der jeweils arbeitenden Generationen ermöglichen die Renten der im Ruhestand befindlichen Generationen.

b) Die arbeitende Bevölkerung wird immer geringer, während die Zahl der Rentner immer mehr zunimmt, d. h., immer weniger Arbeitnehmer müssen für immer mehr Rentner zahlen.

c) *Lösungsmöglichkeiten:*
   - Erhöhung der Beiträge
   - geringere Rentenerhöhungen
   - Verlängerung der Lebensarbeitszeit
   - staatliche Familienförderung zur Hebung der Geburtenzahl
   - Teilrenten (Altersteilzeit)
   - Absenkung des Rentenniveaus
   - Der Staat fördert die freiwillige private Vorsorge durch Zulagen und Steuervergünstigungen (Rentenreform 2001)

77 Weshalb spricht man auch von der dynamischen Rente?

Die Renten werden der jährlichen Lohnsteigerung angepasst, also fortlaufend „dynamisiert".

78 Wer ist in der Arbeitslosenversicherung pflichtversichert?

Alle Arbeitnehmer und Auszubildenden

79 Neben der Zahlung von Arbeitslosenunterstützung hat die Arbeitslosenversicherung weitere Aufgaben.

Geben Sie hierzu drei Beispiele.

a) Arbeitsmarkt- und Berufsforschung

b) Arbeitsvermittlung

c) Berufsberatung

d) Unterstützung von:
   - Ausbildung
   - Fortbildung
   - Umschulung

e) Kurzarbeitergeld

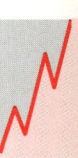

80 Welcher Unterschied besteht zwischen Arbeitslosengeld und Arbeitslosenhilfe?

a) *Arbeitslosengeld:*
  - ist prozentual höher als Arbeitslosenhilfe. Versicherte mit Kind erhalten 67 % des pauschalierten Nettoverdienstes, Versicherte ohne Kind 60 % (Stand: 1. 1. 2002)
  - erfordert eine längere Anwartschaftszeit
  - Es besteht ein Rechtsanspruch auf Arbeitslosengeld.
  - Die Dauer der Zahlung ist begrenzt. Sie hängt ab vom Alter des Versicherten sowie von dessen Beschäftigungszeit.

b) *Arbeitslosenhilfe:*
  - ist prozentual niedriger. Versicherte mit Kind erhalten 57 % des pauschalierten Nettoverdienstes, Versicherte ohne Kind 53 % (Stand: 1. 1. 2002)
  - wird nur ausbezahlt bei Bedürftigkeit.
  - Die Zahlung ist bei älteren Arbeitnehmern zeitlich unbegrenzt.

81 Welche Ereignisse sind durch die gesetzliche Unfallversicherung abgedeckt?

a) *Wegeunfall* (auf dem direkten Weg zum und vom Arbeitsplatz)
b) *Unfall am Arbeitsplatz*
c) *Berufskrankheit*

82 Welche Leistungen erbringt die gesetzliche Unfallversicherung?

a) *Unfallverhütung* durch Erlass von Unfallverhütungsvorschriften (BG-Vorschriften) sowie die Überwachung von deren Einhaltung
b) *Heilbehandlung* (ärztl. Behandlung, Arzneimittel, Krankenhausaufenthalt usw.)
c) *Verletztengeld* (entspricht dem Krankengeld)
d) *Verletztenrente*
e) *Hinterbliebenenrente*
f) *Sterbegeld*

83 Wer ist in der Pflege-versicherung versicherungs-pflichtig?

Versicherungspflichtig ist jeder, der krankenversichert ist, gleichgültig, ob bei einer gesetzlichen oder bei einer privaten Krankenversicherung.

84 Welche Leistungen er-bringt die Pflegeversicherung?

Je nach Pflegebedürftigkeit unterschied-liche Zuschüsse zur ambulanten Pflege oder zur stationären Pflege

85 Welches Gericht ist für Streitigkeiten aus dem Sozial-versicherungsrecht zuständig?

In erster Instanz das *Sozialgericht.* Die Berufungsinstanz bildet das *Landes-sozialgericht.* Gegen dessen Urteile kann beim *Bundessozialgericht* Revision eingelegt werden.

86 Welcher bedeutende Grundsatz gilt für die Verfah-ren vor den Sozialgerichten?

Die Verfahren vor den Sozialgerichten sind *kostenfrei.*

Private Zusatzversicherungen (Individualversicherungen)

87 Wie unterscheiden sich Sozialversicherungen von Privatversicherungen (Individualversicherungen)?

a) *Sozialversicherungen:*
  – sind gesetzliche Pflichtversicherun-gen.
  – Es gilt das *Solidaritätsprinzip,* d. h., die Beiträge richten sich nach dem Verdienst, die Leistungen nach den Erfordernissen.
  – Die Leistungen sind gesetzlich geregelt.

b) *Individualversicherungen:*
  – werden freiwillig abgeschlossen, keine Pflicht.
  – Es gilt das *Leistungsprinzip,* d. h., die Beiträge (Prämien) richten sich nach versichertem Risiko und Leistungsumfang.
  – Im Gegensatz zu den Sozialver-sicherungen decken sie nicht nur die personenbezogenen Risiken ab, sondern auch sachbezogene und vermögensbezogene.

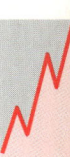

88 **In welche drei Gruppen können Privatversicherungen eingeteilt werden?**
Geben Sie jeweils zwei Beispiele an.

a) *Personenversicherungen*
  – private Krankenversicherung
  – private Unfallversicherung
  – private Rentenversicherung
  – Lebensversicherung

b) *Sachversicherungen*
  – Feuerversicherung
  – Reisegepäckversicherung
  – Hausratversicherung

c) *Vermögensversicherungen*
  – Privathaftpflichtversicherung
  – Berufshaftpflichtversicherung
  – Kfz-Haftpflichtversicherung
  – Rechtsschutzversicherung

89 **Welche Aufgabe hat die Haftpflichtversicherung?**

Sie übernimmt Schäden, die der Versicherte aus unerlaubter Handlung einem Dritten zugefügt hat.
Beispiel: verschuldeter Verkehrsunfall bei der Kfz-Haftpflicht

90 **Welche Schäden werden normalerweise durch eine verbundene Hausratversicherung abgedeckt?**

1. Feuer
2. Einbruch – Diebstahl
3. Leitungswasser
4. Glasbruch

91 **Manche Individualversicherungen sind für bestimmte Personen Pflicht.**
Nennen Sie hierzu zwei Beispiele.

1. Die Kfz-Haftpflicht
2. die Gebäudebrandversicherung
   (in den meisten Bundesländern Pflicht)

92 **In einem Kaufhaus beschädigen Sie versehentlich eine teure Stereoanlage.**
Welche Privatversicherung übernimmt den Schaden?

Die private Haftpflichtversicherung

93 Welche der nachfolgend aufgeführten Versicherungen dienen nicht der privaten Vorsorge?

a) Hausratversicherung

b) Arbeitslosenversicherung

c) Reisegepäckversicherung

d) Lebensversicherung

e) gesetzliche Unfallversicherung

f) Rechtsschutzversicherung

g) gesetzliche Kranken-
versicherung

Nicht der privaten Vorsorge dienen:

b) Arbeitslosenversicherung

e) gesetzliche Unfallversicherung

g) gesetzliche Krankenversicherung

94 Überprüfen Sie, ob die nachfolgend aufgeführten Privatversicherungen für die 19-jährige Zahnmedizinische Fachangestellte Martina sinnvoll sind. Martina wohnt in einer Einzimmerwohnung, die sie sich nach und nach einrichten möchte. Ihr Hobby ist Gleitschirmfliegen.

a) Hausratversicherung

b) private Unfallversicherung

c) Privathaftpflichtversicherung

d) private Rentenversiche-
rung/Lebensversicherung

e) Berufsunfähigkeits-
versicherung

a) *Hausratversicherung:* Nicht sinnvoll, da Martina noch keinen wertvollen Hausrat hat.

b) *private Unfallversicherung:* Sinnvoll aufgrund des nicht ganz ungefährlichen Hobbys. Außerdem übernimmt die gesetzliche Krankenversicherung nur die Heilbehandlung. Zurückbleibende Schäden wie Invalidität können nur durch eine private Unfallversicherung abgesichert werden. Dies ist für Martina besonders wichtig, da sie noch keine Rentenansprüche besitzt.

c) *Privathaftpflichtversicherung:* Sie sollte jeder Erwachsene besitzen, da Schadenersatzforderungen enorme Höhen erreichen können.

d) *private Rentenversicherung/Lebensversicherung:* Sinnvoll als Altersvorsorge, da junge Beitragszahler in der gesetzlichen Rentenversicherung nur einen Teil ihrer Altersvorsorge sehen können.

e) *Berufsunfähigkeitsversicherung:* Sinnvoll, da die gesetzliche Rentenversicherung in den ersten Berufsjahren entweder keine oder nur geringe Renten zahlt, wenn man erwerbs- oder berufsunfähig wird.

Grundlagen des Vertragsrechts

Rechts- und Geschäftsfähigkeit

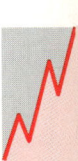

1 Unterscheiden Sie zwischen Rechtsfähigkeit und Geschäftsfähigkeit.

a) *Rechtsfähigkeit* ist die Fähigkeit, Träger von Rechten und Pflichten zu sein. Beispiele: Erbrecht, Steuerpflicht

b) *Geschäftsfähigkeit:* ist die Fähigkeit, Rechtsgeschäfte vollgültig abzuschließen. Beispiele: Kündigung, Kaufvertrag

2 Wann beginnt und wann endet die Rechtsfähigkeit von natürlichen Personen (Menschen)?

Die *Rechtsfähigkeit* beginnt mit der Vollendung der Geburt und endet mit dem Tod.

3 Wann beginnt und wann endet die Rechtsfähigkeit von juristischen Personen?

Die *Rechtsfähigkeit* von juristischen Personen beginnt mit der Eintragung in ein öffentliches Register (z. B. Vereinsregister, Handelsregister) und endet mit der Löschung.

4 Welche der folgenden Personen sind „juristische Personen"?

a) **Richter**

b) **Vertreter eines Pharmaherstellers**

c) **Aktiengesellschaft**

d) **Staatsanwalt**

e) **Zahnärztekammer**

f) **Erna Müller**

g) **Stadt Stuttgart**

Juristische Personen sind:

c) Aktiengesellschaft

e) Zahnärztekammer

g) Stadt Stuttgart

5 Man unterscheidet drei Stufen der Geschäftsfähigkeit. Nennen Sie diese.

a) Geschäftsunfähigkeit

b) beschränkte Geschäftsfähigkeit

c) volle Geschäftsfähigkeit

6 Welche Altersgrenzen gelten für die einzelnen Stufen der Geschäftsfähigkeit?

Geschäftsfähigkeit	
Geschäfts-unfähigkeit	Geburt bis 7. Lebensjahr
beschränkte Geschäftsfähigkeit	7. bis 18. Lebensjahr
volle Geschäfts-fähigkeit	ab dem vollendeten 18. Lebensjahr

7 Die 5-jährige Katrin holt aus ihrer Spardose 10,00 € und kauft damit eine Puppe. Ist dieser Kaufvertrag gültig?

Er ist *nichtig* (ungültig), da 5-Jährige geschäftsunfähig sind.

8 Eine 17-jährige Zahnmedizinische Fachangestellte schließt ohne Wissen ihrer Eltern einen Kaufvertrag ab. Welche rechtliche Wirkung hat dieser Vertrag?

Der Kaufvertrag ist *schwebend unwirksam,* d. h., erst durch die nachträgliche Genehmigung des gesetzlichen Vertreters wird das Rechtsgeschäft voll gültig.

9 Welche Rechtsgeschäfte kann ein beschränkt Geschäftsfähiger auch ohne die Zustimmung seines gesetzlichen Vertreters abschließen?

a) Geschäfte, die er mit seinem „*Taschengeld*" bewirkt

b) Geschäfte, die ihm einen *rechtlichen Vorteil* bringen

10 Die 16-jährige Martina kauft von ihrem Taschengeld einen Discman für 90,00 Euro.

a) Ist dieser Kaufvertrag gültig?

b) Wie ist die Rechtslage, wenn sie den Kaufpreis nicht sofort bezahlen kann und deshalb mit dem Händler Ratenzahlung vereinbart?

a) Der Kaufvertrag ist gültig, da beschränkt Geschäftsfähige über ihr Taschengeld verfügen können.

b) Der Vertrag ist nichtig (ungültig), da beschränkt Geschäftsfähige keine Ratenkäufe abschließen dürfen (→ mit Taschengeld nur Bargeschäfte).

11 **Ordnen Sie die folgenden Personen den einzelnen Stufen der Geschäftsfähigkeit zu:**
a) eine 19-Jährige,
b) einen 5-Jährigen,
c) einen 15-Jährigen

a) volle Geschäftsfähigkeit
b) Geschäftsunfähigkeit
c) beschränkte Geschäftsfähigkeit

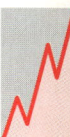

Rechtsgeschäfte

12 **Wodurch entstehen Rechtsgeschäfte?**

Rechtsgeschäfte entstehen durch die Abgabe von *Willenserklärungen.*

13 **Unterscheiden Sie zwischen einseitigen und zweiseitigen Rechtsgeschäften.**
Geben Sie zusätzlich jeweils ein Beispiel an.

a) *Einseitige Rechtsgeschäfte* entstehen durch die *Willenserklärung einer Seite.*
Beispiele: Kündigung, Testament, Anfechtung

b) *Zweiseitige Rechtsgeschäfte* entstehen durch *übereinstimmende Willenserklärungen von zwei Seiten.*
Beispiele: Arbeitsvertrag, Kaufvertrag, Mietvertrag

14 **Geben Sie drei Beispiele für einseitige Rechtsgeschäfte, die empfangsbedürftig sind.**

a) Kündigung
b) Widerruf
c) Anfechtung
d) Angebot

15 **Wie werden zweiseitige Rechtsgeschäfte genannt?**

Zweiseitige Rechtsgeschäfte werden auch *Verträge* genannt.

16 **Wie können Willenserklärungen abgegeben werden?**

a) Mündlich
b) schriftlich
c) durch schlüssiges (konkludentes) Handeln

17 Erläutern Sie anhand eines Beispiels, wie durch konkludentes (schlüssiges) Handeln ein Vertrag entstehen kann.

a) Ein Fahrgast gibt dem Busfahrer das Fahrgeld, dieser händigt wortlos den Fahrschein aus.

b) Ein Passant nimmt am Kiosk eine Zeitung und legt das Geld hin.

18 Für viele Rechtsgeschäfte besteht ein gesetzlicher Formzwang.
Erläutern Sie kurz die Bedeutung dieses Formzwangs.

a) Das Rechtsgeschäft muss in der gesetzlich vorgeschriebenen Form abgeschlossen werden.

b) Wird diese Formvorschrift nicht beachtet, kann das Rechtsgeschäft nichtig sein.

19 Für den Abschluss bestimmter Rechtsgeschäfte bestehen Formvorschriften.
Erläutern Sie kurz diese Formvorschriften.

a) *Schriftform:*
Die Willenserklärung wird schriftlich festgehalten und von den Beteiligten eigenhändig unterschrieben.
Beispiele: Berufsausbildungsvertrag, Ratenkaufverträge, Kündigung von Arbeitsverträgen

b) *öffentliche Beglaubigung:*
Die Echtheit der Unterschrift unter einem Schriftstück wird amtlich oder notariell beglaubigt.
Beispiele: Anträge auf Eintragung ins Grundbuch oder Handelsregister

c) *öffentliche Beurkundung:*
Ein Notar hält die Willenserklärung schriftlich fest und bestätigt Inhalt und Echtheit.
Beispiele: Eheverträge, Grundstückskauf, Schenkungsversprechen

20 Überlegen Sie, weshalb der Gesetzgeber diese Formvorschriften erlassen hat.

a) Erhöhung der Rechtssicherheit (leichte Beweisbarkeit)

b) Schutz vor Übereilung und Leichtfertigkeit

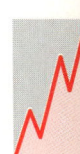

21 Welcher Unterschied besteht zwischen nichtigen und anfechtbaren Rechtsgeschäften?

a) *Nichtige Rechtsgeschäfte* sind von Anfang an *nichtig* (ungültig).

b) *Anfechtbare Rechtsgeschäfte* sind von Anfang an voll gültig. Durch Anfechtung jedoch werden sie *rückwirkend nichtig.*

22 Unter welchen Voraussetzungen ist ein Rechtsgeschäft nichtig?

Rechtsgeschäfte sind *nichtig* bei
– Gesetzesverstoß,
– Abschluss mit Geschäftsunfähigen,
– Verstoß gegen die guten Sitten,
– Scherzgeschäften,
– Scheingeschäften,
– Formmangel.

23 Nennen Sie zwei Beispiele für Rechtsgeschäfte, die gegen die guten Sitten verstoßen.

1. Mietwucher
2. Zinswucher
3. Kauf von Wählerstimmen
4. Konfessionswechsel gegen Geld

24 Geben Sie zwei Beispiele für gesetzeswidrige Rechtsgeschäfte.

1. Mädchenhandel
2. Rauschgifthandel
3. Schmuggel

25 Unter welchen Voraussetzungen ist ein Rechtsgeschäft anfechtbar?

Rechtsgeschäfte sind *anfechtbar* bei
– arglistiger Täuschung,
– widerrechtlicher Drohung,
– Irrtum.

26 Begründen Sie, ob die folgenden Rechtsgeschäfte nichtig sind oder anfechtbar.

a) Ein Händler verkauft ein Motorrad als unfallfrei, obwohl er es selbst nach einem Totalschaden repariert hat.

b) Der kurzsichtige Juwelier verkauft eine teure Goldkette als Modeschmuck.

a) Anfechtbar wegen arglistiger Täuschung

b) anfechtbar wegen Irrtums

→

▷ *Fortsetzung der Frage und Antwort* ▷

c) Ein Zahnarzt droht, seine ZFA zu entlassen, wenn sie sich nicht mit seinem Sohn verlobt.

d) Ein Händler verkauft normales Obst als besonders gesunde „Bioware".

e) Die Renovierungsarbeiten in einer Praxis belaufen sich auf 20 000,00 €. Um Steuern zu sparen, einigen sich Zahnarzt und Handwerker auf eine „offizielle Rechnung" von lediglich 8 000,00 €. Der Zahnarzt will deshalb nur noch 8 000,00 € zahlen.

f) Die 6 Jahre alte Martina holt aus ihrer Spardose 10,00 € und kauft damit Schokolade.

c) anfechtbar wegen widerrechtlicher Drohung

d) anfechtbar wegen arglistiger Täuschung

e) Die Rechnung ist nichtig, da sie zum Schein ausgestellt wurde

f) nichtig wegen Geschäftsunfähigkeit

Kaufvertrag

27 Ein Kaufvertrag kommt durch zwei übereinstimmende Willenserklärungen zu Stande.
Wie heißen diese Willenserklärungen?

a) *Antrag* (Angebot, Bestellung)

b) *Annahme* (Bestellung, Bestellungsannahme)

28 Welche Pflichten ergeben sich aus dem Kaufvertrag für Käufer und Verkäufer?

a) *Käufer:*
  – Zahlung des Kaufpreises
  – Annahme der Ware

b) *Verkäufer:*
  – Lieferung und Übereignung der Ware (mangelfrei, rechtzeitig, am rechten Ort)
  – Annahme des Kaufpreises

29 **Jeder Kaufvertrag besteht aus zwei Teilen, dem <u>Erfüllungsgeschäft</u> und dem <u>Verpflichtungsgeschäft</u>.**
Erklären Sie diese Aussage.

Mit Vertragsabschluss verpflichten sich die Partner zu bestimmten Leistungen (= *Verpflichtungsgeschäft*). Diese müssen dann erfüllt werden (= *Erfüllungsgeschäft*).

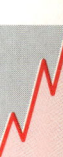

30 **Welche rechtliche Wirkung hat normalerweise ein Angebot für den Anbieter?**

Ein Anbieter ist grundsätzlich an sein Angebot gebunden.

31 **Welche Rechtswirkung hat ein Angebot für den Empfänger?**

Keine, da er nicht verpflichtet ist, das Angebot anzunehmen.

32 **Ist ein Händler verpflichtet, auf Wunsch des Kunden seine Schaufensterauslage zu verkaufen?**

Nein, Schaufensterauslagen sind kein Angebot. *Angebote* sind an *bestimmte Personen* gerichtet und nicht an die Allgemeinheit.

33 **Nennen Sie drei weitere Beispiele für Kaufaufforderungen, die rechtlich kein Angebot sind.**

a) Zeitungsanzeigen
b) Postwurfsendungen
c) Fernsehwerbung
d) Prospekte

34 **Wie kann ein Anbieter die Bindung an sein Angebot ausschließen?**

Ein Anbieter kann die Bindung an sein Angebot durch *Freizeichnungsklauseln* ausschließen.
Beispiele:
– „unverbindlich"
– „so lange Vorrat reicht"
– „Angebot freibleibend"
– „Preise freibleibend"

35 **Ein Angebot wurde zeitlich nicht befristet.**
Wie lange ist ein Anbieter gebunden, wenn er es
a) mündlich abgegeben hat
b) durch einen Brief unterbreitet hat.

a) Ein *mündliches Angebot* gilt nur für die Dauer des Gesprächs.
b) Ein *briefliches Angebot* muss nach ca. einer Woche angenommen werden (Beförderungsdauer + Überlegungsfrist).

36 Ein Zahnarzt erhält am 3.6. des Jahres ein verbindliches Angebot über einen neuen Teppichboden für das Wartezimmer. Am **20. 6.** geht die Bestellung bei dem Anbieter ein.

a) Muss der Anbieter liefern?

b) Welche rechtliche Wirkung hat diese Bestellung?

a) Nein, da das Angebot verspätet angenommen wurde.

b) Eine *verspätete Annahme* ist rechtlich ein *neuer Antrag,* d. h., nimmt der Anbieter an, entsteht ein Vertrag.

37 Angenommen, der Zahnarzt hätte bei Aufgabe **36** rechtzeitig bestellt, jedoch den Teppichboden in einer anderen Farbe verlangt.

Welche rechtliche Wirkung hätte diese Bestellung?

Eine *abgeänderte Annahme* verpflichtet den Anbieter nicht; sie ist rechtlich ebenfalls ein *neuer Antrag.*

38 Welche Angaben sollten Sie einem Angebot entnehmen können?

a) Preisangaben
b) Angaben über die Ware
c) Lieferfristen
d) Garantie- bzw. Kundendienstleistungen
e) Zahlungsbedingungen
f) Erfüllungsort
g) Gerichtsstand

39 Häufig geht einem Angebot die Anfrage des Kunden voraus:

a) Welchem Zweck dient die Anfrage?

b) Welche Rechtswirkung hat eine Anfrage?

a) Eine *Anfrage* soll informieren über Warenangebot, Zahlungs- und Lieferbedingungen von möglichen Lieferanten.

b) Keine, da Anfragen *unverbindlich* sind.

40 Auch der Käufer kann dem Verkäufer ein Angebot machen.

Welche Willenserklärung des Käufers entspricht rechtlich dem Angebot?

Durch die *Bestellung* verpflichtet sich ein Käufer, zu bestimmten Bedingungen Ware zu kaufen.

41 **Gibt es gesetzliche Formvorschriften für den Abschluss von Kaufverträgen?**

Für Kaufverträge gilt im Allgemeinen der Grundsatz der *Formfreiheit,* d. h., sie können mündlich, schriftlich usw. abgeschlossen werden.

Ausnahmen:
– *Ratenkäufe* (Schriftform)
– *Grundstückskäufe* (notarielle Beurkundung)

42 **Welche wichtigen Angaben sollten in einem schriftlichen Kaufvertrag festgehalten werden?**

Ein schriftlicher Kaufvertrag sollte enthalten:
– Preis
– Art und Güte der Ware
– Liefertermine, Lieferfristen
– Garantie- bzw. Kundendienstleistungen
– Zahlungsbedingungen
– Verpackungs-, Transportkosten
– Gerichtsstand
– Preisnachlässe

43 **Wie muss geliefert werden, wenn die Beschaffenheit der Ware nicht besonders vereinbart wurde?**

● Die Ware muss sich für den im Vertrag *vorausgesetzten Verwendungszweck* eignen.
● Wurde keine Verwendung vereinbart, ist der *gewöhnliche Gebrauch* maßgebend, d. h. eine Beschaffenheit, wie sie bei gleichartigen Sachen üblich ist.

44 **Man unterscheidet Verkaufsverpackung und Versandverpackung.**
Geben Sie jeweils zwei Beispiele an.

a) *Verkaufsverpackung:*
   – Gläser   – Dosen
   – Tüten   – Beutel
   – Flaschen – Tuben

b) *Versandverpackung:*
   – Kisten   – Packpapier
   – Kartons – Container

45 **Wer trägt die Verpackungskosten, wenn vertraglich nichts vereinbart ist?**

Die Kosten der *Versandverpackung trägt der Käufer,* die *Verkaufsverpackung geht zu Lasten des Verkäufers.*

46 Wer trägt die Transportkosten, wenn diesbezüglich
keine Vereinbarungen getrof-
fen wurden?

Die *Transportkosten trägt der Käufer,*
da Warenschulden Holschulden sind.

47 Bei den Zahlungsbedingungen können Rabatt und
Skonto vereinbart werden.
a) Unterscheiden Sie diese
beiden Begriffe.
b) Wie ist der Abzug solcher
Preisnachlässe geregelt,
wenn bei Kaufvertrags-
abschluss hierüber nichts
vereinbart wurde.

a) • Skonto ist ein Preisnachlass für
vorzeitige Zahlung. Beispiel:
„Zahlbar in 30 Tagen, bei Zahlung
innerhalb 10 Tagen 3 % Skonto".
• *Rabatt* ist ein Preisnachlass, der
z. B. gewährt werden kann
– für Stammkunden (Treuerabatt)
– bei Mengenabnahme (Mengenrabatt)
– für Mitarbeiter (Personalrabatt)
– als Jubiläumsrabatt usw.
b) *Preisabzüge* sind nur möglich, wenn
sie vertraglich vereinbart wurden.

48 Erklären Sie, was man
unter dem Erfüllungsort
versteht.

Der *Erfüllungsort* ist der Ort, an dem
die vertragsmäßig vereinbarte Leistung
zu erbringen ist. Hier gehen Kosten und
Risiko auf den Gläubiger über.

49 Wurde vertraglich kein
anderer Erfüllungsort verein-
bart, dann gilt bei einem
Kaufvertrag der gesetzliche
Erfüllungsort.
Erläutern Sie diese Aussage.

Der gesetzliche Erfüllungsort ist der
Wohn- bzw. Geschäftssitz des jeweiligen
Schuldners, nämlich:
– der *Sitz des Verkäufers* für Ware
– der *Sitz des Käufers* für Geld

50 Welche Bedeutung haben
die folgenden Aussagen?
a) Geldschulden sind
Schickschulden.
b) Warenschulden sind
Holschulden.

a) Der Käufer erfüllt den Vertrag, wenn
er das Geld an seinem Wohnsitz
rechtzeitig absendet. Kosten und
Gefahr gehen immer zu Lasten des
Käufers.
b) Der Verkäufer muss die Ware am Ort
seiner Niederlassung bereithalten,
der Käufer auf eigene Gefahr und
Kosten abholen. Lässt er sie durch den
Verkäufer zusenden, trägt er das
Transportrisiko.

51 Der Gerichtsstand gibt an, an welchem Gerichtsort bei Vertragsstreitigkeiten Klage erhoben werden muss. Sofern kein vertraglicher Gerichtsstand vereinbart wurde, gilt der gesetzliche Gerichtsstand.

Welche Auswirkungen hat dies für Käufer und Verkäufer?

Gesetzlicher Gerichtsstand:
– Sitz des Verkäufers für Ware
– Sitz des Käufers fürs Geld

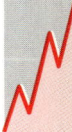

52 Die Bestimmungen des Verbraucherschutzes schreiben bei Privatkäufen eine besondere Regelung für den Gerichtsstand vor.

Nennen Sie diese.

Privatkäufer können immer nur am zuständigen Gericht ihres Wohnsitzes klagen und auch nur dort verklagt werden.

53 Unterscheiden Sie die Begriffe:
a) Besitz
b) Eigentum

a) *Besitz:*
Besitzer ist jemand, der die tatsächliche Herrschaft über eine Sache hat, z. B. der Mieter einer Wohnung.

b) *Eigentum:*
Eigentümer ist, wer die rechtliche Herrschaft über eine Sache hat. Beispiel: Der Vermieter ist Eigentümer einer Wohnung, der Mieter ist Besitzer.

54 In den meisten Kaufverträgen erfolgt die Lieferung unter „Eigentumsvorbehalt".
Erklären Sie diesen Begriff.

Eigentumsvorbehalt besagt, dass die gelieferte Ware bis zur vollständigen Bezahlung Eigentum des Verkäufers bleibt. Dem Käufer wird die Ware zwar übergeben, aber er wird zunächst nur ihr Besitzer. Kommt er mit der Zahlung in Verzug, kann der Verkäufer sie zurücknehmen und vom Vertrag zurücktreten, wenn er zuvor erfolglos eine Nachfrist gesetzt hat.

Pflichtverletzungen bei der Erfüllung von Kaufverträgen

55 **Welche Mängel können bei einer mangelhaften Lieferung auftreten?**

Ein Sachmangel liegt vor, wenn die Ware nicht die vertraglich vereinbarte Beschaffenheit hat, also:
– *falsche Ware,* z. B. Kamillentee statt Bronchialtee
– *zu wenig,* z. B. 2 kg Tee statt 5 kg
– *fehlerhafte Ware,* z. B. Kittel mit Löchern
– *schlechte Qualität,* z. B. Nachtcreme riecht ranzig
– *Montagemangel,* z. B. fehlende Montageanleitung oder unsachgemäße Montage
– *nicht eingehaltene Werbeaussagen,* z. B. Benzinverbrauch eines Autos
– *Rechtsmangel,* z. B. Verkauf eines Autos, das sicherungsübereignet ist

56 **Je nach Sachverhalt kann der Käufer bei einer mangelhaften Lieferung unterschiedliche Rechte in Anspruch nehmen.**

a) **Nennen Sie diese.**
b) **Erläutern Sie, in welcher Reihenfolge diese Rechte in Anspruch genommen werden können.**

a) • *Nacherfüllung*
   • *Rücktritt vom Vertrag*
   • *Minderung* (Preisnachlass)
   • *Schadenersatz*

b) *Zuerst* muss der Käufer die *Nacherfüllung* verlangen. Erst wenn diese während einer *angemessenen Frist* zwei Mal fehlschlägt, hat er die Möglichkeit
– vom Kaufvertrag zurückzutreten oder
– den Kaufpreis zu mindern *(Minderung)*
– zusätzlich *Schadenersatz* zu verlangen

57 **Wie kann bei einer mangelhaften Lieferung die Nacherfüllung erfolgen?**

Der Käufer *kann wählen* zwischen
– der Beseitigung des Mangels (Nachbesserung) und
– der Lieferung einer mangelfreien Sache

58 Unter welchen Voraussetzungen kann ein Käufer bei einer mangelhaften Lieferung Schadenersatz verlangen?

Schadenersatz kann *nur* verlangt werden, wenn der Käufer dem Verkäufer erfolglos eine angemessene Frist zur Nacherfüllung gesetzt hat.

Anmerkung: Die Nachfrist ist entbehrlich, wenn besondere Umstände vorliegen, die eine sofortige Geltendmachung des Schadenersatzanspruchs rechtfertigen.

59 Erna Pfiffig kauft im Möbelhaus Müller einen Schrank als Sonderangebot zu einem günstigen Preis. Nachdem die Ware beschädigt geliefert wird, setzt sie Herrn Müller eine angemessene Nachfrist für die Lieferung eines mangelfreien Schrankes. Dieser weigert sich den Mangel zu beseitigen, da er gerade keinen LKW zur Verfügung habe.

a) Kann Erna Pfiffig vom Vertrag zurücktreten, um den gleichen Schrank anderswo zu kaufen?

b) Als sie versucht, den gleichen Schrank anderswo zu kaufen, muss sie feststellen, dass er überall viel teurer ist als beim Möbelhaus Müller. Kann Erna Pfiffig den Mehrpreis von Herrn Müller verlangen?

a) Ja, da Herr Müller die Nacherfüllung verweigert hat, kann sie vom Vertrag zurücktreten.

b) Da sie erfolglos eine Nachfrist gesetzt hat, kann sie zusätzlich Schadenersatz verlangen, hier: die Erstattung des Mehrpreises.

60 Eine Helferin erwirbt in einer Boutique eine Bluse. Auf der Verpackung steht, dass das Kleidungsstück waschbar sei. Beim Waschen geht die Bluse ein und färbt auf andere Wäschestücke ab.

Welche Rechte kann die Helferin beanspruchen?

Da Werbeaussagen nicht eingehalten wurden, liegt ein Sachmangel vor. Sie kann deshalb Nacherfüllung verlangen und zusätzlich Schadenersatz. Da besondere Umstände vorliegen, ist eine Nachfrist für den Schadenersatzanspruch nicht erforderlich.

61 Innerhalb welcher Frist muss bei einer mangelhaften Lieferung bei einem Ver<u>brauchsgüterkauf</u> geprüft und gerügt werden?

Innerhalb von 2 Jahren, dann verjährt die Gewährleistung.

Anmerkung:
Ein Verbrauchsgüterkauf liegt vor, wenn ein Verbraucher von einem Unternehmer eine bewegliche Sache kauft.

62 Können die Rechte des Käufers bei einer mangelhaften Lieferung eingeschränkt oder abgeändert werden?

Ja, durch *„Allgemeine Geschäftsbedingungen" (AGB)*.

Anmerkung:
Siehe hierzu auch S. 399 ff.
Verbraucherberatung

63 Käufer und Verkäufer, die ihre Verpflichtungen aus einem Kaufvertrag nicht erfüllen, geraten in Verzug.

Welche Verzugsarten werden unterschieden?

a) Lieferungsverzug
b) Annahmeverzug
c) Zahlungsverzug

64 Welche Voraussetzungen müssen vorliegen, damit ein Lieferer in Verzug gerät.

a) Die Lieferung muss *fällig* sein.
b) Die Lieferung muss durch eine *Mahnung* angefordert werden und die Mahnung erfolglos bleiben. *Bei kalendermäßig bestimmten Terminen (z. B. am 14. 7. 2002) ist keine Mahnung erforderlich.*
c) Es muss ein *Verschulden* des Lieferanten vorliegen.

65 Welche Rechte hat der Käufer beim Lieferungsverzug?

Käuferrechte beim Lieferungsverzug:
a) *Unter Setzung einer Nachfrist* kann der Käufer
  – Lieferung verlangen (Nacherfüllung)
  – Lieferung *und* Schadenersatz wegen verspäteter Lieferung verlangen
b) *Nach Setzen und Verstreichen einer angemessenen Nachfrist* kann der Käufer
  – die Lieferung ablehnen und vom Vertrag zurücktreten oder
  – Schadenersatz *statt* der Leistung verlangen.

66 **Nennen Sie drei Fälle, in denen sich bei Lieferungsverzug das Setzen einer Nachfrist erübrigt.**

a) Beim Fixkauf
b) Die Lieferung ist für den Käufer nutzlos, z. B.
   – Weihnachtsbäume nach Weihnachten
   – Brautkleid nach der Hochzeit
c) Der Lieferer erklärt, dass er nicht liefern will bzw. kann.

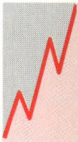

67 **Erläutern Sie, was man unter einem Deckungskauf versteht.**

Deckungskauf:
Wenn der Verkäufer die Ware auch nach einer angemessenen Nachfrist nicht liefert, kann der Käufer die gleiche oder ähnliche Ware anderweitig beschaffen. Evtl. entstandene Mehrkosten gehen zu Lasten des in Verzug geratenen Lieferers.

68 **Einem Zahnarzt wird zum 15. 4. die Lieferung eines medizinischen Spezialgerätes verbindlich zugesagt. Am vereinbarten Liefertermin teilt der Verkäufer mit, dass er aufgrund der großen Nachfrage erst am 30. 4. liefern könne.**
Wie beurteilen Sie den Fall?

a) Es liegt Lieferungsverzug vor, da ein genauer Liefertermin und Verschulden des Lieferanten vorliegt.
b) Der Zahnarzt kann Lieferung und Schadenersatz (einbestellte Patienten können nicht behandelt werden) wegen verspäteter Lieferung verlangen.

69 **Wie wäre die Rechtslage bei der vorigen Frage, wenn der Lieferant aufgrund eines Streiks seinen Liefertermin nicht einhalten kann?**

Da ein Verschulden des Lieferers fehlt, liegt kein Lieferungsverzug vor. In diesem Fall kann der Zahnarzt verlangen, dass zum frühestmöglichen Termin geliefert wird.

|70| **Nachdem seine Fachangestellte Dr. Bauer am 13.3. mitteilt, dass der Laserdrucker nun „endgültig hinüber" sei, bestellt er am gleichen Tag einen neuen. Als der Händler das Gerät nicht, wie vereinbart, am 14.3. liefert, besteht er telefonisch auf Lieferung bis spätestens 17.3., da das Gerät dringend benötigt wird. Wegen Ausfalls eines Fahrers könne er erst in 14 Tagen liefern, sagt der Verkäufer.**

Wie sollte sich Dr. Bauer verhalten?

a) Lieferungsverzug liegt vor (genauer Lieferungstermin, Verschulden des Lieferers)

b) Da der Verkäufer innerhalb der angemessenen Nachfrist nicht liefern will, kann Dr. Bauer
 – den Drucker anderweitig beziehen (Deckungskauf) und Schadenersatz verlangen.
 – vom Vertrag zurücktreten und Schadenersatz wegen Nichtleistung verlangen.

|71| **Wann muss der Verkäufer liefern und wann muss der Käufer die Ware abnehmen, wenn im Kaufvertrag keine besonderen Vereinbarungen getroffen wurden?**

Der Verkäufer ist verpflichtet, sofort zu liefern und der Käufer muss die Ware sofort abnehmen.

|72| **Wenn der Käufer die ordnungsgemäß gelieferte Ware nicht abnimmt, gerät er in Annahmeverzug.**

Welche Rechte kann der Lieferer in diesem Fall in Anspruch nehmen?

Beim Annahmeverzug kann der Verkäufer
 – die Ware zurücknehmen und vom *Vertrag zurücktreten*
 – die Ware auf Kosten des Käufers *einlagern und auf Abnahme klagen*
 – die Ware *öffentlich versteigern lassen* (Selbsthilfeverkauf)
 – zusätzlich Schadenersatz verlangen

|73| **Welche Kosten können bei Einlagerung und Versteigerung der Ware für den Käufer entstehen?**

a) Lagerkosten

b) Versteigerungskosten

c) versteigerungsbedingter Mindererlös

d) sonstige durch den Verzug verursachte Kosten

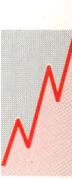

74 Wann gerät der Kunde in Zahlungsverzug?

Zahlungsverzug liegt vor,
a) wenn zum fest vereinbarten Zahlungstermin nicht gezahlt wurde
b) wenn innerhalb der vereinbarten Zahlungsfrist nicht gezahlt wurde
c) wenn der Gläubiger nach Eintritt der Fälligkeit mahnt und diese Mahnung erfolglos bleibt
d) spätestens nach Ablauf von 30 Tagen seit Zugang einer Rechnung.

75 Wann tritt in den folgenden Fällen der Zahlungsverzug ein?
a) **Herr Knaus erhält am 23. 4. die Liquidation seines Hausarztes.**
b) **Dr. B. erhält eine Handwerkerrechnung mit folgendem Zusatz: Zahlbar rein netto innerhalb von 14 Tagen nach Rechnungszugang.**
c) **Auf einer Rechnung steht der Zusatz: Zahlbar bis 12. 6.**

a) Da der Zahlungstermin nicht kalendermäßig festgelegt wurde, tritt der Verzug erst nach Ablauf von 30 Tagen ein, hier am 23. 5.
b) nach Ablauf von 14 Tagen seit Rechnungszugang.
c) ab 13. 6. Verzug, sofern eine angemessene Zahlungsfrist seit Rechnungszugang verstrichen sind.

76 Welche Rechte hat der Gläubiger bei Zahlungsverzug?

Beim *Zahlungsverzug* kann der Verkäufer
a) Zahlung verlangen, auf Zahlung klagen
b) Zahlung und Schadenersatz verlangen
c) nach Ablauf einer *Nachfrist* kann er Schadenersatz wegen Nichtleistung verlangen und die Ware zurücknehmen.
d) nach Ablauf einer *Nachfrist* kann er vom Vertrag zurücktreten und die Ware zurücknehmen.

77 Woraus kann sich die Schadenersatzforderung beim Zahlungsverzug zusammensetzen?
Nennen Sie zwei Beispiele.

a) Verzugszinsen (5 % über dem Basiszins der Bundesbank, 8 % bei Geschäften, an denen kein Verbraucher beteiligt ist)
b) Bearbeitungskosten
c) evtl. Kosten notwendiger Kredite

Mahnverfahren

[78] Nennen Sie die wichtigsten Schritte des außergerichtlichen Mahnverfahrens.

Zahlungserinnerung

▼

1. Mahnung

▼

2. Mahnung

▼

letzte Mahnung mit Androhung gerichtlicher Maßnahmen

[79] Zahlt ein Schuldner nicht, so kann er auf Veranlassung des Gläubigers durch das Gericht zur Zahlung aufgefordert werden.

Nennen Sie die genaue Bezeichnung für diese gerichtliche Zahlungsaufforderung.

Mahnbescheid

[80] Welche Möglichkeiten hat der Gläubiger, wenn der Mahnbescheid erfolglos bleibt?

Er kann einen *Vollstreckungsbescheid* beantragen.

[81] Wie wird ein Gläubiger verfahren, wenn der Schuldner auf den Vollstreckungsbescheid nicht reagiert?

Er wird nach Ablauf der Einspruchsfrist (14 Tage) vom Gerichtsvollzieher die *Zwangsvollstreckung* durchführen lassen.

[82] Wie kann ein Schuldner auf einen Mahnbescheid reagieren?

a) *Er zahlt* – das Verfahren ist beendet

b) er erhebt *Widerspruch* – auf Antrag Gerichtsverhandlung

c) er *reagiert nicht* – Gläubiger kann Vollstreckungsbescheid beantragen

[83] Wie kann ein Schuldner auf einen Vollstreckungsbescheid reagieren?

a) *Er zahlt* – das Verfahren ist beendet

b) er erhebt *Einspruch* – von Amts wegen Gerichtsverhandlung   →

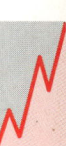

▷ *Fortsetzung der Antwort* ▷

c) er *reagiert nicht* – Gläubiger kann Zwangsvollstreckung durchführen lassen

84 Welches Gericht ist für den Erlass eines Mahnbescheides zuständig?

Das für den Gläubiger zuständige Amtsgericht

85 Welche Möglichkeiten hat der Gläubiger bei einer erfolglosen Zwangsvollstreckung?

Er kann verlangen, dass der Schuldner ein Vermögensverzeichnis aufstellt und darüber eine *eidesstattliche Versicherung* abgibt. Bei Verweigerung kann er *Beugehaft* beantragen.

86 Wie wird die Zwangsvollstreckung durchgeführt?

Der Gerichtsvollzieher pfändet den pfändbaren Teil des Vermögens des Schuldners.

87 Wie läuft eine Sachpfändung ab?

Der Gerichtsvollzieher beschlagnahmt die zu pfändenden Gegenstände, indem er sie mitnimmt oder ein Pfandsiegel anbringt.

88 Erläutern Sie, was man unter einer Austauschpfändung versteht.

Bei einer *Austauschpfändung* wird ein wertvoller Gegenstand gepfändet und durch einen geringwertigeren ersetzt. Beispiel: Stereoanlage durch Radiogerät

89 Wie werden die gepfändeten Gegenstände verwertet?

Die gepfändeten Gegenstände werden öffentlich versteigert, wobei der Schuldner mitsteigern darf. Den Erlös der Versteigerung erhält bis zur Höhe seiner Forderung der Gläubiger. Eventuelle Mehrerlöse bekommt der Schuldner.

90 Bestimmte Vermögenswerte sind unpfändbar. Geben Sie hierzu zwei Beispiele an.

Unpfändbar sind
1. Gegenstände für eine einfache Lebensführung. Beispiel: Bett, Radio, Herd
2. Gegenstände für die Berufsausübung, z. B. die Geige eines Musikers
3. Teile des Einkommens

91 Ein Gläubiger, der mit einem Widerspruch des Schuldners gegen einen Mahnbescheid rechnet, wird normalerweise sofort auf Zahlung klagen.

Bei welchem Gericht muss geklagt werden?

a) Die *sachliche Zuständigkeit* ist abhängig vom Streitwert.
 – Amtsgericht bis 5 000,– €
 – Landgericht über 5 000,– €

b) Die *örtliche Zuständigkeit* hängt ab vom gesetzlichen oder vertraglichen Gerichtsstand.

Anmerkung:
*Seit dem 1. 1. 2002 schreibt § 278 der Zivilprozessordnung vor, dass zunächst eine **Güteverhandlung** angesetzt wird. Hier soll versucht werden, durch einen Vergleich zu schlichten. Ausnahmen: erkennbare Aussichtslosigkeit oder Widerspruch einer Partei.*

---

92 Ein Zivilprozess kann auf verschiedene Weise beendet werden.

Wie enden die folgenden Verfahren?

a) Der Kläger erscheint nicht zur Verhandlung.

b) Die Parteien einigen sich.

c) Der Kläger erkennt, dass er keinen Erfolg haben wird.

d) Jede Partei ist überzeugt von ihrer Position.

a) Versäumnisurteil
b) Vergleich
c) Zurücknahme der Klage
d) Urteil

Verjährung von Forderungen

93 Erläutern Sie die Wirkung der Verjährung.

Der Gläubiger kann nach Ablauf der Verjährungsfrist seine Forderung *nicht mehr gerichtlich einklagen*. Der Schuldner kann die Leistung verweigern. Die Forderung besteht aber dennoch weiter.

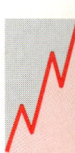

94 **Wodurch kann die Verjährung gehemmt werden? Zählen Sie drei Möglichkeiten auf.**

1. Mahnbescheid
2. Klageerhebung
3. höhere Gewalt
4. Verhandlungen über den Anspruch
5. Beginn eines schiedsrichterlichen Verfahrens

95 **Welcher Unterschied besteht zwischen Hemmung und Neubeginn der Verjährung?**

a) Beim *Neubeginn* fängt die Frist aufs Neue an, beginnend am Tag des Neubeginns.

b) Bei der *Hemmung* ruht der Verjährungsablauf für einen bestimmten Zeitraum. Die Frist verlängert sich um die Dauer der Hemmung. Vom Hemmungsgrund hängt es ab, ob noch eine Nachfrist von 3 oder 6 Monaten hinzugerechnet wird.

96 **Wodurch wird ein Neubeginn der Verjährung bewirkt?**

Einen Neubeginn der Verjährung bewirkt:

a) Schuldanerkenntnis durch den Schuldner (z. B. durch Abschlagszahlung, Zinszahlung)

b) gerichtliche oder behördliche Vollstreckungshandlungen

97 **Nennen Sie die wichtigsten Verjährungsfristen und geben Sie die Forderungen an, die in der jeweiligen Frist verjähren.**

Wichtige Verjährungsfristen	
30 Jahre	▶ familien- und erbrechtliche Ansprüche ▶ vollstreckbare Titel, z. B. Gerichtsurteil
10 Jahre	▶ Ansprüche aus Rechten an Grundstücken, z. B. Kauf, Hypothek, Grundschuld
5 Jahre	▶ Ansprüche aus Mängeln an Bauwerken
3 Jahre	▶ die regelmäßige Verjährungsfrist für alle Ansprüche
2 Jahre	▶ Gewährleistungsansprüche beim Verbrauchsgüterkauf

98 Herr Köpf vergisst die am 15. 3. 2002 fällige Zahnarztrechnung.
Wann beginnt und wann endet die Verjährungsfrist?

Beginn: 31. 12. 2002
Ende: 31. 12. 2005
*Begründung: Die allgemeine Verjährungsfrist beträgt 3 Jahre, **beginnend ab dem Jahresende**, in dem der Anspruch entstand.*

99 Eine Helferin kauft in einem Fachgeschäft am 16. 8. 2002 einen Mikrowellenherd.
Wann ist ihr Gewährleistungsanspruch verjährt?

Beginn: 16. 8. 2002
Ende: 16. 8. 2004
*Begründung: Für Gewährleistungsansprüche beträgt die Verjährungsfrist zwei Jahre, beginnend **ab dem Tag der Entstehung des Anspruchs**.*

100 Frau Elster bezahlt die Liquidation ihres Arztes vom 17. 6. 2001 nicht.
a) Wann wäre die Forderung des Arztes verjährt?
b) Am 1. 7. 2002 überweist Frau Elster eine Abschlagszahlung.
Welche Auswirkung auf die Verjährung hat diese Abschlagszahlung?

a) *Beginn:* 31. 12. 2001
   Ende: 31. 12. 2004
b) Die Verjährung beginnt neu.
   Beginn: 1. 7. 2002
   Ende: 1. 7. 2005

Vertragsarten

101 Zählen Sie fünf verschiedene Vertragsarten auf.

a) Kaufvertrag
b) Mietvertrag
c) Leihvertrag
d) Pachtvertrag
e) Ausbildungsvertrag
f) Werkvertrag
g) Dienstvertrag
h) Darlehensvertrag

102 Geben Sie die Vertragspartner und die wesentlichen Inhalte von folgenden Vertragsarten an:

a) Kaufvertrag   d) Pachtvertrag

b) Mietvertrag   e) Darlehensvertrag

c) Leihvertrag   f) Dienstvertrag

Wichtige Vertragsarten	
Kaufvertrag	**Käufer – Verkäufer** Übereignung von Sachen gegen Bezahlung
Mietvertrag	**Mieter – Vermieter** **Gebrauch** von Sachen **gegen Entgelt**. Rückgabe derselben Sache, z. B. Mietauto.
Leihvertrag	**Leiher – Verleiher** **Gebrauch** von Sachen, **unentgeltlich**. Rückgabe derselben Sache, z. B. Buch aus Leihbücherei.
Pachtvertrag	**Pächter – Verpächter** **Gebrauch** von Sachen + **Ertrag, gegen Entgelt**, z. B. Pacht eines Gartens.
Darlehens-vertrag	**Darlehensgeber – Darlehensnehmer** **Verbrauch** von Sachen, entgeltlich oder unentgeltlich. Rückgabe **gleichartiger** (aber anderer) Sachen, z. B. „Ausleihen von fünf Eiern".
Werkvertrag	**Unternehmer – Besteller** Herstellung aus **Material des Bestellers** gegen Vergütung, z. B. Autoreparatur.
Dienstvertrag	**Arbeitgeber – Arbeitnehmer** Leistung von Diensten gegen Bezahlung.

103 Welcher Unterschied besteht zwischen einem Mietvertrag und einem Leihvertrag?

Der *Leihvertrag* ist im Gegensatz zum Mietvertrag *unentgeltlich*.

104 Wie unterscheiden sich Mietvertrag und Pachtvertrag?

Dem Mieter steht nur der Gebrauch einer Sache zu, dem *Pächter Gebrauch und Ertrag*.

105 **Welche Vertragsarten liegen in den folgenden Fällen vor?**

a) Herr Baumann bringt sein Auto zur Reparatur.

b) Herr Pfiffig bringt seinem Schneider einen Anzugsstoff, um sich daraus einen Maßanzug schneidern zu lassen.

c) Frau Huber holt sich in der Stadtbücherei ein Buch.

d) Frau Putzig wählt im Einrichtungshaus einen Stoff aus und lässt sich Vorhänge daraus nähen.

e) Ein Rechtsanwalt vertritt seinen Mandanten vor Gericht.

a) Werkvertrag

b) Werkvertrag

c) Leihvertrag

d) Werkvertrag *)

e) Dienstvertrag

---

*) *Anmerkung: Hat ein Vertrag die Lieferung und Herstellung beweglicher Sachen zum Gegenstand, dann werden die Vorschriften über den Kaufvertrag angewendet.*

106 **Wie wird der Vertrag genannt, der zwischen Zahnarzt und Patient geschlossen wird?**

Behandlungsvertrag

(Siehe auch nachfolgendes Kapitel)

Behandlungsvertrag

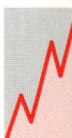

1 Patient H. lässt sich von Dr. D. wegen Zahnschmerzen behandeln.
Welchen Vertrag gehen Patient und Zahnarzt miteinander ein?

Einen *Behandlungsvertrag* (Dienstvertrag)

2 Welcher Hauptunterschied besteht zwischen Dienst- und Werkvertrag?

Im *Dienstvertrag* werden Dienste vereinbart, meist über eine bestimmte Zeit, *ohne einen festgelegten Erfolg.*

Im *Werkvertrag* wird die Erstellung eines Werkes vereinbart (z. B. Bau eines Hauses, Autoreparatur), *mit einem bestimmten Erfolg* (das Haus muss mängelfrei, der Schaden am Auto muss behoben sein).

3 Ein Patient erhält einen herausnehmbaren Zahnersatz und stellt erhebliche Mängel an der Prothese fest, die seiner Ansicht nach in der technischen Herstellung begründet sind. Da im Behandlungsvertrag kein Erfolg versprochen wird, überlegt er sich, ob er den Zahnersatz so hinnehmen muss.
Wozu raten Sie?

Der Patient muss die Prothese nicht hinnehmen, da die technische Anfertigung nicht Inhalt des Behandlungsvertrages ist. Hier liegt ein Werkvertrag vor, für den der Hersteller (meistens der Zahntechniker) den Erfolg schuldet.

4 Wozu werden Behandlungsverträge geschlossen?

Zur Heilung und Linderung von Krankheit, Erhaltung der Gesundheit des Patienten.

5 Wie entsteht der Behandlungsvertrag normalerweise?

Durch *schlüssiges (konkludentes) Handeln.* Der Patient sucht den Arzt auf, dieser behandelt ihn.

[6] Welche Verpflichtungen beinhaltet diese Form des Dienstvertrages für
a) den Arzt
b) den Patienten?

a) *Der Arzt* ist verpflichtet, die versprochenen Dienste zu leisten, entsprechend den Regeln der ärztlichen Kunst, ohne festgelegten Erfolg.
b) *Der Patient* muss die vereinbarte Vergütung bezahlen.

[7] Zählen Sie vier gesetzliche Pflichten der Praxis auf, die der Arzt bzw. der Zahnarzt einhalten muss.

a) Schweigepflicht
b) Meldepflicht
c) Aufzeichnungspflicht
d) Aufbewahrungspflicht
e) Anzeigepflicht
f) Aufklärungspflicht

[8] Bei einem Patienten soll ein kleiner chirurgischer Eingriff unter örtlicher Betäubung vorgenommen werden. Alles ist vorbereitet, das Betäubungsmittel bereits eingespritzt, da weigert sich der Patient überraschend (trotz vorheriger schriftlicher Einwilligungserklärung), den Eingriff vornehmen zu lassen.
Ist er hierzu berechtigt?

Ja, ein Patient hat das Recht, die Behandlung zu jeder Zeit abzubrechen. Der Zahnarzt hat jedoch die Pflicht, auch dann für die Sicherheit des Patienten zu sorgen. Er muss den Patienten gegebenenfalls auf Nebenwirkungen schon verabreichter Medikamente und auf eventuelle Folgen des Behandlungsabbruchs hinweisen.
Zur rechtlichen Absicherung des Zahnarztes sollte dies schriftlich erfolgen.

[9] Ein Patient kommt immer betrunken in die Praxis und befolgt die Anweisungen des Zahnarztes nicht.
Kann der Zahnarzt die Behandlung ablehnen?

Ja, vorausgesetzt, es besteht keine Gefahr für Leib und Leben des Patienten.

[10] Wann liegt eine Geschäftsführung ohne Auftrag vor?

Wenn der Patient infolge eines schweren Unfalls oder einer plötzlichen schweren Erkrankung keine rechtswirksame Willenserklärung abgeben kann.

[11] Worauf muss der Zahnarzt bei der Geschäftsführung ohne Auftrag achten?

Die zahnärztliche Behandlung muss dem Interesse und dem mutmaßlichen Willen des Patienten entsprechen.

12 **Ein 5-jähriges Kind wird ins Krankenhaus eingeliefert. Es hat lebensgefährliche Blutungen, die sofortige Bluttransfusionen notwendig machen.**

**a) Die Eltern des Kindes sind nicht erreichbar und können somit dem Eingriff nicht zustimmen.
Dürfen die Ärzte transfundieren?**

**b) Die Eltern des Kindes verweigern aus Glaubensgründen die Zustimmung zur Bluttransfusion.
Dürfen die Ärzte in diesem Fall, um das Leben des Kindes zu retten, die Bluttransfusion vornehmen?**

a) Ja, es liegt eine *Geschäftsführung ohne Auftrag* vor. Die Ärzte können davon ausgehen, dass die Bluttransfusion im Interesse der Eltern liegt und deren mutmaßlichem Willen entspricht.

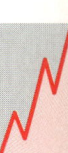

b) Im Prinzip nein. Allerdings besteht die Möglichkeit, schnellstens eine Entscheidung des zuständigen Vormundschaftsgerichtes herbeizuführen, das kurzfristig, für die Dauer des Eingriffs, den Eltern das Sorgerecht entzieht und die Zustimmung zum Eingriff erteilt. Ist die Entscheidung des Vormundschaftsgerichts in der Kürze der Zeit nicht erreichbar, besteht für den Arzt aufgrund des *rechtfertigenden Notstandes* (§ 34 StGB) trotzdem noch die Möglichkeit, sich über das Sorgerecht der Eltern hinwegzusetzen. Dabei wird die Erhaltung des Lebens des Kindes als höherwertiges Rechtsgut angesetzt als die Glaubensgründe, welche die Entscheidung der Eltern bestimmen.

13 **Welche Aufgabe hat die Schweigepflicht?**

Die *Schweigepflicht* soll das Vertrauensverhältnis zwischen Arzt und Patient schützen.

14 **Für welche Personenkreise gilt die gesetzliche Schweigepflicht?**

a) Angehörige von Heilberufen
b) Rechtsanwälte
c) Psychologen
d) in Beratungsstellen tätige Personen
e) Personen, die in Versicherungen und Abrechnungsstellen tätig sind
f) Sozialarbeiter

15 **Nennen Sie die rechtlichen Grundlagen für die Schweigepflicht von Zahnarzt und Zahnmedizinischer Fachangestellten.**

a) Strafgesetzbuch
b) Berufsordnungen der Ärzte und Zahnärzte
c) Tarifverträge der Zahnmedizinischen Fachangestellten
d) Ausbildungsvertrag

16 Womit muss nach dem Strafgesetzbuch bei einem Bruch der Schweigepflicht gerechnet werden?

Mit einer Freiheitsstrafe bis zu einem Jahr oder mit einer Geldstrafe

17 Wer kann Sie von der Schweigepflicht entbinden?

Nur der betroffene Patient

18 Nennen Sie zwei Situationen, in denen Sie die <u>Pflicht</u> haben, Geheimnisse zu offenbaren.

a) Zur Verhütung von Kapitalverbrechen (Anzeigepflicht)
b) im Rahmen der Meldepflicht nach dem Infektionsschutzgesetz

19 Sind der Zahnarzt und seine Zahnmedizinische Fachangestellte an die Schweigepflicht gebunden, wenn sie mit Krankenkassen und anderen Sozialversicherungsträgern verhandeln müssen?

Nein, denn durch den Vertrag Patient – Krankenkasse wird die Schweigepflicht ausdrücklich aufgehoben.

20 Verletzt der Arzt die Schweigepflicht, wenn er dem Gesundheitsamt namentlich mitteilt, welcher Patient in seiner Praxis an Hepatitis B erkrankt ist?

Nein, es besteht Meldepflicht.

21 In welchem Fall besteht ein Offenbarungs<u>recht</u>?

a) Zur Selbstverteidigung vor Gericht
b) Eintreibung von Honorarforderungen
c) Zur Erfüllung einer sittlichen Pflicht (z. B.: verkehrsuntüchtiger Patient will selbst Auto fahren, Verdacht auf Kindesmisshandlung usw.)

22 Eine Patientin trifft Sie auf der Straße und erzählt Ihnen, ihr Ehemann habe ein Verhältnis mit einer sehr bekannten Persönlichkeit.

Dürfen Sie Ihrer Mutter von dieser Sensation berichten?

Nein, die Neuigkeit wurde Ihnen in Ihrer Eigenschaft als Zahnmedizinische Fachangestellte mitgeteilt und unterliegt deshalb der Schweigepflicht.

[23] Welche Aufgabe hat das Bundesdatenschutzgesetz?

Das *Bundesdatenschutzgesetz* soll die Privatsphäre des Bürgers schützen durch Schutz der personenbezogenen Daten vor Missbrauch.

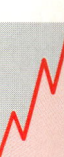

[24] Erläutern Sie den Begriff Datei im Sinne des Bundesdatenschutzgesetzes.

Eine *Datei* ist eine gleichartig aufgebaute Sammlung von Daten, die nach bestimmten Merkmalen erfasst und geordnet, nach anderen Merkmalen umgeordnet und ausgewertet werden kann, ungeachtet der dabei angewendeten Verfahren. Nicht hierzu gehören Akten und Aktensammlungen, es sei denn, sie können durch automatisierte Verfahren umgeordnet und ausgewertet werden.

[25] Nennen Sie kurz den Inhalt des Bundesdatenschutzgesetzes.

a) *Es ist verboten, geschützte personenbezogene Daten zu anderen Zwecken als zur rechtmäßigen Aufgabenerfüllung zu verwenden.*
b) *Betroffene* haben das *Recht*, die zu ihrer Person gespeicherten *Daten zu erfahren* und sie gegebenenfalls *berichtigen zu lassen.*
c) Daten dürfen nur mit *Zustimmung der Betroffenen gespeichert werden.*

[26] Wie wirken sich diese Vorschriften (Frage [25]) auf den Umgang mit Patientendaten aus?

a) Angelegte Karteikarten und Krankenakten sind Dateien.
b) Patientenkarteien enthalten personenbezogene Daten.
c) Dem Patienten muss Einsicht in seine Unterlagen gewährt werden, wenn er ein berechtigtes Interesse daran hat.

[27] Warum kann der Patient nicht die sofortige Löschung all seiner Daten in der Zahnarztpraxis verlangen?

Da für den Zahnarzt eine Aufzeichnungspflicht besteht und diese Aufzeichnungen einer gesetzlichen Aufbewahrungspflicht unterliegen.

28| Wozu dienen die Aufzeichnungen eines Zahnarztes?

a) Sie dokumentieren Krankheitsverlauf und zahnärztliche Behandlungsmaßnahmen.
b) Sie dienen als Beweismittel.
c) Gedächtnisstütze für den Zahnarzt.

29| Worauf muss bei der Aufbewahrung und Vernichtung von Praxisunterlagen geachtet werden?

a) Die Unterlagen müssen vor fremdem Zugriff gesichert aufbewahrt werden.
b) Nach Ablauf der Aufbewahrungsfristen müssen sie sorgfältig vernichtet werden (z. B. im Reißwolf).

30| Nennen Sie die Aufbewahrungsfristen folgender Unterlagen:
a) Aufzeichnungen über Röntgenbehandlung
b) Durchschriften der AU-Bescheinigungen
c) Inventare
d) Prospekte über Arzneimittel
e) Patientenkarte
f) Aufzeichnungen über Röntgenuntersuchungen
g) Durchschriften der Betäubungsmittelrezepte

a) 30 Jahre
b) 12 Monate
c) 10 Jahre
d) keine
e) 10 Jahre
f) 10 Jahre
g) 3 Jahre

31| Ein Patient soll über einen bevorstehenden Eingriff aufgeklärt werden.
a) Wie muss die Aufklärung erfolgen?
b) Warum besteht für den Arzt eine Aufklärungspflicht?

a) Der Patient muss so aufgeklärt werden, dass er versteht, worum es geht (keine Fachausdrücke, dem Niveau des Patienten angepasst).
b) Der Patient muss frei entscheiden können, ob er einer Behandlung zustimmen will oder nicht. Dies setzt voraus, dass er über die Folgen einer Behandlung und die Konsequenzen einer Nichtbehandlung informiert wird.

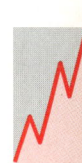

32 Aus Zeitmangel überträgt ein Zahnarzt die Aufklärung eines Patienten seiner erfahrenen Erstkraft.
Ist diese Vorgehensweise erlaubt?

Nein, die Aufklärung muss durch den Zahnarzt erfolgen, nichtärztliches Personal darf keine Aufklärung vornehmen.

33 Vor einem operativen Eingriff muss der Patient ein Schriftstück unterschreiben.
Was bestätigt der Patient mit dieser Unterschrift?

Er bestätigt, dass
– er ordnungsgemäß aufgeklärt wurde,
– er mit dem Eingriff einverstanden ist.

34 a) Erläutern Sie, was man unter der Anzeigepflicht versteht.
b) In welchen Fällen muss angezeigt werden?

a) *Anzeigepflicht:*
Pflicht, *geplante Verbrechen* anzuzeigen, wenn man *glaubhaft* davon erfährt.
b) Kapitalverbrechen wie Mord, Totschlag, Völkermord, Geiselnahme, Spionage usw.

35 a) Warum besteht in der Bundesrepublik Deutschland für bestimmte Krankheiten eine Meldepflicht und wo muss gemeldet werden?
b) In welchem Gesetz ist die Meldepflicht geregelt?

a) Zur Verhinderung großer Volksseuchen müssen bestimmte übertragbare Infektionskrankheiten in bestimmten Fällen dem zuständigen Gesundheitsamt gemeldet werden.
b) Im *Infektionsschutzgesetz* (IfSG)

36 Wer ist zur Meldung verpflichtet? (Drei Angaben)

a) Der behandelnde oder sonst hinzugezogene Arzt (bei Tollwut auch der Tierarzt) oder Zahnarzt meldet Verdacht oder Diagnose.
b) Der Laborleiter meldet Erregernachweis (z. B. die Leiter von Medizinaluntersuchungsämtern, Krankenhauslaboratorien, privaten oder öffentlichen Untersuchungsstellen).
c) Angehörige eines Heil- oder Pflegeberufs (z. B. Krankenschwestern, Arzthelferinnen, Zahnmedizinische Fachangestellte).

37 Wie muss die Meldung erfolgen?

Innerhalb von 24 Stunden, auf bundeseinheitlichen Meldebogen an das zuständige Gesundheitsamt.
Aufgrund der kurzen Zeitspanne muss die Meldung per Fax, E-Mail oder Telefon erfolgen.

38 Zählen Sie Krankheiten auf, die namentlich gemeldet werden müssen:
a) bei Krankheitsverdacht, Erkrankung und Tod
b) bei Erkrankung und Tod
c) bei Krankheitsverdacht und Erkrankung

a) – Meningokokken-Meningitis
   – Poliomyelitis
   – Tollwut
   – Typhus abdominalis
b) Tuberkulose, behandlungsbedürftig
c) – mikrobiell bedingte Lebensmittelvergiftung
   – akute infektiöse Gastroenteritis (bei Beschäftigten im Lebensmittelgewerbe oder bei einer Epidemie)

39 Warum besteht für Aids bislang keine Meldepflicht?

Da das Gesundheitsamt die Ausbreitung der Erkrankung z. B. durch die Behandlung des Erkrankten, durch Impfungen oder durch eine Entseuchung der Wohnung nach derzeitigen medizinischen Erkenntnissen nicht verhindern kann. Deshalb wird der Schutz der Persönlichkeit des Patienten höher eingestuft als der Nutzen für die Allgemeinheit, der sich aus einer Meldepflicht ergeben würde.

40 a) Welchen Personen gegenüber ist die Zahnmedizinische Fachangestellte sorgfaltspflichtig?
b) Erläutern Sie diese Pflicht.

a) Gegenüber Zahnarzt und Patienten
b) Die Zahnmedizinische Fachangestellte muss sauber, gewissenhaft und zuverlässig arbeiten.

41 Erklären Sie den Begriff „Haftung".

Haftung ist die Verpflichtung einer Person, den Schaden zu ersetzen, den sie durch eigenes Verschulden verursacht hat.

42 **Eine Verpflichtung zur Haftung kann aus unterschiedlichen Gründen entstehen.**

Geben Sie hierzu die zwei für den Zahnarzt wichtigsten Haftungsursachen an.

a) *Vertragliche Haftung* aus Behandlungsvertrag
b) *gesetzliche Haftung* aus unerlaubter Handlung

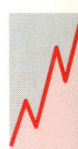

43 **In welchen Fällen handelt die Zahnmedizinische Fachangestellte**

a) **vorsätzlich**
b) **fahrlässig**
c) **widerrechtlich?**

a) *Vorsätzlich:*
   Die Zahnmedizinische Fachangestellte *will* dem Patienten *bewusst Schäden* zufügen.
b) *Fahrlässig:*
   Die *erforderliche Sorgfalt wird außer Acht gelassen* (z. B. Zahnmedizinische Fachangestellte zieht falsches Medikament auf).
c) *Widerrechtlich:*
   Fremde Rechte werden verletzt (z. B. der Wille des Patienten wird missachtet) oder *die eigenen Befugnisse werden überschritten* (z. B. Zahnmedizinische Fachangestellte schreibt eigenmächtig Rezepte um).

44 **Wann spricht man von**

a) **schuldhaftem Handeln**
b) **unerlaubter Handlung?**

a) *Schuldhaftes Handeln:*
   wenn das Handeln vorsätzlich oder fahrlässig war
b) *unerlaubte Handlung:*
   wenn das Handeln schuldhaft *und* widerrechtlich war

45 **Eine Arzthelferin bespritzt bei der Blutabnahme versehentlich die teure Seidenbluse einer Patientin mit Blut.**

Wer haftet für den entstandenen Schaden?

Für Schäden, die dem Patienten in der Arztpraxis zugefügt werden, haftet *der Arzt*, auch wenn die Schäden von seinen *Erfüllungsgehilfen (= Arzthelferinnen)* verursacht werden.

46 Nach einer durchgefeierten Nacht misslingt einer Helferin am nächsten Tag im Labor eine Analyse. Sie ist müde und hat keine Lust, die Analyse zu wiederholen. Deshalb schreibt sie ein mutmaßliches Analyseergebnis in die Patientenkarte. Daraufhin wird der Patient falsch behandelt und erleidet einen Gesundheitsschaden.

a) Wer haftet in diesem Fall?
b) Besteht Anspruch auf Schmerzensgeld?
c) Mit welchen Folgen muss die Helferin außerdem rechnen?

a) Die Helferin, wenn der Arzt einen Entlastungsnachweis erbringen kann, d. h. er muss nachweisen, dass er die Helferin sorgfältig auswählte, ihre Tätigkeit überwachte und sich davon überzeugte, dass sie zuverlässig und sorgfältig gearbeitet hat.
b) Ja, da unerlaubte Handlung
c) – Strafe wegen fahrlässiger Körperverletzung
   – Kündigung

47 Ein Patient ist der Ansicht, dass er falsch behandelt wurde und sich deshalb sein Gesundheitszustand verschlechterte. Er möchte jedoch nicht gleich gerichtlich gegen den Zahnarzt vorgehen.

Wer hilft dem Patienten weiter?

Der Patient kann sich an die **Gutachterkommission der zuständigen Zahnärztekammer** wenden. Sie überprüft, ob ein Behandlungsfehler vorliegt.
Die Klärung durch die Gutachterkommission ist für den Patienten **gebührenfrei**.

48 Nennen Sie drei Handlungen, bei denen sich die Zahnmedizinische Fachangestellte strafbar macht.

a) Körperverletzung (§ 223 StGB)
b) unterlassene Hilfeleistung (§ 323 StGB)
c) Verletzung der Schweigepflicht (§ 203 StGB)
d) Verstoß gegen das Betäubungsmittelgesetz (§ 13 BtMG)

49 **Eine Zahnmedizinische Fachangestellte (ZFA) teilt einer Illustrierten gegen ein entsprechendes Honorar Einzelheiten über die zahnärztliche Behandlung einer berühmten Persönlichkeit mit.**

a) Gegen welchen § verstößt die ZFA?

b) Mit welchem Strafmaß muss die ZFA rechnen?

a) Gegen den § 203 StGB (Schweigepflicht)

b) Da sie einen persönlichen Vorteil durch den Bruch der Schweigepflicht erzielte, muss sie mit einer Freiheitsstrafe *über* einem Jahr oder einer entsprechenden Geldstrafe rechnen.

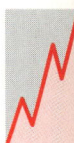

50 **a) Darf eine Zahnmedizinische Fachangestellte den Patienten H. abweisen, der nach der Sprechstunde am Freitagabend, um 19.30 Uhr, an der Praxistür klingelt und eine Routineuntersuchung vornehmen lassen will?**

b) Zur selben Zeit kommt Patient P. Er bittet um Behandlung und klagt über heftige Schmerzen. Darf die ZFA ihn an die nächste Klinik verweisen?

c) Welcher Vergehen macht sich die ZFA schuldig, wenn sie den Patienten P. wegschickt?

a) Ja, da Routineuntersuchungen ohne Gefahr für den Patienten auch zu den üblichen Sprechstundenzeiten in der kommenden Woche vorgenommen werden können.

b) Nein, hier besteht unter Umständen Gefahr für Leib und Leben des Patienten, sodass er sofort vom Zahnarzt behandelt werden sollte.

c) – Unterlassene Hilfeleistung nach § 323 StGB.
   – Erleidet der Patient durch das Wegschicken einen Gesundheitsschaden, liegt außerdem eine *Körperverletzung* vor.

Praxisorganisation

Gestaltung der Praxisräume

1 Weshalb muss auf die zweckmäßige Anordnung und Gestaltung der Praxisräume großer Wert gelegt werden?

Sinn der räumlichen *Praxisorganisation:*

a) Reduzierung des Zeitaufwandes für Zahnarzt und Zahnmedizinische Fachangestellte

b) Der Patient soll sich in der Praxis wohl fühlen und zurechtfinden

c) Leistungssteigerung

d) Kostensenkung

2 Von welchen Faktoren ist die räumliche Praxisorganisation abhängig?
(Drei Angaben)

Die Praxisorganisation hängt ab von der:

a) Fachrichtung des Zahnarztes (z. B. Kieferchirurg, Parodontologe usw.)

b) Tätigkeitsschwerpunkte des Zahnarztes (z. B. Endodontologe, Implantologe)

c) Anzahl der notwendigen Räume

d) Anzahl der Patienten

e) Lage der Praxis (in der Stadt, auf dem Lande)

3 Man unterscheidet in einer Zahnarztpraxis drei Funktionsbereiche.
Nennen Sie diese.

Funktionsbereiche einer Zahnarztpraxis:

a) *Zahnarztbereich:* 2–3 Behandlungsräume, Röntgenraum

b) *Patientenbereich:* Anmeldung, Wartezimmer, Garderobe, WC

c) *Personalbereich:* Anmeldung, Labor, evtl. Aufenthaltsraum

4 Geben Sie je zwei Punkte an, die bei der Einrichtung der Anmeldung sowie der Behandlungsräume zu beachten sind.

a) *Anmeldung:*

– Sie muss direkt erreichbar sein

– Es muss eine ständige Kontrolle aller Bewegungsabläufe zwischen den Praxisräumen möglich sein

– Helle und freundliche Gestaltung

→

▷ *Fortsetzung der Antwort* ▷

b) *Behandlungsräume:*
– Die Praxis sollte mindestens zwei Behandlungsräume haben. Zeitverluste durch Reinigung und Vorbereitung des Arbeitsplatzes zwischen den Behandlungen können dadurch vermieden werden.
– Die Räume müssen so gestaltet und eingerichtet sein, dass der Zahnarzt während der Behandlung alle Instrumente und Hilfsmittel erreicht. Des Weiteren muss er in der Lage sein, die Turbine zu steuern und die Arbeitsfeldleuchte einzustellen, ohne dass er seine Sitzposition am Patienten verlassen muss.

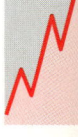

Termin- und Personaleinsatzplanung

5 **Nennen Sie zwei Hilfsmittel für die Terminplanung.**

a) Plantafel
b) Patienten-Terminbuch
c) Terminierungsvordrucke
d) Terminplanung mithilfe des PCs

6 **Welche Faktoren müssen bei der Einplanung der Behandlungszeiten berücksichtigt werden?**

a) Art und Dauer der Behandlung: Erst-, Weiter-, Nachbehandlung, technische und therapeutische Leistungen?
b) individuelle Besonderheiten des Patienten, z. B. Diabetes oder Blutgerinnungsstörungen
c) Kapazität der benötigten Räume (z. B. Röntgen, Labor)

7 Welche drei Systeme lassen sich bei der Terminplanung in der Zahnarztpraxis unterscheiden?

a) Das *Bestellsystem:* Die Behandlungen sind *zeitlich geplant.*

b) Das *Sprechstundensystem:* Die Patienten sind *nicht einbestellt* und werden in der Reihenfolge ihres Eintreffens behandelt.

c) *Mischsysteme:* Mischung aus Bestell- und Sprechstundensystem

8 Nennen Sie drei Gründe, weshalb für eine Zahnarztpraxis ein Bestellsystem zweckmäßig sein könnte.

a) Vermeidung langer Wartezeiten für den Patienten

b) relativ gleichmäßige Verteilung der Patienten auf die einzelnen Tage

c) gleichmäßigere Auslastung der Praxis

d) bessere Personalplanung

9 Erklären Sie vier Grundregeln, die für die richtige Handhabung des Bestellsystems wichtig sind.

a) Zeitreserven für Notfälle und nicht angemeldete Patienten einplanen

b) bestellten Patienten normalerweise den Vorrang geben

c) Patienten mit Spezialbehandlungen möglichst auf bestimmte Tage einbestellen

d) nicht angemeldete Patienten warten lassen, sofern es sich um keine Notfälle handelt

e) nie mehrere Erstpatientenuntersuchungen hintereinander einteilen, sondern mit Routineuntersuchungen mischen

10 Weshalb ist in einer Zahnarztpraxis ein Personaleinsatzplan sinnvoll?

Mithilfe eines *Personaleinsatzplans* kann man die verschiedenen Praxisbereiche und damit die in einer Praxis anfallenden Aufgaben den einzelnen Zahnmedizinischen Fachangestellten zuordnen. Diese Einteilung der Verantwortungsbereiche führt zu einer höheren Effektivität der Praxis.

11 Welche Größen (Variablen) sind für die Personaleinsatzplanung bedeutsam?

a) Anzahl der Zahnärzte
b) Anzahl der Patienten
c) Anzahl der Behandlungszimmer
d) Krankheit, Urlaub, Mutterschutz, Berufsschulzeiten

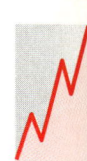

12 Nennen Sie zwei Ursachen, die zu personellen Engpässen führen können.

a) Krankheit
b) Urlaub
c) Fortbildung

Verwaltung der Patientendaten

13 Das Urteil der Patienten über eine Zahnarztpraxis wird maßgeblich vom Verhalten der Zahnmedizinischen Fachangestellten mitbestimmt.
Nennen Sie drei Verhaltensweisen beim Empfang eines neuen Patienten.

Die Zahnmedizinische Fachangestellte muss darauf achten, dass sie
a) Daten des Patienten nicht in Anwesenheit Dritter erfragen darf
b) eine mustergültige Ordnung an ihrem Schreibtisch hält
c) absolut korrekt schreibt (Namen, Vornamen, Adressen usw.)
d) jeden neuen Patienten aufmerksam, freundlich und lächelnd begrüßt
e) den Patienten so häufig wie möglich mit seinem Namen anspricht

14 Bei der Datenerfassung unterscheidet man zwischen
a) Stammdaten und
b) Bewegungsdaten.
Erklären Sie diese beiden Begriffe.

a) *Stammdaten:* Sie bleiben über einen längeren Zeitraum *unverändert,* z. B. Name, Familienstand, Krankenkasse
b) *Bewegungsdaten:* Sie *ändern sich häufig,* z. B. Leistungen

15 Das Bundesdatenschutzgesetz (BDSG) schützt die in Dateien gespeicherten personenbezogenen Daten.
Erklären Sie den Begriff „Datei".

Unter einer *Datei* versteht man eine gleichartig aufgebaute Sammlung von Daten, die *ausgewertet* und *umgeordnet* werden kann. Hierzu gehören u. a. auch die Karteikarten.

16 Nennen Sie drei Gesichtspunkte, weshalb der Zahnarzt eine Kartei führt.

a) *Aufzeichnungspflicht des Zahnarztes* aufgrund des Bundesmantelvertrages (BMV) und der zahnärztlichen Berufsordnung

b) Die Karteiführung ist *Grundlage für die Abrechnung*

c) Dem Zahnarzt stehen wichtige *Informationen über den Patienten* sofort zur Verfügung

17 Eine wichtige Aufgabe der Zahnmedizinischen Fachangestellten ist die Führung der Patientenkartei.
Was muss die ZFA hierbei beachten?

a) Geheimhaltung der Eintragungen

b) gute Lesbarkeit der Eintragungen

c) sorgfältige Eintragung

d) Eintragungen immer auf den neuesten Stand bringen

18 Welche Vorteile bietet eine Kartei gegenüber Aufzeichnungen in einem Buch?
(Vier Angaben)

Vorzüge der Kartei sind:

a) die Übersichtlichkeit

b) das schnelle Einordnen

c) das schnelle Auffinden

d) die Aktualität (Ergänzung neuer, Herausnahme alter Karteikarten)

e) die guten Ordnungsmöglichkeiten

19 Die Abbildung zeigt die Bestandteile (1–4) der Kartei. **Nennen Sie diese.**

1 = Karteibehälter
2 = Kartei- oder Grundkarte
3 = Leitkarte
4 = Ordnungsmittel

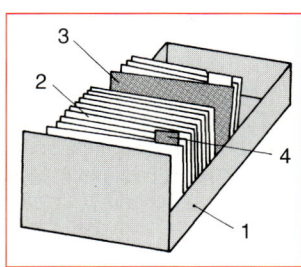

20 Grundsätzlich können zwei Arten von Karteien unterschieden werden.

a) Nennen und erklären Sie diese.

b) Welche Karteiart wird in der Praxis am häufigsten verwendet?

Geben Sie den wesentlichen Grund dafür an.

a) – *Steilkartei:* Hierbei stehen die Karten als Block hintereinander in einem Behälter (Karteikasten, Karteitrog).

– *Staffelkartei:* Die Karteikarten (-taschen) stehen, liegen oder hängen schuppenförmig gestaffelt über- oder nebeneinander.

b) Die Steilkartei ist die häufigste Karteiform, da sie wenig Platz benötigt.

21 Wie ist eine Karteikarte gegliedert?

Welche Angaben enthalten diese Karteiteile?

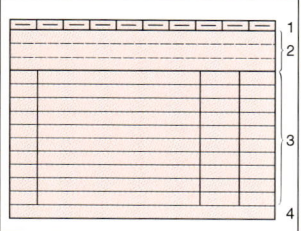

Aufbau einer Karteikarte:

1 = *Kartenleiste:* dient zum Anbringen von Ordnungsmitteln

2 = *Kartenkopf:* enthält gleich bleibende Angaben wie Personalangaben, Dauerdiagnosen usw.

3 = *Kartenrumpf:* nimmt fortlaufende Eintragungen auf

4 = *Kartenfuß:* enthält Angaben über den Hersteller, die Bestellnummer usw.

22 Welche drei Arten von Karteikarten werden in der Arztpraxis verwendet?

a) Einfache Karteikarten (ohne Einlegemöglichkeit von Befunden etc.)

b) Karteimappen (Klappkarten)

c) Karteitaschen

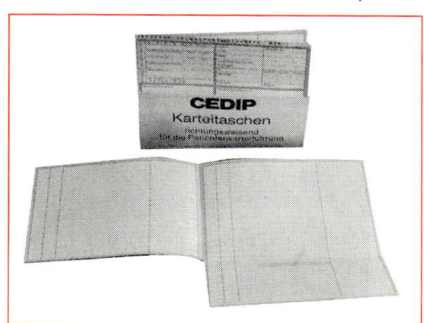

23 Um die Bearbeitung einer Kartei zu beschleunigen, gibt es bestimmte Ordnungshilfsmittel.

Welche sind hier abgebildet und wodurch unterscheiden sie sich hinsichtlich der Änderungsmöglichkeiten?

a) Tab, unveränderliches Ordnungshilfsmittel

b) Kerbe, unveränderliches Ordnungshilfsmittel

c) Reiter, veränderliches Ordnungshilfsmittel

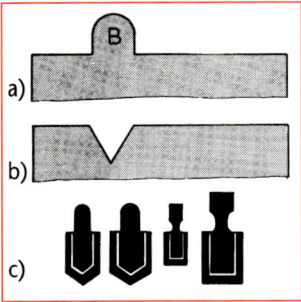

24 Viele Zahnarztpraxen verwenden für ihre Karteikarten unterschiedliche Farben.

a) Geben Sie zwei Beispiele an, bei denen sich diese Unterscheidung anbieten könnte.

b) Wann erweist sich diese farbliche Unterscheidung als Nachteil?

a) – Unterscheidung von Kassen- und Privatpatienten
   – Unterscheidung von Primärkassen- und Ersatzkassenpatienten

b) Ein Nachteil ist immer bei Änderungen der Kassenzugehörigkeit des Patienten vorhanden, da sich dadurch auch die Karteikartenfarbe ändert.

25 Welchen Vorteil hat die farbliche Markierung der Anfangsbuchstaben des Familiennamens?

Dadurch können falsch einsortierte Karteikarten sofort entdeckt werden, da diese die aufsteigende Linie in der Kartei unterbrechen.

26 Nennen Sie Gründe für die Aufbewahrung von Schriftgut.

a) Einhaltung der gesetzlichen Aufbewahrungsfristen

b) Auskünfte an Kollegen und Krankenkassen über zurückliegende Behandlungen werden möglich.

c) eigene Gedächtnisstütze

27 In welche Wertstufen lässt sich das Schriftgut hinsichtlich der Aufbewahrungszeit einteilen?
Geben Sie jeweils ein Beispiel.

a) Schriftgut mit Tageswert:
Werbeschreiben, unverlangte Angebote

b) Schriftgut mit Prüfwert:
Angebote, Bewerbungsschreiben

c) Schriftgut mit Gesetzeswert:
Karteikarten, Durchschriften der Berichtsvordrucke

d) Schriftgut mit Dauerwert:
Kassenarztzulassung, Zeugnisse

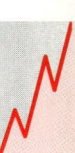

28 Welche gesetzlichen Aufbewahrungsfristen haben folgende Unterlagen?
a) Buchungsbelege
b) Karteikarten
c) Berichtsvordrucke der Krebsfrüherkennungsuntersuchungen (Durchschriften)
d) Aufzeichnungen über Belehrung des Röntgenpersonals

a) 10 Jahre
b) 10 Jahre
c) 5 Jahre
d) 5 Jahre

Postbearbeitung und Telekommunikation

29 Welche Arbeitsgänge führen Sie beim Eingang der Post nacheinander durch?

a) Sortieren nach Geschäftspost und Privatpost

b) Öffnen der Geschäftspost

c) Prüfen, dass keine Unterlagen im Umschlag bleiben und alle im Anlagenvermerk angegebenen Anlagen vorhanden sind, evtl. Fehlvermerke

d) Briefe mit Eingangsstempel versehen

e) Sortieren nach Werbesendungen und Geschäftsbriefen

f) Weitere Bearbeitung nach Anweisung des Zahnarztes

30 Sie arbeiten mit Ihrer Kollegin Ute Geschwind in der Praxis Dr. Gessert und haben die Aufgabe, die eingehende Post zu bearbeiten.

Welcher Brief darf von Ihnen geöffnet werden?
Begründen Sie Ihre Aussage.

a)
```
Praxis
Dr. Gessert
Frau Ute Geschwind
Postfach 10 62 83

70019 Stuttgart
```

b)
```
Frau
Ute Geschwind
Praxis Dr. Gessert
Postfach 10 62 83

70019 Stuttgart
```

Lösung: a)

Der Brief a) darf geöffnet werden, da er an die Praxis adressiert ist. Die Angabe „Frau Ute Geschwind" bedeutet lediglich, dass der Brief von Frau Geschwind bearbeitet werden soll, sofern sie anwesend ist.

31 Bringen Sie die einzelnen Bearbeitungsstufen beim Postausgang in die richtige Reihenfolge.

① Falten und Kuvertieren
② Kontrolle der Anschrift, Unterschrift, Blattzahl und Anlagen
③ Frankieren
④ Bestimmung der Sendungsart und Versendungsform
⑤ Feststellung des Gewichts und der Maße der Sendung

②, ①, ④, ⑤, ③

32 Nennen Sie die Hilfsmittel bei der Bearbeitung der Ausgangspost.

a) Aktuelles Gebührenverzeichnis der Dt. Post AG
b) Briefwaagen
c) Frankiermaschinen
d) Maßschablone für Abmessungen
e) Kalkulator zur Gebührenberechnung (Internetservice der Dt. Post AG)

33 Nennen Sie Versandzusatzleistungen der
Dt. Post AG.

a) Übergabe-Einschreiben
b) Einwurf-Einschreiben
c) Nachnahme
d) Rückschein
e) Eigenhändig
f) Express

34 Nachrichtenübermittlung

a) Nennen Sie drei verschiedene Möglichkeiten der Übermittlung
von Nachrichten.

b) Geben Sie jeweils einen Vor- und Nachteil der jeweiligen Über-
mittlungsform an.

a)
b)

	Brief	Telefax	Telefongespräch
Vorteil	schriftlicher Nachweis, jeder ist erreichbar	sehr schnell, schriftlicher Nachweis	sehr schnell, leichter für Rückfragen
Nachteil	dauert relativ lange	besondere Anlage erforderlich	kein schriftlicher Nachweis

35 Geben Sie für Päckchen und Post-Pakete

a) das Höchstgewicht

b) die Haftung der Deutschen Post AG an.

	Päckchen	Post-Paket
Höchstgewicht	2 kg (Bei Pluspäckchen [Päckchen mit Marke] bis 20 kg)	20 kg
Haftung	keine	bis 511,29 €, bei höherem Wert bis 25 564,59 € „Transportversicherung" (Stand 1.1.02)

a)
b)

36 Briefe unterteilt die Post in vier Untergruppen (Basisprodukte). Nennen Sie diese.

a) Standardbrief
b) Kompaktbrief
c) Großbrief
d) Maxibrief

37 Sie schicken an eine Bekannte ein Nachnahme-Postpaket. Welche Voraussetzung müssen Sie hierzu erfüllen?

Sie benötigen dazu ein Girokonto bei der Postbank oder bei einem Kreditinstitut.

38 Welche Aussage stimmt? Die Post haftet pauschal mit 25,56 € bei Verlust von

a) Post-Paketen
b) Päckchen
c) gewöhnlichen Briefen
d) Übergabe-Einschreiben
e) Express-Briefen

Lösung: d)

39 Unterscheiden Sie Einwurf-Einschreiben und Übergabe-Einschreiben.

a) *Einwurf-Einschreiben:*
von der Dt. Post dokumentierter Einwurf in Briefkasten oder Postfach des Empfängers
b) *Übergabe-Einschreiben:*
Vom Empfänger dokumentierte Übergabe der Sendung

40 Nennen Sie drei Ersatz-empfänger für die Zustellung eines Übergabe-Einschreibe-briefes.

– Angehörige des Empfängers
– Angestellte des Empfängers
– Inhaber oder Vermieter der Wohnung oder des Geschäftsraumes des Empfängers

41 Dr. Maier sendet einen wichtigen Brief. Für seine Akten möchte er einen Beleg darüber, dass der Brief ausgeliefert wurde. Welche Versendungsform muss Herr Maier wählen?

Übergabe-Einschreiben mit Rückschein

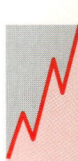

42 **Welche Versendungsform bzw. Sendungsart müssen Sie wählen?**

a) Nur der Empfänger oder ein besonders Bevollmächtigter soll den Brief ausgehändigt bekommen.

b) 60 Patienten werden mit einem inhaltsgleichen Recall-Brief an die Gesundheitsuntersuchung erinnert.

c) Eine Sendung soll schon am Tag nach der Einlieferung bei einem Empfänger innerhalb Deutschlands sein.

a) Man muss die besondere Versendungsform „Eigenhändig" wählen (nur bei Übergabe-Einschreiben, Nachnahme und Blindensendungen-Schwer)

b) Man muss den Infobrief wählen (mindestens 50 inhaltsgleiche Sendungen).

c) Man muss die Sendung als Post-Express versenden. Gegen Extra-Entgelt kann man unterschiedlich früh zustellen lassen. Ebenso kann gegen Extra-Entgelt an Sonn- und Feiertagen zugestellt werden.

43 **Wovon hängen die Kosten für ein Telefongespräch ab?**

Die Kosten sind abhängig von

a) dem Tarifbereich (Entfernung)

b) der Tarifzeit (Tageszeit und Wochentag, zu dem ein bestimmter Tarif gültig ist)

c) der Rededauer

d) dem Verbindungspreis in Zusammenhang mit einem Zeittakt

e) der Art des Anschlusses (analog oder digital)

f) dem Netzbetreiber

44 **Warum sind für ein Faxgerät und das Telefon zwei getrennte Telefonanschlüsse oder ein ISDN-Anschluss sinnvoll?**

Damit die Telefaxleitung nicht durch Gespräche mit Patienten (usw.) blockiert wird.

Anmerkung:
Heute kann mit dem ISDN-Anschluss gleichzeitig telefoniert und gefaxt werden.

45 **Was versteht man unter ISDN?**

ISDN = Integrated Services Digital Network (= Dienste integrierendes digitales Fernmeldenetz)
Es können gleichzeitig Sprache, Text, Daten und Bilder übertragen werden.

46 Erklären Sie die folgenden Eintragungen in einem Telefonbuch:

a) <7 11 55>

b) 0 17 13 94 95 96

c) (0 71 45)

a) neue Rufnummer

b) D1-Mobilfunkrufnummer der Telekomtochter T-Mobile

c) Vorwahlnummer (Ortsnetzkennzahl)

47 In welchen Fällen kann ein telefonischer Anrufbeantworter eingesetzt werden? (Drei Beispiele)

Einsatz des Anrufbeantworters zur Angabe der

a) Sprechzeiten

b) Ferien, Vertretung und Sprechzeiten der Vertretung

c) Adresse und Telefonnummer des Notfalldienstes

48 Ordnen Sie die Begriffe „fixe Kosten" und „variable Kosten" den folgenden Gebühren zu:

a) Anschlussgebühr

b) Gesprächsgebühren

c) Grundgebühr

a) Fixe Kosten

b) variable Kosten

c) fixe Kosten

49 Geben Sie jeweils drei traditionelle und drei neue Möglichkeiten der Telekommunikation an.

Traditionell: Telefon, Telegramm, Telex

Neu: Telefax, Online-Dienste, Mobilfunk, E-Mail

50 Zählen Sie vier telefonische Sonderdienste der Deutschen Telekom AG auf.

a) Feuerwehr (112)

b) Polizeinotruf (110)

c) Telefonauskunft national und international

d) Serviceannahme

e) Vom Operator vermittelte Telefonverbindungen

51 Bevor Sie ein wichtiges Telefongespräch führen, müssen Sie bestimmte Vorbereitungen treffen. Nennen Sie diese.

a) Schreibgeräte und Vordrucke für Telefonnotizen bereitlegen

b) notwendige Unterlagen bereithalten

c) evtl. wichtige Stichpunkte zum Gesprächsinhalt sammeln

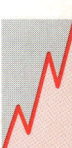

52 **Buchstabieren Sie den folgenden Namen nach der amtlichen Buchstabiertafel (Inland).**
Ivan Lazic

*I*da, *V*iktor, *A*nton, *N*ordpol
*L*udwig, *A*nton, *Z*acharias, *I*da, *C*äsar

Buchstabiertafel Inland		
A = Anton	J = Julius	Sch = Schule
Ä = Ärger	K = Kaufmann	T = Theodor
B = Berta	L = Ludwig	U = Ulrich
C = Cäsar	M = Martha	Ü = Übermut
Ch = Charlotte	N = Nordpol	V = Viktor
D = Dora	O = Otto	W = Wilhelm
E = Emil	Ö = Ökonom	X = Xanthippe
F = Friedrich	P = Paula	Y = Ypsilon
G = Gustav	Q = Quelle	Z = Zacharias
H = Heinrich	R = Richard	
I = Ida	S = Samuel	

53 **Mobilfunk**

a) **Welche Kosten können bei einem Handy anfallen?**

b) **Welche fünf Handy-Netze gibt es derzeit? (Stand 2/2002)**

c) **Was bedeutet „SMS"?**
Welche Möglichkeiten gibt es zum Versenden von „SMS"?

a) – einmalige Anschlussgebühr
– Monatsgrundpreis
– Geprächsgebühren

b) – D1 Telekomtochter T-Mobile
– Vodafone (D2)
– E1 von E-Plus
– E2 von Viag-Interkom
– Quam

c) SMS = Short Message Service (Kurz-nachrichtendienst): Kurze Textmit-teilungen werden über die Tastatur des Handys eingegeben und zum Emp-fänger-Handy geschickt. Sie erscheinen dort auf der Anzeige des Gerätes. Weitere Möglichkeiten des Versendens: per Operator über das Mobilfunk- bzw. Festnetz oder per PC über das Internet.

54 **Definieren Sie den Begriff „Internet".**

Weltweites Computernetz, bei dem Daten über Telefonleitungen ausgetauscht wer-den. Beispiele für Internetdienste sind: elektronische Post (E-Mail), Diskussions-foren, World Wide Web (www), „Herunterladen" von Programmen

55 Was versteht man unter
a) Call by Call
b) Pre-Selection?

a) *Call by Call:*
Kunden suchen jeweils billigsten Tarif und wählen von Zeit zu Zeit unter Angabe einer Netzvorwahl andere Anbieter als die Telekom.

b) *Pre-Selection* (Vorauswahl):
Kunden entscheiden sich für *eine* bestimmte Telefonfirma; alle Ferngespräche, die mit „0" beginnen, laufen über das Netz der neuen Firma

56 Welche Vorteile bietet ein Telefaxgerät?

a) Über die normale Telefonleitung können Originalkopien von Briefen, Zeichnungen usw. schnellstmöglich übertragen werden.

b) kostengünstige Übertragung

c) Empfänger kann abwesend sein

d) einfache Bedienung

57 Worauf muss geachtet werden, wenn die Kosten für die Übermittlung einer DIN-A4-Seite mit Telefax möglichst gering gehalten werden sollen? Nennen Sie mindestens drei Punkte.

a) Günstigen Telefontarif wählen (z. B. zeitversetzt nachts senden)

b) weißes Papier verwenden, da dadurch die Übermittlungsdauer kürzer ist

c) aufwändige Grafiken vermeiden.

58 Unterscheiden Sie Online-Dienste und Provider.

a) Online-Dienste bieten neben dem Internetzugang Serviceleistungen wie die Zusammenstellung von Nachrichten usw. (z. B. T-Online, AOL)

b) Provider dagegen sind Unternehmen, die ausschließlich den Zugang zum Internet ermöglichen.

Umgang mit Geld

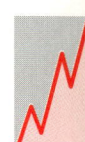

Zahlungsmöglichkeiten – Girokonto

☐1 Man unterscheidet drei verschiedene Zahlungsarten. Erläutern Sie kurz deren Merkmale.

a) *Barzahlung:*
Es wird mit Bargeld bezahlt; weder Zahler noch Zahlungsempfänger benötigen ein Konto.
Beispiele: persönliche Geldübergabe, Postanweisung, Express-Brief

b) *Halbbare Zahlung:* Da ein Teil der Zahlung bargeldlos abläuft, muss entweder der Zahler oder der Zahlungsempfänger über ein Girokonto verfügen,
Beispiele: Zahlschein, Barscheck, Nachnahme

c) *Bargeldlose Zahlung:*
Die Zahlung erfolgt vollkommen bargeldlos, von Konto zu Konto, deshalb müssen Zahler und Zahlungsempfänger jeweils über ein Girokonto verfügen.
Beispiele: Überweisung, Verrechnungsscheck, Dauerauftrag, Lastschrift

☐2 Nennen Sie drei Möglichkeiten der Barzahlung.

1. Barzahlung durch persönliche Übergabe
2. Barzahlung durch Boten
3. Barzahlung durch Postanweisung

☐3 In welchen Fällen ist eine persönliche Barzahlung sinnvoll?

a) Bei alltäglichen Geschäften über niedrige Beträge
b) wenn weder Zahlungsempfänger noch Zahler ein Girokonto haben
c) bei Zweifeln an der Zahlungswilligkeit oder Zahlungsfähigkeit

4 Worauf sollte bei jeder Barzahlungsform geachtet werden?

Auf die Aushändigung einer **Quittung** bzw. eines Zahlungsbeleges

5 Welche Barzahlungsbelege kennen Sie?

a) Kassenzettel
b) quittierte Rechnung
c) Quittung
d) Einlieferungsabschnitt der Postanweisung
e) Einlieferungsschein des Express-Briefes

6 Welche Angaben müssen aus einer Quittung unbedingt ersichtlich sein?

1. Name des Zahlers
2. Zahlungsbetrag
3. Zahlungsgrund
4. Datum der Zahlung
5. Empfangsbestätigung
6. Unterschrift des Zahlungsempfängers

7 Die folgende Zeichnung zeigt auf vereinfachte Weise den Aufbau einer Postanweisung, mit der ein Schuldner bar auf dem Postamt einzahlt. Geben Sie an, wer die einzelnen Teile erhält.

Abschnitt **A** erhält der Zahlungsempfänger.
Abschnitt **B** verbleibt bei der Post.
Abschnitt **C** erhält der Zahler.

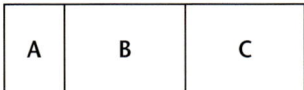

8 Wann ist eine Zahlung mit Postanweisung oder Express-Brief sinnvoll?

Bequeme Barzahlungsmöglichkeit, wenn Zahlungsempfänger und Zahler nicht am gleichen Ort wohnen und kein Girokonto besitzen.

9 Welche Nachteile sehen Sie in der Zahlung durch Postanweisung?

a) Die Höchstgrenze beträgt 1 500,– €.
b) Die Gebühren sind wesentlich höher als bei anderen Zahlungsarten.

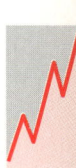

10 **Welche Voraussetzungen müssen gegeben sein, damit man am halbbaren oder am bargeldlosen Zahlungsverkehr teilnehmen kann?**

Man muss über ein *Girokonto* verfügen bei Banken oder Sparkassen.

11 **Heutzutage verfügt nahezu jedermann über ein Girokonto.**
Nennen Sie vier Leistungen, die ein Kontoinhaber in Anspruch nehmen kann.

1. Teilnahme am Scheckverkehr
2. Durchführen von Überweisungen, Daueraufträgen, Lastschriften usw.
3. Spardaueraufträge mit gleichem Betrag oder mit Beträgen in wechselnder Höhe (als Abschöpfung der am Monatsende verbleibenden Restbeträge)
4. Kreditgewährung

12 **Welche Voraussetzungen muss man in der Regel erfüllen, um ein Girokonto eröffnen zu können?**

Wer ein Girokonto eröffnen will, muss
– volljährig sein (bei Minderjährigen müssen die gesetzlichen Vertreter zustimmen)
– seinen Personalausweis vorlegen
– die Geschäftsbedingungen der Bank anerkennen
– seine Unterschrift zu Prüfzwecken hinterlegen

13 **Wozu dient der Kontoauszug?**

a) Er informiert über den aktuellen Kontostand.
b) Er zeigt die Einzahlungen und Ausgaben.
c) Er dient als Kontrolle des gesamten Zahlungsverkehrs, da alle Kontoauszüge fortlaufend nummeriert sind.

14 **Welche wichtigen Daten können Sie einem Kontoauszug entnehmen?**

a) Name des Kontoinhabers
b) Anschrift des Kontoinhabers
c) Art der Zahlungsvorgänge und Beträge
d) Buchungsdatum der Zahlungsvorgänge
e) Neuer und alter Saldo

15 Welche Möglichkeiten der halbbaren Zahlung kennen Sie?

a) Zahlschein
b) Barscheck
d) Nachnahme

16 Wie erfolgt die Zahlung mit Zahlschein?

Der Schuldner zahlt das Geld bei einem Kreditinstitut oder am Postschalter *bar* mit einem *Zahlschein* ein. Dem Zahlungsempfänger wird der Betrag auf dem Girokonto bzw. Postbankkonto gutgeschrieben. Bei der Einzahlung muss eine Gebühr entrichtet werden.

17 In welchen Fällen ist ein Geldeinzug durch Nachnahme sinnvoll?

a) Häufig sollen Waren nur gegen sofortige Bezahlung ausgehändigt werden wie z. B. Versandhandel.
b) Um nicht bezahlte Rechnungen bar einzuziehen.

18 Welche Gebühren fallen bei einer Nachnahmesendung an?

a) Portokosten für die Sendung
b) Nachnahmegebühren
c) Zahlscheingebühren für die Gutschrift des Zahlscheinbetrages auf das Konto

19 Weshalb ist der Nachnahmebetrag höher als der Zahlscheinbetrag?

Im Nachnahmebetrag ist die Zahlscheingebühr der Post enthalten.

20 Welche Möglichkeiten der bargeldlosen Zahlung kennen Sie?

a) Überweisung
b) Dauerauftrag
c) Lastschrift
d) Verrechnungsscheck

21 Welche wichtigen Angaben müssen bei einem Überweisungsformular eingetragen werden?

a) Name und Anschrift von Zahlungsempfänger und Zahler
b) Kontonummer von Zahlungsempfänger und Zahler
c) Bankleitzahl
d) Kreditinstitut des Zahlungsempfängers
e) Überweisungsbetrag
f) Datum
g) Unterschrift des Zahlers

22 Die folgende Abbildung zeigt ein verkleinertes Überweisungs-formular, wie es bei den meisten Banken verwendet wird.

Geben Sie an, wer die einzelnen Teile erhält.

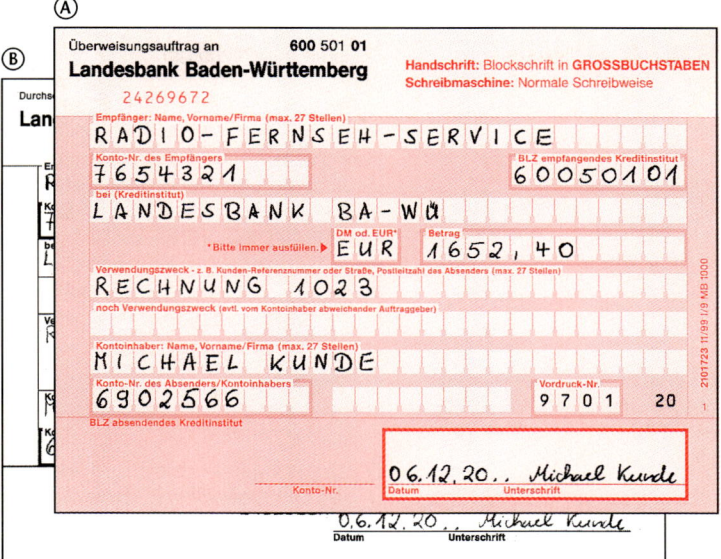

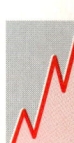

Ⓐ verbleibt bei der Bank als Auftragsbeleg.
Ⓑ verbleibt als Zahlungsbeleg beim Zahler.

23 Welche Vorteile sehen Sie in der Einrichtung eines Dauerauftrages?

a) Sicherheit, dass die Zahlung nicht vergessen wird.

b) Arbeitserleichterung, da für die Zahlungen nur einmalig ein Beleg, nämlich der Dauerauftrag, ausgefüllt werden muss.

24 In welchen Fällen ist die Einrichtung eines Dauer-auftrages sinnvoll?

Wenn an denselben Zahlungsempfänger länger *gleich bleibende Zahlungen* geleistet werden müssen.
Beispiele: Miete, Rundfunkgebühren, Vereinsbeiträge, Zeitungsabonnements

25 **Wann ist eine Zahlung nach dem Lastschriftverfahren (Einzugsermächtigung) empfehlenswert?**

Wenn wiederkehrende Zahlungen in *wechselnder Höhe* an den gleichen Zahlungsempfänger geleistet werden müssen. Beispiel: Telefonrechnung

26 **Wie können Sie gegen einen überhöht abgebuchten Lastschriftbetrag vorgehen?**

Bei einer unberechtigten Abbuchung muss die Bank den Betrag zurückbuchen, wenn der Kontoinhaber die Belastung nicht anerkennt. Allerdings muss der Kontoinhaber den Widerspruch gegen die unberechtigte Abbuchung unverzüglich einlegen, d. h. sobald er davon Kenntnis hat. Einsprüche, die innerhalb von *6 Wochen* nach einer unberechtigten Abbuchung erfolgen, werden von den Banken immer akzeptiert.

27 **Welche Voraussetzungen müssen gegeben sein, damit man Zahlungen mit Scheck begleichen kann?**

a) Volljährigkeit
b) der Zahler muss ein Girokonto besitzen
c) das Girokonto muss ein Guthaben oder einen bewilligten Kredit aufweisen
d) gültige Scheckformulare

28 **Durch welches Gesetz ist der Scheckverkehr geregelt?**

Durch das *Scheckgesetz*

29 **Welche Scheckarten werden unterschieden?**

a) Barscheck
b) Verrechnungsscheck
c) Namensscheck

30 **Welcher Unterschied besteht zwischen einem Verrechnungsscheck und einem Barscheck?**

a) *Verrechnungsscheck:*
   Ein Verrechnungsscheck darf nicht bar ausgezahlt werden. Der Scheckbetrag wird auf dem Konto des Überbringers *gutgeschrieben.*
b) *Barscheck:*
   Der Überbringer erhält den Scheckbetrag am Schalter des Kreditinstituts *bar ausbezahlt.*

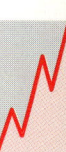

31 **Wie kann ein Barscheck zu einem Verrechnungsscheck gemacht werden?**

Indem man in der Regel in die linke obere Ecke des Schecks „Nur zur Verrechnung" einträgt. Diese Eintragung ist unwiderruflich.

32 **Weshalb gilt die Zahlung mit Verrechnungsscheck als besonders sicher?**

Der Verrechnungsscheck wird nicht bar ausbezahlt, sondern nur auf dem Konto des Einreichers gutgeschrieben. Da nachvollzogen werden kann, wem er gutgeschrieben wurde, ist eine missbräuchliche Verwendung fast ausgeschlossen.

Anmerkung:
In letzter Zeit werden zunehmend gestohlene Verrechnungsschecks eingelöst, vor allem auf ausländischen Girokonten, die mit gefälschten Papieren eröffnet wurden. Für den Zahler ist das Geld verloren, denn er trägt das Risiko der Übermittlung. Verbraucherzentralen und Banken warnen deshalb davor, Verrechnungsschecks mit einem einfachen Brief zu verschicken.

33 **Teilen Sie die Ziffern in der nachfolgenden Scheckabbildung nach folgenden Gesichtspunkten ein:**

a) gesetzliche Bestandteile des Schecks

b) kaufmännische Bestandteile des Schecks

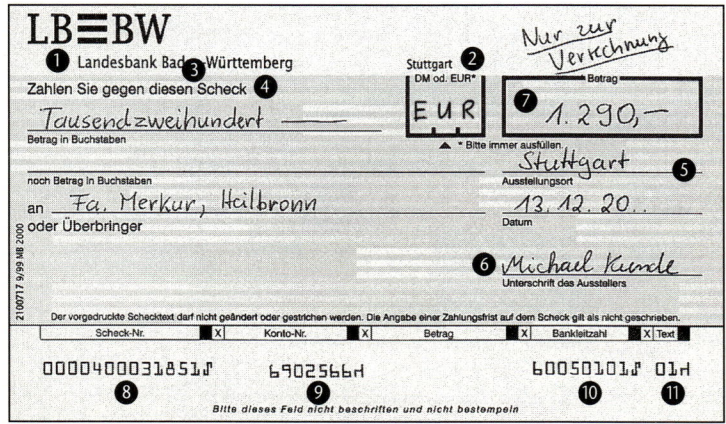

▷ *Fortsetzung der Antwort* ▷

a) **Gesetzliche Bestandteile:**
- ❶ Bezogenes Geldinstitut
- ❷ Zahlungsort
- ❸ Wort „Scheck" im Text der Urkunde
- ❹ die unbedingte Anweisung, eine bestimmte Geldsumme zu zahlen
- ❺ Tag und Ort der Ausstellung
- ❻ Unterschrift des Ausstellers

b) **kaufmännische Bestandteile:**
- ❼ Scheckbetrag in Ziffern
- ❽ Schecknummer
- ❾ Kontonummer
- ❿ Bankleitzahl
- ⓫ Codierzeile

---

34 **Wenn Sie den Scheck aus der vorigen Aufgabe betrachten, werden Sie feststellen, dass der Betrag in Ziffern von dem Betrag in Worten abweicht.**

Welchen Betrag wird die Bank auszahlen?

Bei Abweichungen ist der Betrag in Worten maßgebend (gesetzlicher Bestandteil).

---

35 **Erklären Sie, was man unter einem Überbringer-scheck (Inhaberscheck) versteht.**

Das Scheckformular enthält die so genannte *„Überbringerklausel"*, d. h., der Scheckbetrag muss an den Überbringer (Scheckinhaber) ausbezahlt werden, auch wenn auf dem Scheck eine andere Person als Empfangsberechtigter eingetragen ist. *Eine Streichung der Überbringerklausel gilt als nicht erfolgt.*

---

36 **Erklären Sie, was man unter einem Namensscheck versteht.**

Ein *Namensscheck* enthält keine Überbringerklausel. Er wird deshalb nur an den Empfänger ausbezahlt, der auf dem Scheck angegeben ist.

37 Innerhalb welcher Frist müssen Schecks eingelöst werden?

Schecks werden grundsätzlich bei *Sicht* eingelöst, unter Berücksichtigung der *Vorlegefrist.* Sie beträgt:
- 8 Tage für Schecks, die im Inland ausgestellt wurden
- 20 Tage für Schecks, die in Europa ausgestellt wurden
- 70 Tage für Schecks, die in anderen Erdteilen ausgestellt wurden

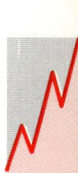

38 Ein Scheck wurde am 24. 7. in Stuttgart ausgestellt. Der Zahlungsempfänger legt ihn am 15. 8. der Bank zur Einlösung vor.
Muss die Bank den Scheck einlösen?

Da die Vorlegefrist abgelaufen ist, kann die Bank die Einlösung verweigern.

39 Wie müssen Sie verfahren, wenn Sie einen Scheck verloren haben?

a) *Verlust ausgefüllter Scheckformulare:* sofort den Aussteller bzw. das bezogene Kreditinstitut benachrichtigen

b) *Verlust von unausgefüllten Scheckformularen:* sofort das bezogene Kreditinstitut benachrichtigen. *Auf Antrag werden verlorene Schecks gesperrt.* Sie werden dann nicht mehr eingelöst.

40 Wer haftet bei einem Scheckverlust?

Während der Vorlegefrist grundsätzlich der Verlierer.

41 Ein Kunde möchte seine Einkäufe mit Scheck bezahlen. Der Verkäufer ist nur bereit, Bargeld anzunehmen.
Ist der Käufer verpflichtet, mit Bargeld zu bezahlen, oder kann er auf Scheckzahlung bestehen?

Nein, ein Scheck ist kein gesetzliches Zahlungsmittel, deshalb kann der Verkäufer auf Bargeld bestehen.

42 Welche Ausrüstung benötigen Sie, um Ihre Bankgeschäfte mit Homebanking bzw. Internetbanking zu erledigen?

- einen Telefonanschluss
- einen PC
- entsprechende Software
- ein Modem

Zahlung mit Karten

43 **Welche weitere Nutzung ermöglicht die ec-Karte?**

a) In Verbindung mit einer persönlichen Geheimzahl kann mit ihr an allen ec-Geldautomaten im In- und Ausland Bargeld abgehoben werden.

b) Die Karte ermöglicht verschiedene Formen der bargeldlosen Zahlung.

44 **Die nachfolgende Abbildung zeigt eine weitere bargeldlose Zahlungsmöglichkeit.**
a) Wie wird sie genannt?
b) Erläutern Sie kurz den Zahlungsvorgang.

a) *Kreditkarte*

b) – Der Zahler hat bei einer Kreditkartengesellschaft, die seine Kreditkarte ausstellt, ein Konto.

– Zur Zahlung legt er die Kreditkarte vor.

– Der Zahlungsempfänger reicht die Rechnung mit Unterschrift und Angaben des Zahlers bei der Kartengesellschaft ein.

– Die Kartengesellschaft zahlt den Betrag abzüglich einer Provision aus.

– Der Zahler erhält in der Regel monatlich eine Abrechnung von der Gesellschaft über die bezahlten Beträge.

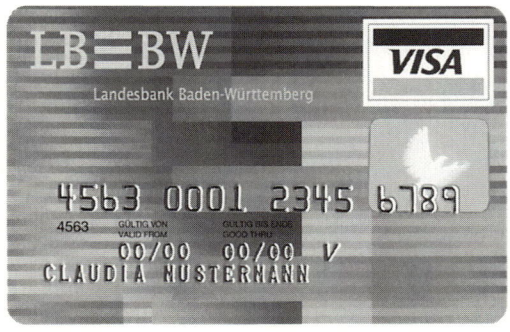

45 Die nachfolgenden Abbildungen weisen auf verschiedene Zahlungsmöglichkeiten mit Karten hin.

Geben Sie an, wie die einzelnen Zahlungsmöglichkeiten genannt werden.

Geben Sie außerdem an, wie jeweils der Zahlungsvorgang erfolgt.

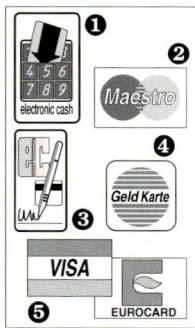

❶ **Electronic cash**
Zahlung mit: ec-Karte + Geheimzahl

❷ **Maestro** (= electronic cash weltweit)
Zahlung mit: ec-Karte + Geheimzahl

❸ **POZ** (= **P**oint **o**f Sale ohne **Z**ahlungsgarantie)
Zahlung mit: ec-Karte + Unterschrift

❹ **Geldkarte**
Zahlung mit: aufladbarer Geldkarte

❺ **Kreditkarte**
Zahlung mit: Kreditkarte + Unterschrift

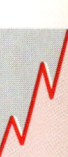

46 Welche Zahlungsmöglichkeiten halten Sie in den folgenden Fällen für besonders sinnvoll?

a) Kauf eines Buches

b) monatliche Rundfunkgebühren

c) monatliche Telefongebühren

d) Kauf eines Farbfernsehgerätes

e) Begleichung der Malerrechnung

a) *Barzahlung,*
da es sich um einen geringen einmaligen Betrag handelt.

b) *Dauerauftrag,*
da eine wiederkehrende Zahlung in *gleich bleibender* Höhe vorliegt.

c) *Lastschriftverfahren (Einzugsermächtigung),*
da es sich um eine wiederkehrende Zahlung in *schwankender* Höhe handelt.

d) *Electronic cash, Kreditkarte oder Barscheck,*
da es sich um einen größeren Geldbetrag handelt. Aus Sicherheitsgründen trägt man größere Geldbeträge nicht mit sich herum.

e) *Überweisung,*
da einmalig ein höherer Betrag gegen Rechnung bezahlt werden muss.

47 Einem Lieferanten sollen
275,– € bezahlt werden, wobei
Sie lediglich seine Anschrift
kennen.
Geben Sie zwei Zahlungs-
vorschläge.

a) Zahlung durch Postanweisung
b) Zusendung eines Verrechnungsschecks
c) Zahlung mit Express-Brief

Überwachung von Zahlungsein- und -ausgängen

48 Die verzögerte Zahlung
durch Patienten oder die
Verjährung von Forderungen
kann für den Arzt zu erheblichen Geld- und Zinsverlusten
führen. Die Überwachung der
Außenstände ist deshalb eine
der wichtigsten Verwaltungsarbeiten einer Helferin.

Nennen Sie verschiedene
Überwachungsmöglichkeiten.

a) *Einteilung eines Karteischrankes* in
   verschiedene Bereiche:
   – Privatpatienten
   – Mitglieder von Pflicht- und
     Ersatzkassen
   – zu mahnende Patienten

b) *Farbige Reiter* auf den Karteikarten,
   um zahlungssäumige Patienten
   hervorzuheben.

c) *Besondere Mahnkartei,* wo zu
   mahnende Patienten mit Datum
   und Rechnungsbetrag eingetragen
   werden.

d) *Terminkartei bzw. Terminkalender,*
   wo ebenfalls Patientennamen,
   Rechnungsdatum, Rechnungsbetrag
   und Mahntermine festgehalten sind.

e) *Verschiedenfarbige Durchschläge,*
   die den verschiedenen Quartalen
   entsprechen.

f) *Rechnungskontrollbuch,* in dem
   Rechnungsdatum, Rechnungs-
   nummer, Rechnungsempfänger,
   Rechnungsbetrag sowie das Datum
   der einzelnen Mahnungen eingetragen werden.

Weitere Fragen zu diesem Bereich:
Siehe Buchführung, Unterlagen der Buchführung: S. 484 ff.

Geld und Währung

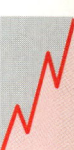

49 **Welche Funktionen erfüllt das Geld?**

Geld ist:
a) Tauschmittel
b) Wertübertragungsmittel
c) Wertaufbewahrungsmittel
d) Wertmaßstab
e) gesetzliches Zahlungsmittel

50 **Erläutern Sie folgende Funktionen des Geldes:**
a) **Tauschmittel**
b) **Wertmaßstab**

a) Da Geld ein allgemein anerkanntes *Tauschmittel* ist, kann es in beliebige Güter „getauscht" werden.
b) Der Wert des Gutes lässt sich in Geld ausdrücken und somit vergleichen.

51 **Welche Funktion hat das Geld in den folgenden Fällen?**
a) **Erna zahlt 200,– € auf ihr Sparbuch ein.**
b) **Alfred will nach bestandener Führerscheinprüfung ein gebrauchtes Motorrad kaufen. Er vergleicht deshalb die Preise verschiedener Händler.**
c) **Martina erbt von ihrer Tante 2 000,– €.**
d) **Petra erhält ihre monatliche Ausbildungsvergütung bar ausbezahlt.**

a) Wertaufbewahrungsmittel
b) Wertmaßstab
c) Wertübertragungsmittel
d) Tauschmittel/gesetzliches Zahlungsmittel

52 **Welche drei Geldarten werden grundsätzlich unterschieden?**

a) *Warengeld:* z. B. Zigaretten, Gold, Vieh
b) *Zeichengeld bzw. Bargeld:* Banknoten, Münzen
c) *Buchgeld:* stoffloses, nur auf Konten existierendes Geld

53 **Nennen Sie zwei Gründe, weshalb heutzutage immer mehr Buchgeld statt Bargeld verwendet wird.**

a) Bargeld ist auf der Bank sicherer
b) Zinsgewährung
c) im Bankensystem kann mit dem Geld ununterbrochen gearbeitet werden
d) Personaleinsparung, z. B. im Lohnbüro

54 Erläutern Sie, was man unter der Kaufkraft des Geldes versteht.

Die *Kaufkraft* (Geldwert) gibt an, welche Gütermenge man für einen bestimmten Geldbetrag kaufen kann.

55 Welche Auswirkung auf die Kaufkraft haben
a) steigende Preise,
b) sinkende Preise?

a) Steigen die Preise, sinkt die Kaufkraft
b) sinken die Preise, steigt die Kaufkraft

56 Wie kann der Wert des Geldes (Kaufkraft) gemessen werden?

Um die Kaufkraft zu messen, werden Messzahlen (Indizes) verwendet, welche Preisveränderungen anzeigen. Der wichtigste Index für die Verbraucher ist der vom Statistischen Bundesamt ermittelte *Preisindex für die Lebenshaltung.*

57 Wie kommt der Preisindex für die Lebenshaltung zu Stande?

In einem *„Warenkorb"* werden die Konsumausgaben von Durchschnittshaushalten zusammengefasst. Die Preise in einem bestimmten Jahr, dem *Basisjahr,* setzt man gleich 100. Dann ermittelt man, was derselbe Warenkorb in den folgenden Monaten und Jahren kostet. Preisänderungen vor und nach dem Basisjahr werden in Prozent ausgedrückt.

58 Der Preisindex für die Lebenshaltung steht bei 122. Erklären Sie diese Aussage.

Gegenüber dem Basisjahr betragen die Preissteigerungen 22 %.

59 Wann spricht man von Inflation und wann von Deflation?

a) *Inflation:*
   Kaufkraftverlust (Geldentwertung), da die Geldmenge schneller wächst als die Gütermenge

b) *Deflation:*
   Kaufkraftzunahme (steigender Geldwert), da die Geldmenge langsamer wächst als die Gütermenge

60 Wie wirkt sich eine Inflation auf die Bürger aus? Zählen Sie mindestens drei Auswirkungen auf.

Inflation bedeutet
– steigende Preise,
– abnehmende Kaufkraft,
– Abnahme der effektiven Schuldenlast,
– Entwertung von Sparguthaben.

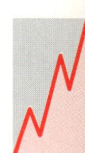

61 Nennen Sie drei Auswirkungen einer Deflation für die Bürger.

Deflation bedeutet
– sinkende Preise,
– zunehmende Kaufkraft,
– Zunahme der effektiven Schuldenlast,
– Sparguthaben gewinnen an Wert.

62 Weshalb sind Sparer und Gläubiger besonderes stark von einer Inflation betroffen?

a) Die Kaufkraft der Ersparnisse nimmt ab.
b) Das ausgeliehene Geld hat bei der Rückzahlung einen geringeren Wert.

63 Wie versucht die Bevölkerung eine Entwertung ihrer Ersparnisse zu vermeiden?

Die Ersparnisse werden in Sachwerten angelegt. Beispiele: Häuser, Gold, Grundstücke, Aktien.

64 Was versteht man unter dem Begriff „Währung"?

Unter einer Währung versteht man die gesetzlich geregelte einheitliche Geldverfassung eines Landes. Sie umfasst die Art des umlaufenden Geldes sowie die Festlegung als gesetzliches Zahlungsmittel.

65 Wer hat in den Ländern der Währungsunion darauf zu achten, dass die Kaufkraft des Geldes erhalten bleibt?

Die Europäische Zentralbank (EZB). Die Hauptaufgabe der EZB ist die Sicherung der Preisstabilität.

66 Seit 1999 ist der Euro (€) die Währung der Bundesrepublik Deutschland sowie die Währung der Mitgliedsstaaten der Währungsunion. Erläutern Sie diese Aussage.

Der Euro (€) ist das alleinige gesetzliche Zahlungsmittel. Er muss angenommen werden zur Bezahlung einer Schuld, *Banknoten* unbegrenzt, *Münzen* begrenzt (max. 50 Stück).

67 Wer hat das Recht zur Ausgabe von
a) Eurobanknoten,
b) Euromünzen?

a) Eurobanknoten: die EZB
b) Euromünzen: die einzelne Regierung des jeweiligen Mitgliedslandes

68 Erläutern Sie, was man unter einem Wechselkurs versteht.

Der **Wechselkurs** gibt den Außenwert einer Währung an, nämlich wie viele Einheiten einer ausländischen Währung auf einen Euro entfallen, z. B. 1,57 Schweizer Franken für einen Euro.

69 Wo werden Wechselkurse gebildet?

An den Devisenbörsen

70 Man unterscheidet feste und flexible (freie) Wechselkurse.
Erklären Sie diese Begriffe.

a) _Feste Wechselkurse:_
   Es existieren amtlich festgelegte Kurse (Umtauschverhältnisse), die für einen längeren Zeitraum gelten und auf die sich die beteiligten Staaten geeinigt haben. Beispiel: Europäisches Währungssystem (EWS).

b) _Flexible Wechselkurse:_
   Der Kurs (Umtauschverhältnis) wird an den Devisenbörsen laufend neu bestimmt durch Angebot und Nachfrage (sog. Floaten).

71 Welche Vorteile bieten feste Wechselkurse?

a) Keine heftigen Kursschwankungen, denn starke Kursschwankungen haben große Auswirkungen auf Einfuhr (Import) und Ausfuhr (Export).

b) Sichere Kalkulation bei Aus- und Einfuhren.

72 Welche Länder gehören derzeit dem Europäischen Währungssystem (EWS) an?

– Großbritannien
– Dänemark
– Schweden

73 Für welche weiteren Länder wird das Europäische Währungssystem zukünftig von erheblicher Bedeutung sein?

Künftige EU-Mitglieder wie z. B. Ungarn oder Polen müssen mindestens 2 Jahre dem EWS angehört haben, wenn sie an der Währungsunion teilnehmen möchten.

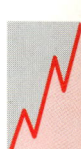

74 **Großbritannien gehört dem Europäischen Währungssystem (EWS) an. Deshalb darf sich der Kurs des britischen Pfund gegenüber dem Euro nur in einem festgelegten Rahmen bewegen.**

Ordnen Sie auf der nachfolgenden Abbildung den Zahlen 1–4 die folgenden Begriffe zu und erklären Sie deren Bedeutung:

- **Parität**
- **Bandbreite**
- **Oberer Interventionskurs**
- **Unterer Interventionskurs**

1 = *Parität*
Amtlich festgelegter Wechselkurs zwischen den Währungen der Mitgliedsländer. Bezugsgröße: Euro

2 = *Bandbreite*
Die Währungskurse der Mitgliedsländer des EWS dürfen von der Parität nur innerhalb bestimmter Grenzen nach oben oder unten abweichen. Diesen Bereich nennt man Bandbreite.

3 = *Oberer Interventionskurs*
Obere Grenze der Bandbreite. Droht der Kurs einer Mitgliedswährung diese Grenze zu überschreiten, sind die Notenbanken der übrigen Mitgliedsländer zu Interventionen (zum Eingreifen) verpflichtet. → Sie müssen die betreffende Währung verkaufen, um den Kurs zu drücken.

4 = *Unterer Interventionskurs*
Untere Grenze der Bandbreite. Droht der Kurs einer Mitgliedswährung diese Grenze zu unterschreiten, sind die Notenbanken der übrigen Mitgliedsländer zu Interventionen (zum Eingreifen) verpflichtet. → Sie müssen die betreffende Währung kaufen, um den Kurs zu stützen.

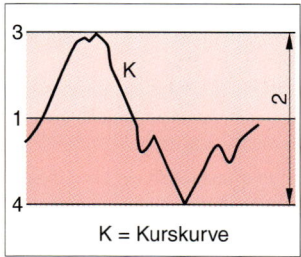

K = Kurskurve

75 **Gehen Sie von der Bundesrepublik Deutschland aus und untersuchen Sie, in welchen Fällen der Wechselkurs des Euro steigt und in welchen Fällen der Wechselkurs sinkt.**

a) Exporte werden teurer
b) Importe werden teurer
c) Auslandsreisen werden teurer
d) Auslandsreisen werden billiger

a) Wechselkurs steigt
b) Wechselkurs sinkt
c) Wechselkurs sinkt
d) Wechselkurs steigt

76 Angenommen, der Wechselkurs des Euro würde gegenüber dem US-Dollar ansteigen.

Welche Auswirkungen hat dieser Anstieg für

a) deutsche Amerikaurlauber?

b) einen Importeur von arabischem Rohöl, der seine Öleinfuhren mit US-Dollars bezahlen muss?

c) eine deutsche Automobilfabrik, die ihre Autos in die USA exportiert?

a) *Amerikaurlauber:*
Der Urlaub wird billiger, da die Reise-Dollars mit weniger Euro bezahlt werden müssen.

b) *Rohölimporteur:*
Die Öleinfuhr wird billiger, da weniger Euro aufgewendet werden müssen für den Dollarbetrag, mit dem das Öl bezahlt werden muss.

c) *Exporteur:*
Käufer in den USA bezahlen ihre Autos in Dollars, der Exporteur erhält beim Umtausch weniger Euro. Um den gleichen Euro-Betrag zu erhalten, muss er seine Preise in den USA erhöhen. Mögliche Folge: Rückgang des Exports.

77 Wie sollte sichergestellt werden, dass nur stabile Währungen an der Währungsunion teilnehmen?

Die Mitgliedsländer der Währungsunion durften bestimmte Grenzen bei der *Staatsverschuldung,* der *Haushaltsverschuldung,* dem *Preisanstieg* und dem *Zinsniveau* nicht übersteigen.

Anmerkung: Auch nach seiner Teilnahme an der Währungsunion darf ein Land diese Grenzen nicht überschreiten, andernfalls muss es „Strafe" zahlen.

78 Die Jahre 1998, 1999 und 2002 waren bzw. sind wichtige Etappen für die Einführung des Euro.

Geben Sie zu jedem Jahr das entsprechende Ereignis an.

1998: Entscheidung, welche Länder die Voraussetzung für eine Teilnahme erfüllen.
1999: (1. Januar) Festlegung der Umrechnungskurse zwischen nationalen Währungen und Euro. Der Euro wird eigenständige Währung, als Buchgeld ist er jetzt verfügbar.
2002: Seit dem 1. Januar wurden die nationalen Banknoten und Münzen in Euro umgetauscht. Spätestens ab dem 1. März wird nur noch in € bezahlt werden.

79 Zählen Sie drei Vorteile auf, die für eine einheitliche europäische Währung sprechen.

1. Verluste durch Wechselkursschwankungen entfallen
2. Grenzüberschreitende Investitionen werden erleichtert
3. Kosten für den Umtausch in verschiedene Währungen entfallen

Sparen und Kredit

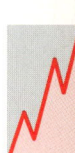

1 Sparer können unter verschiedenen Sparformen wählen.

Nennen Sie mindestens vier Beispiele.

1. Sparbuch
2. Termineinlagen (Festgeld)
3. festverzinsliche Wertpapiere
4. Aktien
5. Investmentzertifikate
6. Versicherungssparen
7. Bausparen

2 Von welchen Gesichtspunkten sollte die Wahl der Anlageform abhängig gemacht werden?

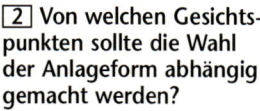

Die Wahl der Sparform hängt ab von:

- **Ertrag (Rendite)**
- **Risiko**
- **Verfügbarkeit**
- **Steuerersparnis** wegen staatlicher Förderung der Sparform, z. B. Bausparen, Beteiligungssparen, Immobilien

3 Welcher Zusammenhang besteht normalerweise zwischen Verfügbarkeit, Ertrag und Risiko einer Geldanlage?

a) Bei Geldanlagen mit hoher Verzinsung ist die Verfügbarkeit beschränkt.

b) Geldanlagen mit großem Ertrag haben ein vergleichsweise hohes Risiko.

4 Bei einem normalen Sparbuch werden die Einlagen nicht hoch verzinst.

Weshalb ist es dennoch die verbreitetste Sparform?

Wegen der schnellen Verfügbarkeit des Geldes. Innerhalb eines Kalendermonats können je nach Bank zwischen 1 500 und 2 000 € abgehoben werden, höhere Beträge müssen normalerweise 3 Monate vorher gekündigt werden. Welche Kündigungsfrist letztendlich gilt, hängt von den *allgemeinen Sparbedingungen* der jeweiligen Bank ab.

5 Womit muss ein Sparer rechnen, der ein normales Sparbuch besitzt und kurzfristig 3 000 € abheben möchte?

Für den Betrag, der den monatlich zulässigen Abhebungsbetrag übersteigt, wird das Kreditinstitut Vorschusszinsen berechnen.

6 Welchen Vorteil bringt dem Sparbuchinhaber eine vereinbarte längere Kündigungsfrist?

Bei vereinbarten Kündigungsfristen (z. B. 6 Monate, 1 Jahr, 2 Jahre) werden höhere Zinsen gezahlt.

7 Weshalb ist es sinnvoll, mit der Bank für ein Sparbuch ein Kennwort zu vereinbaren?

Das Sparguthaben wird an jeden ausbezahlt, der das Sparbuch vorlegt, deshalb ist ein **Kennwort** sinnvoll.

8 Wie ist die Verfügbarkeit von
a) Termineinlagen,
b) Aktien,
c) festverzinslichen Wertpapieren?

a) *Termineinlagen* sind für die gesamte Laufzeit von 1, 3, 6 oder 12 Monaten festgelegt.
b) *Aktien* können an jedem Börsenhandelstag zum Tageskurs verkauft werden.
c) *Festverzinsliche Wertpapiere* können an jedem Börsenhandelstag zum Tageskurs verkauft werden.

9 Welches Risiko gehen Sie ein, wenn Sie Ihre Ersparnisse anlegen in:
a) Sparbriefen,
b) festverzinslichen Wertpapieren,
c) Aktien?

a) *Sparbriefe:* kein Risiko
b) *Festverzinsliche Wertpapiere:* Kursverluste – aber auch Kursgewinne – sind möglich, falls vor Fälligkeit verkauft wird.
c) *Aktien:* Kursverluste und Kursgewinne sind möglich. In Extremfällen kann es zu einem Totalverlust kommen.

10 Erläutern Sie, was man unter festverzinslichen Wertpapieren versteht.

Festverzinsliche Wertpapiere sind Urkunden. Ihr Aussteller verpflichtet sich, das erhaltene Geld dem Käufer des Wertpapiers zu einem bestimmten Zeitpunkt zurückzuzahlen und bis dahin einen vereinbarten Zinssatz zu entrichten. Beispiele: Pfandbriefe, Kommunalobligationen, Anleihen des Bundes.

11 Von welchen Faktoren hängt die Rendite (wirklicher Ertrag) eines festverzinslichen Wertpapiers ab?

a) Vom *Nominalzins* (auf dem Wertpapier angegebener Zins)
b) vom *Anschaffungskurs* (Kurswert beim Kauf)
c) von der *Laufzeit*
d) vom *Rückzahlungskurs*

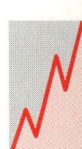

12 Bei Aktien kann man erhebliche Kursverluste erleiden. Festverzinsliche Wertpapiere sind dagegen sichere Geldanlagen.
Stimmen diese Aussagen?

Mit einer *Aktie* beteiligt man sich an einer Unternehmung, ihrem Vermögen und ihren Fähigkeiten. Ändert sich beispielsweise deren Ertragsaussicht, verschlechtert sich der Kurs, teilweise unter den Einstandskurs. Bei *festverzinslichen Wertpapieren* gibt man dem Aussteller des Papiers einen Kredit. Dieser wird nach Ablauf der vereinbarten Laufzeit in voller Höhe zurückgezahlt. Während der Laufzeit kann es zu Kursschwankungen kommen, wenn der Kapitalmarktzins gegenüber dem Wertpapierzins steigt oder fällt. An der 100%igen Endauszahlung des Nennbetrages ändert sich jedoch nichts.

13 Welche Gewinnmöglichkeiten bietet eine Aktie normalerweise dem Aktionär?

a) Dividende (Gewinnanteil)
b evtl. Kursgewinne bei Verkauf
c) Bezugsrechte bei Kapitalerhöhungen

14 Weshalb haben Investmentzertifikate geringere Kursschwankungen als Aktien?

Der Wertpapierbestand der Investmentfonds ist breit gestreut.

15 Welchem Zweck dient das Bausparen?

Der Bausparer erhält ein zinsgünstiges Darlehen, das zum Kauf, zur Renovierung oder zum Bau eines Hauses oder einer Wohnung verwendet werden kann.

16 Welchen Zweck hat das Versicherungssparen?

Private Zukunftsvorsorge

17 Nennen Sie zwei Möglichkeiten des Versicherungssparens.

a) Lebensversicherungen
b) Ausbildungsversicherungen
c) Aussteuerversicherungen

18 Kapitaleinkünfte, die den Freibetrag von 1 601 € übersteigen, unterliegen der Zinsabschlagsteuer.

a) Wie viel Prozent beträgt die Zinsabschlagsteuer?

b) Wie wird die Zinsabschlagsteuer erhoben?

a) Die *Zinsabschlagsteuer* beträgt 30 %. Sie ist eine Vorauszahlung auf die tatsächliche Einkommensteuerschuld.

b) Die Bank behält die Steuer ein und führt sie an das Finanzamt ab.

Stand: 1.1.2002

19 Ein Sparer möchte seinen Freibetrag in Anspruch nehmen.

Wie muss er verfahren, damit seine Bank die Zinsabschlagsteuer nicht einbehält.

Der Sparer muss seiner Bank einen *Freistellungsauftrag* erteilen. Wer sein Geld bei mehreren Banken angelegt hat, muss mehrere Freistellungsaufträge erteilen. Deren Summe darf den Freibetrag jedoch nicht übersteigen (Ledige 1 601 €, Verheiratete 3 202 €).

20 Welche Sparformen werden staatlich gefördert?

a) Beteiligungssparen (= Kauf von Beteiligungspapieren wie z. B. Aktien)

b) Bausparen

Stand: 1.1.2002

21 Welche Einkommensgrenzen gelten für die staatliche Sparförderung

a) beim Bausparen,

b) beim Beteiligungssparen?

a) Bausparen: 25 600 € zu versteuerndes Einkommen bei Ledigen, 51 200 € bei Verheirateten

b) Beteiligungssparen: 17 900 € zu versteuerndes Einkommen bei Ledigen, 35 800 € bei Verheirateten.

Stand: 1.1.2002

22 Welche Sparleistungen fördert der Staat durch steuerfreie Arbeitnehmersparzulagen?

a) Bausparen, jährlich höchstens 10 % von 480 € (Ledige)

b) Beteiligungssparen, jährlich höchstens 20 % von 408 € (Ledige). In den neuen Bundesländern beträgt die Arbeitnehmersparzulage 25 %.

Stand: 1.1.2002

23 Welche zusätzliche Förderung gewährt der Staat für das Bausparen?

10%ige Bauparprämie von höchstens 512 € bei Ledigen (1 024 € Verheiratete)

Stand: 1.1.2002

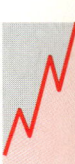

24 Wie fördert der Staat Einzahlungen auf Lebensversicherungen?

Steuervergünstigung (Sonderausgabenabzug der Sparleistungen bis zu bestimmten Höchstbeiträgen)

25 Wann kann ein Sparer frühestens über vermögenswirksam angespartes Geld verfügen?

Festlegungszeiten:
  7 Jahre beim Kontensparen
10 Jahre beim Bausparen
12 Jahre beim Lebensversicherungssparen

Kreditvertrag

26 Welches sind die bedeutendsten Kreditarten für Privatleute?

a) Dispositionskredit
b) Anschaffungskredit
c) Hypothekendarlehen

27 Erläutern Sie, was man unter einem Dispositionskredit versteht und welche Vorteile er einem Kreditnehmer bietet.

Dispositionskredit:
Der Kreditnehmer kann sein Girokonto überziehen, z. B. bis zum einfachen oder doppelten Monatseinkommen.
Vorteile:
– jederzeitige Zahlungsfähigkeit
– ein besonderer Kreditvertrag wird nicht benötigt
– Zinsen fallen nur an, so lange überzogen ist
– jede Einzahlung vermindert die Kreditsumme

28 Ute will für 2 000 € einen Gebrauchtwagen kaufen. Sie überlegt, ob sie den Wagen durch einen Überziehungskredit (Dispositionskredit) oder durch ein zweijähriges Anschaffungsdarlehen finanzieren soll.

Wozu würden Sie raten?

Zinsen für Überziehungskredite sind relativ hoch, bei längeren Laufzeiten sind Anschaffungsdarlehen günstiger.

29 Wozu werden Hypothekendarlehen benötigt?

In der Regel um den Bau bzw. Kauf von Häusern oder Eigentumswohnungen zu finanzieren.

30 Nennen Sie vier mögliche Sicherheiten, die eine Bank für eine Kreditgewährung verlangen könnte.

1. Sicherungsübereignung
2. Lohn- und Gehaltsabtretung
3. Bürgschaft
4. Grundschuld, Hypothek
5. Verpfändung von Wertpapieren, Schmuck usw.

31 Erläutern Sie, was man unter einer Sicherungsübereignung versteht.

Eine Sache (z. B. gekauftes Auto) wird zur Sicherheit vertraglich dem Kreditinstitut übereignet, der Schuldner darf sie jedoch weiter benutzen. Werden die Zahlungsverpflichtungen nicht erfüllt, nimmt der Gläubiger die Sache in Besitz, verkauft sie und deckt dadurch seine Forderung.

32 Welches besondere Risiko geht ein Bürge bei einer selbstschuldnerischen Bürgschaft ein?

Bei der *selbstschuldnerischen Bürgschaft* haftet der Bürge *neben* dem Schuldner, d. h., wenn der Schuldner seine Verpflichtungen nicht erfüllt, kann die Bank vom Bürgen die Zahlung verlangen, ohne dass sie sich zuvor an den Schuldner wenden muss.

33 Mithilfe der Schufa prüft die Bank die Kreditwürdigkeit, bevor sie einen Kreditvertrag eingeht.
Erklären Sie diese Aussage.

Träger der *Schufa* sind Kreditinstitute und Einzelhandelsunternehmen. Bei der Schufa (Schutzgemeinschaft für allgemeine Kreditsicherung) werden in Anspruch genommene Kredite gespeichert. Wird ein gewährter Kredit nicht zurückbezahlt, dann wird dies ebenfalls bei der Schufa registriert. Anhand der Informationen der Schufa gewinnen die Kreditinstitute einen ersten Eindruck, ob ein Kreditnehmer in der Lage ist, einen Kredit zurückzuzahlen.

34 Verbraucherdarlehensvertrag
Durch das BGB (Bürgerliches
Gesetzbuch) sollen Verbraucher
vor Übervorteilung geschützt
werden, wenn sie einen Kredit
aufnehmen, der 200 € übersteigt.
Nennen Sie die wichtigsten
Bestimmungen für den Ver-
braucherdarlehensvertrag
(Verbraucherkredit).

1. Kreditverträge müssen schriftlich
   abgeschlossen werden.
2. Dem Kreditnehmer müssen bestimmte
   Mindestangaben gemacht werden
   (z. B. Nominalzins, Effektivzins,
   Gesamtbetrag der Raten, Neben-
   kosten, Sicherheiten usw.)
3. Kreditverträge können innerhalb von
   14 Tagen ohne Angabe von Gründen
   schriftlich widerrufen werden.

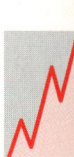

**35 Erläutern Sie, was man
unter dem effektiven Jahreszins versteht.**

Damit man verschiedene Angebote besser
vergleichen kann, müssen Kreditinstitute
den *effektiven Jahreszins* angeben. Er
enthält die tatsächliche Belastung (Zinsen,
Bearbeitungsgebühren, Provisionen usw.).
Beispiel: Ein Kredit mit niedrigem Zins
und hohen Nebengebühren kann sehr
teuer sein, umgekehrt kann ein Kredit
mit höherem Zins und niedrigen Nebengebühren sehr günstig sein.

**36 Heutzutage ist es relativ
einfach, sich Konsumwünsche
mithilfe von Krediten zu erfüllen.**
**Welche Gefahren sind mit der
Aufnahme von Konsumenten-
krediten für den Kreditnehmer
verbunden?**

a) Man kann durch lange Krankheit
   oder Arbeitslosigkeit unerwartet in
   Zahlungsschwierigkeiten kommen.
b) Man kann sich finanziell „übernehmen", d. h., der größte Teil des
   monatlich zur Verfügung stehenden
   Arbeitsentgelts muss für Kreditraten
   verwendet werden.

**37 Wie sollte ein Kredit-
nehmer vorgehen, wenn
er unerwartet in finanzielle
Schwierigkeiten gerät?**

1. Er sollte zunächst mit seinem Kreditinstitut eine Verlängerung der Laufzeit
   des Kredits vereinbaren. Dadurch
   könnte die monatliche Belastung
   gesenkt werden.
2. Er könnte Freunde und Verwandte
   um Hilfe bitten.   →

▷ *Fortsetzung der Antwort* ▷

3. In vielen Städten gibt es Schuldner-
beratungsstellen, an die man sich
wenden kann.
4. Er sollte keine Kreditverträge bei
einem „Kredithai" unterschreiben.

**38 Mehr als 2 Millionen
Haushalte sind überschuldet.
Das neue Insolvenzrecht bietet
für viele Überschuldete einen
Ausweg aus der Schuldenfalle.**

**Weshalb sollte die Möglichkeit
eines „Privatkonkurses" nur als
allerletzter Schritt gewählt
werden?**

Abgewickelte Privatkonkurse werden
bei der Schufa registriert. Die Folge: die
von ihren Schulden befreite Privatperson
verliert zwar ihre Schulden, gleichzeitig
aber auch ihre Kreditwürdigkeit, selbst
Jahre später wird sie Mühe haben einen
neuen Kredit zu erhalten.

Grundlagen des Arbeitsrechts

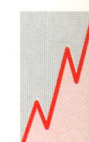

Einzelarbeitsvertrag

1 Schon vor Abschluss eines Arbeitsvertrages haben die Vertragspartner bestimmte Pflichten.

a) Nennen Sie die wichtigsten Pflichten des Bewerbers.

b) Nennen Sie die wichtigsten Pflichten des Einstellenden.

a) *Pflichten des Bewerbers:*
 – wahrheitsgemäße Auskunft über seine Qualifikation, z. B. darf eine Arzthelferin nicht verschweigen, dass sie gegen Infektionsmittel u. a. Chemikalien eine Allergie hat
 – Lohnpfändungen mitteilen

b) *Pflichten des Einstellenden:*
 – diskreter Umgang mit den Bewerbungsunterlagen
 – Verbot bestimmter Fragen, z. B. nach Religions-, Partei- oder Gewerkschaftszugehörigkeit, nach Schwangerschaft, Vorstrafen oder Gesundheit
 – Kostenersatz, wenn er den Bewerber zum Vorstellungsgespräch eingeladen hatte

2 Welche Unterlagen gehören zu den üblichen Bewerbungsunterlagen?

Die üblichen Bewerbungsunterlagen bilden
 – Bewerbungsschreiben,
 – Lebenslauf mit Passbild,
 – Schulzeugnisse,
 – Nachweis der Berufsausbildung z. B. Helferinnenbrief,
 – Arbeitszeugnisse.

3 Welche Unterlagen gehören zu den Arbeitspapieren, die ein Arbeitnehmer seinem Arbeitgeber aushändigen muss?

Arbeitspapiere:
 – Lohnsteuerkarte,
 – Sozialversicherungsausweis,
 – Urlaubsbescheinigungen,
 – evtl. Abschriften von Zeugnissen und anderen Qualifikationen

4 Benötigen Bürger aus einem Mitgliedsland der Europäischen Union (EU) eine Arbeitserlaubnis, wenn sie in einem anderen EU-Land einen Arbeitsvertrag abschließen wollen?

Nein, innerhalb der gesamten EU können Arbeitnehmer ohne besondere Arbeitserlaubnis Arbeitsverträge eingehen. Lediglich eine Aufenthaltserlaubnis ist erforderlich. Auf deren Erteilung besteht ein Rechtsanspruch.

5 Gibt es für den Abschluss eines Arbeitsvertrags bestimmte Formvorschriften?

Am 20.7.1995 trat das so genannte *Nachweisgesetz* in Kraft. Seither sind alle Arbeitgeber verpflichtet, schriftliche Arbeitsverträge abzuschließen.

6 Welche Vertragsinhalte muss ein schriftlicher Arbeitsvertrag enthalten?
Geben Sie fünf Punkte an.

1. Personalien der Vertragspartner
2. Art der Arbeit
3. Beginn des Arbeitsvertrages
4. Dauer des Jahresurlaubs
5. Kündigungsfristen
6. Höhe des Verdienstes
7. Tages- oder Wochenarbeitszeit

7 Beim Abschluss eines Arbeitsvertrages müssen zahlreiche Gesetze und Vorschriften beachtet werden.
Nennen Sie mindestens fünf davon.

1. Bürgerliches Gesetzbuch
2. Handwerksordnung
3. Jugendarbeitsschutzgesetz
4. Mutterschutzgesetz
5. Arbeitszeitgesetz
6. Kündigungsschutzgesetz
7. Bundesurlaubsgesetz
8. Gewerbeordnung
9. Nachweisgesetz
10. Tarifvertrag
11. Betriebsvereinbarung

8 Arbeitgeber und Arbeitnehmer gehen mit dem Arbeitsvertrag bestimmte Pflichten ein.
Nennen Sie jeweils drei davon.

a) *Pflichten des Arbeitgebers:*
   – Vergütungspflicht
   – Beschäftigungspflicht
   – Fürsorgepflicht
   – Zeugnispflicht

b) *Pflichten des Arbeitnehmers:*
   – Pflicht zur Arbeitsleistung
   – Sorgfaltspflicht
   – Schweigepflicht
   – Gehorsamspflicht
   – Wettbewerbsverbot

9 An einer Maschine fehlt die vorgeschriebene Schutzvorrichtung. Dadurch wird ein Arbeitnehmer schwer verletzt.

Gegen welche Vertragspflicht wurde verstoßen und welche rechtlichen Folgen können sich ergeben?

Es wurde gegen die *Fürsorgepflicht* verstoßen. Mögliche Folgen:

– fristlose Kündigung durch den Arbeitnehmer

– Bußgelder von Berufsgenossenschaft und Gewerbeaufsichtsamt

– Schadenersatzforderungen

---

10 Worin unterscheidet sich ein <u>einfaches</u> von einem <u>qualifizierten</u> Arbeitszeugnis?

a) Ein *einfaches Zeugnis* informiert nur über die Art und die Dauer der Beschäftigung.

b) Ein *qualifiziertes Zeugnis* enthält zusätzlich Informationen über Leistungen, Führung, besondere Kenntnisse und Fähigkeiten des Arbeitnehmers. Deshalb verlangen fast alle Arbeitgeber ein qualifiziertes Arbeitszeugnis.

---

11 Wodurch kann ein Arbeitsverhältnis beendet werden?

a) Durch *Zeitablauf*

b) durch *Aufhebungsvertrag*

c) durch *schriftliche Kündigung* *)

*) Seit 1. Mai 2000 sind nur schriftliche Kündigungen gültig.

---

12 Unterscheiden Sie zwischen <u>ordentlicher</u> und <u>außerordentlicher</u> Kündigung.

a) Die *ordentliche Kündigung* erfolgt unter Einhaltung einer *Kündigungsfrist.*

b) Die *außerordentliche Kündigung* erfolgt fristlos aus wichtigem Grund, z. B. Diebstahl, Beleidigung.

---

13 Welche gesetzliche Kündigungsfrist gilt für alle Arbeitnehmer?

Für alle Arbeitnehmer gilt eine einheitliche Kündigungsfrist von 4 Wochen zum 15. eines Monats oder zum Monatsende *).

*) Längere Fristen gelten für langjährige Mitarbeiter. Diese Fristen sind aber nur für den Arbeitgeber verbindlich, sofern der Tarifvertrag keine abweichenden Regelungen enthält.

14 **Langjährige Mitarbeiter können längere Kündigungsfristen beanspruchen.**

Nennen Sie diese verlängerten gesetzlichen Kündigungsfristen.

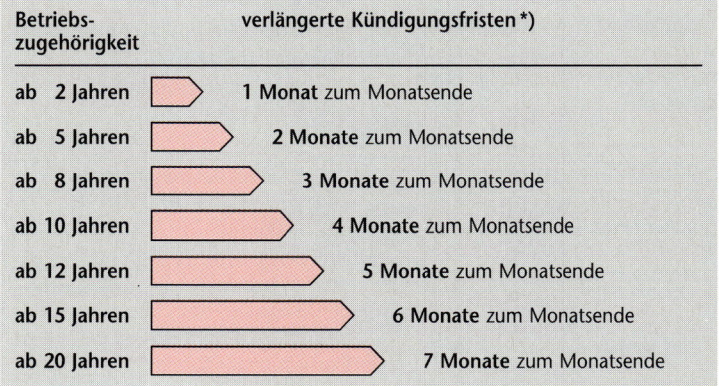

Betriebs-zugehörigkeit	verlängerte Kündigungsfristen *)
ab 2 Jahren	**1 Monat** zum Monatsende
ab 5 Jahren	**2 Monate** zum Monatsende
ab 8 Jahren	**3 Monate** zum Monatsende
ab 10 Jahren	**4 Monate** zum Monatsende
ab 12 Jahren	**5 Monate** zum Monatsende
ab 15 Jahren	**6 Monate** zum Monatsende
ab 20 Jahren	**7 Monate** zum Monatsende

15 **Eine Arbeiterin erhält am 10. Mai die Kündigung. Wann ist ihr letzter Arbeitstag?**

Der letzte Arbeitstag ist der 15. Juni, da bis zum Monatsende nicht die erforderliche Kündigungsfrist von 4 Wochen erreicht wird.

16 **Nennen Sie drei Personengruppen, die einen besonderen Kündigungsschutz genießen.**

1. Werdende Mütter
2. Schwerbehinderte
3. Auszubildende
4. Betriebsratsmitglieder
5. Wehrdienstleistende
6. langjährige Mitarbeiter

17 **Begründen Sie die Notwendigkeit des besonderen Kündigungsschutzes am Beispiel eines Betriebsratsmitgliedes.**

Nur ein Betriebsrat, der keine Kündigung befürchten muss, kann seine Aufgaben uneingeschränkt wahrnehmen.

---

*) Die verlängerten Kündigungsfristen sind nur für den Arbeitgeber verbindlich, sofern der Tarifvertrag keine abweichenden Regelungen enthält.

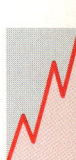

18 Welche Voraussetzungen müssen vorliegen, damit ein Arbeitnehmer Rechte aus dem Kündigungsschutzgesetz geltend machen kann?

1. Der Arbeitnehmer muss dem Betrieb länger als 6 Monate angehören.
2. Der Betrieb muss mindestens 5 Arbeitnehmer beschäftigen.

19 Nach dem Kündigungsschutzgesetz ist eine Kündigung nur zulässig, wenn:

a) der Arbeitnehmer durch seine <u>Person</u> einen Kündigungsgrund gibt

b) der Arbeitnehmer durch sein <u>Verhalten</u> einen Kündigungsgrund gibt

c) <u>betriebliche Erfordernisse</u> vorliegen.

Geben Sie jeweils zwei Beispiele an.

a) *Person des Arbeitnehmers:*
   – mangelnde Leistung
   – mangelnde körperliche und geistige Eignung

b) *Verhalten des Arbeitnehmers:*
   – Beleidigungen
   – Arbeitsverweigerung
   – fehlende Krankmeldungen

c) *Betriebliche Erfordernisse:*
   – Auftragsmangel
   – Rationalisierungsmaßnahmen
   – neue Produktionsmethoden

20 Wird aufgrund betrieblicher Erfordernisse gekündigt, dann müssen nach dem Kündigungsschutzgesetz soziale Gesichtspunkte berücksichtigt werden.

Erläutern Sie diese Aussage.

Es müssen soziale Gesichtspunkte wie Familienstand, Alter oder Kinderzahl berücksichtigt werden, d. h., es muss immer dem Arbeitnehmer zuerst gekündigt werden, für den die Kündigung die geringste soziale Härte bedeutet.

21 Welche Unterlagen erhält ein entlassener Arbeitnehmer von seinem Arbeitgeber?

1. Zeugnis
2. Lohnsteuerkarte
3. Sozialversicherungsnachweise
4. Urlaubsbescheinigung
5. evtl. Ausgleichsquittung

22 Wozu dient die Ausgleichsquittung?

Eine Ausgleichsquittung wird vom Arbeitgeber und vom Arbeitnehmer unterschrieben. Beide bescheinigen sich darin gegenseitig, dass sie keine Forderungen (z. B. Urlaub, Lohn, Arbeitskleidung) mehr haben.

Tarifverträge

[23] **Weshalb wird ein Tarifvertrag auch als kollektiver Arbeitsvertrag bezeichnet?**

Da der Tarifvertrag Löhne und Arbeitsbedingungen für Arbeitnehmer ganzer Wirtschaftszweige regelt, nennt man ihn auch einen kollektiven Arbeitsvertrag.

[24] **Wer schließt Tarifverträge ab?**

Tarifverträge werden zwischen den Gewerkschaften und den Arbeitgeberverbänden abgeschlossen.

[25] **Man unterscheidet grundsätzlich zwei verschiedene Tarifvertragsarten.**
a) Nennen Sie diese.
b) Geben Sie die wesentlichen Merkmale jeder Art an.
c) Weshalb wurde diese Unterscheidung vorgenommen?

a) Man unterscheidet:
  – den Mantel- oder Rahmentarifvertrag
  – den Lohn- bzw. Gehaltstarifvertrag

b) Der *Manteltarifvertrag* regelt die Arbeitsbedingungen wie z. B.:
  – Urlaub, Urlaubsgeld
  – Arbeitszeit
  – Kündigungsfristen
  – Pausen
  – soziale Leistungen
  – Mehrarbeit

  Der *Lohntarifvertrag* regelt die Höhe der Entlohnung.

c) Manteltarifverträge haben eine mehrjährige Laufzeit, Lohntarife gelten in der Regel nur ein Jahr. Durch die Aufteilung müssen bei der jährlichen Lohnanpassung die Rahmenbedingungen nicht jedes Mal neu verhandelt werden.

[26] **Erklären Sie folgende Begriffe aus dem Tarifvertragsrecht.**
a) Tarifautonomie
b) Friedenspflicht
c) Unabdingbarkeit des Tarifvertrages
d) Allgemeinverbindlichkeit

a) *Tarifautonomie:* Arbeitgeberverbände und Gewerkschaften dürfen selbstständig Tarifverträge abschließen. Der Staat hat kein Eingriffsrecht.

b) *Friedenspflicht:* Während der Laufzeit eines Tarifvertrages dürfen keine Arbeitskampfmaßnahmen (Streik, Aussperrung) durchgeführt werden.
→

▷ *Fortsetzung der Antwort* ▷

c) ***Unabdingbarkeit des Tarifvertrags:*** Ein Einzelarbeitsvertrag darf nur *bessere,* niemals schlechtere Bedingungen als der Tarifvertrag enthalten. Diese Bestimmung gilt jedoch nur, wenn der Tarifvertrag für den Arbeitsvertrag verbindlich ist.

d) ***Allgemeinverbindlichkeit:*** Der Bundesminister für Arbeit und Sozialordnung kann einen Tarifvertrag für allgemein verbindlich erklären. Er gilt dann für alle Arbeitnehmer des betreffenden Wirtschaftszweiges, also auch für diejenigen, die nicht den vertragsschließenden Verbänden angehören.

---

27 **Ein Tarifvertrag ist nicht allgemein verbindlich.**

Sind die Tarifbestimmungen beim Abschluss eines Einzelarbeitsvertrages verbindlich, wenn der Arbeitnehmer Mitglied in der Gewerkschaft, der Arbeitgeber jedoch nicht im Arbeitgeberverband ist?

Nein, denn ein Tarifvertrag ist nur dann verbindlich, wenn Arbeitgeber *und* Arbeitnehmer den vertragsschließenden Verbänden angehören, also muss der Arbeitnehmer in der Gewerkschaft und der Arbeitgeber im Arbeitgeberverband sein.

---

28 **Eine Arbeitnehmerin erhält laut Arbeitsvertrag 26 Werktage Jahresurlaub. Im Tarifvertrag sind 25 Tage vorgesehen. Im Bundesurlaubsgesetz ist von 24 Werktagen die Rede. Zusätzlich liegt eine Betriebsvereinbarung vor, die 28 Tage Urlaub vorsieht.**

Wie viel Urlaubstage kann sie beanspruchen?

Nach dem Grundsatz der Unabdingbarkeit gilt die günstigste Regelung, in diesem Fall 28 Tage.

29 Nach gescheiterten Tarifverhandlungen kommt es häufig zum Arbeitskampf.

Welches sind in diesem Zusammenhang die äußersten Mittel von Arbeitgebern und Gewerkschaften?

a) Arbeitgeber: *Aussperrung*

b) Arbeitnehmer: *Streik*

30 Unter welchen Voraussetzungen kann eine Gewerkschaft zum Streik aufrufen?

a) Der Gewerkschaftsvorstand muss eine *Urabstimmung* genehmigen.

b) 75 % der Stimmberechtigten (also der abstimmenden Gewerkschaftsmitglieder) müssen bei dieser Urabstimmung für einen Streik stimmen.*)

31 Welche Auswirkungen hat eine Aussperrung für die betroffenen Arbeitnehmer?

– Die ausgesperrten Arbeitnehmer dürfen nicht an ihren Arbeitsplatz.

– Da sie nicht arbeiten dürfen, erhalten sie auch keinen Lohn bzw. kein Gehalt.

– Deshalb erhalten Gewerkschaftsmitglieder Streikgeld.

– Nicht Organisierte müssen von ihren Ersparnissen leben.

32 Man unterscheidet verschiedene Streikarten.

Nennen Sie drei davon.

a) *Generalstreik:* Die gesamte Wirtschaft eines Landes wird bestreikt.

b) *Flächenstreik:* Ein ganzer Wirtschaftszweig wird bestreikt.

c) *Schwerpunktstreik:* Nur die wichtigsten Betriebe eines Wirtschaftszweiges werden bestreikt.

d) *Wilder Streik:* Es wird ohne Urabstimmung und ohne Genehmigung der Gewerkschaft gestreikt.

---

*) Einzelne Gewerkschaften haben in ihren Satzungen andere Voraussetzungen.

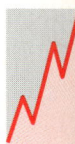

33 Um ihre Forderungen durchzusetzen und um Streikgelder zu sparen, lässt die Gewerkschaft ver.di (Vereinte Dienstleistungsgewerkschaft) „lediglich" die Beschäftigten der Müllabfuhr streiken.
Welche Streikart liegt vor?

Ein *Schwerpunktstreik*, da nur die wichtigsten Betriebe bestreikt wurden.

34 Um politische Forderungen durchzusetzen, haben 1986 in Brasilien alle Arbeitnehmer die Arbeit niedergelegt.
Um welche Streikart handelt es sich?

Einen *Generalstreik*, da die gesamte Wirtschaft bestreikt wurde.

Betriebsvereinbarung

35 Wer sind die Vertragspartner bei einer Betriebsvereinbarung?

Betriebsvereinbarungen werden zwischen dem Arbeitgeber und dem Betriebsrat geschlossen.

36 Unterscheiden Sie zwischen Tarifvertrag und Betriebsvereinbarung.

Während Tarifverträge für ganze Wirtschaftszweige geschlossen werden, gelten Betriebsvereinbarungen nur für den einzelnen Betrieb.

37 Welche wichtigen Punkte können in einer Betriebsvereinbarung geregelt werden?
Geben Sie drei Beispiele an.

Betriebsvereinbarungen regeln z. B.
– Beginn und Ende der täglichen Arbeitszeit
– Pausen
– betriebliche Sozialeinrichtungen
– Unfallverhütungsvorschriften
– Urlaubspläne

Interessenvertretung der Arbeitnehmer

38 Welche Voraussetzungen muss ein Arbeitnehmer erfüllen, damit er bei Betriebsratswahlen kandidieren kann?

Er muss mindestens 6 Monate dem Betrieb angehören und mindestens 18 Jahre alt sein.

39 Wer ist wahlberechtigt bei Betriebsratswahlen?

Wahlberechtigt ist jeder Arbeitnehmer, der das 18. Lebensjahr vollendet hat.

40 Ab welcher Arbeitnehmerzahl darf ein Betriebsrat gewählt werden?

a) In Betrieben, die mindestens 5–20 Arbeitnehmer haben, kann ein *Betriebsobmann* gewählt werden.

b) In Betrieben mit mehr als 20 Arbeitnehmern kann ein aus drei Mitgliedern bestehender *Betriebsrat* gewählt werden.

41 Welche allgemeinen Aufgaben hat der Betriebsrat?

a) Er beantragt beim Arbeitgeber Maßnahmen, die dem Betrieb und den Arbeitnehmern dienen.

b) Er bereitet die Wahl der Jugend- und Auszubildendenvertretung (JAV) vor und führt sie durch.

c) Er arbeitet mit der JAV zusammen.

d) Er bringt die Anregungen von Arbeitnehmern und JAV beim Arbeitgeber vor.

e) Er achtet darauf, dass Tarifverträge, Arbeitsschutzgesetze, Unfallverhütungsvorschriften usw. eingehalten werden.

42 Wer vertritt im Betrieb die besonderen Belange der jugendlichen Arbeitnehmer?

Die *Jugend- und Auszubildendenvertretung (JAV)*. Wählbar sind alle Arbeitnehmer des Betriebs, die noch keine 25 Jahre alt sind.

43 Wer wählt die Jugend- und Auszubildendenvertretung?

Wahlberechtigt sind alle jugendlichen Arbeitnehmer sowie Auszubildende unter 25 Jahren.

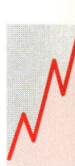

44 **Wie lange ist die Amtszeit**
a) **der Jugend- und Auszubildendenvertretung,**
b) **des Betriebsrates?**

a) JAV: 2 Jahre
b) Betriebsrat: 4 Jahre

45 **In welchen betrieblichen Bereichen hat der Betriebsrat**
a) **ein Beratungsrecht**
b) **ein eingeschränktes Mitbestimmungsrecht**
c) **ein Mitbestimmungsrecht?**

a) *Beratungsrechte* hat der Betriebsrat in *wirtschaftlichen* Angelegenheiten.
b) Ein *eingeschränktes Mitbestimmungsrecht* hat der Betriebsrat in *personellen* Angelegenheiten.
c) Ein *Mitbestimmungsrecht* besitzt der Betriebsrat in *sozialen* Angelegenheiten.

46 **Geben Sie je drei Beispiele an für**
a) **soziale Angelegenheiten,**
b) **personelle Angelegenheiten.**

a) *Soziale Angelegenheiten,* z. B.:
 – Arbeitszeit
 – Sozialeinrichtungen
 – Unfallverhütung
 – Urlaub
 – Pausen
b) *personelle Angelegenheiten,* z. B.:
 – Einstellungen
 – Versetzungen
 – Kündigungen
 – Umgruppierungen

47 **Nehmen Sie Stellung zu folgenden betrieblichen Situationen.**
a) **Die Geschäftsleitung verlegt den täglichen Arbeitsbeginn eine Stunde vor.**
b) **Einige Mitarbeiter sollen in ein Zweigwerk versetzt werden.**

a) Die Veränderung der Arbeitszeit ist eine *soziale Angelegenheit,* d. h., der Betriebsrat hat ein *Mitbestimmungsrecht.* Ohne seine Zustimmung ist die Maßnahme nicht möglich.
b) Die Versetzung von Mitarbeitern ist eine *personelle Maßnahme.* Der Betriebsrat hat deshalb nur ein *eingeschränktes Mitbestimmungsrecht.* Er kann seine Zustimmung nur verweigern, wenn er schwer wiegende Gründe hat. →

▷ *Fortsetzung der Frage und Antwort* ▷

c) **Betriebsrat und Geschäftsleitung einigen sich nicht
über die Verwaltung der
Betriebskantine.**

d) **Die Geschäftsleitung
beschließt die Herstellung
eines neuen Produktes.**

e) **Der Arbeitgeber hat bei
der Auswahl des zu kün-
digenden Arbeitnehmers
soziale Gesichtspunkte nicht
ausreichend berücksichtigt.**

c) Die Verwaltung betrieblicher Sozialeinrichtungen gehört zum *sozialen
Bereich.* Hier hat der Betriebsrat ein
Mitbestimmungsrecht, d. h., ohne
seine Zustimmung sind Maßnahmen
nicht möglich.

d) Die Herstellung neuer Produkte
gehört zum *wirtschaftlichen Bereich.*
Hier hat der Betriebsrat nur ein
Beratungsrecht.

e) Die Kündigung ist nach dem Kündigungsschutzgesetz unzulässig. Ohne
eine Anhörung des Betriebsrates ist
die Kündigung unwirksam. Da soziale
Gesichtspunkte unberücksichtigt
blieben, wird der Betriebsrat wider-
sprechen und der Arbeitnehmer wird
beim Arbeitsgericht Klage einreichen.
Die Folge: der Arbeitnehmer muss so
lange weiterbeschäftigt werden, bis
das Arbeitsgericht entschieden hat.

**48 Beschreiben Sie kurz Auf-
gabe und Zusammensetzung
einer Betriebsversammlung.**

Einmal pro Kalendervierteljahr muss der
Betriebsrat eine *Betriebsversammlung*
abhalten und einen Tätigkeitsbericht
abgeben. Arbeitgeber und Arbeitnehmer
haben das Recht, auf der Versammlung
zu sprechen. Geleitet wird sie vom
Betriebsratsvorsitzenden.

**49 Neben der Betriebsrats-
wahl haben die Arbeitnehmer
von Kapitalgesellschaften eine
weitere Mitbestimmungs-
möglichkeit.
Erläutern Sie kurz diese
Möglichkeit.**

In Großbetrieben wählen die Arbeitnehmer die Hälfte, in kleineren Kapitalgesellschaften ein Drittel der *Aufsichts-
ratsmitglieder.*

Arbeitsgericht

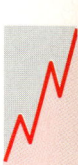

50 Für welche Streitigkeiten sind Arbeitsgerichte zuständig?

Arbeitsgerichte sind zuständig für Streitigkeiten zwischen
- Arbeitnehmern und Arbeitgebern aus dem Arbeitsvertrag,
- Auszubildenden und Ausbildenden aus dem Berufsausbildungsvertrag,
- den Tarifvertragsparteien aus dem Tarifvertrag,
- Betriebsrat und Arbeitgeber aus dem Betriebsverfassungsrecht.

51 a) Erläutern Sie die Zusammensetzung eines Arbeitsgerichtes in der 1. Instanz.

b) Begründen Sie diese Zusammensetzung.

a) 1 Berufsrichter als Vorsitzender, 1 ehrenamtlicher Richter der Arbeitgeberseite, 1 ehrenamtlicher Richter der Arbeitnehmerseite.

b) Um die Praxis des Arbeitslebens ausgewogen zu berücksichtigen, werden die Laienrichter jeweils von der Arbeitgeber- und der Arbeitnehmerseite gestellt.

52 Müssen die Parteien das Urteil des Arbeitsgerichts widerspruchslos hinnehmen?

Nein, gegen das Urteil des ***Arbeitsgerichts*** kann *Berufung* beim ***Landesarbeitsgericht*** eingelegt werden. Gegen Urteile des Landesarbeitsgerichts kann beim ***Bundesarbeitsgericht*** *Revision* eingelegt werden.

53 Womit beginnt das Verfahren beim Arbeitsgericht?

Mit einer *Güteverhandlung*

Entlohnung der Arbeit

Lohnarten

1 Man unterscheidet verschiedene Lohnarten. Nennen Sie diese.

Lohnarten:
a) Zeitlohn
b) Leistungslohn
   – Prämienlohn
   – Akkordlohn
     • Stückgeldakkord
     • Stückzeitakkord
c) Beteiligungslohn

2 Bei welchen Tätigkeitsmerkmalen ist der Zeitlohn die geeignete Lohnart?

a) Wenn Qualität wichtiger ist als die Arbeitsmenge.
b) Wenn das Arbeitsergebnis schwer zu messen ist (z. B. bei Büroberufen).
c) Wenn unterschiedliche Arbeiten anfallen (z. B. Zahnmedizinische Fachangestellte).

3 Nennen Sie den jeweils wichtigsten Vor- und Nachteil des Zeitlohnes für
a) den Arbeitnehmer
b) den Arbeitgeber.

a) *Arbeitnehmer:*
   Vorteil:
   – geringerer Leistungsdruck (Stress)
   Nachteil:
   – Mehrleistungen bzw. Leistungsunterschiede werden nicht berücksichtigt
b) *Arbeitgeber:*
   Vorteil:
   – bessere Qualität der Arbeit
   Nachteil:
   – Leistungskontrollen sind nötig

4 Unter welchen Voraussetzungen kann Akkord gearbeitet werden?

a) Der Arbeiter muss das Arbeitstempo beeinflussen können.
b) Die Arbeitsgänge müssen sich wiederholen.
c) Für das einzelne Stück muss die Bearbeitungszeit (Normalleistung) vorliegen.

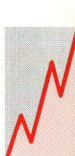

5 Der Akkordlohn bietet für Arbeitnehmer und Arbeitgeber zahlreiche Vorteile. Nennen Sie die wichtigsten davon.

a) *Arbeitgeber:*
- durch Lohnanreiz hohe Arbeitsleistung
- Leistungskontrollen sind unnötig
- Kostensenkung
- Produktivitätssteigerung

b) *Arbeitnehmer:*
- Mehrleistung hat mehr Verdienst zur Folge
- leistungsgerechtere Entlohnung

6 Welche Nachteile des Akkordlohnes sehen Sie für
a) den Arbeitnehmer
b) den Arbeitgeber?

a) *Arbeitnehmer:*
- mögliche Gesundheitsschäden durch andauernde Höchstleistung
- erhöhte Unfallgefahr

b) *Arbeitgeber:*
- nachlassende Qualität
- Qualitätskontrollen sind nötig

7 Durch welche Lohnart wird versucht, die Vorteile von Zeitlohn und Akkordlohn zu verbinden sowie deren Nachteile zu vermindern?

Durch den *Prämienlohn*

8 Geben Sie drei Beispiele für die Anwendung des Prämienlohns.

a) *Qualitätsprämien* für gute Arbeit
b) *Terminprämien* für eingehaltene Termine
c) *Ersparnisprämien* für sparsamen Umgang mit Material
d) *Mengenprämien,* wenn mehr hergestellt wird

9 Erklären Sie, was man unter einem Beteiligungslohn versteht.

Beteiligungslohn:
Die Arbeitnehmer sind am Unternehmenserfolg beteiligt, z. B. durch:
- Auszahlung von *Gewinnanteilen*
- *Kapitalbeteiligung* mit Belegschaftsaktien

10 Welche Gründe können einen Arbeitgeber veranlassen, seinen Mitarbeitern einen Beteiligungslohn zu gewähren?

a) Die Arbeitnehmer haben ein größeres Interesse am Unternehmenserfolg.

b) Höhere Arbeitsleistung.

c) Mehr Kapital für Investitionen.

d) Weniger Wechsel von Arbeitnehmern, da die Zufriedenheit bei der Arbeit größer ist.

11 Welche Schwierigkeiten stehen einer allgemeinen Einführung des Beteiligungslohnes im Wege?

a) Unternehmen erzielen unterschiedliche Gewinne.

b) Manche Unternehmungen, z. B. öffentliche, erwirtschaften keine Gewinne.

c) Die Frage, ob die Arbeitnehmer auch an Verlusten beteiligt sind.

Gerechte Entlohnung

12 Viele Unternehmen versuchen durch Arbeitsplatzbewertung eine leistungsgerechtere Entlohnung zu erreichen.

Welches sind hierbei die zwei wichtigsten Bewertungsmethoden?

a) *Analytische Arbeitsbewertung:*
Die Arbeit wird nach verschiedenen Anforderungen untersucht (analysiert), z. B. nach:
– Umwelteinflüssen
– Verantwortung
– körperlicher Belastung
– geistiger Belastung
– geistigem Können
– körperlichem Können

b) *Summarische Arbeitsbewertung:*
Die Arbeit wird pauschal als Ganzes bewertet, in der Regel nach Lohngruppen.

13 Neben der Leistung werden für die Ermittlung des gerechten Lohns soziale Gesichtspunkte berücksichtigt.

Nennen Sie drei Beispiele.

Soziale Gesichtspunkte:
– Alter
– Familienstand
– Dauer der Betriebszugehörigkeit

Lohnabrechnung (Gehaltsabrechnung)

14 Unterscheiden Sie zwischen Bruttogehalt (bzw. Bruttolohn) und Nettogehalt (bzw. Nettolohn).

Der *Bruttolohn* ist der vereinbarte Gesamtlohn.
Den *Nettolohn* erhält man, wenn man den Bruttolohn um die gesetzlichen Abzüge vermindert.

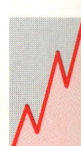

15 Im Bruttolohn können Zulagen und Zuschläge enthalten sein.
Erläutern Sie diese beiden Begriffe.

a) *Zulagen* (in Euro) können nach unterschiedlichen Gesichtspunkten gewährt werden. Beispiele: Schmutzzulage, Gefahrenzulage, Lärmzulage, Kassenzulage, Arbeitgeberanteile zu den vermögenswirksamen Leistungen.

b) *Zuschläge* (in %) werden als Prozentzuschläge vom Grundlohn berechnet. Ihre Höhe ist tariflich oder gesetzlich geregelt. Beispiele: Mehrarbeitszuschläge, Zuschläge für Sonntagsarbeit, Zuschläge für Nachtarbeit.

16 Welche gesetzlichen Abzüge werden vom Bruttolohn einbehalten?

a) Lohnsteuer
b) Kirchensteuer
c) Solidaritätszuschlag
d) Arbeitnehmeranteile zur gesetzlichen Sozialversicherung

17 Unterscheiden Sie Nettolohn und ausbezahlten Lohn.

Vermindert man den Nettolohn um die *sonstigen Abzüge,* dann erhält man den *ausbezahlten Lohn.*

18 Geben Sie drei Beispiele für sonstige Abzüge.

Sonstige Abzüge:
– Mietzahlungen für Betriebswohnungen
– Einbehaltung von ausgezahlten Vorschüssen
– Lohnpfändungen
– Sparbeiträge für Sparverträge

19 **Erklären Sie, was man unter Lohnzusatzkosten*) versteht.**

Lohnzusatzkosten sind Kosten, die ein Arbeitgeber zusätzlich zum Bruttolohn des Arbeitnehmers aufbringen muss.
Beispiele:
– Arbeitgeberanteile zur Sozialversicherung
– Lohnfortzahlung bei Krankheit
– Urlaub

20 **Welcher Unterschied besteht zwischen Nominallohn und Reallohn?**

Der *Nominallohn* ist der in *Geld* ausgedrückte Lohn. Da der Nominallohn die Preissteigerungen enthält, berücksichtigt er nicht die Kaufkraft.

Der *Reallohn* berücksichtigt die *Kaufkraft*, also die Warenmenge, die damit gekauft werden kann.
Man ermittelt ihn jedes Jahr, indem man die Preissteigerungen herausrechnet.

21 **Der Nominallohn einer Helferin ist um 4 % gestiegen, die Preissteigerungsrate der Volkswirtschaft beträgt 6 %.**

Wie wirkt sich dies auf den Reallohn der Helferin aus?

Der Reallohn der Helferin ist um 2 % gesunken.

22 **Die Arbeiterin Amanda Meier hat einen Stundenlohn von 6,60 €. Im letzten Monat kam sie auf 173 Arbeitsstunden. Zusätzlich leistete sie 11 Überstunden, für die ein Zuschlag von 25 % gewährt wird.**

a) Berechnen Sie den Bruttolohn.

a)		
	173 Std. zu 6,60 €	1 141,80 €
+	11 Std. zu 8,75 €	90,75 €
	Bruttolohn	1 232,55 €

→

*) In Westdeutschland betrugen im Dienstleistungsgewerbe und im produzierenden Gewerbe die durchschnittlichen Lohnzusatzkosten 2000 rund 81 % der gezahlten Löhne

▷ *Fortsetzung der Frage und Antwort* ▷

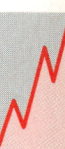

b) Berechnen Sie den Netto-lohn und berücksichtigen Sie dabei folgende Abzüge: Lohnsteuer 105,29 €, Kirchensteuer 8 % der Lohnsteuer, Solidaritäts-zuschlag 5,5 % der Lohn-steuer, Arbeitnehmeranteil zur Sozialversicherung 21 %.

b)		
	Bruttolohn	1 232,55 €
	– Lohnsteuer	105,29 €
	– Solidaritätszuschlag	5,79 €
	– Kirchensteuer	8,42 €
	– Sozialversicherung	258,83 €
	Nettolohn	854,22 €

23 Das Bruttogehalt einer Teilzeitkraft beträgt 1 370,28 €. Die Lohnsteuer beläuft sich auf 140,00 €, die Kirchensteuer auf 11,20 €, der Solidaritätszu-schlag auf 7,70 €, der Arbeit-nehmeranteil zur Sozialver-sicherung auf 287,76 €. Die vermögenswirksamen Leistungen betragen 39,88 €.

a) Wie hoch ist das Nettogehalt?

b) Wie hoch ist der auszuzahlende Betrag?

a)		
	Bruttogehalt	1 370,28 €
	– Lohnsteuer	140,00 €
	– Kirchensteuer	11,20 €
	– Solidaritätszuschlag	7,70 €
	– Sozialversicherung	287,76 €
	Nettogehalt	923,62 €

b)		
	Nettogehalt	923,62 €
	– vermögenswirksame Leistungen	39,88 €
	auszuzahlender Betrag	883,74 €

24 Zeigen Sie am Beispiel der Grafik über die Arbeitskosten, dass der Industriestandort Deutschland zunehmend in Gefahr gerät. →

▷ *Antwort* ▷

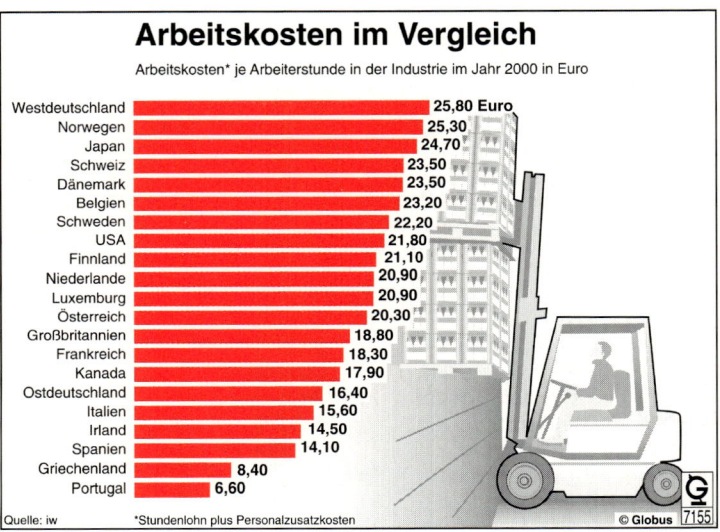

Arbeitskosten im Vergleich

Arbeitskosten* je Arbeiterstunde in der Industrie im Jahr 2000 in Euro

Land	Euro
Westdeutschland	25,80 Euro
Norwegen	25,30
Japan	24,70
Schweiz	23,50
Dänemark	23,50
Belgien	23,20
Schweden	22,20
USA	21,80
Finnland	21,10
Niederlande	20,90
Luxemburg	20,90
Österreich	20,30
Großbritannien	18,80
Frankreich	18,30
Kanada	17,90
Ostdeutschland	16,40
Italien	15,60
Irland	14,50
Spanien	14,10
Griechenland	8,40
Portugal	6,60

Quelle: iw   *Stundenlohn plus Personalzusatzkosten   © Globus 7155

Eine besondere Stärke im internationalen Wettbewerb waren bisher die Motivation und die Qualifikation der deutschen Arbeitnehmer. Allerdings machen die hohen Lohnkosten zusammen mit den hohen Lohnzusatzkosten die deutschen Arbeitnehmer zu den teuersten Beschäftigten. Da auch die anderen Kosten, z. B. die Grundstückspreise, in Deutschland besonders hoch sind, überlegen viele Investoren, ob sie ihre Investitionen nicht in Länder mit niedrigerem Kostenniveau verlagern sollen.

25 **Welche Länder innerhalb der Europäischen Union kommen als „Billiglohnländer" für die „Kapitalflucht" von Investoren in Frage?**

Betrachten Sie hierzu die Abbildung in der vorigen Aufgabe.

a) Portugal

b) Griechenland

c) Irland

d) Spanien

Anmerkung: Selbst diese „Billiglohnländer" haben innerhalb von Europa ihre Konkurrenten. In Polen betrugen 1997 die Arbeitskosten je Stunde 2,80 €, in Ungarn 2,46 €, in Tschechien betrugen sie 2,45 € und in Bulgarien sogar nur 0,73 €.

Grundlagen der sozialen Marktwirtschaft

Markt als Koordinator von Angebot und Nachfrage

1 Erläutern Sie, was man unter einem Markt versteht.

Ein *Markt* ist jedes Zusammentreffen von Anbietern und Nachfragern, um Güter auszutauschen. Beispiele: am Marktplatz, im Supermarkt, bei einer Versteigerung.

2 Nach der Art der gehandelten Güter unterscheidet man verschiedene Marktarten. Nennen Sie hierzu fünf Beispiele.

1. Arbeitsmarkt
2. Automarkt
3. Antiquitätenmarkt
4. Kapitalmarkt
5. Kaffeemarkt
6. Dienstleistungsmarkt
7. Konsumgütermarkt
8. Geldmarkt
9. Investitionsgütermarkt

3 Wie werden die Märkte genannt, auf denen folgende Güter gehandelt werden:
a) kurzfristige Kredite,
b) Arbeitsleistungen,
c) Hypotheken,
d) Fernsehgeräte,
e) Schleifmaschinen
f) Friseurleistungen?

a) Geldmarkt
b) Arbeitsmarkt
c) Kapitalmarkt
d) Konsumgütermarkt
e) Investitionsgütermarkt
f) Dienstleistungsmarkt

4 Entsprechend der Zahl der Marktteilnehmer unterscheidet man grundsätzlich drei verschiedene Marktformen.
Nennen Sie diese.

1. Polypol
2. Oligopol
3. Monopol

5 Geben Sie zu den nachfolgenden Abbildungen 1–3 die entsprechenden Marktformen an.

1 Polypol
2 Angebotsoligopol
3 Angebotsmonopol

1 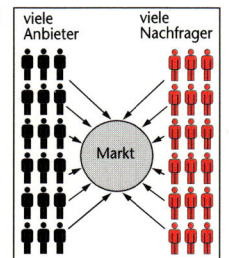 2 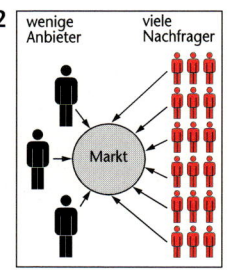 3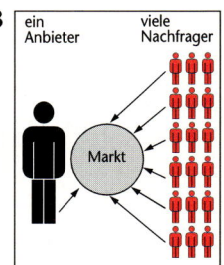

6 Geben Sie jeweils ein Beispiel für folgende in der Bundesrepublik Deutschland vorkommende Marktformen.

a) Angebotsmonopol
b) Nachfragemonopol
c) Angebotsoligopol
d) Nachfrageoligopol

a) – Deutsche Post AG zur Zeit noch im Bereich der Briefbeförderung
  – Wasserwerke
b) – Deutsche Bahn AG für Lokomotiven
  – Bundeswehr für Panzer
c) – Zigarettenmarkt
  – Benzinmarkt
  – Automarkt
d) Vielen Landwirten stehen wenige Molkereien gegenüber.

7 Nennen Sie drei typische Verhaltensweisen bei einem Angebotsoligopol.

a) *Preisabsprachen*
b) *Schädigungswettbewerb* (ruinöse Konkurrenz)
c) Ersatz des Preiswettbewerbs durch besonders intensive *Werbung*
d) *Preisführerschaft*, d. h. ein Oligopolist, meist der mit dem größten Marktanteil, bestimmt den Preis, die anderen ziehen nach.

8 Wie wirkt sich auf einen vollkommenen Markt der Preis eines Gutes auf
a) die Nachfragemenge und
b) die Angebotsmenge aus?

a) *Einfluss auf die Nachfragemenge:*
  • hoher Preis
    → geringe Nachfragemenge
  • niedriger Preis
    → hohe Nachfragemenge   →

▷ *Fortsetzung der Antwort* ▷

b) *Einfluss auf die Angebotsmenge:*
- hoher Preis
  → großes Angebot
- niedriger Preis
  → geringes Angebot

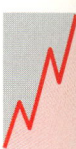

---

9 **Angebot und Nachfrage beeinflussen den Preis des Gutes. Wie entwickelt sich auf einem vollkommenen Markt der Preis bei folgenden Situationen?**

a) Hohe, zunehmende Nachfrage

b) geringe, abnehmende Nachfrage

c) geringes Angebot

d) hohes, zunehmendes Angebot

a) Steigender Preis

b) sinkender Preis

c) steigender Preis

d) sinkender Preis

---

10 **Erläutern Sie, was man unter dem Gleichgewichtspreis versteht.**

Beim *Gleichgewichtspreis* stimmen angebotene Menge und nachgefragte Menge überein. Hier wird der größte Umsatz erzielt.

---

11 **Ein Monopolist kann den Preis selbstständig und ohne Rücksicht auf Konkurrenten bestimmen. Dennoch werden auch Monopolbetriebe verschiedene Gesichtspunkte berücksichtigen, wenn sie ihre Preise festsetzen.**

Nennen Sie drei davon.

a) Bei höheren Preisen geht die Nachfrage zurück, bei niedrigen steigt sie an.

b) Auch Monopolbetriebe versuchen den größtmöglichen Gewinn zu erzielen, dies ist bei dem Preis der Fall, wo der Unterschied von Einnahmen und Kosten am größten ist.

c) Bei zu hohen Preisen schränken sich die Nachfrager ein oder steigen auf Ersatzgüter um.

d) Evtl. greift der Staat bei allzu hohen Preisen ein und untersagt die Preisfestsetzung.

12 In unserer sozialen Marktwirtschaft richtet sich der Preis nicht immer nach Angebot und Nachfrage.

Suchen Sie hierzu zwei Beispiele und begründen Sie Ihre Überlegungen.

a) *Landwirtschaft*
Viele Landwirte könnten von frei gebildeten Marktpreisen nicht leben. Deshalb greifen in der Europäischen Union die EU-Behörden in das Marktgeschehen ein, um Mindestpreise zu sichern.

b) *Arbeitsmarkt*
Obwohl die Zahl der Arbeitslosen groß ist, sinkt die Bezahlung der Arbeitenden nicht.

13 Welche Preisuntergrenze gilt für privatwirtschaftliche Unternehmungen?

Die Preisuntergrenze ergibt sich aus den Selbstkosten. Langfristig kann keine Unternehmung diese Grenze unterschreiten. Allerdings sind sie von Betrieb zu Betrieb verschieden.

14 Erklären Sie, was man unter einem nicht organisierten Markt versteht.

Ein *nicht organisierter Markt* ist das zufällige Zusammentreffen von Käufern und Verkäufern, z. B. in einem Ladengeschäft.

15 Zählen Sie zwei Beispiele für organisierte Märkte auf.

a) Börsen
b) Messen
c) Wochenmärkte

Wettbewerbsstörungen

16 Welche besondere Form der Unternehmenskonzentration zeigt die Abbildung?

Die Abbildung zeigt den Aufbau eines *Kartells.*

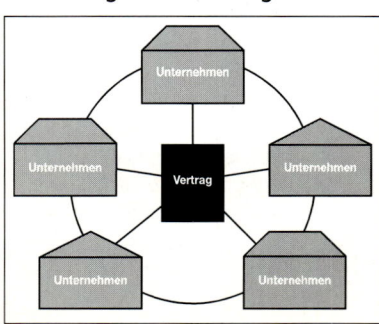

17 **Erläutern Sie, was man unter einem Kartell versteht.**

Ein *Kartell* ist der vertragliche Zusammenschluss von Unternehmungen, die *ihre wirtschaftliche Selbstständigkeit eingeschränkt* (durch Vertrag), ihre rechtliche Selbstständigkeit jedoch behalten haben.

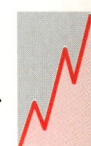

18 **Erklären Sie folgende Begriffe:**
a) **Preiskartell,**
b) **Gebietskartell,**
c) **Rabattkartell,**
d) **Normen- und Typenkartell,**
e) **Quotenkartell.**

a) *Preiskartelle (= verboten)*
Die Mitglieder verpflichten sich einheitliche Preise zu verlangen.

b) *Gebietskartell (= verboten)*
Die Mitglieder teilen sich bestimmte Absatzgebiete zu.

c) *Rabattkartelle (= verboten)*
Die Mitglieder gewähren die gleichen Rabatte.

d) *Normen- und Typenkartelle (= anmeldepflichtig)*
Die Mitglieder beschließen die einheitliche Anwendung von Normen und Typen.

e) *Quotenkartelle (= verboten)*
Die Mitglieder teilen sich bestimmte Produktionsmengen zu, um über die Angebotsmenge den Preis zu beeinflussen.

19 **Die Erdöl exportierenden Länder haben sich in der OPEC zu einem Kartell zusammengeschlossen.**
Um welche Kartellart handelt es sich bei diesem Zusammenschluss?

Bei diesem Zusammenschluss liegt ein Preis- und ein Quotenkartell vor, weil die OPEC-Staaten die Preise je Barrel Rohöl und die Fördermenge je Mitgliedsland festlegen wollen.

20 **Erklären Sie, was man unter einem Konzern vesteht.**

Ein *Konzern* ist ein Zusammenschluss von rechtlich selbstständigen Unternehmungen, die durch eine einheitliche Leitung *ihre wirtschaftliche Selbstständigkeit aufgegeben* haben, z. B.: Muttergesellschaft VW, Tochtergesellschaft Audi.

21 **Erläutern Sie folgende Begriffe aus dem Bereich der Konzerne:**

a) **Muttergesellschaft,**

b) **Tochtergesellschaft,**

c) **Schwestergesellschaft,**

d) **Holdinggesellschaft.**

a) *Muttergesellschaft* nennt man das Konzernunternehmen, das die anderen Unternehmen beherrscht.

b) *Tochtergesellschaft* werden die abhängigen Unternehmen genannt.

c) *Schwestergesellschaften* sind Unternehmen, die gegenseitige Beteiligungen besitzen.

d) Eine *Holdinggesellschaft* liegt vor, wenn an der Spitze eines Konzerns eine reine Verwaltungsgesellschaft steht, die nur Beteiligungen besitzt, selbst aber nicht produziert.

22 **Erläutern Sie, was man unter einem Trust versteht.**

Ein *Trust* ist ein Zusammenschluss von Unternehmen, die sowohl ihre *rechtliche* als auch ihre *wirtschaftliche Selbstständigkeit verlieren.* Sie werden zu einem neuen Unternehmen verschmolzen. Man bezeichnet dies auch als *Fusion.*

23 **Grundsätzlich kann ein Trust auf zwei Arten entstehen.**

Nennen Sie diese.

a) Durch *Aufnahme;* ein Unternehmen nimmt die anderen auf.

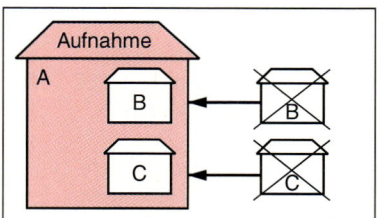

→

▷ *Fortsetzung der Antwort* ▷

b) Durch **Neugründung;** es wird eine neue Gesellschaft gegründet, in der alle aufgehen.

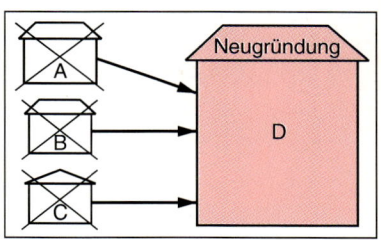

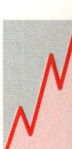

24 Begründen Sie, in welcher der nachfolgenden Abbildungen eine anorganische, in welcher eine horizontale und in welcher eine vertikale Unternehmenskonzentration vorliegt.
Erläutern Sie zusätzlich diese Begriffe.

a) *Horizontaler Zusammenschluss:*
= in allen zusammengeschlossenen Unternehmen werden gleichartige Produkte hergestellt.
Hier: drei zusammengeschlossene Unternehmen verkaufen allesamt Möbel.

b) *vertikaler Zusammenschluss:*
= Unternehmen einer Produktionskette sind zusammengeschlossen.
Hier: Sägewerk – Möbelfabrik – Möbelgeschäft

c) *anorganischer Zusammenschluss:*
= Zusammenschluss branchenfremder Unternehmen:
Hier: Brauerei – Bank – Möbelfabrik

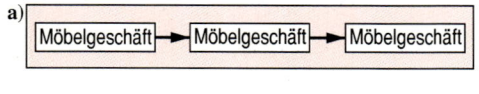

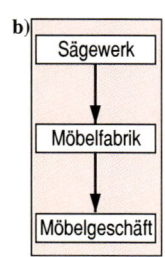

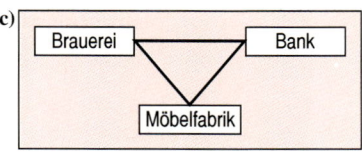

25 Welche Vorteile bringt die Unternehmenskonzentration?

Vorteile der Unternehmenskonzentration sind:

- Sicherung von Beschaffungsmöglichkeiten
- Sicherung von Absatzmöglichkeiten
- Kostenvorteile
- Rationalisierungsmöglichkeiten
- Risikoverteilung bei anorganischen Zusammenschlüssen; Verluste in einem Wirtschaftszweig können durch Gewinne in einem anderen ausgeglichen werden.
- Preissenkungen, wenn die Unternehmen ihre Kostenersparnis weitergeben.
- Höhere Kapitalkraft ermöglicht neue Entwicklungen und umfangreichere Forschungen.
- Normung und Typisierung ermöglicht eine kostengünstigere Massenproduktion.
- Durch eine größere Marktmacht können sich Unternehmen im internationalen Wettbewerb besser behaupten.

26 Welche Nachteile können durch übermäßige Unternehmenskonzentration für die Volkswirtschaft entstehen?

Derartige Nachteile sind:

- Möglichkeit monopolistisch überhöhter Preise, da der Wettbewerb weitgehend entfällt.
- Hemmung des Fortschritts durch den Schutz rückständiger Betriebe (keine Konkurrenz)
- Behinderung des Leistungswettbewerbs, wenn die Kosten unwirtschaftlich arbeitender Betriebe den Preis bestimmen
- Konzern- und Trustbildung kann marktbeherrschende Unternehmen entstehen lassen.
- Fehlentscheidungen derartiger Großbetriebe können zu Wirtschaftskrisen führen.

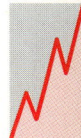

27 **Wer wacht darüber, dass marktbeherrschende Unternehmen ihre wirtschaftliche Macht nicht missbrauchen?**

Das Bundeskartellamt in Bonn

28 **In welchem Gesetz sind Unternehmenszusammenschlüsse geregelt?**

Im Gesetz gegen Wettbewerbsbeschränkungen *(Kartellgesetz)*

29 **Nennen Sie wichtige Bereiche des Kartellgesetzes.**

a) Fusionskontrolle bei Unternehmenskonzentrationen
b) Missbrauchsaufsicht gegenüber marktbeherrschenden Unternehmen
c) Überwachung des Kartellverbotes

30 **Unter welchen Voraussetzungen kann das Bundeskartellamt die Fusion von zwei Unternehmungen verbieten?**

Vereinfacht ausgedrückt: wenn durch den Zusammenschluss eine marktbeherrschende Stellung entstehen würde.

31 **Eine wichtige Aufgabe des Kartellamtes ist die Missbrauchsaufsicht.**
Erläutern Sie, was man darunter versteht.

Hat ein Unternehmen keinen Konkurrenten oder unterliegt es keinem wesentlichen Wettbewerb, dann spricht man von einer marktbeherrschenden Stellung. Nutzt ein Unternehmen diese Stellung missbräuchlich aus, kann das Kartellamt dies untersagen.

32 **Wie kann das Kartellamt Verstöße gegen das Wettbewerbsrecht ahnden?**

Mit Geldbußen in Millionenhöhe

33 **Welche Ziele strebt die EU durch ihre Eingriffe in den Agrarmarkt an und welcher Maßnahmen bedient sie sich dabei?**

Ziele:

– Sicherstellung der Lebensmittelversorgung der Bevölkerung, auch in Krisenzeiten

– sicheres Einkommen für Landwirte

– freier Warenverkehr innerhalb der EU

– Schutz des gemeinschaftlichen Preisniveaus gegen Unterbietung durch den Weltmarkt

Maßnahmen:

– Abnahmegarantie

– feste Preise

– Schutz durch Einfuhrzölle

34 **Erklären Sie folgende Preise der Marktordnung des EU-Agrarmarktes**

a) **Richtpreis,**

b) **Marktpreis,**

c) **Interventionspreis,**

d) **Weltmarktpreis.**

a) *Richtpreise* werden von den Agrarministern der EU-Mitgliedsstaaten festgelegt. Sie sollen den Landwirten ein vernünftiges Einkommen sichern und die Verbraucherpreise in angemessenen Grenzen halten.

b) *Marktpreise* entwickeln sich nach Angebot und Nachfrage. Sie können z. B. bis zu den niedrigeren Interventionspreisen sinken.

c) *Interventionspreise* sind Mindestpreise. Zu diesen Preisen kauft die EU Restmengen auf, die zu einem angemessenen Marktpreis (aufgrund des zu hohen Angebots) nicht abgesetzt werden können.

d) Die *Weltmarktpreise* der meisten Agrarprodukte sind niedriger als die EU-Richtpreise.

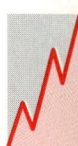

35 **Die EU ist verpflichtet, Restmengen landwirtschaftlicher Produkte zum festgelegten Mindestpreis (Interventionspreis) aufzukaufen.**
Zeigen Sie am Beispiel dieser Abnahmegarantie, welche Folgen staatliche Eingriffe in das Marktgeschehen haben können.

a) Da die Abnahme garantiert ist, entstehen enorme Überschüsse, z. B. bei Wein, Fleisch, Getreide.

b) Die Überschüsse müssen aufgekauft und eingelagert oder vernichtet werden, dies erfordert enorme Ausgaben (ca. 50 % des gesamten EU-Haushalts).

c) Kleinere Betriebe leben weiterhin am Rande des Existenzminimums, während rentable Großbetriebe Subventionen erhalten.

Verbraucherberatung

36 **Erläutern Sie, was man unter Verbraucherschutz versteht.**

Durch den ***Verbraucherschutz*** soll in erster Linie verhindert werden, dass der Bürger in der modernen Konsumgesellschaft gesundheitliche Schäden erleidet und wirtschaftlich übervorteilt wird.

37 **Ein Verbraucher hat verschiedene Möglichkeiten, sich vor dem Kauf einer Ware zu informieren.**
Nennen Sie drei davon.

1. Erkundigungen bei Fachleuten im Bekanntenkreis
2. Veröffentlichungen der Stiftung Warentest
3. Testberichte in den Massenmedien
4. Fachzeitschriften
5. Ausprobieren (z. B. Probefahrt)

38 **Zählen Sie drei verschiedene Institutionen auf, die Verbraucherinteressen vertreten.**

1. Verbraucherzentralen
2. Verbraucherverbände wie z. B. der Deutsche Mieterbund
3. Stiftung Warentest
4. Massenmedien

39 **Welche Aufgaben nehmen die Verbraucherzentralen wahr?**

Verbraucherzentralen:

– vertreten die Verbraucherinteressen gegenüber Staat und Wirtschaft
– leisten Öffentlichkeitsarbeit durch Veranstaltungen und zahlreiche Informationsschriften,
– unterstützen Verbraucher bei Reklamationen,
– gehen gegen unlauteres Verhalten von Anbietern vor,
– führen Beratungsgespräche, z. B. über Wohnen, Einkauf, Ernährung, Energieeinsparung.

40 **Die Verbraucherschutzvereine haben verschiedene Möglichkeiten, um die Verbraucherinteressen zu wahren.**

Zeigen Sie dies am Beispiel der Mieterschutzvereine.

Möglichkeiten der *Mieterschutzvereine* sind z. B.
– Rechtsberatung
– Hilfe bei der Auflösung des Mietvertrages
– Rechtsbeistand bei Gerichtsverfahren

41 **In den Medien erfolgt eine sehr umfangreiche Verbraucherberatung.**

Belegen Sie diese Aussage durch verschiedene Beispiele.

1. Veröffentlichungen der Stiftung Warentest, z. B. die Zeitschriften „test" sowie zahlreiche Sonderhefte
2. Broschüren der Verbraucherzentralen und Verbraucherverbände
3. Informationsschriften der Ministerien von Bund und Ländern, z. B. „Wegweiser für Verbraucher", „Dein Recht als Mieter"
4. Tipps von Tageszeitungen
5. Fachzeitschriften, z. B. über Computer oder Autos
6. Verbrauchersendungen in Fernsehen und Hörfunk, z. B. WISO, Plusminus

Verbraucherschutzgesetze

42 **Zählen Sie fünf wichtige Verbraucherschutzbestimmungen auf.**

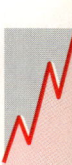

Wichtige Verbraucherschutzbestimmungen

– **BGB (Bürgerliches Gesetzbuch)**
Es enthält z. B. Regelungen zu Haustürgeschäften, Ratenkauf, Fernabsatzverträgen, allgemeinen Geschäftsbedingungen und Verbraucherkrediten
– **Gesetz gegen unlauteren Wettbewerb (UWG)**
– **Produkthaftungsgesetz**
– **Preisangabenverordnung**
– **Eichgesetz**
– **Lebensmittel-Kennzeichnungsverordnung**
– **Textilkennzeichnungsgesetz**

43 **Zählen Sie vier gesetzliche Warenkennzeichnungsvorschriften auf.**

1. Lebensmittel-Kennzeichnungsverordnung
2. Eichgesetz
3. Preisangabenverordnung
4. Textilkennzeichnungsgesetz
5. Qualitätsklassen (Handelsklassen)

44 **Welche Waren werden nach Handelsklassen gekennzeichnet und angeboten?**

Alle wichtigen Obst- und Gemüsesorten. Eine niedrigere Handelsklasse macht sich im Preis bemerkbar.

45 **Durch Güte- und Prüfzeichen werden Mindestanforderungen für die Sicherheit und Qualität der betreffenden Waren festgelegt.**
Nennen Sie fünf solcher Zeichen.

1. Wollsiegel
2. Weinsiegel
3. Deutsche Markenbutter
4. DIN-Zeichen
5. VDE (Verband Deutscher Elektrotechniker)
6. GS geprüfte Sicherheit (für technische und elektrische Geräte)
7. CE-Zeichen (wenn Mindestsicherheitsnormen der EU erfüllt werden)

46 **Welche wichtigen Angaben müssen auf Fertigpackungen angebracht werden, in denen Lebensmittel enthalten sind?**

1. Verkehrsbezeichnung der Ware
2. Verzeichnis der Zutaten
3. Mindesthaltbarkeitsdatum
4. Anschrift des Herstellers oder Verkäufers
5. Handelsklasse bzw. Qualitäts- oder Güteklasse
6. Ursprung der Ware (z. B. Anbaugebiet)
7. Menge in deutschen Maß- und Gewichtseinheiten

47 **Welche Produkte dürfen mit dem nachfolgend abgebildeten Zeichen gekennzeichnet werden und wie wird dieses Zeichen genannt?**

Besonders umweltfreundliche Produkte dürfen mit dem *Umweltzeichen* gekennzeichnet werden.

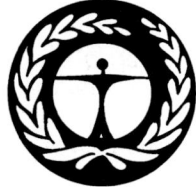

48 **Mit welchen Angaben müssen Textilerzeugnisse gekennzeichnet werden?**

Der Verbraucher muss deutlich erkennen können, welche Rohstoffe in welcher Menge in dem Textilerzeugnis enthalten sind (z. B. 75 % Baumwolle, 25 % Polyester).

49 **Nennen Sie drei wichtige Regelungen der Preisangabenverordnung.**

Regelungen der *Preisangabenverordnung:*

– Ausgestellte Waren müssen mit einer deutlichen Preisangabe versehen sein.
– Preise für Dienstleistungen (z. B. Friseur, Gaststätten) müssen in Schaufenstern oder Schaukästen ausgehängt sein.
– Heranfahrende Kraftfahrer müssen von der Straße aus die Kraftstoffpreise der Tankstellen deutlich erkennen können.   →

▷ *Fortsetzung der Antwort* ▷

– Kreditverträge müssen den „effektiven Jahreszins" enthalten.
– Die angegebenen Preise müssen Endpreise sein, d. h. inkl. Mehrwertsteuer.
– Bei Waren, die noch abgewogen werden, müssen die Preise in 100 g oder 1000 g angegeben werden.

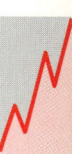

50 Welche Absicht verfolgt das „Gesetz gegen den unlauteren Wettbewerb" (UWG)?

Es soll Verbraucher vor dem wettbewerbswidrigen Verhalten einzelner Anbieter schützen.

51 Welche Handlungen eines Anbieters sind nach dem UWG verboten?

Nach dem *UWG* sind verboten:

– *Falsche Angaben,* z. B. über Qualität, Herstellungsmethode oder Ursprung der angebotenen Ware
– *Irreführung der Verbraucher* durch „Lockvogelangebote"*)
– *Sittenwidrige Werbung,* z. B. aufdringliches Ansprechen des Verbrauchers auf der Straße oder belästigende Anrufe bei ihm zu Hause
– *„Anschwärzung",* indem der Werbende die Produkte der Konkurrenz herabwürdigt.
– *Zusendung von unbestellter Ware*
– *Missbrauch von Sonderveranstaltungen,* z. B. das Nachschieben von Waren bei Räumungsverkäufen

---

*) „Lockvogelangebote" = Angebote mit besonders günstigem Preis und evtl. Mengenbeschränkung, durch die der Kunde zum Kauf anderer, oft überteuerter Waren veranlasst werden soll.

52 Beurteilen Sie die folgenden Fälle und geben Sie an, gegen welche Vorschrift dabei gegebenenfalls verstoßen wurde.

a) Die Brauerei Pichler verkauft ihr Bier unter dem Werbeslogan: „Das beste Bier der Welt!"

b) In einem Supermarkt hängt folgendes Angebotsplakat:

Unser Knüller
Schweinefilet **9.⁹⁹** €
500 g

c) Eine Fleischerei bietet importierte Hähnchen als „Deutsche Freilandhähnchen" an.

d) Sie erhalten von einem Versandhaus für 45 € unbestellt einen Pullover zugeschickt.

a) verboten nach UWG

b) verboten nach der Preisangabenverordnung

c) verboten nach UWG

d) verboten nach UWG

53 Wie soll das Produkthaftungsgesetz den Verbraucher vor fehlerhaften Waren schützen?

Durch das *Produkthaftungsgesetz* wird der Hersteller verpflichtet, den Schaden zu ersetzen, der durch ein fehlerhaftes Produkt entstanden ist. Dabei haftet der Hersteller verschuldensunabhängig, d. h., es ist unerheblich, ob ihn ein Verschulden trifft oder nicht.

54 Welche Waren werden nicht vom Produkthaftungsgesetz erfasst?

1. Arzneimittel
2. landwirtschaftliche Rohprodukte

55 Wie hoch ist nach dem Produkthaftungsgesetz die Selbstbeteiligung bei einem Sachschaden?

Die Selbstbeteiligung beträgt 575 €.

56 Welches besondere Recht kann ein Käufer bei einem Ratenkauf (Teilzahlungsgeschäft) in Anspruch nehmen?

Einen *Ratenkauf* kann der Käufer innerhalb von 14 Tagen ohne Angabe von Gründen *schriftlich* widerrufen.

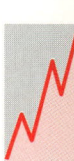

57 **Wie sollten Sie den Widerruf eines Ratenverkaufs zustellen?**

Aus Gründen der Beweisbarkeit empfiehlt sich die Versendung als Einschreiben.

58 **Bei einem Ratenkauf ist der Verkäufer verpflichtet, dem Käufer bestimmte Angaben mitzuteilen.**

Nennen Sie diese.

Mitzuteilen sind:
- Barzahlungspreis
- Teilzahlungspreis
- Anzahl, Höhe und Fälligkeit der Raten
- effektiver Jahreszins
- deutliche Belehrung über das Widerrufsrecht (2. Unterschrift)

59 **Welche Vorteile sprechen für den Ratenkauf?**

a) Sofortige Verfügbarkeit der Ware
b) Widerrufsmöglichkeit innerhalb von 14 Tagen
c) gleichmäßige Verteilung der Zahlungsbelastung
d) Möglichkeit, Sonderangebote auszunützen

60 **Nennen Sie drei mögliche Nachteile beim Ratenkauf.**

1. Zinsbelastung
2. kein Skontoabzug möglich
3. zusätzliche Belastung durch Bearbeitungsgebühren
4. die Dauer der Ratenzahlung kann die Nutzungsdauer der Ware übersteigen

61 **Fernabsatzverträge**

Welches besondere Recht kann ein Verbraucher nach dem BGB (Bürgerlichen Gesetzbuch) in Anspruch nehmen, wenn er einen Fernabsatzvertrag abschließt?

Bestellungen per Katalog, Brief, Internet oder Telefon können innerhalb von 14 Tagen ohne Angabe von Gründen an den Lieferanten zurückgeschickt werden. Dieses Widerrufsrecht gilt auch bei Haustürgeschäften (nicht möglich ist ein Widerruf bei Lieferung von Speisen und Getränken, z. B. einem Pizzaservice).

62 **Elektronischer Geschäftsverkehr (e-commerce)**

Für Verträge, die auf elektronischem Weg (in der Regel Internet) abgeschlossen werden, gelten besondere Bestimmungen des BGB zum Schutz der Kunden.

Nennen Sie diese.

Nach den Bestimmungen über den **elektronischen Geschäftsverkehr** muss der Unternehmer
1. Mittel zur Verfügung stellen, mit deren Hilfe Eingabefehler vor Abgabe der Bestellung erkannt und berichtigt werden können.
2. dem Kunden die Möglichkeit einräumen, Vertragsbedingungen und allgemeine Geschäftsbedingungen →

▷ *Fortsetzung der Antwort* ▷

nicht nur am Bildschirm abzurufen, sondern diese auch problemlos auf den eigenen PC zu überspielen und zu speichern.

3. nach einem Bestellvorgang den Eingang der Bestellung unverzüglich mit elektronischer Post bestätigen.

Verstößt der Händler gegen eine der drei Bedingungen, dann kann der Kunde nicht wie sonst üblich innerhalb von 14 Tagen, sondern innerhalb von 6 Monaten vom Vertrag zurücktreten.

|63| Haustürgeschäfte

Welche besonderen Rechte räumt das BGB (Bürgerliche Gesetzbuch) einem Kunden ein, der ein so genanntes „Haustürgeschäft" abschließt?

- *Haustürgeschäfte* können innerhalb von 14 Tagen ohne Angabe von Gründen schriftlich widerrufen werden.
- Innerhalb von 14 Tagen nach Erhalt der Ware hat der Kunde ein Rückgaberecht.

|64| Welche Geschäfte fallen unter den Begriff „Haustürgeschäfte"?
Nennen Sie zwei Beispiele.

Haustürgeschäfte entstehen durch überraschendes Ansprechen des Kunden am Arbeitsplatz, an der Wohnung, bei Kaffeefahrten, bei Freizeitveranstaltungen, auf der Straße.

|65| Nennen Sie drei Beispiele für Geschäfte, die nicht durch das „Gesetz über den Widerruf von Haustürgeschäften und ähnlichen Geschäften" geschützt werden.

1. Wenn der Kunde den Vertreter selbst bestellt hat
2. bei Versicherungsverträgen
3. bei Bagatellgeschäften (unter 40 €)

|66| Allgemeine Geschäftsbedingungen

Erläutern Sie, was man unter „allgemeinen Geschäftsbedingungen" (AGB) versteht.

AGB sind vorformulierte Vertragsklauseln. Sie gelten für alle Verträge, die der betreffende Geschäftsmann abschließt und enthalten meist Abänderungen der gesetzlichen Bestimmungen (BGB).

|67| Weshalb wurden in das BGB zahlreiche Bestimmungen zur Regelung der allgemeinen Geschäftsbedingungen aufgenommen?

Durch die AGB änderten viele Geschäftsleute die gesetzlichen Regelungen zu ihren Gunsten ab und übervorteilten so die Kunden.

68 **Zählen Sie drei wesentliche Regelungen auf, die das BGB zur Regelung der „allgemeinen Geschäftsbedingungen" (AGB) enthält.**

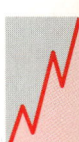

1. AGB werden nicht automatisch Vertragsbestandteil. Der Kunde muss darauf hingewiesen werden, sie zur Kenntnis nehmen können und sie akzeptieren.
2. Das „Kleingedruckte" muss mühelos lesbar und verständlich sein.
3. Unangemessen lange Lieferfristen sind nicht zulässig.
4. Überraschende Klauseln sind unzulässig.
5. Preiserhöhungen dürfen frühestens 4 Monate nach Vertragsabschluss erfolgen.
6. Die gesetzlichen Gewährleistungsansprüche dürfen nicht verkürzt werden.
7. Bei mangelhafter Lieferung gilt grundsätzlich das BGB. Vorbehaltene Nachbesserungen müssen kostenlos erfolgen.

69 **Vier Wochen nach Lieferung des Teppichbodens erscheint der Händler bei Frau Huber, um den Teppichboden zu reinigen. Als diese sich weigert, erklärt er, dass er aufgrund seiner allgemeinen Geschäftsbedingungen berechtigt ist, monatlich eine vergütungspflichtige Reinigung durchzuführen.**
Wie beurteilen Sie den Fall?

Überraschende Klauseln sind nach dem BGB unzulässig.

System der sozialen Marktwirtschaft

70 **Zählen Sie drei Wirtschaftsordnungen auf.**

1. Freie Marktwirtschaft
2. Zentralverwaltungswirtschaft (zentrale Planwirtschaft)
3. soziale Marktwirtschaft

71 Die freie Marktwirtschaft war die Wirtschaftsordnung der Industriestaaten des 19. Jahrhunderts.
Nennen Sie drei Merkmale der freien Marktwirtschaft.

1. Freie Planung von Produktion und Verbrauch
2. Preisbildung durch Angebot und Nachfrage
3. freier Wettbewerb mit dem Ziel maximalen Gewinns
4. Privateigentum an Produktionsmitteln
5. Der Staat greift in den Wirtschaftsablauf nicht ein. Er sichert lediglich: Rechtspflege, Bildung, Geldwesen, persönlichen Schutz, Vertragsfreiheit, Privateigentum usw.

72 Nennen Sie drei Merkmale der Zentralverwaltungswirtschaft.

1. Totale staatliche Planung von Verbrauch und Produktion, Arbeitseinsatz, Lohnhöhe usw.
2. staatliche Preisfestsetzung
3. Produktionsmittel sind Staatseigentum
4. oberstes Ziel ist nicht Gewinnerzielung, sondern Planerfüllung

73 Nennen Sie jeweils drei Vorteile und drei Nachteile der freien Marktwirtschaft.

a) *Vorteile:*
   – freie Entfaltung der Persönlichkeit
   – freie Berufs- und Arbeitsplatzwahl
   – Höchstleistungen durch freien Wettbewerb und Gewinnaussicht
   – frei verfügbares Privateigentum, auch an Produktionsmitteln

b) *Nachteile:*
   – Ausbeutung wirtschaftlich Schwacher
   – Preisabsprachen sind möglich
   – keine arbeits- und sozialrechtliche Absicherung
   – Löhne teilweise unter dem Existenzminimum
   – Konjunkturschwankungen mit großer Arbeitslosigkeit
   – Arbeitslosigkeit kann Verelendung, Kinderarbeit usw. zur Folge haben

74 Welche Vorteile und welche Nachteile der <u>Zentralverwaltungswirtschaft</u> kennen Sie?

Nennen Sie jeweils drei Beispiele.

a) *Vorteile:*
- Staat verhindert die Ausbeutung wirtschaftlich Schwächerer
- keine Arbeitslosigkeit, da jeder Arbeitnehmer „verplant" werden kann
- keine Konjunkturschwankungen
- verbilligte Güter des Grundbedarfs (Wohnraum, Grundnahrungsmittel usw.)

b) *Nachteile:*
- keine freie Berufs- und Arbeitsplatzwahl
- kein Privateigentum an Produktionsmitteln
- Versorgungslücken
- mangelnder Leistungsanreiz
- geringe Auswahl an Konsumgütern
- aufwändiger Verwaltungsapparat

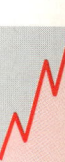

75 Wie wird die Wirtschaftsordnung der Bundesrepublik Deutschland genannt?

Die *soziale Marktwirtschaft*

76 Welcher Hauptunterschied besteht zwischen der freien Marktwirtschaft und der sozialen Marktwirtschaft?

Bei der *sozialen Marktwirtschaft* greift der Staat in den Wirtschaftsablauf ein, um die wirtschaftlich Schwächeren zu schützen, z. B. durch Gesetze oder Subventionen. Die *freie Marktwirtschaft* wird also eingeschränkt zu Gunsten sozialer Gerechtigkeit.

77 In welchen Bereichen erfolgen die staatlichen Eingriffe in der sozialen Marktwirtschaft?

- *Sozialpolitik,* z. B. Sozialversicherungen
- *Wettbewerbspolitik,* z. B. Kartellgesetz
- *Einkommenspolitik,* z. B. Steuerprogression
- *Strukturpolitik,* z. B. Subventionen
- *Konjunkturpolitik,* z. B. öffentliche Ausgaben
- *Öffentliche Unternehmungen,* z. B. Verkehrsbetriebe

[78] Weshalb ergreift der Staat in der sozialen Marktwirtschaft konjunkturpolitische Maßnahmen?

Starke Konjunkturschwankungen können zu Produktionseinschränkungen, Arbeitslosigkeit oder Inflation führen.

[79] Nennen Sie drei Gesetze, die in der Bundesrepublik Deutschland der Sicherung des Wettbewerbs dienen.

– Kartellgesetz (Gesetz gegen Wettbewerbsbeschränkungen)
– Gesetz gegen unlauteren Wettbewerb (UWG)
– Preisangabenverordnung
– Eichgesetz

[80] Welche Aufgabe haben öffentliche Unternehmungen in unserer sozialen Marktwirtschaft?

Die gleichmäßige Versorgung der Bevölkerung mit wichtigen Gütern und Dienstleistungen. Beispiel: Öffentliche Verkehrsbetriebe bedienen auch unrentable Nebenstrecken.

[81] Eine wesentliche Aufgabe des Staates in der sozialen Marktwirtschaft ist die soziale Sicherheit und Gerechtigkeit.

Mit welchen Maßnahmen der Sozialpolitik soll dies erreicht werden?

a) Sozialversicherungen
b) Sozialhilfe
c) Wohngeld
d) Sozialwohnungen
e) Ausbildungsförderung
f) Sparförderung
g) Kindergeld
h) Steuerprogression
i) Arbeitsschutzbestimmungen

[82] Zählen Sie drei Beispiele für Arbeitsschutzbestimmungen auf.

1. Kündigungsschutzgesetz
2. Mutterschutzgesetz
3. Schwerbehindertengesetz
4. Arbeitszeitgesetz
5. Jugendarbeitsschutzgesetz

Grenzen der sozialen Sicherung

[83] In den letzten Jahren wurden die sozialen Leistungen erheblich verbessert.

Welche Probleme sehen Sie in diesem Zusammenhang?

Verbesserte Sozialleistungen bewirken höhere Kosten. Die Folge:
– steigende Sozialversicherungsbeiträge
– Einschränkung der Leistungen (siehe z. B. Krankenversicherung)
– erhebliche Staatsverschuldung, um staatliche Leistungen wie Sozialhilfe oder Kindergeld zu finanzieren

84 **a) Welches Problem kennzeichnet die Zukunft der Rentenversicherung?**
b) Welche Lösungsvorschläge sind hierzu im Gespräch?

a) Immer weniger Beitragszahler müssen immer mehr Renten finanzieren.

b) – Erhöhung der Beiträge
– Absenkung des Rentenniveaus
– Erhöhung des Rentenalters
– höhere Staatszuschüsse
– Teilrenten
– Der Staat fördert die freiwillige private Vorsorge durch Zuschüsse und Steuervergünstigungen (Rentenreform 2001)

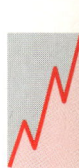

85 **Häufig wird behauptet, das soziale Netz würde von vielen missbraucht.**
Nennen Sie hierzu drei Beispiele.

– Wohngeld weiterbeziehen, obwohl die Einkommensgrenze überschritten ist.
– Sozialhilfe beziehen, obwohl man arbeitsfähig ist und Arbeit bekommen könnte.
– Bei Arbeitsunlust Krankheit vorschieben; durch die Lohnfortzahlung fällt kein Entgelt aus.
– Arbeitsbereitschaft vortäuschen, um bei Arbeitslosigkeit Arbeitslosenunterstützung kassieren zu können.

86 **Kritiker des EU-Binnenmarktes befürchten, dass seine Einführung soziale Rechte in Deutschland demontieren würde.**
Erläutern Sie diese Befürchtung.

Die Sozialgesetzgebung der Bundesrepublik hat innerhalb der EU ein besonders hohes Niveau. Nur wenige Länder wie Frankreich, Dänemark oder Luxemburg haben einen ähnlichen Standard. Deshalb streben diese Länder an, dass die anderen EU-Mitglieder sich ihrem höheren Standard anpassen. Um die Wettbewerbsfähigkeit ihrer Industrie nicht zu schmälern, lehnen dies viele EU-Länder (z. B. Großbritannien) ab. Sie möchten, dass die EU sich am niedrigeren Niveau orientiert. Die angestrebte „Harmonisierung" gefährdet aber auch die strengen Vorschriften des deutschen Arbeitsschutzes, des Arbeitsrechtes, des Gesundheitsschutzes usw.

Sozialprodukt als gesamtwirtschaftliche Messgröße

87 Erklären Sie, was man unter dem Bruttoinlandsprodukt versteht.

Das *Bruttoinlandsprodukt* ist der in Marktpreisen ausgedrückte Wert aller Güter und Dienstleistungen, die innerhalb eines Jahres in einem Staat innerhalb der Landesgrenzen erzeugt worden sind.

88 Welcher Unterschied besteht zwischen *nominalem* und *realem* Bruttoinlandsprodukt?

a) *Nominales Bruttoinlandsprodukt:*
Es wird zu Marktpreisen bewertet und *enthält* somit sämtliche *Preissteigerungen* der Güter und Dienstleistungen, die in der Volkswirtschaft erzeugt worden sind.

b) *Reales Bruttoinlandsprodukt:*
Im Gegensatz zum nominalen Bruttoinlandsprodukt enthält es *keine Preissteigerungen.* Man legt hierzu die Preise eines bestimmten Basisjahres, z. B. 1995, zugrunde und berechnet den Wert der erzeugten Güter und Dienstleistungen in Preisen des Basisjahres.

89 Welches Bruttoinlandsprodukt, das reale oder das nominale, gibt Auskunft darüber, ob der Lebensstandard einer Bevölkerung gestiegen ist?

Das reale Bruttoinlandsprodukt, da es um Preissteigerungen bereinigt ist.

90 Weshalb gibt das reale Bruttoinlandsprodukt allein keine verlässliche Auskunft darüber, ob der Lebensstandard einer Bevölkerung gestiegen ist?

Nur wenn das reale *Bruttoinlandsprodukt pro Kopf* steigt, wächst der Lebensstandard. Erst jetzt stehen jedem Einwohner mehr Güter und Dienstleistungen zur Verfügung. Wächst dagegen die Bevölkerungszahl schneller als das reale Bruttoinlandsprodukt, so sinkt der Lebensstandard → Problem vieler Entwicklungsländer.

91 Wo entsteht das Brutto-inlandsprodukt?

Nennen Sie zwei Bereiche.

Entstehungsbereiche des Bruttoinlandsproduktes:
– Handwerk und Industrie
– Dienstleistungsbereich (z. B. Banken, Versicherungen)
– Handel
– Land- und Forstwirtschaft

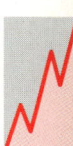

92 Wie wird das Brutto-inlandsprodukt verwendet?

Verwendung des Bruttoinlands-produktes:
– Privater Verbrauch
– Staatsverbrauch
– Investitionen
– Außenbeitrag (= Differenz zwischen Einfuhr und Ausfuhr)

93 Normalerweise steigt der Wert des realen Bruttoinlands-produkts von Jahr zu Jahr.

Nennen Sie hierfür zwei Gründe.

a) Produktivitätssteigerungen durch neue Technologien (z. B. Computer, CNC-Maschinen, Roboter) oder durch Rationalisierung
b) mehr Staatsausgaben
c) gestiegener Konsumbedarf der Arbeitnehmer, z. B. durch zuneh-mende Berufstätigkeit der Frauen

94 Zeigen Sie an zwei Bei-spielen, dass die Aussagekraft des Bruttoinlandsprodukts begrenzt ist.

– Viele Leistungen sind nicht erfasst, z. B. Hausfrauenarbeit, ehrenamtliche Vereinsarbeit.
– Schwarzarbeit ist nicht genau erfasst (nach Schätzungen beträgt sie 15– 20 % des Bruttoinlandsproduktes – mit steigender Tendenz)
– Es enthält auch Leistungen, die den Lebensstandard mindern, z. B. Auf-wendungen für die Beseitigung von Umweltschäden, Unfallschäden etc.

Ziele und Probleme der Wirtschaftspolitik

95 In welchem Gesetz sind die Ziele unserer staatlichen Wirtschaftspolitik festgelegt?

Im *Stabilitätsgesetz,* genauer gesagt im „Gesetz zur Förderung der Stabilität und des Wachstums in der Wirtschaft".

96 Im Stabilitätsgesetz sind die vier allgemeinen Ziele unserer staatlichen Wirtschaftspolitik festgelegt.
Wie lauten diese vier Ziele?

1. Preisstabilität
2. Vollbeschäftigung
3. angemessenes Wirtschaftswachstum
4. außenwirtschaftliches Gleichgewicht

97 Weshalb spricht man bei den vier allgemeinen Zielen der staatlichen Wirtschaftspolitik auch vom magischen Viereck?

Magisches Viereck:
Es bedarf der Kunst eines Magiers, alle Ziele gleichzeitig und gleich gut zu erreichen. Denn unter Maßnahmen zur Förderung eines Zieles leidet häufig ein anderes.

98 Um welche Ziele wurde das magische Viereck zum magischen Sechseck erweitert?

a) Umweltschutz
b) gerechte Einkommens- und Vermögensverteilung

99 Zwischen den einzelnen Zielen der Wirtschaftspolitik (magisches Viereck bzw. Sechseck) bestehen zahlreiche Zielkonflikte.
Geben Sie hierzu zwei Beispiele.

1. Preisstabilität erfordert preisdämpfende Maßnahmen, diese gefährden Wirtschaftswachstum und Vollbeschäftigung.
2. Wirtschaftswachstum kann Umweltschutz gefährden.
3. Vollbeschäftigung erfordert Maßnahmen, welche die Preisstabilität gefährden.

100 Erklären Sie, was man unter der Konjunktur versteht.

Unter *Konjunktur* versteht man die Veränderung der Wirtschaftslage. Die Veränderung ersieht man aus gesamtwirtschaftlichen Daten wie z. B. Preise, Beschäftigung, Produktion usw. Vereinfacht ausgedrückt: *Konjunktur → die jeweilige Wirtschaftslage*

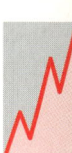

101 Benennen Sie in der nachfolgenden Abbildung die einzelnen Phasen eines Konjunkturzyklus und geben Sie zu jeder der vier Konjunkturphasen mindestens zwei Merkmale an.

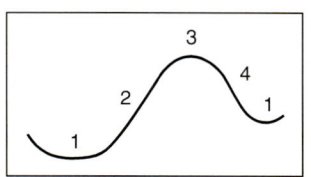

1 *Depression (Tiefstand):*
   – kaum Investitionen
   – niedrige Preise
   – Produktionstiefstand
   – hohe Arbeitslosigkeit
   – tiefe Börsenkurse

2 *Expansion (Aufschwung):*
   – Produktion nimmt zu
   – Investitionen nehmen zu
   – Preise steigen
   – Arbeitslosigkeit geht zurück
   – Börsenkurse steigen

3 *Boom (Hochkonjunktur):*
   – Produktionshöchststand
   – Vollbeschäftigung bzw. Überbeschäftigung
   – Inflationäre Entwicklung bei Löhnen und Preisen
   – Börsenkurse auf Höchststand

4 *Rezession (Abschwung):*
   – Investitionen nehmen ab
   – Produktionsrückgang
   – zunehmende Arbeitslosigkeit
   – sinkende Preise
   – sinkende Börsenkurse

102 Die staatliche Konjunkturpolitik soll antizyklisch sein. Beispielsweise soll der Staat während einer Depression konjunkturbelebende Maßnahmen ergreifen, in Zeiten der Hochkonjunktur dagegen konjunkturdämpfende.

Geben Sie jeweils zwei Beispiele an.

a) *Konjunkturdämpfende Maßnahmen:*
   – Staatsaufträge vermindern
   – Steuern erhöhen
   – Sparprämien gewähren
   – Abschreibungen senken

b) *Konjunkturfördernde Maßnahmen:*
   – Staatsaufträge erhöhen
   – Steuern senken
   – Sparprämien verringern
   – Abschreibungen erhöhen

103 Wie lange dauert in der Regel ein Konjunkturzyklus?

Ca. 4–5 Jahre

104 Wie wirken sich

a) Steuererhöhungen und
b) Steuersenkungen

während einer Rezession (Abschwung) aus?

a) *Steuererhöhungen* verringern die Massenkaufkraft und verschärfen die ohnehin schwierige Konjunkturlage.

b) *Steuersenkungen* vergrößern die Massenkaufkraft und stützen somit die Not leidende Konjunktur.

105 Wie wirken sich

a) Steuererhöhungen und
b) Steuersenkungen

während einer Hoch-konjunktur (Boom) aus?

a) *Steuererhöhungen* bewirken durch die erfolgte Abschöpfung von Massenkaufkraft eine Dämpfung der Konjunktur.

b) *Steuersenkungen* bewirken durch zusätzliche Massenkaufkraft ein weiteres Ankurbeln der ohnehin schon überhitzten Konjunktur.

106 Durch welche Maß-nahmen können

a) der Staat,
b) die Unternehmer und
c) die Verbraucher

während einer Rezession (Abschwung) die Konjunktur beleben?

Nennen Sie jeweils zwei Beispiele.

a) *Staat:*
  – Steuersenkungen
  – Staatsaufträge erhöhen
  – Investitionszulagen

b) *Unternehmer:*
  – Sonderangebote machen
  – Inanspruchnahme staatlicher Konjunkturprogramme
  – zusätzliche Werbung
  – Bereitstellung günstiger Kredite durch Banken

c) *Verbraucher:*
  – Ausnutzung von Sonderangeboten
  – Inanspruchnahme von Krediten
  – zusätzlicher Konsum, evtl. Auflösung von Sparguthaben

107 Wie kann die Europä-ische Zentralbank (EZB) die Wirtschaftspolitik beeinflussen?

Die *EZB* kann die Geldmenge verkleinern oder vergrößern, indem sie z. B. die Refinanzierungssätze oder die Mindest-reservesätze erhöht oder senkt. Als Folge davon verbilligen oder verteuern sich die Kredite der Privatbanken entsprechend.

Öffentliche Abgaben

Finanzierung staatlicher Aufgaben

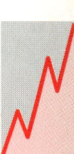

1 Welche öffentlichen Abgaben erhebt der Staat, um seinen Haushalt auszugleichen?

1. Steuern
2. Zölle
3. Gebühren und Beiträge

2 Wodurch unterscheiden sich

a) Gebühren und
b) Beiträge?

a) *Gebühren* sind Preise für bestimmte staatliche Leistungen *an den einzelnen Bürger,* z. B. für einen Pass.

b) *Beiträge* sind Preise für bestimmte staatliche Leistungen *an die Gemeinschaft,* z. B. für die Kanalisation.

3 Was versteht man unter Zöllen?

Zölle sind Abgaben, die im grenzüberschreitenden Warenverkehr erhoben werden, z. B. Einfuhrzölle, Ausfuhrzölle, Schutzzölle.

4 Welchem Zweck dienen Schutzzölle?

Sie sollen die inländische Wirtschaft vor ausländischer Konkurrenz schützen, indem niedrigere Weltmarktpreise auf das Inlandsniveau angehoben werden. Beispiele: Landwirtschaft, Textilindustrie

5 Die öffentliche Hand (Bund, Länder, Gemeinden) verwendet ihre Einnahmen zur Erfüllung öffentlicher Aufgaben.

Nennen Sie drei Beispiele.

1. Soziale Sicherung
2. Verteidigung
3. Verkehrswesen, Straßenbau
4. Bildung
5. Polizei und Justiz
6. Gesundheitswesen

6 Welche Ziele versucht der Staat durch die Steuererhebung zu erreichen?

a) Finanzierung der Staatsaufgaben
b) Beeinflussung der Konjunktur
c) Beeinflussung des Konsumentenverhaltens (z. B. hohe Tabaksteuer soll vom Rauchen abhalten)
d) gerechte Verteilung von Einkommen und Vermögen (z. B. Steuerprogression)

7 **Teilen Sie Steuern nach der Erhebungsart ein.**

Nach der Erhebungsart unterscheidet man _direkte_ und _indirekte_ Steuern.

8 **Unterscheiden Sie zwischen direkten und indirekten Steuern.**

a) _Direkte Steuern_ werden beim Steuerschuldner _direkt_ erhoben. Steuerzahler und Steuerträger sind dieselbe Person. Beispiele: Einkommensteuer, Grundsteuer, Gewerbesteuer

b) _Indirekte Steuern_ werden auf dem Umweg über bestimmte Waren erhoben, sie sind im Kaufpreis enthalten. Der Käufer _zahlt_ sie also _indirekt,_ da der Verkäufer sie an das Finanzamt überweist. Beispiele: Umsatzsteuer, Kaffeesteuer, Mineralölsteuer

9 **Teilen Sie Steuern nach dem Steuergegenstand ein.**

Nach dem Steuergegenstand unterscheidet man:
- _Besitzsteuern_
- _Verkehrsteuern_
- _Verbrauchsteuern_

10 **Zählen Sie drei Besitzsteuern auf.**

1. Einkommensteuer
2. Lohnsteuer
3. Grundsteuer

11 **Unterscheiden Sie zwischen _Verbrauchsteuern_ und _Verkehrsteuern._**

a) _Verbrauchsteuern_ erfassen Beträge, die für bestimmte Verbrauchsgüter ausgegeben werden. Beispiele: Biersteuer, Tabaksteuer, Kaffeesteuer, Mineralölsteuer

b) Bei _Verkehrsteuern_ werden bestimmte Vorgänge besteuert, z. B.
   – ein Warenumsatz (Mehrwertsteuer)
   – ein Grundstückskauf (Grunderwerbsteuer)

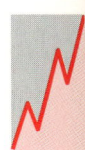

12 Man unterscheidet <u>Besitz-steuern</u>, <u>Verkehrsteuern</u>, <u>Verbrauchsteuern</u>, <u>direkte</u> und <u>indirekte</u> Steuern.

Ordnen Sie die folgenden Steuern der entsprechenden Steuerart zu:

Kaffeesteuer, Grundsteuer, Grunderwerbsteuer, Biersteuer, Erbschaftsteuer, Kraftfahrzeugsteuer, Schaumweinsteuer, Einkommensteuer, Gewerbesteuer, Mehrwertsteuer.

a) *Besitzsteuern:* Grundsteuer, Erbschaftsteuer, Einkommensteuer, Gewerbesteuer

b) *Verkehrsteuern:* Grunderwerbsteuer, Kraftfahrzeugsteuer, Mehrwertsteuer

c) *Verbrauchsteuern:* Kaffeesteuer, Biersteuer, Schaumweinsteuer

d) *Direkte Steuern:* Grundsteuer, Erbschaftsteuer, Einkommensteuer, Gewerbesteuer, Grunderwerbsteuer, Kraftfahrzeugsteuer

e) *Indirekte Steuern:* Mehrwertsteuer, Kaffeesteuer, Biersteuer, Schaumweinsteuer

13 Teilen Sie Steuern nach dem Empfänger ein.

Nach dem Empfänger teilt man ein:
- Bundessteuern
- Ländersteuern
- Gemeindesteuern
- gemeinschaftliche Steuern

Grundzüge der Einkommensteuer und Lohnsteuer

14 Das Einkommensteuergesetz (EStG) unterscheidet 7 Einkunftsarten.

Nennen Sie diese.

1. Einkünfte aus *Land und Forstwirtschaft*
2. Einkünfte aus *Gewerbebetrieb*
3. Einkünfte aus *selbstständiger Arbeit*
4. Einkünfte aus *nichtselbstständiger Arbeit*
5. Einkünfte aus *Kapitalvermögen*
6. Einkünfte aus *Vermietung und Verpachtung*
7. *Sonstige Einkünfte*

15 Unter welche Einkunftsart fällt die Tätigkeit eines Zahnarztes mit eigener Praxis?

Einkünfte aus selbstständiger Arbeit

16 Ordnen Sie den entsprechenden Einkunftsarten zu:
a) Zinsgutschrift für Bundesanleihen
b) Mieter überweist die fällige Miete
c) Überweisung der KV
d) Ein Patient bezahlt Privatliquidation
e) Ausbildungsvergütung
f) Einkünfte eines Apothekers

a) Einkünfte aus Kapitalvermögen
b) Einkünfte aus Vermietung und Verpachtung
c) Einkünfte aus selbstständiger Arbeit
d) Einkünfte aus selbstständiger Arbeit
e) Einkünfte aus nichtselbstständiger Arbeit
f) Einkünfte aus Gewerbebetrieb

17 Wie wird der Gewinn einer Praxis ermittelt?

Durch die Gegenüberstellung von Betriebseinnahmen und Betriebsausgaben (sog. Einnahmen-Überschuss-Rechnung).

18 **Welche Einnahmen unterliegen nicht der Einkommensteuer?**

Geben Sie hierzu drei Beispiele an.

a) Kindergeld
b) Schadenersatzleistungen
c) Schmerzensgeld
d) Krankenhaustagegeld
e) Erbschaften
f) Toto- und Lottogewinne

19 **Wie erhält der Zahnarzt seine Steuernummer?**

Durch Anmeldung beim zuständigen Finanzamt

20 **Erklären Sie, was man unter einer Steuererklärung versteht.**

Die *Steuererklärung* ist ein Vordruck, der dem Finanzamt mit den entsprechenden Belegen und allen verlangten Angaben eingereicht werden muss. Sie ist die Grundlage für die Berechnung der Steuerschuld.

21 **Wann erhält der Steuerpflichtige seinen Steuerbescheid?**

Das Finanzamt prüft die abgegebene *Steuererklärung* und teilt das Ergebnis in Form eines *Steuerbescheides* mit.

22 **Welcher Unterschied besteht zwischen Einkommensteuer und Lohnsteuer?**

Die *Lohnsteuer* ist keine eigenständige Steuerart, sondern eine besondere Erhebungsform der Einkommensteuer bei Lohn- und Gehaltsempfängern.

Der *Einkommensteuer* unterliegen natürliche Personen, deren Einnahmen aus den sieben Einkunftsarten stammen, sofern er Einkünfte aus einer der sieben Einkunftsarten bezieht, wenn diese eine bestimmte Höhe übersteigen.

23 **Nach welcher Bemessungsgrundlage wird die Kirchensteuer ermittelt?**

Die zu zahlende Lohnsteuer bzw. Einkommensteuer ist die Bemessungsgrundlage. Der Steuersatz beträgt je nach Bundesland 8 oder 9 % (in Baden-Württemberg z. B. 8 %).

24 **Weshalb werden die Arbeitnehmer bei der Lohnsteuererhebung in Steuerklassen eingeteilt?**

Durch die Einteilung in *Steuerklassen* sollen die persönlichen Verhältnisse wie z. B. Familienstand, Kinderzahl usw. berücksichtigt werden. In den einzelnen Steuerklassen ist die Steuer deshalb unterschiedlich hoch.

25 **Teilen Sie folgende Arbeitnehmer in die entsprechenden Steuerklassen ein:**

a) **einen ledigen Arbeitnehmer,**

b) **einen verheirateten Arbeitnehmer, dessen Frau nicht arbeitet**

c) **Herr Bauer verdient 1 400,00 €, Frau Bauer 1 600,00 € monatlich**

a) Klasse I

b) Klasse III

c) beide in Klasse IV

26 **Begründen Sie, weshalb ein Arbeitnehmer eine Antragsveranlagung zur Einkommensteuer (= „freiwillige Einkommensteuererklärung") beantragen kann.**

Die Lohnsteuer ist eine *Jahressteuer,* die jedoch *monatlich* erhoben wird. Dies kann zu Überzahlungen führen, wenn sich während des Jahres steuerliche Veränderungen ergeben. So werden z. B. Arbeitnehmer nach Gehaltserhöhungen so besteuert, als würde das höhere Gehalt das ganze Jahr über bezogen.

Weitere Gründe:
– Werbungskosten übersteigen Pauschbetrag
– Sonderausgaben übersteigen Pauschbetrag
– außergewöhnliche Belastungen sind entstanden
– durch Heirat erfolgt Steuerklassenänderung
– schwankende Einkommenshöhe wegen Arbeitslosigkeit oder Krankheit
– eine Arbeitnehmersparzulage wird beantragt.

Die zu viel bezahlten Steuern werden auf Antrag („freiwillige Einkommensteuererklärung") zurückbezahlt.

27 **Erklären Sie, was man bei einer „freiwilligen Einkommensteuererklärung" (Antragsveranlagung) unter Werbungskosten versteht.**

Werbungskosten sind Aufwendungen, die durch das Arbeitsverhältnis verursacht worden sind, z. B.:
– Arbeitskleidung
– Fahrtkosten
– Beiträge zu Berufsverbänden
Die Werbungskosten sind in einem Arbeitnehmer-Pauschbetrag von 1 044,00 € enthalten. Dieser ist in die Steuertabellen eingearbeitet und wird bei der monatlichen Lohnsteuerberechnung automatisch berücksichtigt. Nachgewiesene höhere Kosten können geltend gemacht werden.

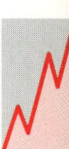

28 **a) Einem Arbeitnehmer sind im vergangenen Jahr 800,00 € Werbungskosten entstanden.**

Wie wirkt sich dieser Betrag in seiner Einkommensteuererklärung aus?

b) Einem Arbeitnehmer sind im vergangenen Jahr 1 600,00 € Werbungskosten entstanden.

Welchen Betrag erhält er hierfür bei seiner Einkommensteuererklärung zurückerstattet, wenn sein durchschnittlicher Steuersatz 25 % beträgt?

a) In die Steuertabellen ist der Arbeitnehmer-Pauschbetrag von 1 044,00 € bereits eingearbeitet, d. h., er wird beim Steuerabzug schon berücksichtigt. Deshalb wirken sich nur Werbungskosten aus, die über 1 044,00 € liegen.

b) 1 600,00 € – 1 044,00 € = 556 €

$\rightarrow$ 25 % von 556 € = **139,00 €**

29 **Wovon hängt die Höhe der zu zahlenden Lohnsteuer ab?**

Nennen Sie drei Faktoren.

Die Höhe der Lohnsteuer hängt ab:
– vom Familienstand
– von der Steuerklasse
– vom Alter
– von der Kinderzahl
– von der Einkommenshöhe
– vom Steuertarif

30 Wie wird das zu versteuernde Einkommen eines Arbeitnehmers ermittelt?

Einnahmen
- Werbungskosten (Arbeitnehmer-Pauschbetrag)
- Sonderausgaben
- außergewöhnliche Belastungen

= *zu versteuerndes Einkommen*

---

31 Sonderausgaben vermindern das zu versteuernde Einkommen.

Erklären Sie in diesem Zusammenhang, was man unter Sonderausgaben versteht.

Sonderausgaben sind Aufwendungen eines Steuerpflichtigen. Sie zählen zu den Kosten der privaten Lebensführung, werden jedoch aus sozialen, wirtschaftlichen oder kulturpolitischen Gründen vom Staat steuerlich begünstigt.

Man unterscheidet:

Unbeschränkt abzugsfähige Sonderausgaben:

z. B. – gezahlte Kirchensteuer
– Steuerberatungskosten

Beschränkt abzugsfähige Sonderausgaben:

z. B. – Vorsorgeaufwendungen (Lebensversicherungsbeiträge, Sozialversicherungsbeiträge)

---

32 Nennen Sie drei Beispiele für außergewöhnliche Belastungen.

Kosten
a) für Ausbildung
b) für Hausgehilfinnen
c) für den Unterhalt bedürftiger Angehöriger
d) verursacht durch Krankheit (unter Berücksichtigung einer zumutbaren Eigenbelastung)

---

33 Man unterscheidet verschiedene Freibeträge.

Zählen Sie drei davon auf.

a) Grundfreibetrag
b) Kinderfreibetrag
c) Haushaltsfreibetrag

34 **Welche Steuerpflichtige können einen Haushaltsfreibetrag beanspruchen?**

Allein Stehende, bei denen ein Kind oder mehrere Kinder berücksichtigt werden

35 **Im Zusammenhang mit der Einkommensteuer spricht man von der Steuerprogression.**
Erklären Sie diesen Begriff.

Mit zunehmendem Einkommen steigt der Steuersatz, d. h., wer mehr verdient, bezahlt nicht nur *absolut,* sondern auch *prozentual mehr Steuern.*

36 **Bis 2005 soll der neue Einkommensteuertarif vollständig eingeführt sein. Er unterscheidet verschiedene Zonen mit verschiedenen Steuersätzen.**
Nennen Sie diese.

1. Nullzone
2. Progressionszone
3. Proportionalzone

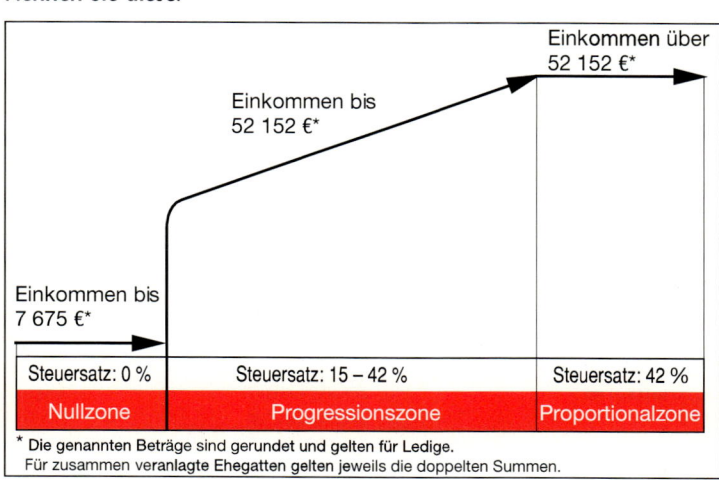

Steuersatz: 0 %	Steuersatz: 15 – 42 %	Steuersatz: 42 %
Nullzone	Progressionszone	Proportionalzone

* Die genannten Beträge sind gerundet und gelten für Ledige.
Für zusammen veranlagte Ehegatten gelten jeweils die doppelten Summen.

Geschäftsbrief

1 Häufig werden Telefonate durch Geschäftsbriefe ergänzt oder ersetzt.

Begründen Sie diese Vorgehensweise.

Geschäftsbriefe sind:

a) bei größeren Entfernungen kostengünstiger

b) sind ein schriftlicher Nachweis getroffener Vereinbarungen und abgegebener Willenserklärungen

2 Zählen Sie vier Arten von Geschäftsbriefen auf.

a) Anfrage
b) Angebot
c) Bestellung
d) Bestellungsannahme
e) Rechnung/Liquidation
f) Mahnung
g) Mängelrüge

3 In welchem Stil werden Geschäftsbriefe geschrieben?

Geschäftsbriefe werden in *objektivem,* also sachlichem Stil verfasst.

4 Bei der Gestaltung von Geschäftsbriefen müssen besonders zwei DIN *)-Vorschriften beachtet werden.

Nennen Sie diese.

a) Die *DIN 676;* sie befasst sich mit der Gestaltung der Vordrucke von Geschäftsbriefen.

b) Die *DIN 5008;* sie enthält die Schreib- und Gestaltungsregeln für Textverarbeitung, d. h. Regeln für die Beschriftung der Geschäftsbriefe.

5 Welche Teile enthält ein Geschäftsbrief?

1 Absender
2 Ort, Datum
3 Empfänger
4 Betreff
5 Anrede
6 Text
7 eventuelle Einrückungen
8 Gruß
9 Unterschrift
10 Anlage

---

*) DIN = Deutsches Institut für Normung

6 Verteilen Sie die Teile eines Geschäftsbriefes (siehe Frage **5**) nach den Regeln der DIN 5008 auf einem unlinierten A4-Briefblatt. Verwenden Sie folgenden Fall:

Die ZFA Simone Clever bestellt am 2. Januar bei der Firma Zahnärztebedarf Reinhard Mohn folgendes Fachbuch: „Das Fachwissen der Zahnmedizinischen Fachangestellten in Wort und Bild". Die Firma befindet sich in 71638 Ludwigsburg, Olgastraße 23.

Am 17. Januar 2002 erhält sie das Buch per Post und stellt fest: mehrere Seiten sind nicht bedruckt, Textstellen fehlen. Simone Clever, die in 70199 Stuttgart, Böblinger Straße 134, wohnt, verfasst daraufhin eine Mängelrüge.

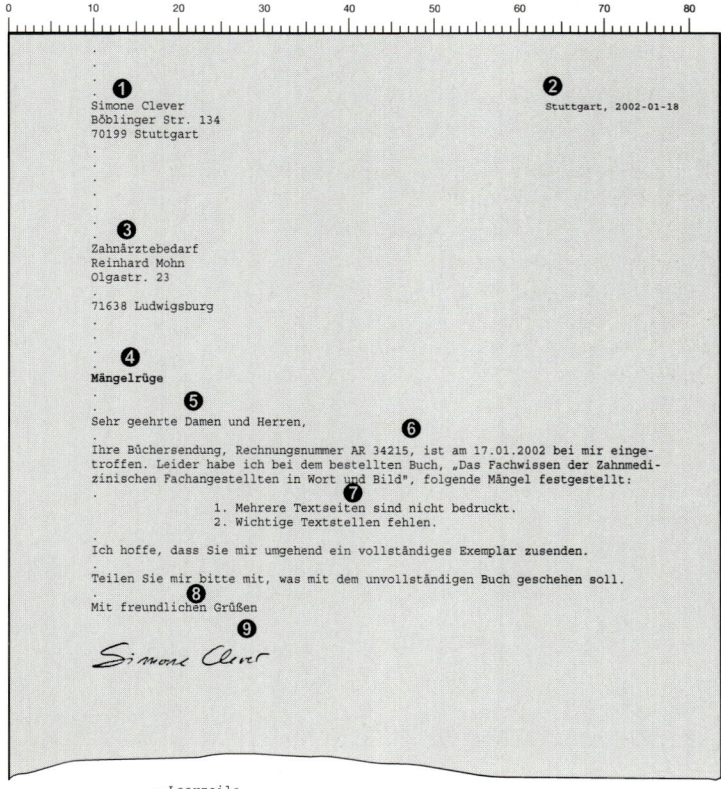

```
0        10        20        30        40        50        60        70        80

  ❶                                              ❷
  Simone Clever                                  Stuttgart, 2002-01-18
  Böblinger Str. 134
  70199 Stuttgart



     ❸
  Zahnärztebedarf
  Reinhard Mohn
  Olgastr. 23

  71638 Ludwigsburg


     ❹
  Mängelrüge
          ❺
  Sehr geehrte Damen und Herren,                    ❻

  Ihre Büchersendung, Rechnungsnummer AR 34215, ist am 17.01.2002 bei mir einge-
  troffen. Leider habe ich bei dem bestellten Buch, „Das Fachwissen der Zahnmedi-
  zinischen Fachangestellten in Wort und Bild", folgende Mängel festgestellt:
                                               ❼
               1. Mehrere Textseiten sind nicht bedruckt.
               2. Wichtige Textstellen fehlen.

  Ich hoffe, dass Sie mir umgehend ein vollständiges Exemplar zusenden.

  Teilen Sie mir bitte mit, was mit dem unvollständigen Buch geschehen soll.
                           ❽
  Mit freundlichen Grüßen
                     ❾
  Simone Clever
```

. = Leerzeile

7 **Folgende Abbildung zeigt einen Geschäftsbrief, entsprechend DIN 676 und 5008. Bezeichnen Sie die einzelnen Teile.**

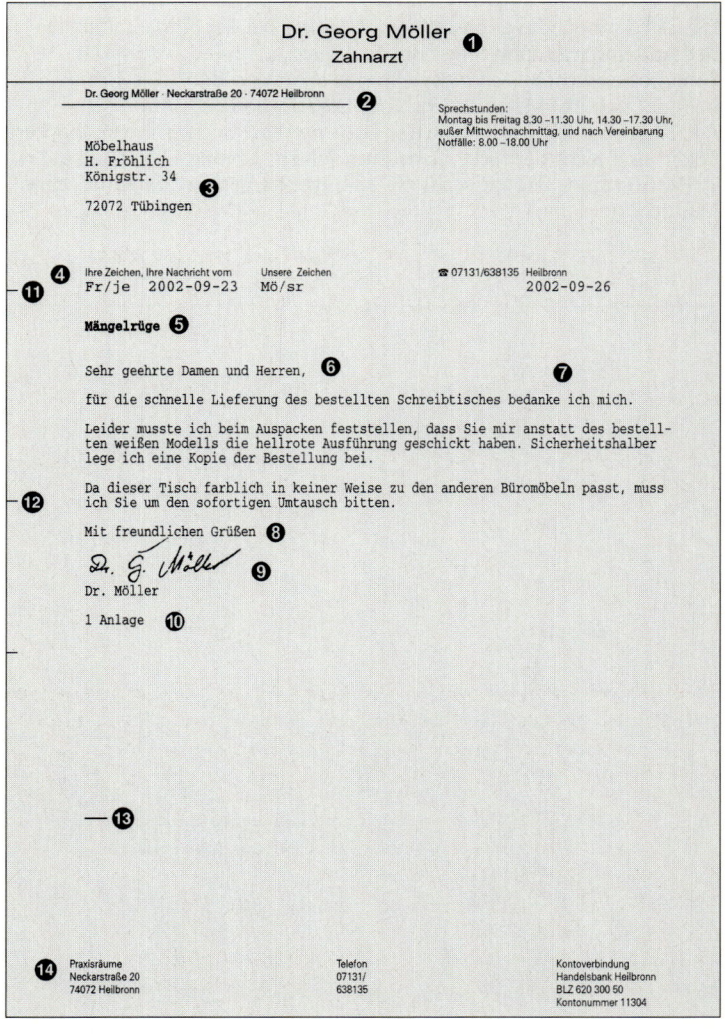

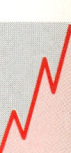

▷ *Fortsetzung* ▷

1 Briefkopf	9 Unterschrift
2 Absenderanschrift	10 Anlage
3 Empfängeranschrift	11 Faltmarke
4 Bezugszeichenzeile	12 Lochmarke
5 Betreff	13 Warnzeichen
6 Anrede	(Hinweis, dass noch 9 Schreibzeilen
7 Brieftext	zur Verfügung stehen)
8 Gruß	14 Geschäftsangaben

---

8 Wie muss der Betreff formuliert werden?

Der *Betreff* ist eine *stichwortartige Inhaltsangabe.*
Beispiele:
– Mängelrüge
– Mahnung
– Schadensmeldung Vers.-Nr. ...

---

9 Welche Anreden werden beim Geschäftsbrief verwendet?

a) Der Briefempfänger ist namentlich bekannt:
  – *Sehr geehrte Frau ...*
  – *Sehr geehrter Herr ...*
b) Der Briefempfänger ist nicht namentlich bekannt:
  – *Sehr geehrte Damen und Herren!*

---

10 Welches Satzzeichen wird nach der Anrede gesetzt?

a) *Komma (,).* Der nachfolgende Textteil beginnt mit einem *kleingeschriebenen Buchstaben.*
b) *Ausrufezeichen (!).* Der nachfolgende Textteil beginnt mit einem *großgeschriebenen Buchstaben.*

---

11 Nennen Sie mögliche Grußformen für einen Geschäftsbrief.

– *Mit freundlichen Grüßen*
– *Mit freundlichem Gruß*
– *Mit kollegialen Grüßen*
– *Mit kollegialer Hochachtung* (förmlich)
– *Mit den besten Grüßen*
– *Mit freundlichen Empfehlungen* →

▷ *Fortsetzung der Antwort* ▷

– **Hochachtungsvoll**
(förmlich, veraltet)
– **Mit vorzüglicher Hochachtung**
(sehr förmlich, veraltet)

[12] Entsprechend der DIN 5008 besteht das Anschriftenfeld aus vier Teilen.
Nennen Sie diese.

Teile der **Empfängeranschrift** sind:
1. Sendungsart, Versendungsform, Vorausverfügung
2. Empfängerbezeichnung, Postfach bzw. Straße mit Hausnummer
3. Postleitzahl, Bestimmungsort, ggf. Nummer des Zustellpostamtes
4. evtl. Bestimmungsland

[13] Wie werden die Teile der Empfängeranschrift im Anschriftenfeld untergebracht?

a) Es stehen *9 Zeilen* zur Verfügung.
b) Die einzelnen Teile sind durch eine Leerzeile getrennt.

[14] Erstellen Sie die Anschriften:

a) Herr Egon Bauer, Hauptstr. 242 in 88400 Biberach, erhält ein Übergabe-Einschreiben.

b) Frau Lisa Müller, Oberstudienrätin, erhält einen Brief, der nicht nachgesendet werden soll. Sie wohnt in 71634 Ludwigsburg, Kirchstr. 12.

c) Die Elektrogroßhandlung Karl Strom in 70019 Stuttgart, Postfach 10 51 02, erhält einen Brief.

d) Rechtsanwalt Dr. Manfred Winkel, 71034 Böblingen, Bahnhofstr. 17, erhält ein Einschreiben mit Rückschein.

a) 1. Übergabe-Einschreiben
  2. ✧ *)
  3. Herrn
  4. Egon Bauer
  5. Hauptstr. 242
  6. ✧
  7. 88400 Biberach
  8. ✧
  9. ✧

b) 1. Nicht nachsenden
  2. ✧
  3. Frau Oberstudienrätin
  4. Lisa Müller
  5. Kirchstr. 12
  6. ✧
  7. 71634 Ludwigsburg
  8 ✧
  9. ✧

→

*) ✧ = Leerzeile

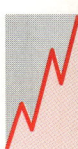

▷ *Fortsetzung der Antwort* ▷

c) 1. ✧
   2. ✧
   3. Elektrogroßhandlung
   4. Karl Strom
   5. Postfach 10 51 02
   6. ✧
   7. 70019 Stuttgart
   8. ✧
   9. ✧

d) 1. Einschreiben – Rückschein
   2. ✧
   3. Herrn Rechtsanwalt
   4. Dr. Manfred Winkel
   5. Bahnhofstr. 17
   6. ✧
   7. 71034 Böblingen
   8. ✧
   9. ✧

15 Sie wollen einer Bekannten einen Privatbrief schicken und kennen nur die Anschrift ihres Arbeitsplatzes.

Wie muss der Briefumschlag adressiert sein, damit ihn kein Fremder öffnet?

Frau
Martina Emsig
Praxis Dr. Burger
Fellbacher Str. 15

70327 Stuttgart

16 Womit müssen Sie rechnen, wenn Sie den Brief wie folgt adressieren?

**Praxis
Dr. Burger
Frau Martina Emsig
Fellbacher Str. 15**

70327 Stuttgart

Bei dieser Adressierungsart darf der Brief auch von Kollegen geöffnet werden.

Datenverarbeitung

Aufbau und Funktion eines Computersystems

1 In der Computertechnik werden die Begriffe <u>Hardware</u> und <u>Software</u> unterschieden.

Grenzen Sie diese beiden Begriffe gegeneinander ab.

> *Hardware*
> = die materiellen (stofflichen) Bestandteile eines Computersystems
> = die Geräte eines Computersystems
> = alles, was man anfassen kann
>
> *Software*
> = die immateriellen (nicht stofflichen = „geistigen") Bestandteile eines Computersystems
> = die Daten und Programme eines Computersystems

2 Ordnen Sie folgende Bestandteile eines Computersystems den Begriffen Hardware bzw. Software zu:

a) Betriebssystem
b) Tastatur
c) Praxisverwaltungsprogramm
d) Zentraleinheit
e) Peripherie
f) Diskettenlaufwerk
g) Monitor
h) Daten auf der Krankenversichertenkarte

Hardware: b), d), e), f), g)
Software: a), c), h)

3 In welche Arten kann man die Software unterteilen?

Nennen Sie einige Beispiele.

a) *Systemsoftware = Betriebssysteme,*
z. B. Windows 95, 98, 2000, ME, XP, MS-DOS
→

▷ *Fortsetzung der Antwort* ▷

b) *Anwendersoftware* = Programme für bestimmte Anwendungszwecke; Unterteilung in:

– *Standardsoftware* = Software für typische, immer wiederkehrende, branchenunabhängige Aufgaben, z. B. Textverarbeitungs-, Tabellenkalkulations-, Graphikprogramme

– *Branchensoftware* = Software für bestimmte Wirtschaftsbranchen, z. B. Zahnarztpraxen, Steuerberater usw.

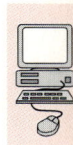

4 Was versteht man unter einem Programm?

Eine Folge von Anweisungen an den Computer.

5 Zentraler Bestandteil der Hardware ist die CPU.

a) Erläutern Sie diesen Begriff und beschreiben Sie kurz die Aufgabe dieses Teils des Computers.

b) Aus welchen (Bau-)Teilen setzt sich die CPU zusammen?

c) Was versteht man unter dem Begriff „Taktfrequenz"?

a) In der CPU (engl. central processing unit = Zentraleinheit) vollzieht sich die eigentliche Verarbeitung der Daten.

b) – Mikroprozessor (mit Steuer- und Rechenwerk)
– Hauptspeicher = interner Speicher (bestehend aus ROM- und RAM-Speicher)

c) Die Taktfrequenz ist ein Maß für die Arbeitsgeschwindigkeit (Leistungsfähigkeit) eines Mikroprozessors. Sie wird in Megahertz (MHz) angegeben.

6 Der Hauptspeicher (interner Speicher) eines Computers enthält zwei verschiedene Speichertypen.

Nennen Sie diese beiden Speichertypen. Worin unterscheiden sie sich?

ROM-Speicher
= Read Only Memory
= Nur-Lese-Speicher:
– Der Speicherinhalt dieses Teils des Hauptspeichers kann nur gelesen werden, d. h., er kann vom Benutzer nicht verändert werden
– Bei Stromunterbrechung gehen die Daten nicht verloren (= nicht flüchtiger Speicher oder Festwertspeicher)

→

▷ *Fortsetzung der Antwort* ▷

RAM-Speicher
- = Random Access Memory
- = Schreib-Lese-Speicher:
- – Der Speicherinhalt dieses Speichers kann gelesen *und* überschrieben werden
- – Bei Stromunterbrechung gehen die Daten verloren (= flüchtiger Speicher)

---

7 Peripherie.

a) Erklären Sie den Begriff „Peripherie".

b) Wozu dient die Peripherie? Geben Sie Beispiele für periphere Geräte.

a) Unter dem Begriff Peripherie fasst man die an einen Computer angeschlossenen Geräte zusammen.

b) Sie dienen zur Eingabe, Ausgabe und externen Speicherung von Daten.

Man unterscheidet:
- – Eingabegeräte, z. B. Tastatur, Chipkartenlesegerät, Maus, Scanner
- – Ausgabegeräte, z. B. Monitor, Drucker
- – externe Speicher, z. B. Festplatte, Diskette, Magnetband, Magnetkarte, CD-ROM, CD-R, CD-RW, Chipkarten

---

8 Die Anzeige eines Computerherstellers enthält die folgenden Angaben zu einem Computer:
- – **Intel-Pentium-IV-Prozessor 1 800 MHz**
- – **256 MB RAM**
- – **80 GB Harddisk, 3¹/₂"- und 80fach-CD-ROM-Laufwerk**

Was bedeuten diese Angaben?

- – Bezeichnung des verwendeten Mikroprozessors: Pentium-Prozessor IV der Firma Intel. Dieser besitzt eine Taktfrequenz von 1 800 Megahertz

- – Der RAM-Speicher (flüchtiger Speicher) besitzt eine Speicherkapazität von 256 Megabyte

- – Als externer Speicher finden eine Festplatte mit einem Speichervermögen von 80 Gigabyte, ein Diskettenlaufwerk für 3¹/₂-Zoll-Disketten und ein Laufwerk für Compact Disks mit 80facher Übertragungsrate (gegenüber den ersten CD-ROM-Laufwerken) Verwendung

9 **Computer arbeiten nach dem EVA-Prinzip.**

Beschreiben Sie dieses Arbeitsprinzip anhand folgender Begriffe aus der Praxis: Zentraleinheit, Programm, Monitor, Chiplesegerät, Drucker und Tastatur.

Die Datenverarbeitung beim Computer erfolgt stets nach dem gleichen Prinzip:

- Zuerst erfolgt die *Eingabe der Daten* (= Input), z. B. über *Tastatur* oder/ und *Chiplesegerät*
- Anschließend erfolgt die *Verarbeitung der Daten* mithilfe eines *Programms* in der *Zentraleinheit (CPU)* des Rechners, das zuvor von einem externen Speicher (z. B. Diskette, Festplatte, CD-ROM) in den internen Speicher der Zentraleinheit übertragen wurde
- Abschließend erfolgt die *Ausgabe der Daten* (= Output) über *Monitor* oder *Drucker*. Verarbeitete Daten können auf externen Speichern permanent gespeichert werden.

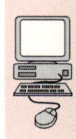

10 Vergleich
Mensch ⟷ Computer.

Ordnen Sie den folgenden Aussagen über die Datenverarbeitung beim Menschen die entsprechenden Vorgänge bei der elektronischen Datenverarbeitung durch den Computer zu.

Bringen Sie diese in eine sinnvolle Reihenfolge nach dem EVA-Prinzip.

a) **Verarbeitung der Daten im Gehirn mithilfe menschlicher Intelligenz anhand eines zuvor festgelegten Lösungsweges, Speicherung von Daten (z. B. Zwischenergebnisse) im Gedächtnis.**

b) **Erfassung und Aufnahme der Daten durch die Sinnesorgane, z. B. Augen.**

c) **Mitteilung der Ergebnisse durch Sprache, Schrift, Mimik oder Gestik.**

a) Verarbeitung der Daten mithilfe eines Programms im Mikroprozessor der Zentraleinheit, Speicherung von Daten im internen Speicher

b) Eingabe der Daten über die Tastatur

c) Ausgabe der Daten über Monitor oder Drucker

Reihenfolge nach dem EVA-Prinzip:
b), a), c)

|11| **Welche Unterschiede bestehen zwischen der Datenverarbeitung beim Menschen und durch den Computer?**

– Nur der Mensch besitzt die Fähigkeit, Probleme zu erkennen und mögliche Lösungswege festzulegen

– der Computer hingegen ist in der Lage, gleiche Rechenvorgänge sehr viel schneller auszuführen, sofern der Mensch für diese Maschine einen Lösungsweg entwickelt hat

|12| **Funktionsweise eines Computers.**

a) **Warum können Computer die Daten nicht wie der Mensch verarbeiten?**

b) **Wie bezeichnet man das Zahlensystem, mit dem der Computer arbeitet? Wer gilt als Begründer dieses Zahlensystems? Wie ist es aufgebaut?**

a) Da Computer Maschinen sind, die mit Strom(impulsen) arbeiten, können sie nur 2 Zustände (Ziffern) „verstehen", z. B. Strom ein bzw. Strom aus oder magnetisch bzw. nicht magnetisch. Deshalb müssen die Zeichen (Buchstaben, Zahlen etc.) der menschlichen Sprache in eine für den Computer verständliche Sprache verschlüsselt (= codiert) werden.

b) Binär- oder Dualsystem. Begründer: Gottfried Wilhelm Leibniz. Diese besteht aus nur 2 Ziffern:
   – 0 (für kein Strom fließt oder nicht magnetisch) und
   – 1 (für Strom fließt bzw. magnetisch)

|13| **Erklären Sie die Begriffe „Bit" und „Byte".**

Bit = kleinste Informationseinheit im Binärsystem (Abk. für engl. **b**inary dig**it** = binäres Zeichen) mit dem Wert 1 oder 0

Byte = Folge von 8 Bit, die zur Darstellung bzw. Speicherung eines Zeichens (Buchstabe, Ziffern usw.) benötigt wird.

|14| **Was bedeuten die Abkürzungen „kB", „MB" bzw. „GB"? Wozu dienen diese Begriffe in der Computertechnik?**

– kB ist die Abkürzung für Kilobyte ≙ ca. 1 000 Byte,

– MB ist die Abkürzung für Megabyte ≙ ca. 1 000 000 Byte,

– GB ist die Abkürzung für Gigabyte ≙ ca. 1 000 000 000 Byte.   →

▷ *Fortsetzung der Antwort* ▷

> Die Einheiten kB, MB bzw. GB dienen zur Angabe der Speicherkapazität (des Speichervermögens) eines internen oder externen Speichers.

15 **Externe Speicher.**

a) **Nennen Sie drei Beispiele für externe Speicher.**

b) **Beim Abspeichern der Daten meldet der Computer, dass noch „8 MB frei verfügbar" sind.**
Wie viele Zeichen können auf diesem externen Speicher noch abgespeichert werden?

a) Diskette (Floppy Disk), Festplatte (Hard Disk), CD-ROM (Compact Disk Read Only Memory), Magnetbänder, Magnetkarten, CD-R (CD-Recordable = einmal beschreibbare CD), CD-RW (CD-Rewritable = mehrmals beschreibbare CD), DVD-ROM (Digital Versatile Disc)

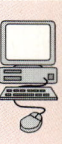

b) 8 MB = 8 Millionen Byte, d. h., es können noch ca. 8 Millionen Zeichen auf dem externen Speicher abgespeichert werden

16 **Diskette.**

a) **Nennen Sie vier Punkte, die beim Umgang mit Disketten beachtet werden müssen.**

b) **Wie lassen sich Daten auf einer Diskette vor unbeabsichtigtem Löschen schützen?**

c) **Zeigen Sie zwei wichtige Unterschiede zwischen Disketten und Festplatten auf.**

d) **Nennen Sie einen Nachteil von Disketten gegenüber CD-ROMs.**

e) **Bevor man mit Disketten arbeiten kann, müssen diese zuerst formatiert werden. Was geschieht bei diesem Vorgang?**

a) – nicht knicken oder biegen
   – keinen magnetischen Einflüssen aussetzen
   – keinen hohen Temperaturen aussetzen
   – vor Staub und Feuchtigkeit schützen

b) Bei 3½-Zoll-Disketten: Durch die Verlagerung des Schiebers am unteren Rand der Diskette, sodass die betreffende Öffnung frei wird

c) – Festplatten besitzen eine höhere Speicherkapazität
   – Festplatten besitzen eine kürzere Zugriffszeit
   – Festplatten sind (in der Regel) nicht transportabel
   – Festplatten unterliegen keiner mechanischen Abnutzung

d) Disketten haben eine viel geringere Speicherkapazität →

▷ *Fortsetzung der Antwort* ▷

e) Beim Formatieren wird die Diskette in Spuren und Sektoren unterteilt und ein leeres Inhaltsverzeichnis angelegt, damit alle Dateien gezielt gespeichert und auch wiedergefunden werden können.

Anmerkung: Befinden sich bereits Daten auf der Diskette, so werden diese gelöscht!

17 **Stellen Sie drei Unterschiede zwischen einem RAM-Speicher und einer Festplatte heraus.**

RAM-Speicher	*Festplatte*
– interner Speicher	– externer Speicher
– flüchtiger Speicher	– permanenter Speicher
– sehr schneller Zugriff	– relativ langsamer Zugriff
– relativ geringe Speicherkapazität	– große Speicherkapazität
– Halbleiterspeicher	– magnetischer Speicher

Betriebssystem Windows

1 Was versteht man unter einem Betriebssystem?

Welche Bedeutung kommt diesem Betriebssystem zu?

Unter einem Betriebssystem (engl. Operating System) fasst man die Programme zusammen, die man für den Betrieb einer DV-Anlage benötigt, da sie die Zusammenarbeit von Hardware und Software in einem Computersystem überhaupt erst ermöglichen.

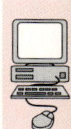

2 Geben Sie Beispiele für verwendete Betriebssysteme.

– Windows 95, 98, 2000, ME, XP
– Windows NT
– MS-DOS = Microsoft Disk Operating System
– OS/2, UNIX, XENIX, LINUX, MacOS

3 Nennen Sie drei Aufgaben des Betriebssystems.

– Vermittler zwischen Hardware, Software und dem Anwender
– Regelung des Datenverkehrs zwischen der CPU und der Peripherie
– Verwaltung der Dateien und Verzeichnisse auf Disketten und Festplatten (Disketten-, Festplattenverwaltung)
– Verwaltung des Prozessors (Prozessverwaltung)
– Verwaltung des Arbeitsspeichers (Speicherverwaltung)
– Tastatursteuerung

4 Was geschieht beim so genannten Booten?

Beim Booten (Neustart des Computers) wird das Betriebssystem von der Festplatte (bzw. Diskette) in den Hauptspeicher geladen.

5 Was versteht man unter „Windows"?
Welche Vorteile bietet es?

Eine graphische Benutzeroberfläche (Fenstertechnik), die die Bedienung des Computers und der Programme übersichtlicher gestaltet und vereinfacht. Die Eingabe erfolgt üblicherweise mit der Maus.

6 Warum sollte der PC unter Windows nicht einfach ausgeschaltet werden?
Wie beendet man die Arbeit mit Windows richtig?

Wenn der PC einfach ausgeschaltet wird (Kalt- bzw. Warmstart), kann es zu Datenverlust kommen. Beim Beenden (Herunterfahren) von Windows über das Start-Menü mit dem Befehl Beenden werden verschiedene Systemdateien und -einstellungen auf der Festplatte gesichert.

7 Erklären Sie die Begriffe
a) Desktop
b) Taskleiste

a) Als Desktop bezeichnet man die grafische Benutzeroberfläche von Windows. Ähnlich einem Schreibtisch (engl. desktop) können hier verschiedene Utensilien (Ordner, Dateien, Verknüpfungen zu Programmen) abgelegt werden.

b) Die Taskleiste ist die graue Leiste am unteren Bildschirmrand. Sie enthält die Schaltfläche Start, über die die Programme gestartet werden, und zeigt minimierte und aktivierte Programme an.

8 Was bewirken die folgenden Mausklicks?
a) Einfacher Mausklick auf das Objekt mit der linken Maustaste
b) Doppelklick mit der linken Maustaste
c) rechter Mausklick

a) Markieren des Objekts
b) Auslösen einer Aktion
c) Öffnen eines Kontextmenüs

9 Welche Bedeutung hat das Anklicken der folgenden Schaltflächen in der Titelleiste am oberen Rand eines Fensters?

1   2   3

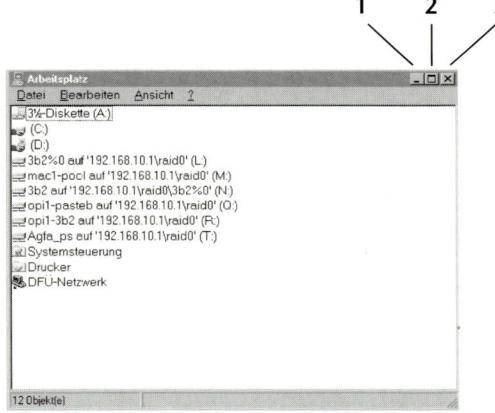

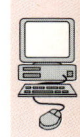

1 = *Minimieren,* d. h., das Fenster verschwindet vom Desktop, das Symbol wird jedoch als Schaltfläche in der Taskleiste abgelegt

2 = *Maximieren,* d. h., das Fenster wird so weit vergrößert, dass es den ganzen Bildschirm einnimmt (= Vollbildmodus)

3 = *Schließen,* d. h., das Fenster wird vollständig geschlossen, das Programm wird beendet.

10 Weshalb ist es sinnvoll, auf einer Festplatte Ordner (Verzeichnisse) anzulegen?

Zur besseren Übersichtlichkeit und um schneller auf Daten zugreifen zu können.

11 Ordner.

a) Mit welchem Symbol wird in Windows ein Ordner dargestellt?

b) Was bewirkt ein Doppelklick auf ein entsprechendes Ordnersymbol?

c) Was kann ein Ordner alles enthalten?

a) Das Symbol für einen Ordner ist eine gelbe Hängemappe mit dem Namen des betreffenden Ordners darunter.

b) Der entsprechende Ordner wird geöffnet.

c) Ein Ordner enthält Programme, Dateien oder weitere Ordner (= Unterordner).

12 **Beschreiben Sie kurz, wozu der Explorer dient.**

Der Explorer ist die „Schaltzentrale von Windows". Mithilfe dieses Programms können Dateien, Ordner und Datenträger verwaltet und organisiert werden, z. B. Anzeigen, Erstellen, Kopieren, Verschieben, Löschen und Umbenennen von Dateien und Ordnern, Formatieren und Kopieren von Disketten, Erstellen von Verknüpfungen u. a.

Datenschutz und Datensicherung

1 **Datenschutz.**

a) Nennen Sie die rechtlichen Bestimmungen für den Datenschutz in der Zahnarztpraxis.

b) Welches Ziel verfolgt der Datenschutz?

a) Bundesdatenschutzgesetz (BDSG), § 203 Strafgesetzbuch, Standesrecht (Berufsordnung), Grundgesetz Artikel 2 (Recht auf informationelle Selbstbestimmung).

b) Ziel des Datenschutzes ist der Schutz vor Missbrauch von in Dateien gespeicherten personenbezogenen Daten.

2 **Personenbezogene Daten.**

a) Was versteht man ganz allgemein unter personenbezogenen Daten?

b) Nennen Sie fünf konkrete Beispiele für personenbezogene Daten.

a) Personenbezogene Daten sind Angaben über die persönlichen und sachlichen Verhältnisse einer Person.

b) Name, Anschrift, Alter, Beruf, Familienstand, Staatsangehörigkeit, Konfession, Krankheiten, Vermögensverhältnisse, Straftaten.

3 **Datei.**

a) Wie ist eine Datei im Sinne des Bundesdatenschutzgesetzes definiert?

b) Handelt es sich bei den Karteikarten einer Patientenkartei ebenfalls um eine Datei im Sinne des BDSG?

a) Eine Datei ist eine gleichartig aufgebaute Sammlung von Daten, die nach bestimmten Merkmalen erfasst und geordnet ist und nach anderen Merkmalen umgeordnet und ausgewertet werden kann.

b) Da die o. g. Kriterien (gleichartige Erfassung, Auswertungs- und Umordnungsmöglichkeit) auch auf eine Patientenkartei zutreffen, handelt es sich hierbei ebenfalls um eine Datei im Sinne des BDSG.

4 Welche Rechte zum Schutz vor Datenmissbrauch räumt das BDSG dem Betroffenen ein?

– Recht auf Auskunft über die zu seiner Person gespeicherten Daten
– Recht auf Berichtigung unrichtig gespeicherter Daten
– Recht auf Sperrung nicht mehr benötigter Daten
– Recht auf Löschung unzulässig gespeicherter Daten

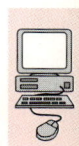

5 Welches Ziel verfolgt die Datensicherung?

Ziel der Datensicherung ist die Verhinderung von Datenverlust (sowie von Datenfehlern oder Datenmanipulation)

6 Nennen Sie die Ursachen eines möglichen Datenverlustes.

– Technische Pannen, z. B. Hardwaredefekt, Stromausfall
– menschliches Versagen, z. B. Eingabefehler, versehentliches Löschen
– unabwendbare Ereignisse, z. B. Blitzschlag, Überschwemmung
– kriminelle Handlungen, z. B. beabsichtigtes Löschen, Computerviren

7 Wie erfolgt die Datensicherung in der Praxis?

Täglich werden die Daten von der Festplatte auf ein anderes externes Speichermedium (z. B. auf Disketten über ein Diskettenlaufwerk oder besser Magnetbänder mithilfe eines Streamers = Bandlaufwerk) übertragen.
Am besten sollte für jeden Wochentag eine neue Sicherungskopie erstellt und diebstahlsicher aufbewahrt werden.

8 Geben Sie drei weitere Beispiele des Datenschutzes bzw. der Datensicherung.

– Monitor so anordnen, dass Unbefugte keinen Einblick haben
– Passwortabfrage
– abschließbare Computer
– Schreibschutz bei externen Speichern, um ein Löschen der Sicherheitskopie zu verhindern
– Zugriffsprotokolle, Ausweisleser, Belehrung des Personals u. a.

9 **Computerviren.**

a) **Erklären Sie den Begriff „Computervirus".**

b) **Nennen Sie mögliche Wirkungen, die ein Virus in einem Computer hervorrufen kann.**

c) **Wie schützen Sie eine EDV-Anlage vor möglichen Computerviren?**

a) Ein Computervirus ist ein eingeschleustes Programm, das die Software des Rechners befällt („infiziert") und sich vervielfältigt.

b) – Veränderung der Datenbestände
   → Absturz des Programms
   – Zerstörung der Hardware (z. B. Festplatte, Diskettenlaufwerk)

c) – nur Originalsoftware verwenden (keine Raubkopien)
   – Einsatz von Virenschutzprogrammen (Virenscanner)

Berufsbezogene Datenverarbeitung

1 **Was versteht man unter dem Begriff „Konfiguration"?**

Konfiguration = Zusammenstellung der Geräte einer DV-Anlage

2 **Nach der Konfiguration werden mehrere Computersysteme unterschieden.**

Wie nennt man die nachfolgend aufgeführten Systeme?

a) **Mehrere Benutzer sind an einen zentralen leistungsfähigen Rechner angeschlossen. Jeder Bildschirmarbeitsplatz (= Terminal) besteht aus einem Bildschirm und einer Tastatur.**

b) **Mehrere intelligente Rechner sind durch Datenübertragungsleitungen über einen Server miteinander verbunden.**

c) **An jedem Arbeitsplatz steht ein Computer. Ein Datenaustausch ist jedoch nicht möglich.**

a) Mehrplatzsystem

b) Netzwerk

c) Einplatzsystem

3 In Zahnarztpraxen findet man häufig so genannte vernetzte PCs.

Nennen Sie einen Vorteil, der sich aus dieser Vernetzung ergibt.

– Direkter Datenaustausch: Daten und Programme können untereinander ausgetauscht werden

– Gemeinsame Hardwarenutzung: Bestimmte Geräte (z. B. ein teurer Drucker) können gemeinsam genutzt werden (→ Wirtschaftlichkeit)

4 Aus welchen Komponenten besteht ein Einplatzsystem?

Eingabegerät(e), Zentraleinheit, Ausgabegerät(e), externe Speicher

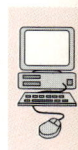

5 Erläutern Sie die Begriffe
a) Server
b) Terminal

a) Zentralrechner, der den Datenfluss innerhalb eines Netzwerkes steuert und kontrolliert.

b) Bezeichnung für einen Arbeitsplatz in einem Mehrplatzsystem, der aus einem Bildschirm und einer Tastatur besteht, der über eine Datenleitung mit dem Rechner verbunden ist.

6 Nennen Sie sechs Funktionen eines Praxisverwaltungsprogramms.

– Patientenstammdatenerfassung
– Leistungserfassung Kasse bzw. Privat
– Quartalsabrechnung mit der KV (einschl. Datenträgeraustausch)
– Privatliquidation (einschl. Rechnungskontrolle und Mahnwesen)
– Formulardruck
– Dokumentation von Diagnosen, Therapien, Laborwerten usw. (elektronische Karteikarte)
– Textverarbeitung
– Terminplanung
– Buchführung
– Nutzung von Datenbanken

7 Nennen Sie zwei Nutzeffekte von Praxiscomputersystemen.

– verringerter Verwaltungsaufwand
– vereinfachte Formularbeschriftung
– korrekte Leistungsabrechnung (z. B. Regelwerksprüfung)
– Zinsgewinn durch geringere Zahlungsaußenstände und verbessertes Mahnwesen

8 Datenbanken.

a) Patientenstammdatei, Diagnosedatei, Leistungsndatei u. a. Dateien sind in einem Praxiscomputer zu einer sog. Datenbank zusammengefasst. Erklären Sie diesen Begriff.

b) Wozu dienen medizinische Datenbanken?

c) Nennen Sie die Voraussetzungen, die erfüllt sein müssen, um diese Datenbanken nutzen zu können.

a) Als Datenbank bezeichnet man eine organisierte Zusammenstellung von verschiedenen, unterschiedlich strukturierten Dateien.

b) Sie dienen zur Informationsgewinnung (ähnlich einem Nachschlagewerk)

c) Nötige Voraussetzungen: PC, Telefonanschluss, Modem bzw. ISDN-Karte, Internetanschluss über einen Provider, Internet-Zugangsprogramm (Browser), evtl. Datenbank-Zugangsberechtigung.

9 Erklären Sie die Begriffe „Telearbeit" (= Teleworking) und „Telemedizin".

Telearbeit = Arbeitsform, bei der ausschließlich oder zeitweise dezentral (d. h. zu Hause oder an einem anderen Ort fern vom Unternehmen) gearbeitet wird. Dieser Arbeitsplatz ist durch Kommunikationsgeräte (Modem, ISDN-Karte) mit dem zentralen Firmencomputer verbunden.

Telemedizin = die Einbringung medizinischer Leistungen mithilfe moderner Informations- und Telekommunikationstechniken, z. B. Abruf von Seiten im World Wide Web zur Informationsbeschaffung (aktuelle Forschungsergebnisse, neue Behandlungsmethoden, Nutzung medizinischer Datenbanken), Telekonferenz (Telekonsultation) mehrerer Ärzte oder Zahnärzte über große Distanzen per Videokameras, Führung einer multimedialen elektronischen Patientenkartei, mobile Patientenüberwachung ohne direkten Kontakt zwischen Arzt bzw. Zahnarzt und Patient, ferngesteuerte operative Eingriffe mithilfe von Robotertechnik (Teleoperation) usw.

10 **Digitales Röntgen.**

a) Beschreiben Sie dieses Verfahren.

b) Nennen Sie drei Vorteile und Nachteile des digitalen Röntgens gegenüber dem konventionellen Röntgen.

a) Die *Röntgenstrahlen* werden von einem strahlenempfindlichen Sensor gemessen und an einen Computer weitergeleitet, der diese Daten aufbereitet und auf einem Bildschirm darstellt.

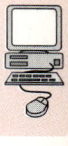

b) *Vorteile:*
- geringere Strahlenbelastung
- Röntgenfilm und Entwicklerlösung entfallen → sofortige Verfügbarkeit, geringere Umweltbelastung
- weitere Bearbeitung des Bildes mit speziellen Programmen am Computer: Veränderung des Kontrastes, der Helligkeit, Größe usw.

Nachteile:
- die Technik ist teuer
- die (digitalen) Bilder benötigen viel Speicherplatz
- beim konventionellen Röntgen hat man immer die Originalaufnahme

11 **Welche möglichen gesellschaftlichen bzw. volkswirtschaftlichen Auswirkungen ergeben sich durch den vermehrten Computereinsatz?**

Nennen Sie vier Beispiele.

- Veränderung der Kommunikationsbeziehungen zwischen den Menschen → Wandel der Sozialkontakte
- Kostensenkung und Leistungssteigerung (Rationalisierung)
- Sicherung der Wettbewerbsfähigkeit
- Entstehung neuer Arbeitsformen und veränderte Arbeitsabläufe
- Höhere Anforderungen im Beruf, veränderte Berufsbilder
- Schaffung bzw. Verlust von Arbeitsplätzen
- Gefahr des Datenmissbrauchs („gläserner Bürger")

Internet

1 Was versteht man unter dem Begriff „Internet"?
Beschreiben Sie kurz die dezentrale Struktur des Internets und dessen Folgen.

Das Internet ist ein weltweiter Verbund von Computern in einem Netzwerk (*Inter*national *Net*work) über Telefonleitungen. Dadurch können Computer Daten untereinander austauschen.
Da jedermann Informationen im Internet anbieten kann und das Internet nicht von einem einzigen Anbieter verwaltet wird, ergibt sich eine (zum Teil unüberschaubare) Vielzahl von Internet-Seiten zu allen möglichen Themen.

2 Nennen Sie fünf Nutzungsmöglichkeiten des Internets.

a) Aufruf von Internet-Seiten im World Wide Web („Surfen" im World Wide Web) zur Information, Weiterbildung, Studium, Unterhaltung usw.

b) Versenden und Empfangen von E-Mails

c) Teilnahme an Newsgroups (Diskussionsforen = „schwarze Bretter" im Internet) zu unterschiedlichen Themen

d) Online-Banking (Home-Banking): Abwicklung von Bankgeschäften (z. B. Abfrage des Kontostandes, Überweisungen) am Computer zu Hause oder in der Praxis

e) Online-Shopping (E-Commerce): Verkauf von Produkten im bzw. über das Internet

3 Welche Kosten können für einen Internet-Zugang anfallen?

a) Anmeldegebühr

b) monatliche Grundgebühr des Providers

c) zeitabhängige Internetgebühren

d) zeitabhängige Telefongebühren

4 Nennen Sie die Voraussetzungen für den Zugang zum Internet.

a) internetfähiger Computer
b) Modem bzw. ISDN-Karte
c) Telefonanschluss
   (analoger oder ISDN-Anschluss)
d) Software zur Einwahl beim jeweiligen Internet-Zugangsanbieter (= Provider) sowie dessen Zugangsberechtigung
e) Browser

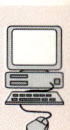

5 Wozu benötigt man einen Browser?
Welche Browser gibt es?

Ein Browser (von engl. to browse = ein Heft oder Buch durchblättern) ist ein spezielles Programm, das zur Darstellung von Internet-Seiten benötigt wird, z. B. Netscape Navigator oder Microsoft Internet Explorer.

6 Erläutern Sie die Aussage „das Modem ist der Vermittler zwischen dem PC und dem Telefonanschluss".
Welchen Vorteil bietet die Verwendung einer ISDN-Karte anstelle eines Modems?

Das Modem (Abkürzung von *Mo*dulator und *Dem*odulator) ist ein spezielles Gerät zum Versenden und Empfangen von Daten über die normale Telefonleitung. Es wird zwischen PC und Telefondose geschaltet und wandelt die digitalen Daten des Computers in analoge Signale um, die dann über die Telefonleitung verschickt werden. Beim Datenempfang erfolgt der umgekehrte Vorgang.
Eine ISDN-Karte arbeitet schneller, da die Daten digital übertragen werden. Voraussetzung hierfür ist jedoch ein ISDN-Telefonanschluss. Dieser ermöglicht das zeitgleiche Telefonieren, Faxen *und* „Surfen" im Internet.

7 Erklären Sie die folgenden Begriffe:
a) www
b) Homepage
c) (Hyper-)Link
d) Suchmaschine
e) Download
f) online

a) Abkürzung für *W*orld *W*ide *W*eb. Das www ist ein Teilbereich des Internets, in dem Informationen auf sog. Web-Seiten präsentiert werden.
b) Die Eingangs- oder Startseite einer Adresse im World Wide Web, die über den Anbieter und den Inhalt der folgenden Web-Seiten informiert.

$\rightarrow$

▷ *Fortsetzung der Antwort* ▷

c) Verknüpfung (Verweis) von einer Web-Seite zu einer anderen Seite. Im Text einer Web-Seite sind Links meist farbig hervorgehoben und unterstrichen. Man erkennt einen Link daran, dass sich der Mauszeiger zu einer Hand verwandelt. Durch einen Mausklick auf den Link ist ein Wechsel zu der betreffenden Web-Seite möglich.

d) Programme im Internet (z. B. Infoseek, Yahoo, Altavista),die anhand von über die Tastatur eingegebenen Stich-wörtern das Internet durchsuchen und Web-Seiten auflisten, in denen der entsprechende Begriff vorkommt.

e) Die Übertragung und Speicherung von Dateien von einem Computer im Internet auf den eigenen Computer (engl. download = herunterladen).

f) Bestehende Verbindung eines Com-puters zu einem Netzwerk oder dem Internet, sodass ein Datenaustausch möglich ist. Häufig wird der Begriff „Online" auch mit dem Begriff „Internet" gleichgesetzt.
(Wenn die Verbindung zum Netzwerk oder Internet nicht mehr besteht, spricht man von Offline).

---

8 **Beschreiben Sie anhand des folgenden Beispiels den Aufbau einer Internetadresse.**

http://www.pruefungshelfer.de/internet-info.html

6	5	4	3	2	1

1 = html = *h*yper*t*ext *m*arkup *l*anguage = Programmiersprache, die für die Darstellung von Dokumenten im Word Wide Web verwendet wird. Solche Dateien besitzen immer die Endung „html" (oder „htm")

2 = internet-info = Bezeichnung der Seite bzw. des Dokumentes   →

▷ *Fortsetzung der Antwort* ▷

3 = .de = First Level Domain = Bezeichnung des geographischen oder organisatorischen Bereichs, aus dem die Internet-Seite stammt, z. B. „.de" steht für Deutschland, „.com" steht für kommerzielle Anbieter

4 = pruefungshelfer = Second Level Domain = Bezeichung des Rechners, auf dem die betreffende Internet-Seite abgespeichert ist

5 = www., d. h., die Seite befindet sich im World Wide Web

6 = http:// = *h*ypertext *t*ransfer *p*rotocol = Protokoll, in dem die Daten im World Wide Web übertragen werden

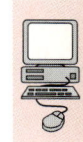

9 Erklären Sie den Begriff „E-Mail".

Elektronische Post (engl. electronic mail), d. h. Textmitteilungen, die über eine Netzwerkverbindung zwischen Netzwerkteilnehmern ausgetauscht werden. Dies kann sowohl innerhalb eines kleinen abgeschlossenen Netzes (= Intranet) als auch innerhalb des weltweiten Internets geschehen.

10 Nachfolgend sind die einzelnen Bestandteile einer E-Mail-Adresse aufgelistet.

1 = Länderbezeichnung bzw. andere Domainbezeichnung, z. B. „.de"

2 = @-Zeichen (engl. at = bei, „Klammeraffe")

3 = Name des E-Mail-Empfängers, z. B. Maier

4 = Name des Internet-Zugangsanbieters, z. B. xyz-provider

Bringen Sie diese Bestandteile in die richtige Reihenfolge, sodass sich eine korrekte E-Mail-Adresse ergibt.

Richtige Reihenfolge:
3, 2, 4, 1
→ korrekte E-Mail-Adresse:
maier@xyz-provider.de

☐11 **Warum sind folgende E-Mail-Adressen nicht möglich? (Begründung)**

1. **Müller@domain.de**
2. **Mark Mustermann@xyz-online.com**

1. keine Umlaute (ä, ö, ü) verwenden
2. keine Leerzeichen verwenden

☐12 **Welche Bedeutung haben sog. Attachments bei E-Mails?**

Attachments sind Dateien (z. B. Texte, Bilder, Programme), die an eine E-Mail angehängt werden können.

Fachmathematik

Bitte beachten Sie:
Hier unterscheiden sich die Lehrpläne der einzelnen Bundesländer zum Teil erheblich. In manchen Bundesländern wird z. B. gar keine Fachmathematik unterrichtet, in anderen dagegen wird sie mit Buchführung als Rechnungswesen zusammengefasst.

Maßeinheiten

1 Wie können die dezimalen Maßeinheiten eingeteilt werden?

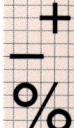

Dezimale Maßeinheiten			
Längenmaße	Flächenmaße	Gewichtsmaße	Volumenmaße
z. B.	z. B.	z. B.	z. B.
km, m, dm, cm, mm	m^2, dm^2, cm^2, mm^2	t, kg, g, dg, cg	hl, l, dl, cl, ml

2 Erläutern Sie den allgemeinen Aufbau der dezimalen Maßeinheiten.

Die **Basis** der dezimalen Maßeinheiten ist 10. Die kleineren Einheiten sind
deshalb immer $\frac{1}{10}$, $\frac{1}{100}$, $\frac{1}{1000}$ usw. der größeren Einheiten. Die größeren Einheiten betragen immer ein 10faches, 100faches, 1000faches usw. der kleineren Einheiten.
Beispiele: 1 hl = 100 l, 1 l = 10 dl

3 Rechnen Sie folgende Längen in die gesuchte Einheit um.

a) 1 200 cm = ? m   c)   70 cm = ? mm   e) 6 km = ? cm
b)   800 cm = ? dm   d) 1 300 m = ? km

a) 12 m	c) 700 mm	e) 600 000 cm
b) 80 dm	d) 1,3 km	

4 Wandeln Sie die angegebenen Flächen in die gesuchte Einheit um.

a) 5 m² = ? cm²   c) 150 dm² = ? m²   e) 90 000 mm² = ? mm²
b) 7 000 cm² = ? m²   d) 3 m² = ? mm²

a) 50 000 cm²	c) 1,5 m²	e) 900 cm²
b) 0,7 m²	d) 3 000 000 mm²	

5 Der Teppichboden eines Wartezimmers, das 3,20 m breit und 3,85 m lang ist, soll erneuert werden.
Ermitteln Sie die anfallenden Kosten (ohne Verschnitt), wenn für 1 m² Teppichboden 48,00 € einschließlich Arbeitslohn anfallen.

Berechnung der zu verlegenden Fläche:	Berechnung der Renovierungskosten:
Fläche = *Länge × Breite*	1 m² kostet 48,00 €
= 3,85 m · 3,20 m	12,32 m² kosten (12,32 · 48,00 €)
= 12,32 m²	= 591,36 €

6 Eine Toilette Ihrer Praxis soll neue Wand- und Bodenfliesen erhalten. Folgende Angaben sind zu berücksichtigen: Länge 2,20 m, Breite 1,75 m, Höhe 2,40 m. Auf Fenster und Türen entfallen 2,35 m². Mit dem Fliesenleger wurde für die Verlegearbeiten ein Pauschalbetrag von 500,00 € vereinbart.
Ermitteln Sie die Renovierungskosten (ohne Verschnitt), wenn 1 Fliese (20 × 20 cm) 3,70 € kostet.

Berechnung der zu verkleidenden Fläche:				
Boden	2,20 m · 1,75 m	=		3,85 m²
1 Wand	2,20 m · 2,40 m	=	5,28 m²	
2 Wände	5,28 m² · 2	=		10,56 m²
1 Wand	1,75 m · 2,40 m	=	4,20 m²	
2 Wände	4,20 m² · 2	=		8,40 m²
Gesamtfläche		=		22,81 m²
− Abzug für Fenster und Tür		=		2,35 m²
zu verkleidende Gesamtfläche		=		20,46 m²

→

▷ *Fortsetzung der Antwort* ▷

Berechnung der Fliesenfläche:
0,20 m · 0,20 m = 0,04 m²

Berechnung der benötigten Fliesenanzahl:

$$\frac{\text{zu verkleidende Gesamtfläche}}{\text{Fliesenfläche}} = \text{Fliesenanzahl}$$

$$\frac{20,46\,\text{m}^2}{0,04\,\text{m}^2} = 511,5 = 512 \text{ Fliesen}$$

Berechnung der Renovierungskosten:

1 Fliese kostet 3,70 €	
512 Fliesen kosten (512 · 3,70 €) =	1 894,40 €
+ Verlegekosten	500,00 €
Renovierungskosten	2 394,40 €

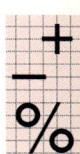

---

7 Eine Arzneimittelgroßhandlung erhält eine 473,3 kg schwere Sendung. Die Tara beträgt 38,2 kg.
Berechnen Sie das Nettogewicht der Sendung.

Bruttogewicht	(Gewicht der Ware einschließlich Verpackung)
− Tara	(Gewicht der Verpackung)
= Nettogewicht	(Reingewicht der Ware)

473,3 kg Bruttogewicht
−   38,2 kg Tara
435,1 kg Nettogewicht

---

8 Wandeln Sie die folgenden Gewichte in die gesuchten Einheiten um.

a) 1 345 kg = ? t   c) 0,3 g = ? mg   e) 22,5 g = ? kg
b) 0,25 kg = ? g   d) 18 g = ? kg

a) 1,345 t	c) 300 mg	e) 0,0225 kg
b) 250 g	d) 0,018 kg	

9 Wandeln Sie die folgenden Raummaße in die gesuchte Einheit um.

a) $3 \text{ m}^3 = ? \text{ dm}^3$ d) 3 hl $= ? l$ g) 1 200 ml $= ? \text{ cm}^3$
b) $6 \text{ dm}^3 = ? \text{ cm}^3$ e) 1,3 l $= ? \text{ ml}$
c) $73 \text{ cm}^3 = ? \text{ mm}^3$ f) $8 300 \text{ m}^3 = ? l$

a) $3\,000 \text{ dm}^3$	d) 300 l	g) $1\,200 \text{ cm}^3$
b) $6\,000 \text{ cm}^3$	e) 1 300 ml	
c) $73\,000 \text{ mm}^3$	f) 8 300 000 l	

10 Für die Desinfektion von Instrumenten wird eine Schale mit folgenden Maßen verwendet: Länge 25 cm, Breite 20 cm, Höhe 15 cm. Damit für die Instrumente genügend Platz vorhanden ist, wird die Schale nur zur Hälfte mit Desinfektionslösung gefüllt.

Welche Menge Desinfektionslösung wird benötigt?

Berechnung des Rauminhaltes:

Rauminhalt (Volumen)
= *Grundfläche × Höhe*

= (Länge × Breite) × Höhe
= (25 cm · 20 cm) · 15 cm
= 500 cm² · 15 cm
= 7 500 cm³ (bzw. 7 500 ml)

Berechnung der benötigten Menge:
7 500 ml : 2 = 3 750 ml = 3,75 l

11 Wie viel Liter muss ein Gefäß mindestens fassen, wenn 3,75 kg Alkohol (Dichte 0,79) hineingehen sollen?

$$\text{Volumen} = \frac{\text{Gewicht (Masse)}}{\text{Dichte}}$$

$$\text{Volumen} = \frac{3\,750\,g}{0,79\,g/cm^3}$$

$$= 4\,746,84 \text{ cm}^3 \approx 4,747\,l$$

Dreisatz

1 Bei der einfachen Dreisatzrechnung unterscheidet man den Dreisatz mit geradem Verhältnis sowie den Dreisatz mit ungeradem Verhältnis.
Erklären Sie den Unterschied anhand von zwei selbst gewählten Beispielen.

Einfacher Dreisatz	
gerades Verhältnis	**ungerades Verhältnis**
Ansatz:	Ansatz:
10 Tabletten kosten 30 ,00 € 120 Tabletten kosten x ,00 €	2 Fachangest. benötigen 16 Std. 4 Fachangest. benötigen x Std.
Bruchsatz: $x = \dfrac{30 \cdot 120}{10} = \underline{360{,}00\ €}$	Bruchsatz: $x = \dfrac{16 \cdot 2}{4} = \underline{8\ \text{Std.}}$
Die linke Seite des Ansatzes verändert sich in der gleichen Richtung wie die rechte Seite.	Die linke Seite des Ansatzes verändert sich in die entgegengesetzte Richtung wie die rechte Seite.
↑ **mehr** Tabletten kosten **mehr** Geld ↑	↑ **mehr** Fachangest. benötigen **weniger** Zeit ↓

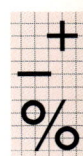

2 Ein Zahnarzt kann bei einer täglichen Arbeitszeit von 8 Stunden durchschnittlich 48 Patienten behandeln.

a) Wie viele Patienten könnten während einer 7-stündigen Arbeitszeit behandelt werden?

b) Welche Dreisatzart liegt vor?

a) 8 Stunden = 48 Patienten
   7 Stunden = x Patienten

$$x = \frac{48 \cdot 7}{8} = \underline{42\ \text{Patienten}}$$

b) Es handelt sich um
   – einen *einfachen Dreisatz*
   – ein *gerades Verhältnis*
     (je *weniger* Stunden, desto *weniger* Patienten)

3 Ein Homöopath bestellt
3 kg Bronchialtee zu je 18,00 €.

a) Wie viel kg erhält er für den
gleichen Betrag, wenn der
Lieferant mitteilt, dass
infolge einer Preiserhöhung
der Kilopreis nunmehr
21,60 € beträgt?

b) Geben Sie die entsprechende
Dreisatzart an.

a) 3 kg à 18,00 € = 54,00 €
   3 kg à 21,60 € = 64,80 €

64,80 € = 3 kg
54,00 € = x kg

$$x = \frac{3 \cdot 54}{64,80} = \underline{\underline{2,5 \text{ kg}}}$$

b) Es handelt sich um
   – einen *einfachen Dreisatz*
   – ein *gerades Verhältnis*
     (je *weniger* €, desto *weniger* kg)

---

4 Für die Kassenabrechnung einer Praxis benötigen 2 Zahnmedizinische
Fachangestellte 3 Arbeitstage.

a) Um wie viele Tage verkürzt sich die Arbeit, wenn eine weitere ZFA
   eingesetzt werden soll?

b) Um welchen Dreisatz handelt es sich?

a) Berechnung der Arbeitszeit
   bei 3 ZFA:

2 ZFA = 3 Tage
3 ZFA = x Tage

$$x = \frac{3 \cdot 2}{3} = 2 \text{ Tage}$$

Berechnung
der Arbeitszeitverkürzung:

Arbeitszeit bei 2 ZFA	3 Tage
Arbeitszeit bei 3 ZFA	2 Tage
Arbeitszeitverkürzung	1 Tag

b) Es handelt sich um
   – einen *einfachen Dreisatz*
   – ein *ungerades Verhältnis* (je *mehr* Helferinnen, desto *weniger* Tage)

5 Der Insulinvorrat einer
Klinik reicht für 28 Patienten
15 Tage, wenn jedem Kranken
täglich 14 Einheiten gespritzt
werden.

a) Wie viele Tage würden
35 Patienten bei einem
täglichen Insulinverbrauch
von 16 Einheiten mit dieser
Menge auskommen?

b) Um welche Art von Dreisatz
handelt es sich?

a) 28 Patienten – 14 Einh. – 15 Tage
35 Patienten – 16 Einh. – x Tage

$$x = \frac{28 \cdot 14 \cdot 15}{35 \cdot 16} = \underline{\underline{10,5 \text{ Tage}}}$$

b) Es handelt sich um einen
zusammengesetzten Dreisatz:
→ der *erste Dreisatz* hat ein
ungerades Verhältnis (je *mehr*
Patienten, desto *weniger* Tage)
→ der *zweite Dreisatz* hat ein
ungerades Verhältnis (je *mehr*
Einheiten, desto *weniger* Tage)

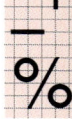

6 Für die Abrechnung von 1 350 Behandlungsscheinen benötigen
5 Zahnmedizinische Fachangestellte 20 Stunden.

a) Wie lange dauert die Abrechnung, wenn im folgenden Quartal 1 620
Behandlungsscheine abgerechnet werden müssen und eine ZFA wegen
Krankheit ausfällt?

b) Welche Dreisatzart liegt vor?

a) 5 ZFA – 1 350 Behandlungsscheine – 20 Stunden
4 ZFA – 1 620 Behandlungsscheine – x Stunden

$$x = \frac{20 \cdot 5 \cdot 1620}{4 \cdot 1350} = \underline{\underline{30 \text{ Stunden}}}$$

b) Es handelt sich um einen *zusammengesetzten Dreisatz:*
→ der *erste Dreisatz* hat ein *ungerades Verhältnis*
(je weniger ZFA, desto *mehr* Stunden)
→ der *zweite Dreisatz* hat ein *gerades Verhältnis*
(je *mehr* Behandlungsscheine, desto *mehr* Stunden)

Währungsrechnen

1 Erläutern Sie, was man unter dem Wechselkurs versteht.

Der **Wechselkurs** gibt an, wie viele Einheiten einer ausländischen Währung auf einen € (Euro) entfallen. Beispiel: Kurs 1,57 für Schweizer Franken besagt, dass man für 1,57 Schweizer Franken einen € (Euro) erhält.

2 Unterscheiden Sie zwischen Verkaufskurs und Ankaufskurs.

Der **Verkaufskurs**, auch **Briefkurs** genannt, ist der Preis, zu dem die Bank eine fremde Währung **verkauft**. Er ist der **niedrigere Kurs**, d. h., der Bankkunde erhält weniger Auslandswährung für einen €. Beispiel: Briefkurs USD 0,94.

Der **Ankaufskurs**, auch **Geldkurs** genannt, ist der Preis, zu dem die Bank eine fremde Währung **ankauft**. Er ist der **höhere Kurs**, d. h., der Bankkunde muss mehr Auslandswährung eintauschen, um einen € zu erhalten. Beispiel: Briefkurs USD 0,98.

3 Ein Zahnarzt fährt zu einer Messe nach Genf. Für seine Reise tauscht er bei seiner Bank 1.800,00 € zum Kurs von 1,56 um.

Wie viele Schweizer Franken (CHF) erhält er?

$$1,00 \text{ €} = 1,56 \text{ CHF}$$
$$1.800,00 \text{ €} = \quad x \quad \text{CHF}$$
$$x = \frac{1,56 \cdot 1.800}{1} = \underline{\underline{2.808,00 \text{ CHF}}}$$

4 Ein Skiurlauber aus Deutschland verunglückt in einem slowenischen Skiort. Die Rechnung des Unfallarztes beträgt 99.150,00 Tolar (SIT).

Wie viel macht dies in €, wenn der Kurs 165,25 beträgt?

$$165,25 \text{ SIT} = 1 \text{ €}$$
$$99.150,00 \text{ SIT} = x \text{ €}$$
$$x = \frac{1 \cdot 99.150}{165,25} = \underline{\underline{600 \text{ €}}}$$

5 Für ihren Dänemarkurlaub möchte eine Zahnmedizinische Fachangestellte bei ihrer Bank 450,00 € in DKK (Dänische Kronen) umwechseln.

a) In der Schalterhalle der Bank hängt die nachfolgende Kurstafel. Mit welchem Kurs rechnet die Bank?

b) Welchen Betrag in DKK erhält die Zahnmedizinische Fachangestellte ausbezahlt?

c) Nach der Urlaubsreise möchte sie 580,00 DKK zurücktauschen. Welchen Kurs wird die Bank hierfür ansetzen?

d) Welchen Betrag erhält die ZFA für die 580,00 DKK ausbezahlt?

→

a) Für den Verkauf von Währung berechnet die Bank den Briefkurs (= Verkaufskurs).

b)
$$1,00 \text{ €} = 7,24 \text{ DKK}$$
$$450,00 \text{ €} = \quad x \quad \text{DKK}$$
$$x = \frac{7,24 \cdot 450}{1} = \underline{\underline{3.258,00 \text{ DKK}}}$$

c) Für den Ankauf von Währung berechnet die Bank den Geldkurs (= Ankaufskurs).

d)
$$7,81 \text{ DKK} = 1,00 \text{ €}$$
$$580,00 \text{ DKK} = \quad x \quad \text{€}$$
$$x = \frac{1 \cdot 580}{7,81} = \underline{\underline{74,26 \text{ €}}}$$

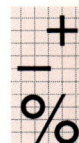

▷ *Fortsetzung der Aufgabe* ▷

Sortenkurse vom 15. Juni 20..

Land	Währung		Kurs	
			Geld Der Kunde zahlt für 1 €	**Brief** Der Kunde erhält für 1 €
Australien	AUD	(Australischer Dollar)	1,67	1,47
Dänemark	DKK	(Dänische Krone)	7,81	7,24
Großbritannien	GBP	(Britisches Pfund)	0,64	0,60
Japan	JPY	(Yen)	110,00	100,00
Kanada	CAD	(Kanadischer Dollar)	1,47	1,35
Kroatien	HRK	(Kuna)	9,35	7,10
Norwegen	NOK	(Norwegische Krone)	8,51	7,83
Polen	PLZ	(Zloty)	4,45	3,81
Schweden	SEK	(Schwedische Krone)	8,77	7,95
Schweiz	CHF	(Schweizer Franken)	1,63	1,57
Slowenien	SIT	(Tolar)	280,65	152,84
Tschechische Rep.	CZK	(Tschechische Krone)	38,56	32,90
Türkei	TRL	(Türkische Lira)	651.000,00	488.000,00
Ungarn	HUF	(Forint)	315,00	220,00
USA	USD	(Amerikanischer Dollar)	0,98	0,94
Zypern	CYP	(Zypern-Pfund)	0,65	0,53

6 **Ein bestimmter Discman wird in Deutschland für 169,00 € angeboten. In Großbritannien wird das gleiche Gerät für 94,80 GBP verkauft.**

Wo ist der Discman günstiger zu erwerben?

$$0,60 \text{ GBP} = 1,00 \text{ €}$$
$$94,80 \text{ GBP} = \quad x \quad \text{€}$$

$$x = \frac{1 \cdot 94,8}{0,6} = \underline{\underline{158,00 \text{ €}}}$$

Der Discman ist in Großbritannien mit 158,00 € preisgünstiger.

Durchschnittsrechnung

1 Die privatärztliche
Verrechnungsstelle überwies
einem Dermatologen folgende
Honorare:

1. Quartal 15 457,28 €
2. Quartal 16 235,37 €
3. Quartal 18 325,21 €
4. Quartal 15 895,48 €

Wie hoch waren die monat-
lichen Einnahmen des Arztes
im Jahresdurchschnitt?

1. Quartal	15 457,28 €
2. Quartal	16 235,37 €
3. Quartal	18 325,21 €
4. Quartal	15 895,48 €
gesamt	65 913,34 €

Durchschnitt:
65 913,34 € : 12 = 5 492,78 €

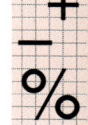

2 Ein Bronchialtee wird aus 3 verschiedenen Kräutern hergestellt.
Hierbei werden folgende Mengen benötigt:
Sorte I 900 g, Sorte II 1 800 g, Sorte III 2 700 g.

a) Was kostet die Herstellung von einem 50-g-Beutel dieser Mischung,
   wenn folgende Preise zu Grunde gelegt werden müssen?
   Sorte I 1,75 € je 100 g, Sorte II 1,40 € je 100 g, Sorte III 1,55 € je 100 g

b) Wie viele Beutel können aus der gegebenen Menge hergestellt
   werden?

a) Sorte I   900 g zu 1,75 € je 100 g = 15,75 €
    Sorte II   1 800 g zu 1,40 € je 100 g = 25,20 €
    Sorte III   2 700 g zu 1,55 € je 100 g = 41,85 €

            5 400 g   kosten   82,80 €
               50 g   kosten   x €

$$x = \frac{82,80 \cdot 50}{5\,400} = 0,77 \text{ €}$$

b) 5 400 g Gesamtmenge : 50 g = 108 Beutel

3 In einer Klinik werden 40 Diabetiker behandelt, welche folgende Einheiten Insulin benötigen:

4 Patienten benötigen jeweils   7 Einheiten pro Tag
5 Patienten benötigen jeweils   8 Einheiten pro Tag
9 Patienten benötigen jeweils   9 Einheiten pro Tag
7 Patienten benötigen jeweils 10 Einheiten pro Tag
8 Patienten benötigen jeweils 12 Einheiten pro Tag
7 Patienten benötigen jeweils 15 Einheiten pro Tag

a) Ermitteln Sie den durchschnittlichen Tagesverbrauch pro Patient.
b) Wie hoch sind die täglichen Kosten für diese Medikamente, wenn eine Packung mit 24 Einheiten 10,24 € kostet?

---

a) 4 Patienten mit   7 Einheiten pro Tag =   28 Einheiten
   5 Patienten mit   8 Einheiten pro Tag =   40 Einheiten
   9 Patienten mit   9 Einheiten pro Tag =   81 Einheiten
   7 Patienten mit 10 Einheiten pro Tag =   70 Einheiten
   8 Patienten mit 12 Einheiten pro Tag =   96 Einheiten
   7 Patienten mit 15 Einheiten pro Tag = 105 Einheiten

40 Patienten   = 420 Einheiten
 1 Patient   =   x Einheiten

$$x = \frac{420 \cdot 1}{40} = \underline{\underline{10,5 \text{ Einheiten}}}$$

b)   24 Einheiten – 10,24 €
   420 Einheiten –   x   €

$$x = \frac{10,24 \cdot 420}{40} = \underline{\underline{179,20 \text{ €}}}$$

Verteilungsrechnen

1 **Drei Kaufleute betreiben gemeinsam ein Versandhaus für Praxisbedarf, wobei A mit 200 000,– €, B mit 320 000,– € und C mit 800 000,– € beteiligt ist.**
Der diesjährige Gewinn von 108 083,25 € soll entsprechend den Kapitaleinlagen verteilt werden.

A: 200 000,00 € = ~~20~~ = 5 Teile · 3 275,25 = 16 376,25 €
B: 320 000,00 € = ~~32~~ = 8 Teile · 3 275,25 = 26 202,00 €
C: 800 000,00 € = ~~80~~ = 20 Teile · 3 275,25 = 65 505,00 €

	33 Teile	= 108 083,25 €
	1 Teil	= 3 275,25 €

A erhält 16 376,25 € Gewinn, B 26 202,– € und C 65 505,– €.

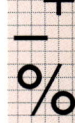

2 **Anlässlich des 20-jährigen Bestehens seiner Praxis will ein Zahnarzt an seine Zahnmedizinischen Fachangestellten eine Gratifikation von insgesamt 5 875,00 € zahlen, die nach der Dauer der Praxiszugehörigkeit verteilt werden soll. Fachangestellte A ist seit 8¹/₃ Jahren in der Praxis tätig, B seit 7¹/₂ Jahren, C seit 3³/₄ Jahren.**

Die Jahre werden in Monate umgewandelt:

$8^1/_3$ Jahre = 100 Monate
$7^1/_2$ Jahre = 90 Monate
$3^3/_4$ Jahre = 45 Monate

Fachangestellte A: ~~100~~ = 20 Teile · 125,00 € = 2 500,00 €
Fachangestellte B: ~~90~~ = 18 Teile · 125,00 € = 2 250,00 €
Fachangestellte C: ~~45~~ = 9 Teile · 125,00 € = 1 125,00 €

	47 Teile	= 5 875,00 €
	1 Teil	= 125,00 €

A erhält eine Gratifikation von 2 500,00 €, B erhält 2 250,00 € und C 1 125,00 €.

☐3☐ Ein Sanatorium wird von den Ärzten A, B und C gemeinsam betrieben, wobei A $1/4$, B $2/5$ und C 420 000,00 € eingebracht haben.

a) Berechnen Sie die Einlagenhöhe von A und B.

b) Verteilen Sie den Jahresgewinn von 480 000,00 €. Berücksichtigen Sie dabei, dass C für die Leitung der Verwaltung vorab 40 000,00 € erhalten soll. Der Rest soll im Verhältnis der Kapitaleinlagen verteilt werden.

---

a)

A: $\dfrac{1}{4} = \dfrac{5}{20}$ Teile $= 300\,000,00$ €

B: $\dfrac{2}{5} = \dfrac{8}{20}$ Teile $= 480\,000,00$ €

C: Rest $= \dfrac{7}{20}$ Teile $= 420\,000,00$ €

-----

7 Teile $= 420\,000,00$ €
1 Teil $\ = \ \ 60\,000,00$ €

Die Einlagenhöhe von A beträgt 300 000,00 €, die von B beläuft sich auf 480 000,00 €.

b) A: 5 Teile · 22 000 = 110 000,00 €   = 110 000,00 €
   B: 8 Teile · 22 000 = 176 000,00 €   = 176 000,00 €
   C: 7 Teile · 22 000 = 154 000,00 € + 40 000,00 €   = 194 000,00 €

-----

20 Teile   = 440 000,00 € + 40 000,00 €   = 480 000,00 €
1 Teil   =   22 000,00 €

A erhält einen Anteil am Jahresgewinn in Höhe von 110 000,00 €, B erhält 176 000,00 €, C erhält 154 000,00 € Gewinnanteil und 40 000,00 € für die Leitung der Verwaltung.

Mischungsrechnen

1 Eine Zahnmedizinische Fachangestellte soll 4 Liter einer 3 %igen Sagrotanlösung aus einer 75 %igen herstellen.
a) Wie lautet das Mischungsverhältnis?
b) Wie viel ml der 75 %igen Lösung werden benötigt?
c) Wie viel ml Wasser müssen dazugegeben werden?

---

a) **Berechnung des Mischungsverhältnisses:**

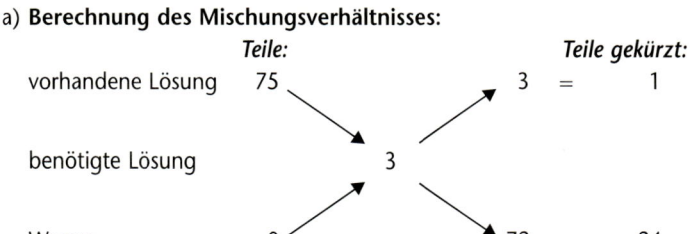

	Teile:		*Teile gekürzt:*
vorhandene Lösung	75	3 =	1
benötigte Lösung		3	
Wasser	0	72 =	24

Das Mischungsverhältnis beträgt 1 : 24, d. h., es werden 1 Teil vorhandene Lösung und 24 Teile Wasser benötigt.

b) und c) **Ermittlung der benötigten Mengen:**

25 Teile Lösung	= 4 000 ml
1 Teil Lösung	= 160 ml
1 Teil 75 % Sagrotanlösung	= 160 ml
24 Teile Wasser	= 3 840 ml
Mischung	= 4 000 ml

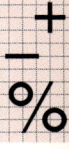

---

2 Von einer 36 %igen Lösung kostet der Liter 8,40 €. In einer 18 %igen Konzentration kostet die Lösung 7,30 €.
Welchen Preis haben 600 ml einer 24 %igen Konzentration?

→

▷ *Antwort* ▷

---

a) **Berechnung des Mischungsverhältnisses:**

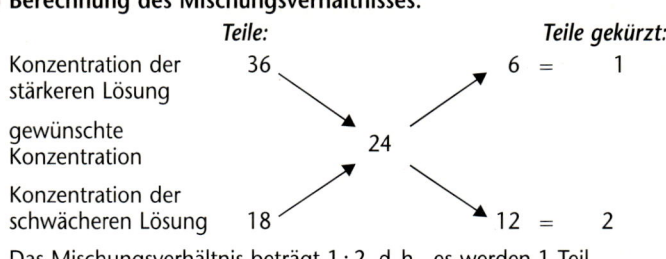

Konzentration der   36   6 = 1
stärkeren Lösung

gewünschte   24
Konzentration

Konzentration der
schwächeren Lösung   18   12 = 2

Das Mischungsverhältnis beträgt 1 : 2, d. h., es werden 1 Teil
36 %ige Lösung und 2 Teile 18 %ige Lösung benötigt.

b) **Berechnung der erforderlichen Teilmengen:**

1 Teil 36 %ige Lösung	= 200 ml
2 Teile 18 %ige Lösung	= 400 ml
3 Teile 24 %ige Lösung	= 600 ml

Berechnung des Preises:

1 000 ml 36 %ige Lösung kosten 8,40 €
   200 ml 36 %ige Lösung kosten   x   €

$$x = \frac{8{,}40 \cdot 200}{1\,000} = 1{,}68 \text{ €}$$

1 000 ml 18 %ige Lösung kosten 7,30 €
   400 ml 18 %ige Lösung kosten   x   €

$$x = \frac{7{,}30 \cdot 400}{1\,000} = 2{,}92 \text{ €}$$

1,68 € + 2,92 € = 4,60 €

---

3 Ein Hersteller von homöopathischen Arzneimitteln verwendet
zur Herstellung eines Kräutertees zwei Sorten, wobei Sorte I 2,30 € und
Sorte II 1,80 € kostet.

a) Berechnen Sie das Mischungsverhältnis, wenn 1 kg der Mischung 2,10 €
   kosten soll.

b) Wie viel kg müssen von Sorte I genommen werden, wenn von der
   II. Sorte ein Restbestand von 36 kg verarbeitet werden soll?   →

a) Berechnung des Mischungsverhältnisses:

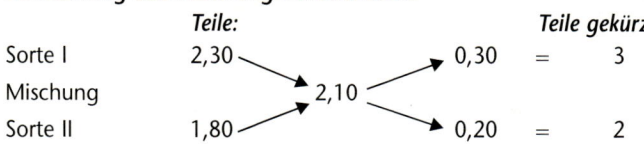

	Teile:				*Teile gekürzt:*
Sorte I	2,30	↘	0,30	=	3
Mischung		2,10			
Sorte II	1,80	↗	0,20	=	2

Das Mischungsverhältnis beträgt 3 : 2, d. h., es werden 3 Teile von Sorte I und 2 Teile der Sorte II benötigt.

b) Berechnung der benötigten Mengen:

54 kg von Sorte I = 3 Teile
36 kg von Sorte II = 2 Teile
_____
90 kg Mischung = 5 Teile

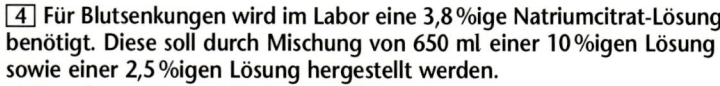

$\boxed{4}$ Für Blutsenkungen wird im Labor eine 3,8%ige Natriumcitrat-Lösung benötigt. Diese soll durch Mischung von 650 ml einer 10%igen Lösung sowie einer 2,5%igen Lösung hergestellt werden.
a) Berechnen Sie das Mischungsverhältnis.
b) Welche Menge muss von der 2,5%igen Lösung zugemischt werden? Geben Sie die Gesamtmenge der Mischung an.

a) Berechnung des Mischungsverhältnisses:

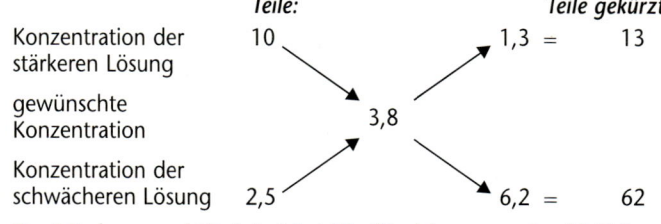

	Teile:			*Teile gekürzt:*
Konzentration der stärkeren Lösung	10		1,3 =	13
gewünschte Konzentration		3,8		
Konzentration der schwächeren Lösung	2,5		6,2 =	62

Das Mischungsverhältnis beträgt 13 : 62, d. h., es werden 13 Teile 10%ige Lösung und 62 Teile 2,5%ige Lösung benötigt.

b) Berechnung der benötigten Mengen:

650 ml 10%ige Lösung = 13 Teile
3 100 ml 2,5%ige Lösung = 62 Teile
_____
3 750 ml Gesamtmenge = 75 Teile

Legierungsrechnung

1 Der Goldgehalt von Schmuckstücken wird durch besondere Stempel angezeigt.

Welcher Goldgehalt liegt bei folgenden Stempeln vor?

a) 333
b) 585
c) 835

a) $\dfrac{333}{1000}$ Feingold

b) $\dfrac{585}{1000}$ Feingold

c) $\dfrac{835}{1000}$ Feingold

2 Wie viel g Feingold enthalten

a) 800 g 333er-Gold
b) 150 g 585er-Gold?

a) $\dfrac{333}{1000} \cdot 800 \text{ g} = \underline{266{,}4 \text{ g Feingold}}$

b) $\dfrac{585}{1000} \cdot 150 \text{ g} = \underline{87{,}75 \text{ g Feingold}}$

3 Es soll eine 30-g-Goldlegierung der Feinheit 585 hergestellt werden. Vorhanden sind eine Goldlegierung, Feinheit 900, und Zusatzmetall.

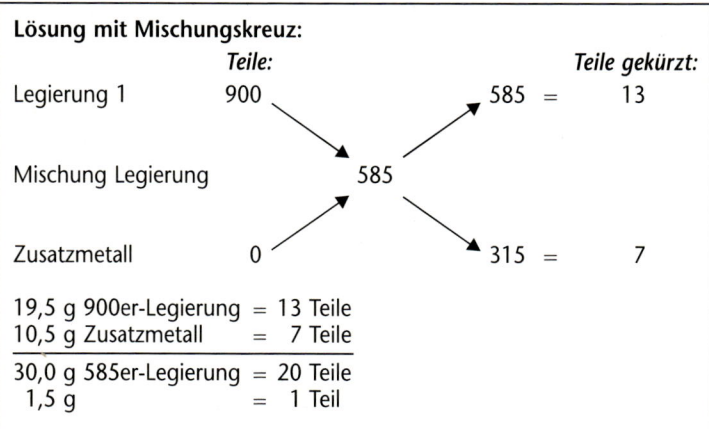

Lösung mit Mischungskreuz:

	Teile:		Teile gekürzt:
Legierung 1	900	585 =	13
Mischung Legierung	585		
Zusatzmetall	0	315 =	7

19,5 g 900er-Legierung = 13 Teile
10,5 g Zusatzmetall   = 7 Teile
30,0 g 585er-Legierung = 20 Teile
 1,5 g   = 1 Teil

Um eine Legierung der Feinheit 585 herzustellen, müssen 19,5 g 900er-Gold und 10,5 g Zusatzmetall verwendet werden.

*Anmerkung: Die Aufgabe kann auch mit einem Dreisatz **im ungeraden Verhältnis** gelöst werden → je geringer der Feingoldgehalt, desto mehr Goldlegierung.*

4 Wie viel g Gold, Feinheit 333, lassen sich aus 150 g Gold, Feinheit 750, herstellen?

Lösung mit Mischungskreuz:

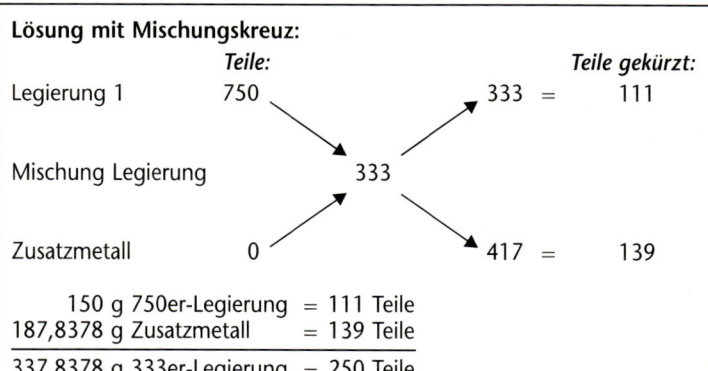

	Teile:		*Teile gekürzt:*
Legierung 1	750	333 =	111
Mischung Legierung		333	
Zusatzmetall	0	417 =	139

$$\begin{array}{rl} 150 \text{ g 750er-Legierung} & = 111 \text{ Teile} \\ 187,8378 \text{ g Zusatzmetall} & = 139 \text{ Teile} \\ \hline 337,8378 \text{ g 333er-Legierung} & = 250 \text{ Teile} \end{array}$$

Es lassen sich 337,8378 g 333er-Gold herstellen.

*Anmerkung: Die Aufgabe kann ebenfalls mit einem Dreisatz **im ungeraden Verhältnis** gelöst werden → je geringer der Feingoldgehalt, desto mehr Goldlegierung.*

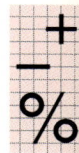

5 Ein Patient gibt ein 25 g schweres goldenes Schmuckstück, Feinheit 585, in Zahlung.
Wie viel g 900er-Goldlegierung ergibt dies?

Lösung mit Dreisatz im ungeraden Verhältnis:

$$\frac{585}{1000} = 25 \text{ g} \rightarrow 0,585 = 25 \text{ g}$$

$$\frac{900}{1000} = x \text{ g} \rightarrow 0,900 = x \text{ g}$$

$$x = \frac{25 \cdot 0,585}{0,900}$$

$$= \underline{16,25 \text{ g Goldlegierung}}$$

Prozentrechnen

1 Bei einer schulzahnärztlichen Untersuchung nahmen 350 Kinder teil. 112 davon, also 32 %, hatten ein gesundes Gebiss.

Ordnen Sie den einzelnen Angaben die drei Grundbegriffe der Prozentrechnung zu.

Die Grundbegriffe der Prozentrechnung		
Der Prozentsatz	**Der Grundwert**	**Der Prozentwert**
Er gibt die Anzahl der Teile von 100 an.	Er entspricht 100 Hundertstel oder dem Ganzen, also 100 %.	Er ist ein Teil des Ganzen, also des Grundwertes.
z. B.	z. B.	z. B.
32 %	**von 350 Kindern**	**= 112 Kinder**

2 Prozentwert, Prozentsatz und Grundwert können grundsätzlich auf zwei verschiedene Arten berechnet werden.

Nennen Sie diese.

a) Lösung mithilfe eines einfachen Dreisatzes *im geraden Verhältnis.*

b) Lösung unter Anwendung folgender *Formeln:*

$$\text{Prozentsatz} = \frac{\text{Prozentwert} \cdot 100}{\text{Grundwert}}$$

$$\text{Grundwert} = \frac{\text{Prozentwert} \cdot 100}{\text{Prozentsatz}}$$

$$\text{Prozentwert} = \frac{\text{Grundwert} \cdot \text{Prozentsatz}}{100}$$

3 Ein Zahnarzt erhält eine Rechnung über 1 956,00 € für seinen neuen Schreibtisch. Bei Bezahlung innerhalb von 14 Tagen erhält er 3 % Skonto.

a) Wie viel € kann der Zahnarzt sparen, wenn er innerhalb der Skontofrist bezahlt?

b) Geben Sie an, ob Grundwert, Prozentwert oder Prozentsatz errechnet werden müssen.

a) 100 % = 1 956,00 € 3 % = x € $x = \dfrac{1\,956 \cdot 3}{100} = \underline{\underline{58,68\ €}}$	b) Es musste der Prozentwert berechnet werden.

4 Ein Zahnarzt bestellt für seine Fachangestellten 4 neue Schreibtische zu je 980,00 €. Der Händler räumt folgende Nachlässe ein:
10 % Mengenrabatt und 2 % Skonto für Barzahlung bei Lieferung.
Die gesetzliche Mehrwertsteuer beträgt 16 %.
Berechnen Sie den Barzahlungspreis.

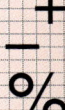

Listenpreis für 4 Schreibtische (980,00 · 4)	3 920,00 €
− 10 % Mengenrabatt	392,00 €
= Nettopreis	3 528,00 €
+ 16 % Mehrwertsteuer	564,48 €
= Bruttopreis	4 092,48 €
− 2 % Skonto	81,85 €
= Barzahlungspreis	4 010,63 €

5 Ein tragbares Farbfernseh-gerät, das vor einem Jahr 449,00 € gekostet hatte, wird jetzt für 328,00 € angeboten.
Berechnen Sie, um wie viel Prozent der Preis gesenkt wurde.

Berechnung der Preissenkung in €:

alter Preis	449,00 €
− neuer Preis	328,00 €
= Preissenkung	121,00 €

Berechnung der Preissenkung in Prozent:

449,00 € = 100 %
121,00 € = x %

$x = \dfrac{100 \cdot 121}{449} = \underline{\underline{26,95\ \%}}$

6 Ein Zahnarzt verhandelt mit einem Vertreter über die Anschaffung eines neuen Röntgengerätes. Es soll 195 693,75 € kosten. Im Verlauf des Gesprächs bedauert der Vertreter, dass erst vor 14 Tagen die Preise um 6,5 % erhöht wurden.

Wie viel € hätte der Zahnarzt gespart, wenn er das Röntgengerät vor 3 Wochen gekauft hätte?

alter Preis	100 %
+ Preiserhöhung	6,5 %
= neuer Preis	106,5 %

106,5 %	=	195 693,75 €
100 %	=	x €

$$x = \frac{195\,693,75 \cdot 100}{106,5}$$

$$= 183\,750,00 \; €$$

neuer Preis	195 693,75 €
− alter Preis	183 750,00 €
= versäumte Ersparnis	11 943,75 €

7 Beschreiben Sie anhand der vorigen Aufgabe (**6**) den Rechenweg bei der <u>Prozentrechnung mit vermehrtem Grundwert.</u>

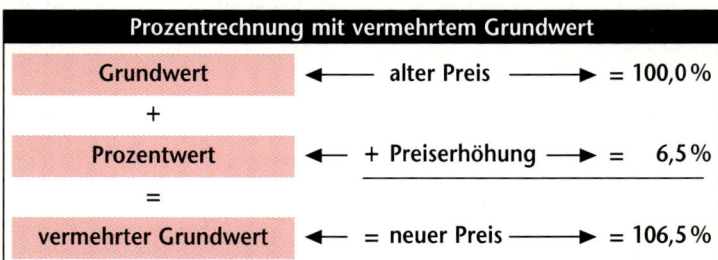

Prozentrechnung mit vermehrtem Grundwert		
Grundwert	◄— alter Preis —►	= 100,0 %
+		
Prozentwert	◄— + Preiserhöhung —►	= 6,5 %
=		
vermehrter Grundwert	◄— = neuer Preis —►	= 106,5 %

8 Der Preis für ein medizinisches Gerät wurde zweimal erhöht. Zuerst um 8 % und danach nochmals um 6 %. Die Ware kostet jetzt 799,07 €. Welchen Preis hatte das Gerät vor der ersten Preiserhöhung?

ursprünglicher Preis	100 %
+ 1. Preiserhöhung	8 %
= neuer Preis	108 % / 100 %
+ 2. Preiserhöhung	6 %
= jetziger Preis	106 %

$$106 \% = 799,07 \text{ €}$$
$$100 \% = x \text{ €}$$
$$x = \frac{799,07 \cdot 100}{106} = 753,84 \text{ €}$$

$$108 \% = 753,84 \text{ €}$$
$$100 \% = x \text{ €}$$
$$x = \frac{753,84 \cdot 100}{108} = \underline{\underline{698,00 \text{ €}}}$$

9 Ein Zahnarzt verhandelt mit einem Vertreter über die Anschaffung eines neuen Röntgengerätes. Es soll 189 125,00 € kosten. Im Verlauf des Gesprächs betont der Vertreter, dass bei diesem Preis sogar ein Sonderrabatt von 15 % gewährt worden sei.

Berechnen Sie den ursprünglichen Preis.

ursprünglicher Preis	100 %
− Sonderrabatt	15 %
= Angebotspreis	85 %

$$85 \% = 189 125,00 \text{ €}$$
$$100 \% = x \text{ €}$$
$$x = \frac{189 125 \cdot 100}{85} = \underline{\underline{222 500,00 \text{ €}}}$$

[10] Beschreiben Sie anhand der vorigen Aufgabe ([9]) den Rechenweg bei der <u>Prozentrechnung mit vermindertem Grundwert.</u>

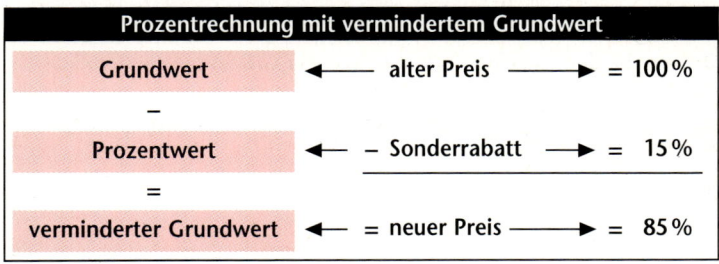

Prozentrechnung mit vermindertem Grundwert		
Grundwert	◄——— alter Preis ———►	= 100 %
–		
Prozentwert	◄——— – Sonderrabatt ———►	= 15 %
=		
verminderter Grundwert	◄——— = neuer Preis ———►	= 85 %

[11] Bei einem Einstellungsgespräch verlangt eine erfahrene Zahnmedizinische Fachangestellte ein Nettogehalt von 900,00 €.

Welches Bruttogehalt muss der Zahnarzt zahlen, wenn ca. 36 % Abzüge zu berücksichtigen sind?

$$\begin{array}{ll} \text{Bruttogehalt} & 100\,\% \\ -\ \text{Abzüge} & 36\,\% \\ \hline =\ \text{Nettogehalt} & 64\,\% \end{array}$$

$$\begin{array}{ll} 64\,\% & = 900,00\ € \\ 100\,\% & = \quad x \quad € \end{array}$$

$$x = \frac{900 \cdot 100}{64} = \underline{\underline{1\,406,25\ €}}$$

[12] Ein Computer kostet einschließlich Mehrwertsteuer 1 026,00 €.

a) Berechnen Sie, wie viel € Mehrwertsteuer in dem Preis enthalten sind.

b) Geben Sie an, ob es sich um eine Prozentrechnung mit vermehrtem oder vermindertem Grundwert handelt.

a)
$$\begin{array}{ll} \text{Verkaufspreis ohne Mehrwertsteuer} & 100\,\% \\ +\ \text{Mehrwertsteuer} & 16\,\% \\ \hline =\ \text{Verkaufspreis mit Mehrwertsteuer} & 116\,\% \end{array}$$

$$\begin{array}{ll} 116\,\% & = 1\,026\ € \\ 16\,\% & = \quad x \quad € \end{array}$$

$$x = \frac{1\,026 \cdot 16}{116} = \underline{\underline{141,52\ €}}$$

b) Es liegt eine Prozentrechnung mit vermehrtem Grundwert vor.

Zinsrechnen

1 **Eine Zahnmedizinische Fachangestellte erhält auf ihrem Sparbuch 3 % Zinsen. Dies macht 36,00 € bei einem Kapital von 1 200,00 €.**

Ordnen Sie den einzelnen Angaben die vier Grundbegriffe der Zinsrechnung zu.

Grundbegriffe der Zinsrechnung			
Zinsfuß (p)	**Kapital (k)**	**Zeit (t)**	**Zinsen (z)**
Er gibt in Prozent an, wie viel € Zinsen für 100,– € Kapital bezahlt werden.	Der Betrag, der verzinst wird.	Zeitraum (Jahre, Monate, Tage), für den das Kapital verzinst wird.	Der Betrag, der für ein bestimmtes Kapital bezahlt wird.
z. B.	z. B.	z. B.	z. B.
3 %	von 1 200,00 €	in einem Jahr	= 36,00 €

Berechnen der Zinsen

2 **Wie lautet die Formel für die Berechnung der Zinsen?**

$$\text{Zinsen} = \frac{k \cdot p \cdot t}{100 \cdot 360}$$

3 **Eine Zahnmedizinische Fachangestellte legt einen Lottogewinn von 4 378,00 € für 2¹/₂ Jahre fest auf ihrem Sparbuch an. Der Zinssatz beträgt 6 %.**

Wie viele Zinsen bekommt sie nach Ablauf der 2¹/₂ Jahre?

$$z = \frac{k \cdot p \cdot t}{100 \cdot 360}$$

$$z = \frac{4\,378 \cdot 6 \cdot 900}{100 \cdot 360} = \underline{\underline{656,70\ €}}$$

Merke: Centbeträge bleiben bei der Zinsrechnung unberücksichtigt.

4 **Wie werden die Zinstage berechnet?**

a) Ein *Jahr* entspricht *360 Tagen*

b) Ein *Monat* entspricht *30 Tagen*.
→ Der 31. eines Monats wird nicht berücksichtigt.*)

c) Bei einem Abrechnungsdatum 28. 2. (bzw. 29. 2. in Schaltjahren) wird mit 28 (bzw. 29) Tagen gerechnet.

d) Bei der Berechnung der Tage wird der erste nicht mitgezählt, der letzte Tag dagegen zählt.

5 **Berechnen Sie die Zinstage für die folgenden Zeiträume.**

a) 18. 1.–22. 3.   c) 31. 8.–31. 12.   e) 31. 1. 02–28. 2. 03
b) 22. 2.–24. 7.   d) 28. 2.–17. 4.

a) 18. 1.–18. 3.	= 2 Monate =	60 Tage
18. 3.–22. 3.	=	4 Tage
18. 1.–22. 3.	=	64 Tage

b) 22. 2.–22. 7.	= 5 Monate =	150 Tage
22. 7.–24. 7.	=	2 Tage
22. 2.–24. 7.	=	152 Tage

| c) 31. 8.–31. 12. | = 4 Monate = | 120 Tage |

d) 28. 2.–28. 3.	= 1 Monat =	30 Tage
28. 3.–30. 3.	=	2 Tage
30. 3.–17. 4.	=	17 Tage
28. 2.–17. 4.	=	49 Tage

e) 31. 1. 02–31. 1. 03	= 1 Jahr	= 360 Tage
31. 1. 03–28. 2. 03		= 28 Tage
31. 1. 02–28. 2. 03		= 388 Tage

*) In manchen Fällen (z. B. bei Termingeldeinlagen) ermitteln die Banken die Zeit nach der **Euro-Zinsmethode**. Dabei werden die Monate genau nach dem Kalender berechnet. Dadurch wird z. B. der Januar oder der März mit 31 Tagen gezählt, der Februar mit 28 bzw. mit 29 Tagen.

6 Nennen Sie die entsprechenden Formeln zur Berechnung von

a) dem Kapital (*k*)
b) der Zeit (*t*)
c) dem Zinssatz (*p*).

a) **Kapital (*k*)** $= \dfrac{z \cdot 100 \cdot 360}{p \cdot t}$

b) **Zeit (*t*)** $= \dfrac{z \cdot 100 \cdot 360}{k \cdot p}$

c) **Zinssatz (*p*)** $= \dfrac{z \cdot 100 \cdot 360}{k \cdot t}$

7 Eine Zahnmedizinische Fachangestellte nimmt bei ihrem Chef ein Darlehen auf. Sie erhält 7 500,00 € auf 14 Monate. Als Zinsen wurden 850,00 € vereinbart.

Berechnen Sie den Zinssatz.

$$p = \frac{z \cdot 100 \cdot 12}{k \cdot t}$$

$$p = \frac{850 \cdot 100 \cdot 12}{7\,500 \cdot 14} = \underline{\underline{9,71\,\%}}$$

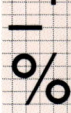

8 Martina musste kurzfristig ihr Konto überziehen. Die Bank berechnet 14,95 € für 30 Tage bei einem Zinssatz von 11,5 %.

Berechnen Sie die Höhe des Überziehungskredits.

$$k = \frac{z \cdot 100 \cdot 360}{p \cdot t}$$

$$k = \frac{14,95 \cdot 100 \cdot 360}{11,5 \cdot 30} = \underline{\underline{1\,560,00\ €}}$$

9 Eine ZFA legt 25 000,00 € zu 6 % als Festgeld an. Bei Fälligkeit erhält sie 25 375,00 € zurück.

Wie lange hat sie das Geld angelegt?

$$t = \frac{z \cdot 100 \cdot 360}{k \cdot p}$$

$$t = \frac{375 \cdot 100 \cdot 360}{25\,000 \cdot 6} = \underline{\underline{90\ \text{Tage}}}$$

10 Ein Zahnarzt hat am 6. 1. für 8 320,00 € ein medizinisches Gerät gekauft. Als Zahlungsbedingungen wurden vereinbart: 3 % Skonto bei Zahlung innerhalb von 14 Tagen oder 45 Tage Ziel. Bei verspäteter Zahlung müssen 6 % Verzugszinsen bezahlt werden.

a) Trotz der vorhandenen Barmittel wird die pünktliche Zahlung übersehen. Welcher Betrag wird in der Mahnung vom 24. 5. berechnet?

b) Wie viel hätte der Zahnarzt sparen können, wenn er innerhalb der Skontofrist bezahlt hätte?

→

▷ *Antwort* ▷

a) **Berechnung der Verzugszinsen:**	**Berechnung des Mahnbetrags:**

a) **Berechnung der Verzugszinsen:**

6. 1. + 45 Tage = 21. 2.
vom 21. 2. bis 24. 5. = 93 Tage

$$z = \frac{k \cdot p \cdot t}{100 \cdot 360}$$

$$z = \frac{8\,320 \cdot 6 \cdot 93}{100 \cdot 360} = 128,96 \text{ €}$$

Berechnung des Mahnbetrags:

Rechnungsbetrag	8 320,00 €
+ Verzugszinsen	128,96 €
Mahnbetrag	8 448,96 €

b) **Berechnung der versäumten Ersparnis:**

Skonto	249,60 €
+ Verzugszinsen	128,96 €
versäumte Ersparnis	378,56 €

[11] Ein Zahnarzt kauft sich zum Preis von 1 800,00 € neue Stühle für das Wartezimmer. Laut Rechnung kann er innerhalb von 10 Tagen 2 % Skonto abziehen oder innerhalb von 30 Tagen ohne Abzug zahlen. Bei verspäteter Zahlung wird ein Aufschlag von 40,00 € erhoben.

a) Wie hoch ist der Skontobetrag?

b) Der Arzt bezahlt 20 Tage nach dem gewährten Zahlungsziel.

Welchem Zinssatz entsprechen der nicht ausgenutzte Skonto und der Aufschlag?

a) **Berechnung des Skontobetrages:**

100 %	=	1 800,00 €
2 %	=	x €

$$x = \frac{1\,800 \cdot 2}{100} = 36,00 \text{ €}$$

b) *Gegeben:*

k = 1 764,00 € (1 800,00 € − 36,00 € Skonto)

t = 40 Tage (30 Tage Zahlungsziel + 20 Überziehungstage − 10 Tage Skontofrist)

z = 76,00 € (36,00 € Skonto + 40,00 € Aufschlag)

Gesucht: p

$$p = \frac{z \cdot 100 \cdot 360}{k \cdot t} = \frac{76 \cdot 100 \cdot 360}{1\,764 \cdot 40} = 38,78 \text{ \%}$$

Buchführung

Bitte beachten Sie:
Hier unterscheiden sich die Lehrpläne der einzelnen Bundesländer zum Teil erheblich. In manchen Bundesländern wird z. B. gar keine Buchführung unterrichtet, in anderen dagegen wird sie mit Fachmathematik als Rechnungswesen zusammengefasst.

Notwendigkeit der Buchführung

1 Unterliegen auch Zahnärzte der gesetzlichen Buchführungspflicht?

Nein. Zahnärzte unterliegen weder nach Handelsrecht noch nach Steuerrecht der Buchführungspflicht.

2 Welche Gründe veranlassen einen Zahnarzt, freiwillig Buchführung zu betreiben?

a) Übersicht über die wirtschaftliche Lage einer Praxis

b) Nachweis der Praxiseinnahmen (Betriebseinnahmen)

c) Nachweis der Praxisausgaben (Betriebsausgaben)

d) Feststellung des Praxisgewinnes bzw. Praxisverlustes

e) Grundlage für die Steuerberechnung

f) Nachweis über Kreditwürdigkeit

g) Beweismittel vor Gericht

h) informiert Teilhaber, Gesellschafter etc.

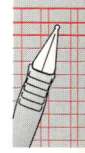

3 Welche steuerlichen Folgen können sich aus fehlenden oder mangelhaften Aufzeichnungen ergeben?

Bei fehlenden oder mangelhaften Aufzeichnungen schätzt das Finanzamt die Steuerschuld. Der so ermittelte Betrag ist meist sehr ungünstig für den Steuerpflichtigen.

Vorschriften über Inhalte und Form der Buchführung

1 Für eine korrekte Buchführung müssen verschiedene gesetzliche Grundlagen beachtet werden.

Geben Sie hierzu drei Beispiele.

a) Das Handelsgesetzbuch (HGB)
b) das Einkommensteuergesetz (EStG)
c) das Umsatzsteuergesetz (UStG)
d) die Abgabenordnung (AO)

2 Damit eine Buchführung ordnungsgemäß ist, müssen bestimmte Grundsätze eingehalten werden.

Nennen Sie die wichtigsten Buchführungsgrundsätze.

a) Sämtliche Buchungen müssen der Wahrheit entsprechen.

b) Alle Buchungen müssen klar, übersichtlich und in chronologischer Reihenfolge ausgeführt werden.

c) Jeder Buchung muss ein Beleg zu Grunde liegen.

d) Die Seiten der Buchführungsbücher werden fortlaufend nummeriert.

e) Keine Eintragungen mit Bleistift, sondern mit Tinte, Kugelschreiber oder Schreibmaschine.

f) Keine Radierungen.

g) Fehleintragungen werden so gestrichen, dass die ursprüngliche Eintragung noch lesbar ist.

h) Leerräume werden durch Winkelstrich (Buchhalternase) entwertet.

3 Wie werden irrtümlich gemachte Eintragungen berichtigt?

Irrtümlich gemachte Eintragungen müssen leserlich durchgestrichen werden.

4 Erklären Sie, was man unter einer „Ist-Buchführung" versteht.

Zahlungen werden erst dann buchhalterisch erfasst, wenn sie tatsächlich geleistet worden sind, d. h.:
→ *Einnahmen* werden erst dann gebucht, wenn der Geldbetrag eingegangen *„ist"*
→ *Ausgaben* werden erst dann gebucht, wenn der Geldbetrag ausgegangen *„ist"*

5 **Wann werden die folgenden Fälle verbucht?**

a) Dr. Bauer bezahlt am 16. 5. eine Rechnung für Büromaterial. Die Ware wurde am 14. 5. geliefert, die ausgestellte Rechnung datiert vom 13. 5.

b) Herr Obermaier überweist am 17. 5. das Geld für eine am 2. 5. ausgestellte Liquidation. Die Bank schreibt den Betrag am 19. 5. gut.

a) Die Buchung erfolgt unter dem 16. 5.

b) Die Buchung erfolgt unter dem 19. 5.

6 **Nennen Sie eine Ausnahme der Ist-Buchführung.**

Im Bestandsverzeichnis werden Praxisanschaffungen am Tag der Anschaffung eingetragen, unabhängig vom Zeitpunkt der Zahlung.

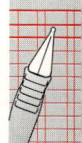

7 **Geben Sie an, durch welche Rechnung der Gewinn einer Zahnarztpraxis ermittelt wird, und erläutern Sie diese.**

Durch *Überschussrechnung* (§ 4 Abs. 3 EStG), d. h., indem man die Praxiseinnahmen den Praxisausgaben gegenüberstellt und so den Gewinn bzw. Verlust ermittelt.

Unterlagen der Buchführung

1 Welche Bücher werden für Aufzeichnungen in einer Zahnarzt-Buchhaltung benötigt?

a) Das Einnahmebuch
b) das Ausgabenbuch
c) das Kassenbuch (Sprechstunden-einnahmebuch)
d) das Bestandsverzeichnis

2 Wie lange müssen die Belege und Buchführungsbücher aufbewahrt werden?

10 Jahre

3 Belege sind die Voraussetzung für jede Buchung. Deshalb müssen aus Belegen bestimmte Daten ersichtlich sein.

Welche sind dies?

a) Datum der Zahlung
b) Höhe der Zahlung
c) Zahlungsgrund
d) Zahlungsempfänger
e) Zahlungspflichtiger

4 Man unterscheidet verschiedene Belege.

Nennen Sie

a) vier Einnahmebelege

b) vier Ausgabebelege

a) *Einnahmebelege:*
  – Liqudationsdurchschriften
  – Quittungsdurchschriften
  – Kontoauszüge
  – Postabschnitte
  – Abrechnungsbescheide

b) *Ausgabenbelege:*
  – Gehaltsabrechnungen
  – Lieferantenrechnungen
  – Überweisungsdurchschriften
  – Postabschnitte
  – Quittungen
  – Kassenbons

5 Nennen Sie die wichtigsten Angaben, die Sie einem Kontoauszug entnehmen können.

a) Kontonummer
b) alter Kontostand
c) neuer Kontostand
d) Gutschriften
e) Lastschriften
f) Buchungstag

6 Eine Privatliquidation
wird durch Banküberweisung
bezahlt.
Welche Belege fallen an?

a) Die Liquidationsdurchschrift
b) der Kontoauszug der Bank

7 Ein Patient begleicht
die Liquidation mit einem
Verrechnungsscheck.
Welche Belege fallen an?

a) Die Liquidationsdurchschrift
b) die Empfangsbestätigung für die
   Scheckeinlieferung
c) der Kontoauszug der Bank

8 Eine Lieferantenrechnung
wird durch Überweisung
bezahlt.
Welche Belege fallen an?

a) Die Lieferantenrechnung
b) die Durchschrift der Überweisung
c) der Kontoauszug der Bank

9 Wann fertigen Sie einen
Eigenbeleg an?

Ein *Eigenbeleg* wird angefertigt,
wenn für eine Ausgabe keine Quittung
vorhanden ist.

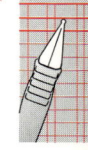

10 Welche Unterlagen muss
der Zahnarzt bei einer steuerlichen Betriebsprüfung bereitlegen?

a) Bestandsverzeichnis
b) Kassenbuch
c) Einnahmebuch
d) Ausgabenbuch
e) Gehaltskonten
f) Belege
g) Kontoauszüge
h) Verträge

11 Nach welchen Ordnungs-
kriterien sollten Belege
abgelegt werden?

a) *Unbezahlte Liquidationsdurchschriften*
   alphabetisch

b) *übrige Belege*
   chronologisch, evtl. Unterteilung nach
   Sachgebieten, z. B.:
   – *KV-Abrechnungsbescheide*
   – *Personalunterlagen*
   – *Versicherungsbescheide*
   – *Steuerbescheide*
   – *Belege über Praxisgegenstände des
     Bestandsverzeichnisses entsprechend
     dortiger Nummerierung*

c) *Kontoauszüge*
   nach Auszugsnummern

12 Weshalb sind Konto-auszüge lückenlose Belege?

Jede Veränderung des Kontostandes wird durch einen Kontoauszug angezeigt. Die fortlaufende Nummerierung der Konto-auszüge ermöglicht eine leichte Kontrolle.

13 Welche Eintragungen enthält das Kassenbuch?

Einnahmen, die der Zahnarzt ohne Erteilung einer besonderen Rechnung sofort liquidiert.

14 Welche Angaben können dem Kassenbuch entnommen werden?

a) Datum
b) Name des Patienten
c) Anschrift des Patienten
d) Grund der Zahlung
e) Betrag

15 Die private Nutzung eines Geschäftswagens wird vom Finanzamt in der Regel pauschal angesetzt.

Wie muss ein Zahnarzt vorgehen, wenn er alle beruflich gefahrenen Kilometer geltend machen will?

Der Zahnarzt sollte ein *Fahrtenbuch* führen, das folgende Eintragungen enthält:
– Datum
– Zielort
– Anzahl der gefahrenen Kilometer

Honorare für zahnärztliche Leistungen

1 **Geben Sie drei Beispiele für Einnahmen aus zahnärztlichen Leistungen.**

a) Honorarzahlungen von Privatpatienten
b) Honorare für zahnärztliche Gutachten
c) Überweisungen der Privatzahnärztlichen Verrechnungsstelle
d) Zahlungen der Kassenzahnärztlichen Vereinigung
e) Zahlungen von Berufsgenossenschaften
f) Gutachtertätigkeit

2 **a) Nennen Sie zwei Beispiele für eine zahnärztliche Nebentätigkeit.**
b) Wie werden diese Nebentätigkeiten besteuert?

a) *Zahnärztliche Nebentätigkeiten sind z. B.:*
– Erstellen von Attesten und Bescheinigungen
– Erstellen von Gutachten
– Zahnärztliche Mithilfe beim Gesundheitsamt
– Zahnärztliche Kontrolluntersuchungen

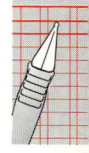

b) Da der Zahnarzt in *Ausübung seines Berufes selbstständig* tätig ist, unterliegen diese Tätigkeiten nur der Einkommensteuer und nicht der Umsatzsteuer.

3 **Welche Nebentätigkeiten des Zahnarztes unterliegen der Umsatzsteuer?**

a) Schriftstellerische Tätigkeit
b) Prüfungstätigkeit
c) Lehrtätigkeit

4 **Wann ist die Lehrtätigkeit eines Zahnarztes nicht umsatzsteuerpflichtig?**

Zählt die Lehrtätigkeit zu den Einkünften aus nicht selbstständiger Arbeit *(Arbeitnehmertätigkeit),* dann unterliegt sie der Lohnsteuer und nicht der Umsatzsteuer. Die Zahlung von Lohnsteuer schließt immer die Umsatzsteuerzahlung aus.

5 Für welche zahnärztlichen Leistungen besteht Umsatzsteuerpflicht?

Werden im *praxiseigenen Labor des Zahnarztes* Leistungen für den Patienten erbracht (z. B. die Herstellung oder Wiederherstellung von Zahnprothesen, kieferorthopädischen Apparaten usw.), dann muss dem Patienten die Umsatzsteuer für diese Leistungen in Rechnung gestellt werden. Dabei fällt der ermäßigte Steuersatz von 7 % an (Stand 1.1.02)

6 Ein Zahnarzt kauft Gegenstände für sein Praxislabor. Wie kann er mit der Umsatzsteuer, die er dem Lieferanten bezahlen muss, verfahren?

Der Zahnarzt kann die gezahlte Umsatzsteuer (= Vorsteuer) mit den Umsatzsteuerbeträgen verrechnen, die er durch eigene Laborleistungen eingenommen hat. Er muss lediglich den Unterschiedsbetrag (= Zahllast) an das Finanzamt abführen.

	Umsatzsteuer
−	Vorsteuer
=	Zahllast

Praxisausgaben

1 In einer Praxis werden verschiedene Ausgabenarten unterschieden.
Zählen Sie die wichtigsten Arten auf.

Ausgaben für:
a) Praxisräume
b) Praxispersonal
c) Bürobedarf
d) Sprechstundenbedarf
e) Laborbedarf
f) Praxisversicherungen
g) Praxisfahrten
h) sonstige Ausgaben

2 Ordnen Sie den Ausgabenarten aus Aufgabe **1** die nachfolgend aufgeführten Ausgaben zu.
a) Sozialversicherungsbeiträge
b) Miete
c) Reinigungsmittel für Praxisräume
d) Kittel für Helferin
e) Berufshaftpflichtversicherung
f) Schreibmaschinenpapier
g) Heizung
h) Benzinkosten
i) Kfz-Steuer u. -Versicherung

Personalkosten
– Sozialversicherungsbeiträge
– Kittel für Helferin
Praxisräume
– Miete
– Reinigungsmittel für Praxisräume
– Heizung
Bürobedarf
– Schreibmaschinenpapier
Praxisversicherungen
– Berufshaftpflichtversicherung
Praxisfahrten
– Benzinkosten
– Kfz-Steuer und -Versicherung

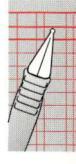

3 Vom Gehalt einer Zahnmedizinischen Fachangestellten müssen die gesetzlichen Abzüge einbehalten werden.
Nennen Sie diese.

Gesetzliche Abzüge:
a) die Lohnsteuer*
b) die Kirchenlohnsteuer
c) die Arbeitnehmeranteile (50 %) zur Sozialversicherung, dies sind im einzelnen Beiträge für:
– Arbeitslosenversicherung
– Krankenversicherung
– Rentenversicherung
– Pflegeversicherung

*) Seit 1.1.1995 wird zusätzlich ein Solidaritätszuschlag erhoben. Dieser Zuschlag beträgt zurzeit 5,5 % von der Lohnsteuer.

4 Wer bezahlt die Sozialversicherungsbeiträge?

Sozialversicherungsbeiträge				
Unfall-versicherung	Kranken-versicherung	Renten-versicherung	Arbeitslosen-versicherung	Pflege-versicherung
100 % der Arbeitgeber	50 % der Arbeitnehmer*) 50 % der Arbeitgeber**)			

5 Wer erhält die einbehaltenen Lohnabzüge?

a) Die *Lohnsteuer, die Kirchenlohnsteuer* und den *Solidaritätszuschlag* erhält das zuständige Finanzamt.

b) Die *Sozialversicherungsbeiträge* erhält die zuständige Krankenkasse. Diese behält die Krankenversicherungsbeiträge und die Pflegeversicherungsbeiträge, die Beiträge zur Arbeitslosen- und Rentenversicherung leitet sie weiter.

6 Welche Ausgaben kennen Sie aus der Gehaltsabrechnung?

Folgende Zahlungen kommen bei der Gehaltsabrechnung vor:

a) Gehaltszahlungen
b) Urlaubsgeld
c) Weihnachtsgeld
d) Überstundenvergütung
e) vermögenswirksame Leistungen
f) Ausbildungsvergütungen
g) Fahrtkosten

7 Was versteht man unter Personalkosten?

Personalkosten sind sämtliche Aufwendungen, die einem Arbeitgeber durch sein Personal entstehen, wie z. B. Bruttogehälter, Arbeitgeberanteil zur Sozialversicherung, sonstige Bezüge

*) Bei Beschäftigten, die nicht mehr als 325,00 € pro Monat verdienen **(geringfügige Beschäftigung)**, trägt der Arbeitgeber die Sozialversicherungsbeiträge allein, und zwar 10 % für die Krankenversicherung sowie 12 % für die Rentenversicherung. Leistungsansprüche erwachsen dem Versicherten daraus jedoch nicht. (Stand: 1.1.2002)

**) In Sachsen bezahlen die Arbeitnehmer die Pflegeversicherungsbeiträge zu 100 %.

8 **Von welchem Betrag muss der Zahnarzt die Lohnsteuer seiner Beschäftigten berechnen?**

Vom Bruttoarbeitsentgelt

9 **Aufgrund welcher Unterlage berechnet der Zahnarzt die Lohnabzüge seines Personals?**

Anhand der Lohnsteuerkarte

10 **Der Zahnarzt muss für jeden seiner Arbeitnehmer für jedes Jahr ein Gehaltskonto führen.**
Welche Eintragungen erfolgen auf diesem Gehaltskonto und wie lange muss das Gehaltskonto aufbewahrt werden?

Auf dem Gehaltskonto müssen alle Gehaltszahlungen sowie die einbehaltenen Abzüge eingetragen werden. Das Gehaltskonto muss 10 Jahre aufbewahrt werden.

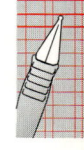

11 **Unterscheiden Sie Bruttogehalt und Bruttoarbeitsentgelt.**

Bruttogehalt
+ sonstige Bezüge

= *Bruttoarbeitsentgelt*

12 **Nennen Sie drei Beispiele für sonstige Bezüge.**

Sonstige Bezüge sind z. B.:
– Überstundenzuschläge
– Urlaubsgeld
– vermögenswirksame Leistungen

13 **Nennen Sie jeweils ein Beispiel für Versicherungen,**
a) die Praxisausgaben sind
b) die Privatausgaben sind und als Vorsorgeaufwendungen geltend gemacht werden können.

a) – Berufshaftpflichtversicherung
– Inventarversicherung
– gesetzliche Unfallversicherung
b) – Krankenversicherung
– Lebensversicherung

14 Hat der Zahnarzt die Praxisräume gemietet, dann fallen neben der vereinbarten Miete weitere Kosten an.

Nennen Sie vier dieser Betriebskosten für Praxisräume.

Betriebskosten für Praxisräume:

a) Hausreinigung
b) Heizungskosten
c) Gebäudeversicherungen
d) Wasserkosten und Abwassergebühren
e) Kaminreinigung
f) Hausmeister
g) Hausbeleuchtung
h) Grundsteuer
i) Müllabfuhr

Verbuchung von Praxisausgaben und Praxiseinnahmen

1 Was versteht man unter einer Inzahlungnahme und wie wird sie buchhalterisch erfasst?

Bei einer *Inzahlungnahme* von Praxisgegenständen wird der Wert des alten Gegenstandes auf den Preis des Neugeräts angerechnet. Der Verkauf des alten Geräts wird als Praxiseinnahme verbucht, der Kauf des Neugeräts dagegen mit dem Nennwert als Praxisausgabe.

2 Erklären Sie, was man unter Hilfsgeschäften versteht?

Hilfsgeschäfte sind

– *der Verkauf von Praxisgegenständen*
– *die Inzahlunggabe von Praxisgegenständen*
– *die Übernahme von Praxisgegenständen in den Privathaushalt des Arztes (sog. Privatentnahme)*

Beispiele:
– Beim Kauf eines neuen Pkw wird der alte in Zahlung gegeben
– Verkauf eines gebrauchten Schreibtisches
– Ein Aktenschrank wird in den Privathaushalt entnommen

Wegen der Einkommensteuer sind Hilfsgeschäfte aufzeichnungspflichtig, von der Umsatzsteuer jedoch sind sie befreit. Hilfsgeschäfte müssen als *Praxiseinnahmen* verbucht werden.

3 Die Abbildung auf der nächsten Seite zeigt ein Beispiel eines Einnahmen-Ausgaben-Buches*).

Geben Sie für die folgenden Buchungsvorgänge (a–e) die entsprechenden Spalten an.

a) Patient Bauer bezahlt eine Liquidation vom 12. 5. 2002 über 234,00 € durch Postanweisung.

b) Die Kassenzahnärztliche Vereinigung überweist für die Abrechnung des letzten Quartals die zweite Vorauszahlung über 19 000,00 €.

c) Die Telefonrechnung für den August wird vom Bankkonto abgebucht.
In dem Betrag von 189,00 € sind 35,00 € Privatanteil enthalten.

d) Mit Banküberweisung bezahlen wir 430,00 € an unsere Versicherung. Und zwar 170,00 € für die Berufshaftpflichtversicherung, 260,00 € für die private Krankenversicherung.

e) Die Miete für die Praxisräume in Höhe von 900,00 € wird überwiesen.

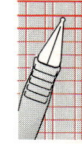

a) Spalte 4:	234,00 €	Spalte 9:	234,00 €
b) Spalte 6:	19 000,00 €	Spalte 9:	19 000,00 €
c) Spalte 18: Spalte 44:	189,00 € 35,00 €	Spalte 23:	154,00 €
d) Spalte 18: Spalte 40:	430,00 € 260,00 €	Spalte 25:	170,00 €
e) Spalte 18:	900,00 €	Spalte 21:	900,00 €

---

*) Das hier verwendete Musterformular kann von dem an Ihrer Schule gebräuchlichen Vordruck abweichen. In diesem Fall müssen Sie die entsprechenden Abweichungen berücksichtigen.

Monat 2002

Einnahmen aus:

Tag	Buchungstext Name des Zahlenden (Einnahmen) Name des Zahlungsempfängers (Ausgaben) 2	Beleg 3	Kasse 4	Postbank 5	Bank 6		selbständiger Arbeit				nicht selbständiger Arbeit Gehalt 11	Kapital-ver-mögen 12	Vermietung Verpachtung 13
						7	umsatzsteuerfrei		umsatzsteuerpflichtig 10				
							Kassenpraxis 8	Privatpraxis 9					
1	Übertrag												
		1											
		2											

Ausgaben

für:

Sonstige 14	Innere Über-weisung 15	Kasse 16	Postbank 17	Bank 18	Bank 19/20	Praxisräume			Telefon Porto 23	Praxisbetrieb		Praxis-Personal		Praxiseinrichtung	
						Miete Strom, Gas Heizung 21	Reinigung Dekoration Reparatur 22			Bücher Zeitschriften Bürobedarf 24	Praxis-Ver-sicherungen Beiträge Gebühren 25	Lohn Sozialbeiträge Sachbezüge 26	Reparaturen Wäsche Berufskleidung 27	kleine Anschaffungen bis 410 € 28	
					1										
					2										

Praxiseinrichtung		Praxisfahrten			Fortbildung Tagungen Reisespesen Bewirtungssp. Geschenke 34	Sonst. Praxis-Ausgaben Umsatzsteuer Zinsen usw. 35	Neuan-schaffung über 410 € aktivierungs-pflichtig 36		Haus-kosten 38	Sonderausgaben		innere Über-weisung 42	Persönl. St.	Privat 44
Labor Medikamente Sprechstunden-bedarf 29	Röntgen-, Zahn-material 30	Garage Steuer Versicherung 31	Treibstoff Reparaturen Reinigung 32	fremde Beförde-rungsmittel 33			37			z.B. Kirchensteuer Spenden Renten 39	Vorsorge-Aufwand Versicherungs-prämien Bausparkasse 40	41	Einkommen-St. Kap.-Ertr.-St. Lohn-St. Vermög.-St. 43	

Ausgaben für höherwertige Wirtschaftsgüter der Praxis

1 **Die Steuergesetze unterscheiden zwischen Anlagegütern mit einem Anschaffungswert über 410,– € und solchen, deren Anschaffungswert bis 410,– € beträgt.**
Wie wirkt sich diese Unterscheidung steuerlich für den Zahnarzt aus?

Anlagegüter, deren Anschaffungspreis ohne Umsatzsteuer *bis 410,– €* beträgt, *können* am Zahlungstag ins Ausgabenbuch eingetragen werden.
Am Jahresende dürfen sie in voller Höhe von den Einnahmen abgezogen werden.
Anlagegüter, deren Anschaffungswert ohne Umsatzsteuer *über 410,– €* liegt, *müssen* am Tag der Anschaffung in das Bestandsverzeichnis eingetragen werden und über mehrere Jahre abgeschrieben werden. Am Jahresende darf deshalb nur der jährliche Abschreibungsbetrag die Einnahmen mindern.

2 **Wie werden Praxisgegenstände genannt, deren Anschaffungswert ohne Umsatzsteuer bis 410,– € beträgt?**

Geringwertige Anlagegüter

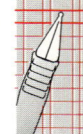

3 **Welche Gegenstände müssen in das Bestandsverzeichnis eingetragen werden?**

Alle Praxisgegenstände, deren Anschaffungswert ohne Umsatzsteuer über 410,– € liegt.

4 **Welche Informationen enthält das Bestandsverzeichnis?**

a) Die laufende Nummer
b) den Anschaffungsgegenstand
c) das Datum der Anschaffung
d) die Nutzungsdauer
e) den AfA-(Abschreibungs-)Prozentsatz
f) den Anschaffungspreis
g) den Abschreibungsbetrag
h) den Buchwert

5 **Erläutern Sie, was man unter dem „Buchwert" versteht?**

Der *Buchwert* ist der Anschaffungspreis, der um die Abschreibungsbeträge vermindert wurde.

6 **Welche Berechnungen müssen am Jahresende im Bestandsverzeichnis vorgenommen werden?**

a) Die jährlichen Abschreibungsbeträge

b) die Buchwerte nach erfolgter Abschreibung

7 **Die nachfolgende Abbildung zeigt einen Auszug aus einem Bestandsverzeichnis.**

Das Bestandsverzeichnis

Gegenstand	Datum d. Anschaffg.	Nutz.-dauer	Afa %	Anschaff.-preis	Afa 20..	Bestand am 1.Jan. 20..	Afa 20..	Bestand am 1.Jan. 20..	Afa 20..	Bestand am 1.Jan. 20..	Afa 20..	Bestand am 1.Jan. 20..	Afa 20..	Bestand am 1.Jan. 20..	Afa 20..

Am 12. 2. 2002 wird ein Computer für 1 650,00 € gekauft. Die voraussichtliche Nutzungsdauer beträgt 5 Jahre, als Abschreibungsmethode wird das lineare Verfahren gewählt.

Nehmen Sie die Eintragungen für die ersten 3 Jahre vor.

Das Bestandsverzeichnis

Gegenstand	Datum d. Anschaffg.	Nutz.-dauer	Afa %	Anschaff.-preis	Afa 20..	Bestand am 1.Jan. 20..	Afa 20..	Bestand am 1.Jan. 20..	Afa 20..	Bestand am 1.Jan. 20..	Afa 20..	Bestand am 1.Jan. 20..	Afa 20..	Bestand am 1.Jan. 20..	Afa 20..
Computer	12.02.02	5	20	1650.-	330.-	1320.-	330.-	990.-	330.-	660.-					

Abschreibungen

1 Erklären Sie, was man unter Abschreibung versteht.

Wegen betriebswirtschaftlicher Gründe und gesetzlicher Vorschriften werden die Anschaffungskosten eines Gegenstandes auf die vermutliche Nutzungsdauer verteilt.

Die Abschreibung ist der Anschaffungskostenanteil, der auf ein Jahr entfällt.

Hauptursachen der Abschreibung sind:
– technischer Fortschritt
– Verschleiß

2 Erläutern Sie den Begriff AfA.

AfA = Absetzung für Abnutzung. Dieser Begriff ist die steuerliche Bezeichnung für Abschreibung.

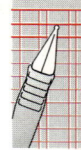

3 Man unterscheidet hauptsächlich zwei Abschreibungsmethoden. Nennen Sie diese.

a) Die lineare Abschreibung
b) die degressive Abschreibung

4 Wie wird die lineare AfA berechnet?

Lineare AfA:	
$\dfrac{100}{\text{Nutzungsdauer}} = \underline{\underline{\text{AfA in \%}}}$	*Der jährliche Abschreibungsprozentsatz wird immer vom Anschaffungswert berechnet.*
$\dfrac{\text{Anschaffungspreis}}{\text{Nutzungsdauer}} = \underline{\underline{\text{AfA in €}}}$	*Der jährliche Abschreibungsbetrag bleibt stets gleich hoch.*

5 Ein Pkw wurde für 77 625,00 € angeschafft.
Berechnen Sie den jährlichen Abschreibungsbetrag bei linearer Abschreibung sowie den entsprechenden Abschreibungsprozentsatz. Die voraussichtliche Nutzungsdauer beträgt 5 Jahre.

$$\text{AfA in €} = \frac{77\,625,00\ €}{5\ \text{Jahre}}$$

$$= \underline{\underline{15\,525,00\ €/\text{Jahr}}}$$

$$\text{AfA in \%} = \frac{100}{5\ \text{Jahre}}$$

$$= \underline{\underline{20\,\%/\text{Jahr}}}$$

6 a) Nach welcher Formel wird die degressive AfA bei beweglichen Wirtschaftsgütern ermittelt?

b) Von welchem Wert wird der Abschreibungsbetrag immer berechnet?

c) Wie wirkt sich dies auf den jährlichen Abschreibungsbetrag aus?

a) Der Abschreibungsprozentsatz der degressiven AfA darf 2-mal so hoch sein wie bei linearer Abschreibung, jedoch *höchstens 20 %* des Anschaffungswertes.

Die Formel lautet deshalb:

Degressive AfA:
$\dfrac{100}{\text{Nutzungsdauer}} \times 2 = \underline{\underline{\text{AfA in \%}}}$
höchstens jedoch 20 % *vom Anschaffungswert*

b) Vom jeweiligen Rest- bzw. Buchwert

c) *Der Abschreibungsbetrag vermindert sich jedes Jahr,* weil er prozentual vom jeweiligen Restwert berechnet wird und nicht vom Anschaffungswert.

7 Der Anschaffungswert eines medizinischen Gerätes beträgt 1 650,00 €, die Nutzungsdauer 5 Jahre.

a) Ermitteln Sie den zulässigen degressiven Abschreibungsprozentsatz.

b) Wie hoch sind die jeweiligen Abschreibungsbeträge im ersten und zweiten Jahr?

a) *Zulässiger Abschreibungsprozentsatz:*

$$\frac{100}{5\ \text{Jahre}} \cdot 2 = \underline{\underline{40\,\%}}$$

höchstens jedoch 20 %

b) **AfA im 1. Jahr:**
20 % von 1 650,00 € = 330,00 €

AfA im 2. Jahr:
20 % von   1 320,00 € = 264,00 €

8 **Wo kann die Nutzungs-dauer eines Praxisgegenstan-des nachgeschlagen werden?**

In der amtlichen AfA-Tabelle für die freien Berufe der Gesundheitspflege

9 **Darf die gewählte Abschreibungsmethode im Verlauf des Abschreibungs-zeitraumes gewechselt werden?**

– Der nachträgliche Wechsel von der linearen zur degressiven AfA ist nicht gestattet.
– Der nachträgliche Wechsel von der degressiven zur linearen AfA ist mög-lich.

10 **Weshalb wird die degressive Abschreibung oft der linearen vorgezogen?**

Viele Anschaffungsgegenstände erleiden in den ersten Nutzungsjahren einen höheren Wertverlust als in den Folge-jahren.
Beispiele: Autos, EDV-Anlagen. Die degressive Abschreibungsmethode kann den tatsächlichen Wertverlust solcher Gegenstände besser erfassen.

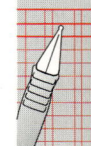

11 **Das Anschaffungsdatum von Praxisgegenständen wirkt sich auf die Höhe der AfA im Anschaffungsjahr aus.**
Erläutern Sie diese Aussage.

Praxisgegenstände über 410,– € zuzüglich Umsatzsteuer	
Bei Anschaffungen in der *1. Jahreshälfte* kann im selben Jahr der volle AfA-Betrag abgesetzt werden.	Bei Anschaffungen in der *2. Jahreshälfte* kann nur der halbe AfA-Betrag abgesetzt werden.

12 **Ein Anschaffungsgegen-stand wird überraschend unbrauchbar und erreicht die vorgesehene Nutzungsdauer nicht.**
Wie verfahren Sie?

Als *außergewöhnliche Abschreibung* kann der Restwert im letzten Nutzungsjahr als Betriebsausgabe abgesetzt werden.

Verzeichnis medizinischer und zahnmedizinischer Fachausdrücke*)

A

Abrasion, Zerstörung der Zahnhartsubstanz durch mechanische Abnutzung

Abrasionsstabilität, Abriebfestigkeit

Abszess, Eiteransammlung in nicht vorgebildeter, unnatürlicher Körperhöhle

Abusus, Missbrauch

Adamantoblasten, schmelzbildende Zellen, auch Ameloblasten genannt

Adaptation, Anpassung

Adenotomie, Entfernung der Rachenmandeln

adhäsiv, anhängend

Adrenalin, Hormon des Nebennierenmarks, bewirkt Blutdruckanstieg

Adventitia, äußere, überwiegend aus Bindegewebe bestehende Schicht der Blutgefäße

Agglutination, Zusammenballung, Verklebung von Zellen, z.B. von Erythrozyten oder Bakterien

Aids, englische Abkürzung für „Aquired Immune Deficiency Syndrom", auf Deutsch: erworbenes Immundefektsyndrom, d. h. Krankheitsbild (Syndrom), das durch eine erworbene Störung des Immunsystems entsteht

Aktivator, passives Behandlungsgerät der Funktionskieferorthopädie, das auf beide Kiefer wirkt

Albumine, Eiweißstoffe

Alginat, Abformmaterial in der Zahnarztpraxis, aus Salzen der Alginsäure bestehend

Allergene, Stoffe, die allergische Krankheiten hervorrufen

Allergie, Überempfindlichkeit

Alloy, Feilung

Alveole, 1.) Lungenbläschen, 2.) Zahnfach

Amalgam, Legierung eines oder mehrerer Metalle mit Quecksilber

ambulant, Behandlung, bei welcher der Patient den Arzt oder die Klinik aufsucht

Ameloblasten, schmelzbildende Zellen, auch Adamantoblasten genannt

Amelogenesis imperfecta, angeborene Fehlbildung des Zahnschmelzes

Aminosäure, organische Verbindung, Bausteine der Eiweißstoffe

Ampulle, zugeschmolzenes Glaskölbchen

Amylase, Ferment der Bauchspeichel- und Ohrspeicheldrüse, das bei der Aufspaltung der Stärke in der Nahrung wirkt

Analgesie, Schmerzlosigkeit

Analgetika, schmerzstillende Mittel

Anämie, Blutarmut

Anamnese, Vorgeschichte einer Krankheit

anaphylaktischer Schock, heftige Überempfindlichkeitsreaktion (z. B. gegen körperfremde Eiweiße, Medikamente), die zu einem akuten Kreislaufversagen führt

Anästhesie, Schmerzausschaltung, Betäubung

Anatomie, Lehre vom Bau des Körpers

Angina tonsillaris, Engegefühl im Rachen infolge einer Gaumenmandelentzündung

Angina pectoris, krampfartige Herzschmerzen mit Engegefühl in der Brust

ANGLE-Klassen, Einteilung von Gebissfehlstellungen

Anodontie, Nichtanlage eines Gebisses

Anomalie, Abweichung von der Norm

Antagonist, Gegenspieler; in der Zahnheilkunde, Gegenzahn

anterior, vorne

Antibiotika, Mittel zur Bekämpfung von Krankheitserregern bei Infektionskrankheiten

Antigen, artfremder Stoff, welcher im Körper die Bildung von Antikörpern (Abwehrstoffen) gegen sich selbst hervorruft

Antihistaminika, Mittel zur Aufhebung der schädigenden Wirkung des Histamins, insbesondere bei Allergie

Antikoagulantien, Mittel zur Hemmung der Blutgerinnung

Antikörper, vom Körper gebildete Abwehrstoffe, die gegen Antigene gerichtet sind

Antipyretika, fiebersenkende Mittel

Antisepsis, Vernichtung von Krankheitskeimen innerhalb einer Wunde durch chemische Mittel

Antiseptikum, keimtötendes Mittel, besonders bei der Wundbehandlung

antiseptisch, keimtötend

Antitussika, hustenstillende Mittel

Antrum, Höhle

ANUG, **a**kute **n**ekrotisierende **u**lzerierende **G**ingivitis

Aorta, Hauptschlagader

Aphten, schmerzhafte, weißliche von rotem Rand umgebene, Schleimhautveränderung

A.P.I., Approximal-Plaque-Index

apikal, im Bereich der Wurzelspitze

Apnoe, Atemstillstand

Apoplex, Schlaganfall, Gehirnschlag

Applikation, Anwendung

---

*) Bei einigen Fachausdrücken sind unterschiedliche Schreibweisen in Gebrauch. Beispiel: buccal bzw. bukkal.

Approximalraum, Raum, der sich zwischen zwei Zähnen befindet

Arrhythmie, Unregelmäßigkeit des Herzschlages

Arteria, Arterie, Schlagader

Arterie, Schlagader, vom Herzen wegführendes Blutgefäß

Arteriole, kleinste Schlagader

Arteriosklerose, Arterienverkalkung

Arthritis, Gelenkentzündung

Arthrose, nichtentzündliches Gelenkleiden, verursacht durch Abnützung, abnorme Belastung, Stoffwechselkrankheiten (Gicht)

Artikulation, Gleitbewegung der Zahnreihen unter Kontakt zueinander

Artikulator, Gerät zur Nachahmung der Artikulation

Asepsis, Infektionsverhütung durch Keimfreiheit

Asphyxie, Atemstillstand

Aspiration, Ansaugen von Flüssigkeit oder Luft infolge eines Unterdrucks, Einatmen von Flüssigkeiten oder festen Stoffen in die Trachea oder Lunge

Asthma, anfallsweise auftretende Behinderung der Atmung

Asthma bronchiale, überwiegend anfallsweise auftretende Atemnot durch Krampf der Bronchialmuskeln

Asthma cardiale, anfallsweise, besonders nachts auftretende Atemnot durch Rückstauung des Blutes in der Lunge bei Herzschwäche oder Angina pectoris

Asymmetrie, Unregelmäßigkeit

Atlas, 1. Halswirbel

atraumatische Nadel, gewebeschonende Nadel, der Faden ist hier direkt am Nadelende befestigt

Atrium, Vorhof eines Hohlorgans

Atrophie, Rückbildung von Organen, Geweben, Zellen

Auskultation, Abhorchen von inneren Organen, normalerweise mit Hilfe eines Stethoskops

Autoklav, Dampfdrucksterilisator

Automatom, Wattenrollenhalter

autonomes Nervensystem, siehe vegetatives Nervensystem

Autopolymerisat, selbsthärtendes Kunststoffmaterial

Autopolymerisation, (= Kaltpolymerisation); bei Mund- bzw. Zimmertemperatur von selbst ablaufende Polymerisation von Kunststoffen für Füllungen oder Prothesenreparaturen

axillar, die Achsel betreffend

axillare Messung, Messung der Körpertemperatur unter der Achselhöhle

Axis, 2. Halswirbel

B

bad habit, schlechte Angewohnheit

Bakterien, einzellige Kleinstlebewesen, darunter viele Krankheitserreger

bakteriostatisch, das Wachstum und die Vermehrung von Bakterien hemmende Wirkung

bakterizid, bakterienabtötende Wirkung

Bifurkation, Gabelung in zwei Äste, z. B. der Luftröhre oder der Zahnwurzeln bei zweiwurzeligen Zähnen

Biopsie, Einstich mit einer Hohlnadel zur Gewebeentnahme

Bizeps, Muskel mit zwei Ansätzen (Köpfen), vor allem der Bizeps des Oberarms

Blutplasma, flüssiger Teil des Blutes

Blutserum, Blutplasma, das kein Fibrinogen enthält

Blutstatus, Blutbild

Bluttransfusion, Blutübertragung

Bowmansche Kapsel, becherförmiger Anfang der Harnkanälchen; umgibt die Glomeruli der Nieren

Brackets, Befestigungselemente in der Kieferorthopädie

Bradykardie, langsame Herzschlagfrequenz

Bronchialspasmus, Atemwegeverkrampfung

Bronchien, Verästelungen der Luftröhre

Buccae, Wangen

bukkal, zur Wange hin

C

Caecum, Blinddarm

Candida albicans, Pilzerreger

Candidiasis, Pilzinfektion mit weißlichen Belägen

Canini, Eckzähne

Caninus, Eckzahn

Caries media, Dentinkaries

Caries profunda, pulpennahe Karies

Caries superficialis, Schmelzkaries

Carpule, Zylinderampulle zur Aufnahme in eine Zylinderampullenspritze

Cavum oris, Mundhöhle

Cementum, Wurzelzement

Cerebrum, Gehirn, Großhirn

Cervix, Nacken, Genick, Hals

Cervix uteri, Gebärmutterhals

Chirurgie, Teilgebiet der Medizin, das im Wesentlichen die manuellen Heilmethoden (z. B. Operationen, Einrichten von Brüchen, Wundbehandlung) umfasst

Chorioidea, Aderhaut

Chromosomen, im Zellkern vorhandene Kernschleife, Träger der Erbanlagen

Clavicula, Schlüsselbein

Cofferdam, siehe Kofferdam

F

Colon, Grimmdarm, Hauptteil des Dickdarms
Colon ascendens, aufsteigender Dickdarm
Colon descendens, absteigender Dickdarm
Colon sigmoideum, Sigmaschleife
Colon transversum, Querdarm
Composits, siehe Komposits
Condylus, walzenförmiges Gelenkköpfchen, Teil des UK
CP, Caries profunda
Cutis, Haut

D
debil, schwachsinnig
Deckbiss, Schneidezahnüberbiss
definitiv, endgültig
Dekompensation, ungenügender Ausgleich bei Störungen von Organfunktionen
demineralisieren, entmineralisieren
Dens, Zahn
Dentes decidui, Milchzähne
Dentin, Zahnbein
Dentinogenesis imperfecta, Fehlbildung des Dentins
Dentitio difficilis, erschwerter Zahndurch-bruch
Dentition, Zahndurchbruch
Depression, Niedergeschlagenheit, Schwer-mut
Desinfektion, Abtötung oder Inaktivierung aller krankmachenden Keime
Desmodont, Wurzelhaut
Devitalisation, Abtötung des Zahnmarks
dexter, rechts, aus der Sicht des Kranken
Diabetes mellitus, Zuckerharnruhr (Zucker-krankheit)
diabetischer Schock, durch Unterzuckerung ausgelöstes Krankheitsbild
diabetisches Koma, durch Überzuckerung ausgelöstes Krankheitsbild
Diagnose, Erkennung der Krankheit
Diaphyse, Mittelteil des Röhrenknochens
Diastema, Lücke (Abstand) zwischen den Zähnen
Diastole, die mit der Systole abwechselnde Erschlaffung des Herzmuskels; Ruhezeit des Herzens, in der die Herzkammern gefüllt werden
diastolisch, zur Diastole gehörend, die Diastole betreffend
dichroitisch, in allen Farben schillernd
Differenzialblutbild, Durchmusterung eines Blutausstrichs nach den verschiedenen Leu-kozytenarten
Diphtherie, ansteckende, durch Bakterien verursachte Entzündung von Schleimhäuten und Wunden
Disposition, Krankheitsbereitschaft

distal, von der Mitte weg
Distalbiss, Zahnkontakte der UK sind nach distal verschoben
Distomolar, zusätzlicher Molar, weiterer, hinter dem Weisheitszahn gelegener Molar
Dolor, Schmerz
Dolor post extractionem, Schmerz nach der Zahnentfernung
dorsal, zum Rücken hin gelegen
Dosierung, Mengenabmessung
Dosimetrie, Strahlendosis-Messverfahren
Duodenum, Zwölffingerdarm
Dura mater, harte Hirnhaut
Duroplaste, Materialien, die nach der Aushärtung dauerhaft hart sind
Dysgnathie, jegliche Abweichung (Fehlentwicklung) vom gesunden Gebiss
Dysplasie, Missgestalt, Fehlbildung
Dyspnoe, Atemnot, Atembeschwerden

E
Ektotoxine, Giftstoffe, die von den Bakterien laufend aus dem Zelleninnern in die Umge-bung abgegeben werden
Ekzem, juckende, gerötete, häufig nässende flächenhafte Entzündung der Oberhaut
Elastomere, gummielastische Kunststoff-materialien
Elektrokauter, Elektrochirurgiegerät
Elektrotom, Elektrode, mit deren Hilfe das Gewebe bei Elektrochirurgie zerteilt wird
Elevatorium, Instrument zur Abhebung des Muko-Periost-Lappens vom Kieferknochen
Elongation, Verlängerung, verlängertes Herauswachsen eines Zahnes
Embolie, Verschluss eines Blutgefäßes durch Blutgerinnsel oder Fremdkörper wie Fett-tröpfchen, Luftbläschen usw., Folge: Infarkt
Embryo, ungeborene Leibesfrucht, beim Menschen bis Ende des 3. Schwangerschafts-monats
Embryopathie, Schädigungen des Embryos während der Organentwicklung
Empyem, Eiteransammlung in einer Körper-höhle (z. B. Bauchhöhle, Gallenblase)
Endo-Boxen, Behälter zur sterilen Lagerung von Wurzelkanalinstrumenten
Endodontie, Lehre von den Pulpaerkrankun-gen und ihrer Behandlungen
Endokard, Herzinnenhaut
Endotoxine, Giftstoffe, die beim Zerfall der Bakterienwand frei werden
Endotrachealtubus, biegsame Gummi- oder Plastikröhre zur Einführung in die Luftröhre zwecks Zufuhr von Narkosegasen oder Freihaltung der Atemwege

Enzym, Ferment, von lebenden Zellen erzeugter Eiweißstoff, lenkt und beschleunigt die chemisch-biologischen Reaktionen im Körper

Epidermis, Oberhaut

Epikard, Herzaußenhaut, ist fest mit dem Myokard verbunden

Epilepsie, Fallsucht

Epiphyse, Ende eines Röhrenknochens

Epithel, Deckgewebe, bedeckt alle äußeren und inneren Körperflächen

Epithelzellen, Deckzellen, bilden das Epithelgewebe

Epulis, knotenförmige Wucherung der Gingiva

Ergonomie, Teilbereich der Arbeitsphysiologie, der sich mit den Möglichkeiten einer Anpassung der Arbeit an den Menschen befasst

Erosion, Zerstörung der Zahnhartsubstanz durch Säuren

Erythrozyten, rote Blutkörperchen

Eugenol, Wirkstoff des Nelkenöls

Eugnathie, anatomisch regelrechtes und funktionell einwandfreies Gebiss

Exanthem, Hautausschlag

Exitus, Tod, Ableben

Exkavation, herausschälen, herausschaben

Exkavator, Instrument zum Herauslösen von erweichtem Dentin

Expansion, Ausdehnung

Expiration, Ausatmung

Exstirpation, völlige Entfernung eines erkrankten Organs oder eines abgegrenzten Tumors, z. B. Pulpa

Exstirpationsnadel, endodontische Nadel zum Entfernen der Wurzelpulpa

Exsudat, eiweißreiche Flüssigkeit, die bei Entzündungen aus den Gefäßen in das umgebende Gewebe austritt

Extension, Ausdehnung, Zug

extern, draußen befindlich

Extraktion, Zahn wird aus seiner Alveole entfernt

extraoral, außerhalb der Mundhöhle

Extrasystole, vorzeitiger, zusätzlicher Herzschlag, Folge: unregelmäßiger Puls

Extremitäten, Gliedmaße (Arme, Beine)

Exzision, vollständiges Entfernen von Gewebe („herausschneiden")

Exzitation, Erregungszustand

F

Fascie, Muskelhaut

F.D.I., Féderation Dentaire Internationale (Internationale Vereinigung der Zahnärzte)

febril, fieberhaft

Feilung, verspannte oder verdüste Legierung, die unterschiedlich große oder kleine Teile entstehen lässt, auch Alloy genannt

Femur, Oberschenkelknochen

Fetopathie, Schädigung der Leibesfrucht nach dem 3. Schwangerschaftsmonat

Fetus, Leibesfrucht nach dem 3. Schwangerschaftsmonat bis zum Ende der Schwangerschaft

Fibrin, (wasserunlösliches) Gerinnungseiweiß

Fibrinogen, lösliche Vorstufe des Fibrins

Fibrom, gutartiger Tumor des Bindegewebes

Fibula, Wadenbein

Finierer, zahnärztliches Schleifinstrument

Fissur, Spalte, Furche auf der Kaufläche

Fistel, röhrenförmiger Kanal, der durch die Haut durchbricht

Fixierung, Festigung

Fluoridierung, Maßnahmen zur Anreicherung von Fluoriden im Zahnschmelz

Foetor ex ore, übler Mundgeruch

Fokus, Herd

Follikel, Säckchen, Drüsenbläschen

Fontanelle, Knochenlücke an den Nahtstellen der Schädeldecke des Neugeborenen

Foramen, Fenster, Öffnung

Foramen apikale, Wurzelspitzenloch

Foramen infraorbitale, Unteraugenhöhlenloch

Foramen mandibulae, Unterkieferloch

Foramen mentale, Kinnloch

forensisch, gerichtlich

Fossa articularis, Gelenkpfanne oder Gelenkgrube

Fraktur, Knochenbruch

Frenulum, Bändchen

Frenulum buccae, Wangenbändchen

Frenulum labii, Lippenbändchen

Frenulum linguae, Zungenbändchen

Frequenz, Häufigkeit pro Zeiteinheit

frontal, von vorn, zur Stirn hin

fungizid, pilzabtötende Wirkung

Furunkel, eitrige Entzündung eines Haarbalges und seiner Talgdrüse mit Eiterpfropfbildung

F

G

Gangrän, Gewebstod durch Ernährungs- oder Durchblutungsstörungen (Brand)

Gaster, Magen

Gene, Träger von Erbanlagen, in den Chromosomen

genetisch, erblich bedingt

Genitalien, äußere Geschlechtsorgane

Germektomie, operative Entfernung des Zahnkeimes

Gingiva, Zahnfleisch

Gingivahyperplasie, derbe Verdickung der Gingiva

Gingivektomie, chirurgisches Abtragen des Zahnfleischrandes

Gingivitis, Zahnfleischentzündung

GKV, Gesetzliche Krankenversicherung

Glandula, Drüse

Glandula parotis, Ohrspeicheldrüse

Glandula submandibularis, Unterkiefer- speicheldrüse

Glandula sublingualis, Unterzungenspeichel- drüse

Glucose, Traubenzucker

Glykogen, tierische Stärke

Granulationsgewebe, neugebildetes gefäß- reiches Bindegewebe, das sich als Reaktion auf entzündliche Reize bildet und in Narben- gewebe übergeht

Granulom, Granulationsgeschwulst, die sich z. B. bei einer chronischen Entzündung an der Wurzelspitze des Zahnes bildet

Granulozyten, gekörnte, weiße Blutkörperchen

Guttapercha, kautschukähnliches, proviso- risches Verschlussmaterial

H

Haderup-System, spezielles Zahnschema

hämatogen, aus dem Blut stammend

Hämatom, Bluterguss

Hämolyse, Auflösung der roten Blutkörper- chen

Headgear, kieferorthopädisches Behand- lungsgerät, dessen Außenbogen fest mit einem Nacken-Kopf-Band verankert ist

Heißpolymerisate, Kunststoffmaterialien, die erst bei Wärmezufuhr aushärten

Hemiplegie, Halbseitenlähmung

Hepar, Leber

Hepatitis, Leberentzündung

Herpes labialis, Bläschenbildung an der Lippe

Herpes simplex, durch Viren hervorgerufene Bläschen auf der Haut oder Schleimhaut

Hilus, Stelle eines Organs, wo Blutgefäße, Nerven und Ausleitungsgänge ein- und aus- treten, z. B. Lungenhilus, Nierenhilus

HIV, Abkürzung für englisch „Human Immunodeficiency Virus", zu deutsch: „humanes Immundefekt Virus"; wissenschaft- liche Bezeichnung des Virus, das durch Zer- störung der T-Helfer-Zellen (eine Untergruppe der Lymphozyten) die Krankheit Aids auslöst

Homöopathie, von Hahnemann (1755–1843) aufgestelltes Heilverfahren, wonach Krank- heiten mit hochverdünnten Arzneistoffen behandelt werden, die in höherer Dosierung beim Gesunden ein der Krankheit ähnliches Erscheinungsbild hervorrufen

Hormone, körpereigene Wirkstoffe, werden von endokrinen Drüsen direkt ins Blut abge- geben und lösen an bestimmten Organen bestimmte Vorgänge aus

Humerus, Oberarmknochen

Hydrokolloid, thermoplastisches Abform- material

Hygiene, Gesundheitslehre, Teilgebiet der Medizin, das sich mit der Verhütung von Krankheiten bzw. mit der Erhaltung der Gesundheit des Menschen befasst

hygroskopisch, bestrebt Wasser aufzuneh- men

Hyperämie, starke Durchblutung (Blutfülle) eines Organs

Hyperdontie, Zahnüberzahl

Hyperplasie, Vergrößerung eines Organs durch Zunahme seiner Zellzahl, Gewebs- neubildung

Hypertonie, Bluthochdruck

Hypertrophie, Vergrößerung von Organen durch Vergrößerung ihrer Einzelzellen

Hyperventilation, verstärkte Atmung

Hyperventilationstetanie, neuro-muskuläre Störungen, die durch eine verstärkte Atmung (ohne organische Ursache) ausgelöst werden

Hypnotika, Schlafmittel

Hypodontie, Zahnunterzahl

Hypoglykämie, Unterzuckerung

Hypophyse, Hirnanhangdrüse

Hypotonie, zu niedriger Blutdruck

Hypotrophie, Unterernährung, Verkleinerung eines Organs durch Gewebsschwund

hypovolämischer Schock, Schock, ausgelöst durch Flüssigkeitsverlust

I

Ileum, Krummdarm

Immunisierung, Hervorrufung von Wider- standsfähigkeit gegen ansteckende Krank- heitserreger, z. B. durch Impfung

Immunität, Unempfindlichkeit gegen bestimmte Krankheitserreger

Implantat, Einpflanzung von körperfremden Materialien oder Geweben in den Körper

Incisivus, Schneidezahn

Infarkt, Verschluss einer Arterie mit Absterben des von diesem Gefäß versorgten Gewebes

Infektion, Eindringen und Vermehrung von Krankheitserregern im Körper

Infiltrationsanästhesie, örtliche Betäubung durch Einspritzen des Betäubungsmittels im Behandlungsbereich

Infiltrationsanästhesie, Methode der ört- lichen Betäubung, durch Einspritzung von Lokalanästhetika in das Gewebe

Inhalation, Einatmung

Injektion, Einspritzung (eines flüssigen Medikamentes)

Inkubationszeit, bei Infektionskrankheiten die Zeit von der Ansteckung bis zu den ersten Krankheitsanzeichen

Inlay, Einlagefüllung

Inspektion, Besichtigung, Prüfung, beim Zahnarzt: Betrachten der Mundhöhle, der Haut/Schleimhaut des Patienten

Inspiration, Einatmung

Insulin, von der Bauchspeicheldrüse gebildetes Hormon, senkt den Blutzuckerspiegel

interdental, zwischen den Zähnen liegend

Interimsverschluss, Füllung, die aus einem nicht endgültigen Verschlussmaterial besteht, das bis zur endgültigen Versorgung im Mund bleiben kann

intern, innerhalb, innerlich

Intima, innere Schicht der Blutgefäße, besteht überwiegend aus Epithelgewebe

intraarteriell, in eine (einer) Arterie

intracutan, in der (die) Haut

intraligamentäre Anästhesie, Lokalanästhetikum wird zwischen Zahn und Alveolarknochen eingespritzt

intramuskulär, in dem (den) Muskel

intraoral, innerhalb der Mundhöhle

intravenös, in der (die) Vene

Intubation, Einführen eines Endotrachealtubus in die Luftröhre

Involution, Rückbildung

inzisal, im Bereich der Schneidekante

Inzision, scharfer Schnitt in die Schleimhaut/Haut (Einschneiden)

IP, Individualprophylaxe

Iris, Regenbogenhaut des Auges

Ischämie, starke Minderdurchblutung bis zur totalen Unterbrechung der Blutzufuhr

J

Jejunum, Leerdarm

K

Kallus, neugebildete Knochensubstanz an der Stelle eines Knochenbruches

Kaltlicht, Einspiegelung des Lichts ohne Wärmeanteil über einen Glasfaser-Lichtleiter

Kalziumhydroxid (Ca (OH)$_2$), desinfizierendes Mittel zur Überkappung der Pulpa

Kanüle, Hohlnadel für Injektionsspritzen

Kapillaren, Haargefäße, kleinste Blutgefäße

Kardiogener Schock, Schock, ausgelöst z. B. durch Herzinfarkt

Karies, Zahnfäule

Karies, fortschreitende Zerstörung der Zahnhartsubstanzen

Kariesrezidiv, Wiederaufflammen einer alten Karies

kariogen, Karies verursachend

Karzinom, Krebsgeschwulst, bösartiger Tumor des Epithelgewebes

Katarrh, Schleimhautentzündung

kaudal, fußwärts, steißwärts

Kavität, Höhlung am Zahn

KFO, Kieferorthopädie

Kieferkompression, Schmalkiefer

Kieferorthopädie, Lehre von den Gebissfehlentwicklungen und deren Behebung

Klitoris, Kitzler

Kofferdam, elastisches Gummituch zur vollständigen Trockenlegung der Zähne

Kolibakterien, im Dickdarm lebende Bakterien, produzieren Vitamine der B-Gruppe, fördern Zersetzung der Kohlenhydrate des Darminhalts, wirken außerhalb des Dickdarms häufig als Krankheitserreger

Kollaps, Kreislaufschwäche, Ohnmacht

Koma, tiefe, durch äußere Reize nicht zu unterbrechende Bewusstlosigkeit

Kompakta, hartes Knochengewebe

Komplikation, Ereignis, das eine Krankheit ungünstig beeinflusst

Komposits, Füllungswerkstoffe, die aus Kunststoff und Füllkörpern zusammengesetzt sind

Kondensation, Verdichtung

Konkrement, subgingivaler Zahnstein

Konservierung, Haltbarmachung

Konsistenz, Festigkeitsgrad eines Stoffes

Konstitution, Summe aller angeborenen Eigenschaften wie Körperbau, körperliche, geistige und seelische Funktionen

Kontamination, Verunreinigung, Verseuchung von Gegenständen und Personen durch Kontakt mit Krankheitserregern (oder durch radioaktive Stoffe)

Kontraindikation, Gegenanzeige, zwingende Gründe, bei einer Krankheit ein bestimmtes Heilmittel oder -verfahren nicht anzuwenden

Konturierung, Ausarbeiten der Kaufläche und Gestaltung nach anatomischen Gesichtspunkten

Kontusion, Quetschung

Konus, Kegel

koronal, im Bereich der Zahnkrone

Koronargefäße, Herzkranzgefäße

Kortikosteroide, Hormone der Nebennierenrinde

kranial, zum Kopf gehörend, kopfwärts

Kreitation, Reibegeräusch beim Verrücken der Knochen an der Bruchstelle

Kürettage, Ausschabung, z. B. von erkranktem Gewebe und Konkrementen aus den Zahnfleischtaschen

Kürette, Instrument zur Zahnsteinentfernung

F

L

Labiae, Lippen
labial, zur Lippe hin
Laryngoskop, Kehlkopfspiegel
Larynx, Kehlkopf
lateral, seitlich
Laterotrusion, Kippung der Frontzähne zur Seite
Legierung, Mischung aus verschiedenen verschmolzenen Metallen
Leitungsanästhesie, örtliche Betäubung durch Umspritzung der betreffenden Nerven
Leukoplakie, weißlicher Fleck in der Schleimhaut
Leukozyten, weiße Blutkörperchen
Lichen, Knötchenflechte
Lingua, Zunge
lingual, zur Zunge hin, die Zunge betreffend
Lipom, gutartige Geschwulst des Fettgewebes
Liquor cerebrospinalis, Gehirnrückenmarksflüssigkeit
Lokalanästhesie, örtliche Betäubung
Luxation, 1.) Verrenkung, 2.) gewaltsame Lockerung von Zähnen
Lymphadenitis, Lymphknotenentzündung
Lymphangitis, Lymphgefäßentzündung
Lymphe, Gewebs- oder Zwischenzellflüssigkeit
Lymphknoten, ovales oder bohnenförmiges Organ, das als Filterstation in das Lymphgefäßsystem eingeschaltet ist und in dem die Lymphozyten gebildet werden
Lymphödem, nicht schmerzhafte, teigige Schwellung, die durch Verhinderung des Lymphabflusses entsteht
Lymphozyten, besondere Form der weißen Blutkörperchen, werden im lymphat. Gewebe gebildet, dienen der Krankheitsabwehr

M

Makrognathie, Vergrößerung des Oberkiefers
Malignom, bösartige Geschwulst
Mandibula, Unterkiefer (UK)
mandibulär, den UK betreffend
Mandrin, Führungsstab für Punktionskanülen
Manifestation, Verfestigung
Manometer, Druckmesser für Gase und Flüssigkeiten
marginal, randwärts, am Rand gelegen
Matrix, Grundsubstanz
Matrize, Hilfsmittel beim Legen von Füllungen
MAV (Mund-Antrum-Verbindung), Verbindung zwischen Kiefer- und Mundhöhle
Maxilla, Oberkiefer (OK)
maxillär, den OK betreffend
Mc Call-Girlande, wulstige Verdickungen der Gingiva bei Rückbildung des Zahnhalteapparates

Media, mittlere Schicht der Gefäße, besteht aus glatter Muskulatur
medial, in der Mitte befindlich, nach der Mitte zu gelegen
Mediastinum, Mittelfellraum, liegt zwischen den beiden Pleurahöhlen, enthält Luft- und Speiseröhre, das Herz und die großen Gefäße
Mediotrusion, Kippung der Frontzähne zur Mitte
Meiose, Reduktions- oder Reifeteilung; es entstehen zwei Zellen mit jeweils halbiertem Chromosomensatz
Membran, 1. dünnschichtige trennende Haut (z. B. Trommelfell)
2. dünne Gewebsschicht mit bestimmten Durchlässigkeitseigenschaften bei Osmose
mesial, zur Mitte hin
Mesialbiss, Zahnkontakte des UK sind nach mesial verschoben
Mesiodens, zusätzlicher mittlerer Schneidezahn
Metastase, Tochtergeschwulst einer bösartigen Geschwulst
Mikrognathie, Verkleinerung des Oberkiefers
Mikromotor, Antrieb von Hand- und Winkelstücken
Mikroorganismen, Kleinstlebewesen
Mitose, normale Zellteilung; es entstehen zwei Zellen mit vollständigem Chromosomensatz
Mitralklappe, zweizipflige Segelklappe zwischen linkem Herzvorhof und linker Herzkammer
Molar, Mahlzahn
Monomer, Stoff aus unverknüpften Molekülen
Monozyten, größte Form der weißen Blutkörperchen (Leukozyten), sind an der Phagozytose beteiligt
Mortalamputation, Entfernung der abgetöteten Pulpa nur im Kronenbereich
Mortalexstirpation, Entfernung der abgetöteten Pulpa
Motorik, Gesamtheit der willkürlichen Bewegungsabläufe des menschlichen Körpers, die Lehre von den Bewegungsfunktionen
Mucosa, Schleimhaut
muko-gingival, am Übergang zwischen festgewachsener und beweglicher Mundschleimhaut gelegen
Muko-Periost-Lappen, Schleimhaut-Knochenhaut-Lappen, der z. B. bei der operativen Zahnentfernung gebildet wird
Multifunktionsspritze, Spritze in Behandlereinheit zum Reinigen und Trockensprayen
Musculus, Muskel
– **M. biventer**, zweibäuchiger Muskel
– **M. buccinator**, Wangen- oder Tompetermuskel
– **M. digastricus**, zweibäuchiger Muskel
– **M. geniohyoideus**, Kinn-Zungenbeinmuskel
– **M. masseter**, großer Kaumuskel

– **M. mylohyoideus**, Unterzungenbeinmuskel
– **M. orbicularis oculi**, Ringmuskel der Augen
– **M. orbicularis oris**, Ringmuskel des Mundes
– **M. pterygoideus lateralis**, äußerer Flügelmuskel
– **M. pterygoideus medialis**, innerer Flügelmuskel
– **M. temporalis**, Schläfenmuskel
Mykose, Pilzerkrankung der Haut oder der Schleimhaut
Myofibrillen, Muskelfäserchen
Myokard, Herzmuskel
Myokardinfarkt, Herzinfarkt, Nekrose (örtlicher Gewebstod) des Herzmuskels aufgrund eines Sauerstoffmangels, z. B. durch Verschluss einer Herzkranzarterie

N
Narkose, Betäubung, Allgemeinanästhesie, bei der die Schmerzempfindung und das Bewusstsein ausgeschaltet sind
Narkotikum, Betäubungsmittel
Nekrose, örtlicher Gewebstod
Neoplasma, Neubildung von Gewebe, meist im Sinne von bösartiger Geschwulst
Nephron, kleinste funktionelle Einheit der Niere, besteht aus Nierenkörperchen und Nierenkanälchen
Nervus, Nerv
– **N. facialis**, VII. Hirnnerv, der die mimische Muskulatur versorgt
– **N. mandibularis**, Unterkiefernerv, 3. Ast des N. trigeminus
– **N. maxillaris**, Oberkiefernerv, 2. Ast des N. trigeminus
– **N. ophtalmicus**, Augennerv, 1. Ast des N. trigeminus
– **N. trigeminus**, V. Hirnnerv, dreigeteilter Nerv
Neuralgie, Nervenschmerz, anfallweise auftretendes schmerzhaftes Nervenleiden, ohne nachweisbare äußere Veränderungen
Neuritis, Nervenentzündung
Nuklearmedizin, medizinisches Spezialgebiet, befasst sich mit der diagnostischen und therapeutischen Anwendung radioaktiver Substanzen
Nukleus, Zellkern

O
Odontoblasten, dentinbildende Zellen
Ödem, Gewebewassersucht, krankhafte Flüssigkeitsansammlung im Zellzwischenraum
Ösophagus, Speiseröhre
okklusal, im Bereich der Kaufläche
Okklusion, Kontaktposition zwischen Oberkiefer und Unterkiefer
opak, undurchsichtig

oral, den Mund betreffend, am Mund, durch den Mund
Orthopädie, Lehre von der Behandlung und Verhütung von Fehlbildungen und Erkrankungen des Haltungs- und Bewegungsapparates
Orthopantomogramm, Röntgenübersichtsaufnahme des gesamten Kauorgans
Orthopnoe, stärkste Atemnot
orthoradial, spezielle Einstellung des Zentralstrahls beim Röntgen
orthostatischer Kollaps, Ohnmacht, Kreislaufschwäche infolge einer Minderdurchblutung des Gehirns bei aufrechter Körperhaltung
Os ethmoidale, Siebbein
Os frontale, Stirnbein
Os lacrimale, Tränenbein
Os nasale, Nasenbein
Os occipitale, Hinterhauptbein
Os palatinum, Gaumenbein
Os parietale, Scheitelbein
Os sphenoidale, Keilbein
Os temporale, Schläfenbein
Os zygomaticum, Jochbein
Osteomyelitis, Knochenmarkentzündung
Osteosynthese, operative Behandlung eines Knochenbruchs
Osteotomie, Abtragung, Durchtrennung eines Knochens
Ostitis, Knochenentzündung
Östrogene, weibliche Geschlechtshormone (Follikelhormone)

P
palatinal, zum Gaumen hin
Palatum durum, harter Gaumen
Palatum molle, weicher Gaumen
Palpation, Untersuchung eines Krankheitsherdes durch Abtasten
Pankreas, Bauchspeicheldrüse
Papillae foliatae, blattförmige Papillen, Geschmackspapillenart
Papillae fungiformis, pilzförmige Papillen, Geschmackspapillenart
Papillae vallatae, Wallpapillen, Geschmackspapillenart
Parafunktion, Fehlfunktion, z. B. „Knirschen"
parenteral, unter Umgehung des Magen-Darm-Kanals, z. B. intravenös
Parese, Erschlaffung, Schwäche, unvollständige Lähmung
Parodontitis, Entzündung des Zahnhalteapparates
Parodontium, Zahnhalteapparat
Parodontologie, Lehre vom Zahnhalteapparat und seinen Erkrankungen
Parodontometer, Sonde zum Messen der Taschentiefe von Zahnfleischtaschen

F

Parodontopathie, Erkrankung des Zahnhalteapparates

Parodontose, nicht entzündliche Rückbildung des Zahnhalteapparates

Parotis, Ohrspeicheldrüse

Parotitis, Entzündung der Ohrspeicheldrüse

Parotitis epidemica, Mumps, durch Viren verursachte Erkrankung hauptsächlich der Ohrspeicheldrüse, meist im Kindesalter

pathogen, krank machend

Pathogenität, Fähigkeit von Mikroorganismen, Krankheiten hervorzurufen

Pathologie, Allgemeine Lehre von den Krankheiten

PE, Probeexzision

Pellet, Kügelchen, z. B. aus Watte

Penis, männliches Glied

Pepsin, eiweißhaltiges Enzym des Magensaftes

Pepsinogen, Vorstufe des Pepsins, wird in der Magenschleimhaut gebildet

Perforation, Durchbruch, Durchbohrung, Durchlöcherung

periapikal, die Wurzelspitze umgebend

peripheres Nervensystem, sämtliche Hirn- und Rückenmarksnerven, leiten empfangene Sinnesreizungen zum ZNS, Antworten zu den Ausführungsorganen

Perikard, Herzbeutel

Periodontium, Wurzelhaut, auch als Desmodont bezeichnet

Periost, Knochenhaut

Peritoneum, Bauchfell

Perkussion, Organuntersuchung durch Beklopfen der Körperoberfläche, beim Zahnarzt: Beklopfen der Zähne

perkutan, durch die Haut

Persistenz, Verbleiben eines Milchzahnes über den Zahnwechsel hinaus

Pertussis, Keuchhusten, durch Bakterien verursachte Infektionskrankheit bei Kindern

Phagozytose, Aufnahme kleiner Teilchen in das Zellinnere

Pharyngitis, Rachenentzündung

Pharynx, Rachen, Schlund

Phlegmone, Eiteransammlung, flächenhafte Ausbreitung

Physiologie, Lehre von den Lebensvorgängen

Pia mater, weiche Hirnhaut

Plaque, fest haftender, nicht abspülbarer bakterieller Zahnbelag

Pleura, Brustfell

Poliomyelitis epidemica, Kinderlähmung, durch Viren übertragene Infektionskrankheit, wegen Impfung heute sehr selten

Polyether, Abformmaterial mit hoher Steifigkeit

Polymer, Stoff, der aus mehreren kleineren Molekülen besteht

Polymerisation, Verknüpfung mehrerer kleinerer Moleküle

Polymethylmetacrylat, Kunststoff zur Anfertigung von Prothesen

Polysulfide, Abformmaterial in leicht fließender Konsistenz

Präcancerose, Vorstufe von Krebs

Prädilektionsstellen, kariesanfällige Stellen

Prämedikation, medikamentöse Gabe vor dem eigentlichen Eingriff

Prämolar, kleiner Mahlzahn

Prävention, Vorbeugung, Verhütung

Probeexzision, Probeentnahme von Gewebe

Processus alveolaris, Fortsatz des OK, Alveolarfortsatz

Processus frontalis, Fortsatz des OK, Stirnfortsatz

Processus palatinus, Fortsatz des OK, Gaumenfortsatz

Processus zygomaticus, Fortsatz des OK, Jochbeinfortsatz

profundus, tief liegend

Progenie, Überentwicklung des Unterkiefers

Prognathie, Überentwicklung des Oberkiefers

Prognose, Vorhersage des Krankheitsverlaufs

Prophylaxe, Vorbeugung, Krankheitsverhütung

Prostata, Vorsteherdrüse

Proteine, Eiweißstoffe

Prothese, Zahnersatz

Prothetik, Zahnersatzkunde

Prothrombin, inaktive Vorstufe des Enzyms Thrombin

Protrusion, die Frontzähne sind nach vorne gekippt

Provisorium, vorübergehender Ersatz

proximal, näher zur Körpermitte liegend

Psyche, Seele

Psychologie, Wissenschaft vom Seelenleben und den Bewusstseinsvorgängen

Psychopharmaka, Arzneimittel, die vorwiegend psychische Funktionen beeinflussen (Dämpfung, Anregung)

Pubertät, Geschlechtsreife, Reifezeit

Pulmo, Lunge

Pulpa, Zahnmark

Pulpagangrän, fauliger Zerfall des Zahnmarks

Pulpanekrose, Gewebstod des Zahnmarks

Pulpektomie, Entfernung der gesamten Pulpa

Pulpenkavum, Pulpahöhle

Pulpitis, Pulpaentzündung

Pulpotomie, Entfernung der Kronenpulpa

Punktion, Einstich in das Körperinnere zur Entnahme von Körperflüssigkeit oder Gewebe

Pupille, Sehloch des Auges

purulent, eitrig

Pus, Eiter

R

Rachitis, Vitamin-D-Mangelkrankheit, Weichbleiben und Verbiegung von Knochen

radikulär, im Bereich der Zahnwurzel

Radiologie, Lehre von der Diagnostik und Therapie mittels ionisierender Strahlen (Röntgenstrahlen, γ-Strahlen)

Radius, Speiche

Raspatorium, Instrument zum Zurückschieben des Muko-Periost-Lappens

Reanimation, Wiederbelebung

Reattachment, Wiederaufbau von parodontalem Gewebe

Recall, Vormerkung von Patienten, die in regelmäßigen Abständen zu Kontrolluntersuchungen bestellt werden

Reduzierung, Verminderung

Rehabilitation, Wiederherstellung der ursprünglichen Lage, Gesamtheit der Maßnahmen zur Wiedereingliederung von Versehrten in die Gesellschaft

Reimplantation, Wiedereinpflanzung

Rekonvaleszenz, Genesung

Rektum, Mastdarm, Enddarm

Remineralisation, in einen entkalkten, demineralisierten Schmelzbezirk werden neue Mineralsalze eingelagert

Ren, Niere

renal, die Nieren betreffend

replantieren, Zahn wieder ins Alveolarfach setzen

Reposition, Wiederzurücksetzen von Bruchstücken in die ursprüngliche Lage

Resistenz, Widerstandsfähigkeit

Resorption, Aufnahme von gelösten Stoffen oder Gasen durch Körpergewebe hindurch in Blut und Zellen

Retention, Zurückhalten, z. B. von Zähnen im Knochen

Retentionsphase, Abschlussphase in der Kieferorthopädie

Retina, Netzhaut des Auges

retiniert, zurückgehalten

retrograd, von rückwärts, z. B. von der Wurzelspitze aus

Retrusion, Frontzähne sind nach hinten gekippt

Rezeption, Empfangsbereich in der Praxis

Rezession, Zahnfleischschwund an einzelnen Zähnen

Rezidiv, Wiederaufflammen einer Erkrankung

Rhagade, Schleimhauteinriss am Mundwinkel

Rhesusfaktor, erbliche Eigenschaft der roten Blutkörperchen, Abk.: Rh = Faktor, Rh+ = Rhesusfaktor vorhanden, rh– = fehlend

Rhinitis, Nasenschleimhautentzündung, Schnupfen

S

sagittal, in Richtung der Pfeilnaht des Schädels, von vorn nach hinten

Sarkom, bösartige Geschwulst d. Bindegewebes

Scaler, Zahnreinigungsinstrument

Schmelz, harte äußere Schicht der Zahnkrone

Schock, Kreislaufversagen, Nervenerschütterung, Kollaps

Sedativa, beruhigend wirkende Mittel

Segment, Abschnitt

Sekret, Stoff, der von Drüsen produziert und abgesondert wird, z. B. Hormone, Magensaft

Sekretion, Bildung und Absonderung von Sekret

Sekundärkaries, neue Karies, die am Füllungs- oder Kronenrand entsteht

Sensibilität, Empfindsamkeit, Empfindlichkeit, Feinfühligkeit

Sensibilitätsprüfung, Reizung der Zähne mit Kälte, Wärme oder elektrischem Strom

Sepsis, durch Bakterien verursachte Blutvergiftung

Septum, Scheidewand, Zwischenwand in einem Organ, z. B. Herzscheidewand, Nasenscheidewand

Septum cordis, Herzscheidewand

Septum nasi, Nasenscheidewand

serös, serumartig oder serumähnlich

Serum, der flüssige Teil des Blutes ohne Fibrinogen

Sharpey'sche Fasern, Faserbündel der Wurzelhaut, die der Aufhängung des Zahnes im Alveolarfach dienen

Sigma, S-Darm, Teil des Dickdarms

sinister, links

Sinus frontalis, Stirnhöhle

Sinus maxillares, Kieferhöhlen

Sinus sphenoidalis, Keilbeinhöhle

Sinusitis, Nasennebenhöhlenentzündung

Sinusknoten, Erregungsbildungszentrum des Herzens

Skalpell, chirurgisches Messer

Sklera, Lederhaut des Auges

somatisch, körperlich

Sonde, Untersuchungsinstrument zur Einführung in Körperhöhlen oder Gewebe

Soor, Pilzerkrankung der Mundschleimhaut

Spasmus, Krampf

Speicheldiagnose, Methode zur Analyse der Mundflora und von kariesaktiven Keimen

Spekulum, Spiegel

Spongiosa, schwammartiges Knochengewebe

Sporen, Dauerform von Bakterien

stationär, die Behandlung, den Aufenthalt in einem Krankenhaus betreffend

Stenose, Verengung

steril, unfruchtbar, keimfrei

F

Sterilisation, Unfruchtbarmachung, Abtötung oder Entfernung aller Mikroorganismen
Sterilität, Unfruchtbarkeit, Keimfreiheit
Sternum, Brustbein
Stethoskop, Hörrohr
Stomatitis, Mundschleimhautentzündung
Stomatitis aphtosa, durch Herpes-Simplex-Virus hervorgerufene, schmerzhafte Defekte (Aphten) der Mundschleimhaut
stomatognathes System, sind alle Organe und Gewebe, die an der Geschmacksempfindung, der Nahrungszerkleinerung, der Verdauung und an der Weiterleitung der Atemluft beteiligt sind
Streptococcus mutans, Karies erregende kettenförmig angeordnete Kugelbakterien
subcutan, unter der Haut liegend, unter die Haut
Subcutis, Unterhautfettgewebe
subfebril, erhöhte Temperatur
Suizid, Selbstmord
Sulcus, Furche, Rinne
Sulcugingivae, Zahnfleischfurche
superficialis, oberflächlich
supragingival, oberhalb des Zahnfleischsaumes
Suspension, Aufschwemmung von festen Teilchen in einer Flüssigkeit
Synovia, Gelenkschmiere
Syphilis, eine Geschlechtskrankheit
Systole, Zusammenziehung des Herzmuskels

T
Tachykardie, beschleunigter Herzschlag
temporär, vorübergehend
Tendovaginitis, Sehnenscheidenentzündung
teratogen, Missbildungen auslösend
Tertiärdentin, aufgrund eines Reizes neu gebildetes Dentin
Testis, Hoden
Tetanie, schmerzhafter Muskelkrampf infolge Kalziummangels
Tetanus, Wundstarrkrampf, durch Toxin von Tetanusbakterien verursacht
Therapie, Heilbehandlung
Thermodesinfektor, Gerät zur gleichzeitigen Reinigung und Desinfektion von Instrumenten
Thermoplaste, Kunststoffmaterial, das durch Temperaturveränderung seine Härte verändert
Thorax, Brustkorb
Thrombin, Enzym, das die Umwandlung von Fibrinogen in Fibrin bewirkt
Thrombozyten, Blutplättchen
Thrombus, Blutpfropf, Blutgerinnsel
Thyroxin, Hormon der Schilddrüse
Tibia, Schienbein
Tinktur, dünnflüssiger alkoholischer Auszug aus pflanzlichen oder tierischen Stoffen

Tofflemire-Matrize, spezielle Bänder, die bei der Füllungstherapie dazu dienen, die verloren gegangene Zahnwand wieder herzustellen
Tonsillen, Mandeln, lymphatische Organe im Übergangsbereich von Mund und Nase in den Rachen
Tonus, Spannungszustand der Gewebe, besonders der Muskulatur
Toxin, Gift, insbesondere Bakteriengift
Trachea, Luftröhre
Tracheitis, Luftröhrenentzündung
Transplantation, Verpflanzung
Transversalebene, eine quer gerichtete, quer verlaufende Ebene
Trapanal, Kurzzeitnarkotikum
Trauma,
– mechanische Gewalteinwirkung auf den Körper, z. B. durch Unfall
– seelische Erschütterung durch Verletzung oder Schreck
traumatische Nadeln, haben ein Fädel- oder Federöhr
Tray, Tablett oder Kassette zur Aufnahme von zahnärztlichen Instrumenten
Tremor, Zittern
Trepanation, Eröffnung, z. B. des Zahnes
Trifurkation, Dreigabelung der Zahnwurzeln bei dreiwurzeligen Zähnen
Trizeps, dreiköpfiger Oberarmmuskel
Tuba Eustachii, Ohrtrompete (Eustachische Röhre)
Tuba uterina, Eileiter
Tube, Röhre
Tuber maxillae, Oberkieferhöcker
Tuberkulose, Infektionskrankheit durch Tuberkelbakterien
Tumor, Geschwulst

U
Ulkus, Geschwür (Gewebedefekt) der Haut oder Schleimhaut
Ulna, Ellbogen, Elle
Ulzeration, offene geschwürige Stelle der Schleimhaut
Ureter, Harnleiter
Urethra, Harnröhre
Uterus, Gebärmutter
Uvula, Zäpfchen

V
Vagina, Scheide
vegetatives Nervensystem, auch autonomes Nervensystem, dem Willen nicht unterworfen, ist für das Zusammenwirken der inneren Organe verantwortlich und regelt somit die Körperfunktionen (Atmung, Herztätigkeit, Verdauung, Stoffwechsel u. a.)

Vene, Blutgefäß, das zum Herzen führt
Venole, kleinste Vene
ventral, den Bauch betreffend, bauchwärts
Ventriculus, Magen
Ventrikel, Hohlraum (besonders Gehirn-, Herzkammer)
vertikal, senkrecht
Vesica urinaria, Harnblase
vestibulär, zum Mundvorhof hin
Vestibulum oris, Mundvorhof
Virulenz, „Giftigkeit", Aggressivität, Ansteckungsfähigkeit eines Erregers
viruzid, virenabtötende Wirkung
vital, lebend
Vitalamputation, Entfernung der vitalen Kronenpulpa
Vitalexstirpation, vollständige Entfernung der gesamten vitalen Pulpa
Vitalitätsprüfung, Reizung der Zähne mit Kälte, Wärme oder elektrischem Strom um festzustellen, ob ein Zahn noch lebt
Vitalkapazität, die Menge Luft, die nach einer maximalen Einatmung maximal ausgeatmet werden kann
Vitamine, lebenswichtige, in Spuren wirksame, organische Stoffe mit biologischer Aktivität, die der menschliche Organismus nicht selbst erzeugen kann; müssen deshalb mit der Nahrung aufgenommen werden
Vomer, Pflugscharbein
Vulva, äußere Geschlechtsorgane der Frau

Z
Zapfenzahn, verkümmerter Zahn
Zellulae ethmoidales, Siebbeinzellen
zentral, in der Mitte gelegen
Zentrales Nervensystem, umfasst Gehirn und Rückenmark, Steuerungszentrale für alle geistigen Tätigkeiten
zerebral, das Gehirn betreffend
Zerebrum, Gehirn, Großhirn
Zerumen, Ohrschmalz
zervikal, Genick, Nacken, Hals betreffend; in der Zahnheilkunde: im Bereich des Zahnhalses
Zervix, Nacken, Genick, Hals
Zyanose, bläuliche Verfärbung der Haut infolge Sauerstoffmangels im Blut
Zyklus, Folge, Reihe, periodisch ablaufendes Geschehen
Zyste, sackartiger Hohlraum mit dünn- oder dickflüssigem Inhalt
Zystektomie, Herausschälen einer Zyste
Zystenbalg, Wand der Zyste
Zystostomie, Eröffnung einer Zyste
Zytologie, Lehre von den Zellen
Zytoplasma, Zellplasma, Grundsubstanz der Zelle zwischen Zellwand und Zellkern
Zytostatika, chemische Stoffe, hemmen die Entwicklung schnell wachsender Zellen; zur Behandlung von Tumoren

F

Sachwortverzeichnis

A. P. I	214
ABO-System	73
Abbindezeit	156
Abdruckgips	183
Abfallbeseitigung	15
Abformlöffel	182
Abformmassen	178
Abformmaterialien	179
Abformung	177
abgedeckte Systeme	167
Abnahmeprüfung	235
Abrasionen	131
Abrasionsgebiss	134
Abrasionsstabilität	158
Absauganlage	10, 13–14
Abschreibung	497
Abschreibungsmethoden	497, 499
absolute Trockenlegung	143
Abstandsquadratgesetz	231
Abszess	104, 148
Abwehrsysteme	76
Acesulfam	142
Actinomyces viscosus	215
Adamantoblasten	88, 135
Adaption	155
Adhäsivbrücke	174
AfA	497
AFBG	276
afferente Bahnen	59
Agonist	95
AH26	160
Aids	114
Akkordlohn	383
Aktien	362–363
aktive Immunisierung	40
aktiver Bewegungsapparat	51
Aktivität der Kau-, Zungen-, Wangen-muskulatur	132
akute Gingivitis	206
akute Pulpitis	145
Akzelerator	185
Alabastergips	183
Alginate	178
Alginsäure	178
Allergie	107
allergische Reaktionen	108, 258
allgemeine Anamnese	117
allgemeine Geschäfts-bedingungen	306, 406–407
allgemeine Krankheitslehre	101
Allgemeinverbindlichkeit	374
Alloy	157
Alter	250
Alterszahnheilkunde	117
Amalgamabscheider	13–14
Amalgamallergie	143
Amalgame	13, 157
Amalgamfüllung	142
Ameloblasten	88, 135
Amelogenesis imperfecta	192
Aminosäuren	141
Analgetika	267
Anamnese	117
Anästhesie	126
Anästhesieinstrumente	149
anatomische Pinzette	170
anfechtbare Rechtsgeschäfte	297
Angebot	299–300
Angina pectoris	259
ANGLE	195
Angst	248
Ankaufskurs	460
Anlagegüter	495
Anmeldung	328
Anmischblock	151
Anmischspatel	150
Annahme	298, 300
Annahmeverzug	308
Anodontie	191
Anrede	429
anrühren	176
Anschriftenfeld	430
Antagonist	95, 192
Antibiotika	269
Antibiotikatherapie	215
Antigen	76
Antikörper	76
Antimykotika	269
Antisepsis	31
Antiseptika	269
Antrag	298
Anwendersoftware	433
Anzeigepflicht	320, 323
Apexit	160
Aphten	206
apikales Granulom	148
Apoplexie	262
Applikation	263
Applikationsarten	264
Approximal-Plaque-Index	214
Äquivalentdosis	233–234
Arbeitnehmersparzulagen	364
Arbeitsbedingungen	277
Arbeitsförderung	276
Arbeitsgericht	381
Arbeitskosten	387
Arbeitsleistung	277
Arbeitslosengeld	289
Arbeitslosenhilfe	289
Arbeitslosenunterstützung	288

Arbeitslosenversicherung	284, 288
Arbeitspapiere	369
Arbeitsplatzbewertung	384
Arbeitsplatzvorbereitung	123
Arbeitsschutz	284
Arbeitsschutzbestimmungen	410
Arbeitsstättenverordnung	281
Arbeitsunfälle	13, 279
Arbeitsvertrag	370
Arbeitszeitgesetz	282
Arbeitszeugnis	371
Aromastoffe	139
Arterien	70, 100
Arthritis	205
Arthrose	205
Artikulation	95, 172, 193
Artikulator	121
Arzneiformen	263
Arzneimittel	262
Arzneimittelbestände	265
Arzneimittelgruppen	266
Asepsis	31
Aspiration	255–256
Assistenzelement	10
Asthma	258
Asthma bronchiale	257
Asymmetrien	120
Atemfrequenz	80
Atemspende	253
Atemvolumina	80
Atemzentrum	80
Äthylalkohol	161
Athylendiamintetraessigsäure	161
Ätiologie	131
Atmung	77
Atopiker	107
atraumatischen Nadeln	170
Atrophie	105, 203, 208
Attachments	452
Ätzlösung	138
äußere Atmung	79
außergewöhnliche Abschreibung	499
außergewöhnliche Belastungen	424
Aufbaufüllungen	175
Aufbewahrungsfristen	322, 335
Aufbewahrungspflicht	321
Aufbissaufnahme	224
Aufklärungspflicht	322
Aufnahmetechnik	222
Aufstiegsfortbildung	276
Aufstiegsfortbildungsförderungsgesetz	276
Aufzeichnungspflicht	321, 332
Auge	62
Ausbildender	271
Ausbildungsberuf	270
Ausbildungsberufsbild	270, 273
Ausbildungsbetrieb	274
Ausbildungsdauer	270
Ausbildungsformen	274
Ausbildungsordnung	270
Ausbildungsrahmenplan	270
Ausbildungsvertrag	271
Ausgabebelege	484
Ausgabenarten	489
Ausgleichsquittung	373
Auskultation	118
Aussperrung	376
Austauschpfändung	311
Auszubildende	271
Automatom	143, 149
Autopolymerisate	158
bad habits	190
BAföG	276
Bajonettzange	162
Bakterien	24–25
Ballaststoffe	86
Bandbreite	359
Bandscheiben	54
Bargeld	355
bargeldlose Zahlung	346
Barscheck	348–349
Barzahlung	343
Barzahlungsbelege	344
basischer Bereich	134
Bausparen	363–365
Bazillen	26–27
BDSG	331
befestigen	176
Befunderhebung	124
Behandlungsformen	102
Behandlungskosten	122
Behandlungsplan	121
Behandlungsräume	329
Behandlungsstuhl	10
Behandlungsvertrag	317
Behandlungszeiten	329
Behandlungszimmer	9
Beiträge	417
Beitragsbemessungsgrenze	285
Belege	484–486
Belehrung	234
Berliner Zange	162
beruflich strahlenexponierte Personen	233
berufliche Fortbildung	275
berufliche Umschulung	275
Berufsausbildung	270
Berufsausbildungsvertrag	271
Berufsbild der ZFA	273
Berufsbildungsgesetz	272
Berufsschule	274
Besitz	303
Besitzsteuern	419
Bestandsverzeichnis	495–496
Bestellsystem	330
Bestellung	300

S

Betäubungsmittel	265
Beteiligungslohn	383–384
Beteiligungssparen	364
Betreff	429
Betrieblicher Überwachungsbereich	232
Betriebskosten	492
Betriebsprüfung	485
Betriebsrat	378–379
Betriebsratswahlen	378
Betriebssystem	432, 439
Betriebsvereinbarung	377
Betriebsversammlung	380
Bewegungsdaten	331
Bewerbungsunterlagen	369
Bifurkationen	211
Billiglohnländer	388
Binde- und Stützgewebe	48
Bissanomalien	194
Bissflügelaufnahmen	134, 224
Bisslagen	194
Bissnahmeverfahren	174
Bit	436
Blattimplantate	167
Bleigleichwert	231
Blinde	251
Blut	71
Blutgefäße	69
Blutgerinnung	74
Blutgruppen	73
Blutkreislauf	69
Blutplasma	73
Blutserum	73
Blutung	254–255
Blutzellen	72
Bohrer	150, 152
Bonding	160
Boom	415
Booten	439
Bracket	201
Bradykardie	119
Brief	337
Browser	449
Brückenanker	172
Brückenarten	173
Brückenglied	172
Brückenpfeiler	172
Brustfell	79
Bruttoarbeitsentgelt	491
Bruttogehalt	385, 491
Bruttoinlandsprodukt	412–413
Buchführung	481
Buchführungsbücher	484
Buchführungsgrundsätze	482
Buchführungspflicht	481
Buchgeld	355
Buchwert	495
Bundesausbildungsförderungsgesetz	276
Bundesdatenschutzgesetz	321, 331
Bürgschaft	366
Byte	436
Calciumhydroxidpasten	160
Call by Call	342
Candida albicans	206
Candidiasis	206
Carboxylatzement	154
Caries media	133
Caries profunda	133
Caries superficialis	133
Carpule	129
CCD	121
Celay	160
Cerec	160
Charters-Methode	139
Chemotherapeutika	268
chirurgische Instrumente	161
chirurgische Parodontaltherapie	161
chirurgische Zahnerhaltung	161
Chromosomen	45
chronische Pulpitis	145
Clip	155
Clostridien	26–27
Coe-pak	214
Cofferdam	143
Computer Caries Detection	121
Computerviren	444
CPU	433
Cyclamat	142
Dampfdrucksterilisation	37
Darlehensvertrag	315
DAS	157
Datei	331, 442
Datenbanken	446
Datenschutz	442
Datensicherung	443
Dauerauftrag	347
Dauergebiss	90
decayed	131
Deckbiss	194
Deckfüllung	145
Deckungskauf	307
Deflation	356–357
degressive Abschreibung	499
degressive AfA	498
demineralisieren	132
Dentalkeramik	187
Dentallegierungen	187–188
dentin-adhäsive-Systeme	157
Dentinkaries	133
Dentinogenesis imperfecta	192
Depression	415
Desinfektion	31
Desinfektionsmittel	32
Desinfektionsverfahren	32

desinfizieren	147
Desktop	440
Desmodont	203, 208
Devitalisation	145–146
Diabetes mellitus	109
Diabetestherapie	110
diabetischer Schock	261
diabetisches Koma	261
DIAGNOdent	121
Diagnose	117
Diaket	160
Diastema	192
Dickdarm	84
Dicor	160
Dienstvertrag	315, 317
digitale Bildverarbeitung	236
digitales Röntgen	447
DIN 676	426, 428
DIN 5008	426, 428, 430
direkte Steuern	418–419
direkte Überkappung (P)	144
Diskette	437
Disposition	101
Dispositionskredit	365
Disstress	243
Distalbiss	194
Distomolar	191
Dosimetrie	233
Dosismessung	234
Download	449
Drainagestreifen	168
Dreipunktabstützung	177
Dreisatz	457–458
Druckbehälterverordnung	12
Drüsen	48
duales System	274
Dunkelkammer	228
Dünndarm	83
Durchschnittsrechnung	463
Duromere	157
Dysgnathien	190–191
Dyspnoe	257
e-commerce	405
E-Mail	451
ec-Karte	352
ECM	121
edelmetallfreie Legierungen	159
edelmetallreduzierte Legierungen	159
EDTA-Lösung	161
effektiver Jahreszins	367
efferente Bahnen	59
Eigenbeleg	485
Eigentum	303
Eigentumsvorbehalt	303
Einbüschel-Zahnbürsten	139
Einkommensteuer	421
Einkommensteuergesetz	420
Einligieren	201
Einmalspritzen	129
Einnahmebelege	484
Einnahmen-Ausgaben-Buch	493
Einplatzsystem	445
einspannige Brücke	173
Eintrittspforten	29
Einwurf-Einschreiben	338
Einzelarbeitsvertrag	369
Eiter	104
Eiweiße	85
Elastomere	157, 186
Electronic Caries Meter	121
electronic cash	353
elektrische Arbeit	20
elektrische Leistung	20
elektrische Spannung	18
elektrische Stromstärke	19
elektrischer Strom	19
elektrischer Widerstand	20
Elektrochirurgiegeräte	170
Elektrokauter	177
Elektrolyse	188
Elektrolyt	17, 188
Elektronen	17
elektronischer Geschäftsverkehr	405
Elektrotome	177
Elevatorium	169
Elongation	172, 193
Elternzeit	283
Empfängeranschrift	430
Empress	160
Empyem	104
Endo-Boxen	153
Endocaintherapie	215
Endodontie	117, 142
endodontische Instrumente	153
Endomethasone	160
Energiebedarf	88
Energiedosis	233
Entmineralisation	133
Entwicklungsabschnitte	245
Entwicklungsautomat	228
Entzündung	103
Entzündungsformen	103
Entzündungsherd	146
Epidemiologie	131
Epithelgewebe	48
Epoxidharz	160
Epulis	210
Erdung	21
Erfassungsschein	122
Erfüllungsgehilfen	325
Erfüllungsgeschäft	299
Erfüllungsort	302
Ernährung	85
Erosionen	131
Erstbefund	119

S

Erwerbsminderungsrente	287
Erythrozyten	72
Eugnathie	190
Euro	357, 360
Europäische Zentralbank (EZB)	416
Europäisches Währungssystem	358
Eustress	243
EVA-Prinzip	435
EWS	358
Excalibur	161
Exkavatoren	150–151
Expansion	415
Explorer	442
Express-Brief	344
Exstirpationsinstrumente	152
Exstirpationsnadeln	152
externe Speicher	437
Extraktion	162, 168
Extraktionswunde	163
Extraktionszange	162
extraoraler Befund	120
Exzision	163
F. D. I.-Schema	96
Facialisparese	125
Fäden	171
Fadensicherung	153
Fahrtenbuch	486
Farbcodierung	152
Fehleranalyse	229
Fehlstellungen	193
Feilen	152
Feilung	156–157
Feinpolitur	189
Fermit	155
Fernabsatzverträge	405
Fernröntgenaufnahmen	199
festes Füllungsmaterial	155
Festplatte	438, 441
festverzinsliche Wertpapiere	362
Fette	85
Fettsäuren	141
FI-Schutzschalter	21
fiberoptische Transillumination	120
Fieber	104
filled	131
Finierer	150
Fissuren	134
Fissurenbohrer	150
Fissurenversiegelung	138
Fistel	148
Fixierbad	228
Fläche	454
Flächendesinfektion	34
Fletcher	155
Fluoride	140
Fluoridierung	140
Fluoridtabletten	141
Fluoridzusätze	139
Fluorprophylaxe	191
Folgebefund	119
Folgekrankheit	102
Folienhalter	182
Fontanellen	57
Food debris	133
Foramen apikale	147
Foramen infraorbitale	128
Foramen mandibulae	128
Foramen mentale	128
Foramina	134
Förderinstrumente	152
Formfreiheit	301
Fortbildung	276
FOTI	120
Fotobefund	199
Fraktur	202–203
Frakturbehandlung	204
Fräsatorbad	190
Fräser	150
Fräsverfahren	160
Freibeträge	364, 424
freie Marktwirtschaft	408
freie Vereinbarung	122
Freiendbrücke	174
Freiendprothese	174
Freizeichnungsklauseln	299
Friedenspflicht	374
frontaler Kreuzbiss	194
Fruchtsäuren	131
Früherkennungsuntersuchungen	42
Füllungsarten	142
Füllungsinstrumente	149, 152
Füllungsmaterialien	144, 154
Funktionsabdruck	175
Funktionsbereiche	9, 328
Funktionstherapie	117
Furunkel	104
Fusion	397
Galle	83
Galvanisierung	188
Gangrän	105
Gangränbehandlung	147
Gaumenspalten	197
Gebietskartell	393
Gebühren	417
Gefahrstoffverordnung	280
Gehaltsabrechnung	490
Gehaltskonto	491
Gehörknöchelchen	64
Geld	355
Geldarten	355
Geldkarte	353
Gelenk	53
Gelenkerkrankungen	205
Generalstreik	377

Generationenvertrag	288
genetische Ursachen	190
Gerichtsstand	303
Germektomie	162
Geruch	65
Geschäftsbrief	426, 428–429
Geschäftsfähigkeit	293–295
Geschäftsführung ohne Auftrag	318–319
geschlossene Kürettage	213
Geschmack	65
Geschmacksknospen	65
Geschmackspapillen	92
Geschmackssinn	65
Geschwüre	120
Gesetz gegen den unlauteren Wettbewerb	403
gesetzliche Bestandteile des Schecks	349
gesetzliche Pflichten	318
Gesichtsschädel	56
Gesichtsspaltbildungen	197
Gesichtsspalten	197
Gespräch	239
Gesprächsformen	239
Gesprächsführung	240
gesteuerte Gewebsregeneration	215
Gesundheitsuntersuchung	43
Gewebe	47
Gewerbeordnung	279
Gewinn einer Praxis	420
Gingivaentzündung	207
Gingivahyperplasie	209
Gingivalrandschräger	151
Gingivektomie	214
Gingivitis	206–207, 209
Gips	183
Girokonto	343, 345
Giromatic	161
GKV	122
Glasionomerzement	156
Glaskeramik	187
Gleichgewichtspreis	391
Glyzerin	141
Gold	159
Goldhämmerfüllung	159
Golgi-Apparat	45
Granulationsgewebe	148, 168
Grübchen	134
Grußformen	429
Grundinstrumentarium	124
Grundnährstoff	141
Grundwert	472, 476
Gruppenprophylaxe	137
Güte- und Prüfzeichen	401
Guttapercha	155
Haft	53
Haftpflichtversicherung	291
Haftung	324–325

HAIFA-Methode	243
Hakensonde	124
halbbare Zahlung	346
Halbwinkeltechnik	222
Hallerklammern	143
Hand	35
Händedesinfektion	33
Handelsklassen	401
Handexkavator	145
Handinstrumente	151
Handwerksordnung	272
Hardware	432
Hartgips	183
Haustürgeschäfte	406
Haut	50
Headgear	201
Hedström-Feile	152
Heißluftsterilisator	36
Heißpolymerisate	185
Heidemannspatel	150
Hemmung	313
Hepatitis A	113
Hepatitis B	113–114
Hepatitis C	114
Hepatitis-B-Impfung	40
herausnehmbare Brücke	174
Herdinfektion	148
Herpes labialis	209
Herz	66
Herzaktion	68
Herzbeutel	67
Herzdruckmassage	254
Herzkranzgefäße	69
Herzwand	67
Hilfsgeschäfte	492
Hirnschädelknochen	56
Hirtenstab	182
Histologie	48
HIV	114–115
hochedelmetallhaltige Legierungen	159
Hochkonjunktur	416
Holdinggesellschaft	394
Holschulden	302
Homebanking	351
Homepage	449
Hörbehinderte	251
Hybride	158
Hydrokolloide	181
Hygienebereich	11
Hygienekette	124
Hygieneplan	39
Hyperämie	106, 145
Hyperdontie	191
Hyperplasien	105, 208
Hypertrophie	105
Hyperventilationstetanie	256–257
Hypodontie	191
Hypothekendarlehen	366

S

Immunabwehr	76
Impfungen	39
Implantate	165–166
Implantatpfeiler	167
Implantologie	116–117, 161
In-Ceram	160
indirekte Steuern	418–419
indirekte Überkappung (CP)	144
Individualprophylaxe	137
Individualversicherungen	290–291
Infektion	27
Infektionsquellen	29
Infektionsschutzgesetz	323
Infektionsübertragung	29
Infektketten	28, 31
Infiltrationsanästhesie	126–128
Inflation	356–357
Inhaberscheck	350
Initiator	185
Injektionen	126, 129
Injektionsstellen	128
Inkubationszeit	30
Inlay	159
Inlaybrücke	174
innere Atmung	79
Insolvenzrecht	368
Inspektion	118
Instrumente für chirurgische Behandlung	168
Instrumente für konservierende Behandlung	149
Instrumentendesinfektion	34
Insulinmangel	109
Interdentalraum	143
Interdentalraumbürsten	139
Interdentalraumhygiene	139
Internet	341, 448–449
Internetadresse	450
Internetbanking	351
Interventionspreis	398
Intra-ossäre Anästhesie	127–128
Intraligamentäre Anästhesie	126–127
intraoraler Befund	120
Inzahlungnahme	492
Inzision	163
Ionen	17
Ionendosis	233
Ischämie	106
ISDN	339
ISDN-Karte	449
ISO-Norm	152
Isolatoren	18
Isopropyl	161
Ist-Buchführung	482–483
JAV	378–379
Jodoformpaste	160
Jugend- und Auszubildenden-vertretung	378–379
Jugendarbeitsschutzgesetz	283
Jugendarbeitsschutzuntersuchungen	42
juristische Personen	293
Kalaysator	185
Kalksalze	136
Kaltpolymerisate	185
Kalziumhydroxid	145
Kalziumsulfat	178
Kapillare	71
Kapital	477, 479
Kapitalflucht	388
Karies	131
Karies- und Parodontalprophylaxe	142
Kariesdiagnostik	120, 134
Kariesentstehung	132
Kariesprophylaxe	41, 135
Kariesrezidiv	135
Kariesrisikotest	140
Kariestherapie	142
kariogen	141
Kartei	332
Karteikarte	123, 333–334
Kartell	392–393
Kartellamt	397
Kartellgesetz	397
Kassenbuch	486
kassenwirtschaftliche Leistung	123
Kaufkraft	356
kaufmännische Bestandteile des Schecks	349
Kaufunktion	118
Kaufvertrag	298, 301, 315
Kaumuskulatur	99
Kauorgan	119
Kavität	142
Kavitätenränder	142
Kavitätenversorgung	142
Kehlkopf	78
Keramik-Inlays	159
Kerr-Bohrer	152
Kerr-Feile	152
KFO	116
KFO-Apparaturen	200
KFO-Therapie	198
Kiefergelenk	97–98
Kieferkompression	196
Kieferöffnungsmuskulatur	99
Kieferorthopädie	116–117, 190
Kieferschließmuskulatur	99
Kieferspalten	197
Kiefersperre	98
Kinder	249
Kinderzahnheilkunde	117
Kirchensteuer	421
Knirschen	209
Knirscher	95
Knirscherschiene	134
Knochen	51

Knochenformen	52
Knochenfraktur	203
Knochenkompakta	128
Knochenmark	52
Knochentransplantation	216
Knopfsonden	168
Knorpelgewebe	49
KnR	165
Kohlenhydrate	85, 141
Kollaps	255
Koma	261
Kommunikation	237
Kommunikationsmodell	238
Kompomere	156, 158
Komposites	158
Konfiguration	444
Konflikt	242
Konfliktbewältigung	243
Konjunktur	414
konjunkturpolitische Maßnahmen	410
Konjunkturzyklus	415
Konkremente	136
konservative Frakturbehandlung	204
konservierende Zahnheilkunde	116, 142
Konsistenzen	151, 180
Konstanzprüfung	235
Konstitution	102
Kontaktpunkt	173
Kontamination	28
Kontoauszug	345, 484
Kontrollbereich	232
konturieren	176
Konturierung	142
Konuskrone	172
Konzern	393
Kopfbiss	194
Kopfnerven	99
Kopfschlagader	99
Kopierverfahren	160
Körperkreislauf	69
Korrosion	188–189
Kortikoid	160
Krampfanfall	256
Krankengeld	286
Krankenhilfe	286
Krankenkassenbeiträge	286
Krankenversichertenkarte	122
Krankenversicherung	284
Krankheitserleben	245
Krankheitsgewinn	246
Krankheitsursachen	101
Krankheitsverlauf	102
Kreditarten	365
Kreditkarte	352–353
Kreislaufrisiko	128
Kreislaufstillstand	254
Kronenart	172
Kronenfrakturen	204
Kronenpulpa	146
Kugelstopfer	150
Kumulation	267
Kündigung	371
Kündigungsfristen	272, 362, 371–372
Kündigungsschutz	372
Kündigungsschutzgesetz	373
Kunststoff	185
Kunststofffolien	144
Kunststofffüllungen	157
Kunststoffspatel	151
KVK	122
Ladungsträger	16
Ladungstrennung	16
Längsfrakturen	205
Langzeitprovisorien	176
Lastschriftverfahren	348
laterale Kondensation	161
Laterotrusion	96
Leber	83
Leckstrahlen	218
Legierungen	156, 159
Legierungsrechnung	470
Lehre über die Einpflanzung von Materialien jeglicher Art	116
Leihvertrag	315
Leiter	17
Leitungsanästhesie	126–127
Leukoplakie	206
Leukozyten	72
Lichen	206
lichthärtende Materialien	158
lichthärtende Präparate	155
Lichtpolymerisate	185
Lidspalte	126
Lieferungsverzug	306–307
lineare AfA	497
Link	449
Lippen-Kiefer-Gaumenspalten	197
Lippenspalten	197
Lohnabzüge	490
Lohnarten	382
Lohnsteuer	421
Lohnzusatzkosten	386
Lokalanästhesie	126
Lokalanästhetikum	268
Lungen	79
Lungenkreislauf	69
Luxation	168, 202
lymphatisches System	75
Lymphe	75
Lymphknoten	76
Lymphknotenschwellungen	120
Lysosomen	45
Maßeinheiten	453
Maestro	353

S

Magen	82
magisches Viereck	414
Mahnbescheid	310
Mahnung	306
Mahnverfahren	310
Makrofüller	158
Makrognathie	197
mandibuläre Mikrogenie	197
mangelhafte Lieferung	304, 306
Mannit	142
Mantelkrone	172
marginale Parodontopathie	208
Markt	389
Marktarten	389
Marktformen	389
Marktpreis	398
maschinelle Instrumente	152
Matrix	158
Matrizen	142–143
Matrizensysteme	151
Mausklicks	440
maxilläre Mikrognathie	197
Mc Call-Girlande	210
Meba	151
Medizingeräteverordnung	12
Mehrfachimpfung	39
mehrspannige Brücke	173
Meiose	46
Meldepflicht	320, 323–324
Mesialbiss	194
Mesiodens	191
Metallbänder	144
Mietvertrag	315
Mikrofüller	158
Mikrognathie	197
mikroinvasive Präparation	149
Mikromotoren	149
Mikroorganismen	24, 147
Milchgebiss	89
Milchsäure	132
Milchzähne	89
Milchzahnpersistenz	192
Miller-Nadel	152
mimische Muskulatur	98
Minderung	304
Mineralstoffe	86
Mischungskreuz	470
Mischungsrechnen	467
Mischungsverhältnis	467
missing	131
Mitochondrien	45
Mitose	46
Mobilfunk	341
Modellanalyse	199
Modellierung	142
Modem	449
modifizierte Bass-Technik	138
Monomer	159, 185
Monopol	389
Monosaccharide	141
Mortalamputation	146
Mortalexstirpation	146
Motivation	136
Mucosa	51
Muko-Periost-Lappen	163
mukogingivale Chirurgie	213
Mund-Antrum-Verbindung	163
Mundatmung	132
Munddusche	139
Mundhöhle	91–93
Mundhygiene	121
Mundlampe (Kaltlicht)	124
Mundschleimhauterkrankungen	206
Mundspeicheldrüsen	93
Muskelgewebe	49
Muskulatur	55
Muttergesellschaft	394
Mutterschaftsgeld	282
Mutterschutzfrist	282
Mykosen	27
Myokardinfarkt	259
N. facialis/VII. Hirnnerv	125
N. trigeminus/V. Hirnnerv	125
Nachblutungen	165–166
Nacherfüllung	304
Nachnahme	346
Nachrichtenübermittlung	337
Nadelhalter	170–171
Nadeln	171
Nahtmaterial	170
Namensscheck	350
Narkose	131
Nase	78
Nasennebenhöhlen	58, 78
Natriumhypochlorid	161
Natriumsulfat	178
Naturheilkunde	117
Nebenwirkungen	266
Nekrose	105
Nervengewebe	49
Nervensystem	59
Nervenzellen	50
Nervus facialis	98
Nervus trigeminus	125
Nettogehalt	385
Neubeginn	313
neues Bindegewebe	148
Neuron	50
Neutralbiss	193
nichtige Rechtsgeschäfte	297
Nichtleiter	18
nominales Bruttoinlandsprodukt	412
Nominallohn	386
Normen- und Typenkartell	393
Notfälle	123, 253

Notfallkoffer	253	Partsch II	164
Nullzone	425	passive Immunisierung	40
		passiver Bewegungsapparat	51
obere Gelenkkammer	97	Pathogenität	28
oberer Interventionskurs	359	Patientenbereich	328
Oberflächenanästhesie	126	Patientenbetreuung	245
Ödem	76, 105	Patientendaten	331
Odontoblasten	88, 135	Pellets	143
Offenbarungsrecht	320	periapikale Ostitis	147
offene Kürettage	213	Peripac	214
offene Lagerung	152	peripheres Nervensystem	60
offene Systeme	167	Peripherie	434
offener Biss	194	Perkussion	118
öffentliche Beglaubigung	296	Perkussionsprobe	119
öffentliche Beurkundung	296	Personalbereich	328
öffentliche Unternehmungen	410	Personaleinsatzplan	330
ohmsches Gesetz	20	Personalkosten	490
Ohr	63	personenbezogene Daten	442
Okklusion	95, 172, 193	Personenversicherungen	291
Okklusionsfolie	95, 177	Pflegeversicherung	284, 290
Oligopol	389	Pflichten des Auszubildenden	272
online	449	Pflichten des Bewerbers	369
Online-Dienste	342	Pflichten des Einstellenden	369
operative Frakturbehandlung	204	Pfortader	83
Ordner	441	pH-Wert	134, 137
Ordnungshilfsmittel	334	Phlegmone	104, 148
organische Gerüstsubstanzen	132	Phosphatzement	151
Orthopantomogramm	226	Pilze	24, 26
Orthophosphorsäure	156	Pilzerkrankungen	27
orthoradiale Einstellung	224	PKV	122
Osteomyelitis	204	Plaque	132, 135
Osteotomie	161–162	plastisches Füllungsmaterial	155
Overbite	193	Plattenapparaturen	200
Overjet	193	Pleura	79
		PMMA	185
PA-Status	121, 211–212	polieren	189
Pachtvertrag	315	Polierer	150
Päckchen	337	Poliermittel	183, 189
Pado-Test	213	Politur	142
Palpation	118	Polyether	180
Panorama-Schichtaufnahme	226	Polyketon	160
Parafunktionen	95, 119, 205	Polymere	159, 185–186
Paralleltechnik	223	Polymerisation	158–159
Parasiten	27	Polymerisationsschrumpfung	186
Parasympathikus	60	Polypol	389
parenterale Verabreichung	129	Polyreaktion	186
Parität	359	Positioner	200
Parodontalerkrankungen	208–209	Post	338
Parodontalprophylaxe	135	Post-Pakete	337
Parodontalstatus	211	Postanweisung	344
Parodontaltherapie	210	Postausgang	336
Parodontitis	147, 208–209	Postbearbeitung	335
Parodontologie	116, 208	POZ	353
Parodontopathie	118, 208	Prädilektionsstellen	134
Parodontose	208	Präkanzerosen	106, 119
Parotisrollen	149	Prämienlohn	383
partielle Prothesen	174	Präparationsaufsätze	149
Partsch I	164	Präparationsformen	173

S

Präparationsinstrumente 149
präprothetische Chirurgie 161, 165
Prävention 39, 41, 252
Präventive Zahnheilkunde 116
Praxisausgaben 491
Praxisorganisation 328
Praxisplanung 9
Praxisverwaltungsprogramm 445
Pre-Selection 342
Preisangabenverordnung 402
Preisindex für die Lebenshaltung 356
Preiskartell 393
pressen 209
Primärstrahlen 218
Privatversicherungen 290
Probeexzision 208
Probezeit 272
Produkthaftungsgesetz 404
Progenie 197–198
Prognathie 197–198
Prognose 117
Programm 433
Progressionszone 425
Prophylaxe 41, 116–117, 140, 214
Proportionalzone 425
Prothetik 116, 171
Protozoen 24
Protrusion 96, 193
Provider 342
Provisorien 173, 175
provisorisches Füllungsmaterial 154
Prozentrechnen 472
Prozentrechnung mit vermehrtem
  Grundwert 474
Prozentrechnung mit vermindertem
  Grundwert 476
Prozentsatz 472
Prozentwert 472, 474, 476
Prüfungsanforderungen 270
Psychosomatik 117
Pufferkapazität 134
Pulpa 145
Pulpagangrän 146
Pulpanekrose 146
Pulpektomie 146
pulpennahe Dentinkaries 133
Pulpitis 145
Pulpotomie 146
Puls 118
Pulsbeschleunigung 119
Pulsschläge 118
Pulsverlangsamung 119

QLF-Methode 120
Qualitätssicherung 235
quantitative light-induced laser
  fluorescence 120
Quecksilber 142

Querfrakturen 205
Quittung 344
Quotenkartell 393

Rabatt 302
Rabattkartell 393
Rabenschnabel 162
radikuläre Zysten 148
Radix-Anker 175
RAM-Speicher 434, 438
Ramfjord-Index 120
Randschluss 142
Raspatorium 169
Ratenkauf 404–405
Rattenschwanzfeile 152
Rauminhalt 456
reales Bruttoinlandsprodukt 412
Reallohn 386
Reamer 152
Reanimation 253–254
Recall 211
Rechte des Auszubildenden 272
rechtfertigender Notstand 319
Rechtsfähigkeit 293
Rechtsgeschäfte 295–297
Rechtwinkeltechnik 223
Reflexe 61
Regelleistungen der Krankenkassen 286
Reimplantation 165
Reizleitungssystem 68
relative Trockenlegung 143
Remineralisation 133, 140
Rendite 362
Rentenversicherung 284, 286–287
Reposition 204
Resorption 84, 87
Restpulpa 145
Retention 192
Retentionsphase 200
Retentionsstellen 137
Retraktionsfäden 176
Retraktionslösung 176
Retraktionsringe 176
Retrusion 96, 193
reversibel-starre Abformmaterialien 181
Rezept 263
Rezession 208, 415–416
Rezidiv 103
Rezidivbehandlung 211
Rhagaden 207
Rhesussystem 73
Ribosomen 45
Richtpreis 398
Richtungsbezeichnungen der Zähne 94
Riechfunktion 65
Rollen 241
ROM-Speicher 433
Röntgenbereich 11

Röntgenbild 217
Röntgendiagnostik 218
Röntgenfilme 219
Röntgenfilmentwicklung 227
Röntgenfilmkassetten 221
Röntgenkontrollaufnahme 147
Röntgenpass 235
Röntgenröhre 216
Röntgenstatus 223
Röntgenstrahlen 216
Röntgenverbrennung 219
Röntgenverordnung 12, 230
Rosenbohrer 150
Rücktritt vom Vertrag 304
Ruheschwebe 95

Saccharin 142
Sachpfändung 311
Sachversicherungen 291
Sagittalebene 191
Sanierung 121
SAT 160
Säure-Ätz-Technik 156
saurer Bereich 134
Scaler 211
Schädel 55
Schadenersatz 305
Schaltprothese 174
scharfer Löffel 168
Scheckgesetz 348
Scheckverlust 351
Schickschulden 302
Schimmstockfolie 177
Schlaganfall 262
schleifen 189
Schleifer 150
Schleifmittel 189
Schleimhaut 51
Schleimhautbänder 165
Schlifffassetten 95
Schlotterkamm 165
Schlussbiss 95
Schmelzkaries 133
Schmelzmesser 150–151
Schmelzsicherung 20
Schmelzsprünge 159
Schmerz 61, 119
Schnitzinstrument 150
Schockarten 259–260
Schockindex 260
Schraubenimplantate 167
Schriftform 296
Schrubbmethode 139
Schufa 366
schuldhaftes Handeln 325
Schulterpräparation 173
Schutzhandschuhe 107
Schutzimpfungen 39

Schutzkontaktstecker 21
Schutzmaßnahmen 23
Schwebebrücke 174
Schweigepflicht 319–320
Schweizer Gerät 120
Schwerpunktstreik 377
Schwestergesellschaft 394
Segelklappen 67
Sehapparat 62
Sehnen 55
Sekundärkaries 135, 142
Sekundärstrahlen 218
selbsthärtende Materialien 158
Selbstzahler 122
Sensibilitäts- oder Vitalitätsprüfung 118
Sensibilitätskontrolle 146
Sensibilitätstest 120
Server 445
Sichelzähne 192
Sicherheitskettchen 153
Sicherheitsvorschriften 11
Sicherungen 20
Sicherungsautomat 21
Sicherungsübereignung 366
Silanisierung 160
Silberbromidkristalle 220–221
Silikone 179–180
Simultanimpfung 39
Skalpell 169
Skelett 53
Skonto 302
Skontobetrag 480
SMS 341
Software 432
Sonderausgaben 424
Sonoerosionsverfahren 160
sonstige Abzüge 385
Soor 206
Sorbit 142
Sorgfaltspflicht 324
soziale Marktwirtschaft 409
sozialer Arbeitsschutz 281
Sozialgericht 290
Sozialleistungen 410
Sozialpolitik 410
Sozialversicherung 284–285
Sozialversicherungsbeiträge 490
Spaltbildung 197
Spannungserzeugung 18
Sparbriefe 362
Sparbuch 361
Sparformen 361, 364
Speichel 93
Speicheldiagnostik 137, 215
Speicheldrüsen 82, 91
Speichelflussreduzierung 143
Speichelsauger 143
Speichenschlagader 118

S

spezielle Anamnese	117
Sporen	26
Sporenpäckchen	38
Sprühdesinfektionsmittel	35
Spurenelemente	86
Stabilitätsgesetz	413–414
Staffelkartei	333
Stammdaten	331
Steilkartei	333
Sterilgut	38
Sterilisation	31
Sterilisationsmethoden	36
Steuerbescheid	421
Steuererklärung	421
Steuerklassen	422
Steuern	418
Steuernummer	421
Steuerprogression	425
Stiftaufbauten	175
Stiftkrone	172
Stillman-Methode	139
Stimulatoren	139
Stomatitis	206
Stomatitis aphtosa	206
stomatognathes System	91
Strahlenbelastung	231
Strahlenschäden	219
Strahlenschutzbeauftragter	232
Strahlenschutzverantwortlicher	232
Streik	376
Streikarten	376
Streptococcus mutans	133
Streptococcus salivalis	133
Streptococcus sanguis	133, 215
Stress	243
Stressbewältigung	244
Streuung	148
Stromkreis	19
Stromunfälle	22
Stufenpräparation	173
Sublingualbügel	174
Suchmaschine	449
Sulcus	177
Sulcus-Blutungs-Index	207
Sulkus-Zahnbürsten	139
Superfloss	139
Superhartgips	183
Symbiose	25
Sympathikus	60
Symptome	102
Systemsoftware	432
T-Helferzellen	116
Tachykardie	119
Tamponaden	168
Tamponadenstopfer	168
Tangentenpräparation	173
Tarifautonomie	374

Tarifverhandlungen	376
Tarifverträge	374–375
Tarifvertragsrecht	374
Taschenklappen	68
Taschentiefen	212
Taskleiste	440
technischer Arbeitsschutz	279
Teilkrone	172
Teilluxation	202
Telearbeit	446
Telefax	337, 342
Telefongespräch	241, 337, 339–340
Telekommunikation	335, 340
Telemedizin	446
Teleskopkrone	174
Terminal	445
Termineinlagen	362
Terminplanung	329–330
Therapie	117
Thermodesinfektor	34
Thermoplaste	157, 186
Thrombozyten	72
tiefer Biss	194
Tiefziehfolie	176
Tochtergesellschaft	394
Tofflemire	151
tooth	131
Toxine	26
transdentale Fixation	205
Transplantation	165
Transportkosten	302
Transversalebene	191
traumatische Nadeln	170
traumatologische Therapie	161
Trays	124, 153
Trepanation	147
Trifurkationen	211
Trigeminusneuralgie	125
Trockenlegung	149
Trust	394
Tuber maxillae	128
Tuberkulose	112
Tubus	222
Tumoren	106, 161
Turbinen	149
Typ-I-Diabetes	109
Typ-II-Diabetes	109
Überbringerscheck	350
Übergabe-Einschreiben	338
Überschussrechnung	483
Überweisungsformular	346–347
Ulkus	105
Ulzerationen	207
Umsatzsteuer	487
Umschulung	276
Umweltzeichen	404
Unabdingbarkeit des Tarifvertrages	374

unerlaubte Handlung 325
Unfallschutz 279
Unfallverhütungsvorschriften 11, 280–281
Unfallversicherung 284, 289
Universal-Matrizenhalter 151
unktionskieferorthopädische Apparaturen 200
untere Gelenkkammer 97
unterer Interventionskurs 359
Unterfüllungsmaterialien 154–155
Unterkiefer 58
Unternehmenskonzentration 395–396
UV-Licht 138
UWG 403

Vector Fluid 149
Vector-Therapie 213
Vector-Verfahren 149
Venen 70
Verblendkrone 172
Verbolzung 163
Verbraucherberatung 400
Verbraucherdarlehensvertrag 367
Verbraucherschutz 399
Verbraucherschutzbestimmungen 401
Verbraucherzentralen 400
Verbrauchsgüterkauf 306
Verbrauchsteuern 418–419
Verbundkunststoffe 186
Verdauungsorgane 81
Verhaltensweisen bei Kranken 246
Verjährung 312–313
Verjährungsfristen 313
Verkaufskurs 460
Verkaufsverpackung 301
Verkehrsteuern 418–419
vermehrter Grundwert 474
verminderter Grundwert 476
Vermögensversicherungen 291
Vernetzung 445
Verpflichtungsgeschäft 299
Verrechnungsscheck 348–349
Versandverpackung 301
Versandzusatzleistungen 337
Versicherungssparen 363
Verstärkerfolien 221
Verteilungsrechnen 465
vertikale Kondensation 161
Vertikalebene 191
Verträge 295
Vertragsarten 314
Verzugsarten 306
Verzugszinsen 480
Vestibulum oris 92
Vier-Hand-Technik 124
Viren 24, 26
Virulenz 28
Vitalamputation (VitA) 144, 146
Vitalerhaltung 144, 146

Vitalexstirpation 146–147
Vitamin-D-Prophylaxe 191
Vitamine 86
Vollkrone 172
Vollstreckungsbescheid 310
Volumen 456
Vorlegefrist 351
Vorpolitur 189

Wachse 183–184
Wachsmesser 175
Währung 357
Währungsrechnen 460
Währungsunion 360
Warenkennzeichnungsvorschriften 401
Wartezeit 287
Wasserstoffperoxid 161
Wechselkurs 358, 460
weißer Fleck 133
Weichmacher 156
Weltmarktpreis 398
Werbungskosten 423
Werkvertrag 317
White Spot 133
WHO 131
Widerstandsfestigkeit 155
Willenserklärungen 295
Windows 440
Winkelstücke 35
Wirbelsäule 54
Wirkstoffe 32
Wirtschaftsordnungen 407
Wundhaken 170
Wundspreizer 170
Wundstarrkrampf 204
Würgereflex 126
Wurzelfrakturen 204–205
Wurzelfüllungsmaterialien 154
Wurzelkanalaufbereitungsinstrumente 152
Wurzelkanalfüllung 160
Wurzelkanalinstrumente 152
Wurzelkanalpasten 160
Wurzelpulpa 146
Wurzelreste 168
Wurzelspitzenamputation 163
Wurzelspitzenloch 147
www 449

Xylit 142

Zacke zur Backe 168
Zahlschein 346
Zahlungsarten 343
Zahlungsverzug 309
Zahnarztbereich 328
Zahnarztelement 10
zahnärztliche Chirurgie 116

S

© Holland + Josenhans

zahnärztliche Leistungen	487
zahnärztliche Nebentätigkeit	487
zahnärztliche Sonde	124
Zahnbefund	120
Zahnbeläge	136
Zahnbezeichnungen	94
Zahnbürste	138
Zähne	82
Zahnentwicklung	88
Zahnentwicklungsstadien	89
Zahnerhaltungskunde	116
Zahnersatz	171
Zahnersatzkunde	116
Zahnfilmformate	219
Zahnflächen	94
Zahnform	132
Zahnformabweichungen	192
Zahnfrakturen	204
Zahngruppen	90
Zahnhalteapparat	91
Zahnhölzer	139
Zahnlockerungsgrade	212
Zahnmännchen	141
Zahnpasta	139
Zahnputztechniken	138
Zahnröntgenfilm	220
Zahnseide	139
Zahnstein	136
Zahnsteinentfernung	211
Zahnstellungen	132, 192
Zahnstruktur	132
Zahnvitalität	119
Zangen	168
Zapfenzähne	192
ZE-Status	121
Zeit	477, 479

Zeitlohn	382
Zelle	43
Zellkern	45
Zellmembran	44
Zellorganellen	45
Zemente	155
zentrales Nervensystem	59
Zentralstrahl	222, 225
Zentralverwaltungswirtschaft	408–409
Zentriolen	45
Zinkoxid-Eugenol-Zement	145, 154, 156
Zinkoxidphosphatzement	151
Zinkphosphatzement	154, 156
Zinsabschlagsteuer	364
Zinsen	477
Zinsfuß	477
Zinsrechnen	477
Zinssatz	479
Zinstage	478
Zivilisationskrankheiten	87
Zivilprozess	312
Zölle	417
zu versteuerndes Einkommen	424
Zuckeraustauschstoffe	141
Zuckerersatzstoffe	141
Zunge	92
Zwangsvollstreckung	311
Zwillingszähne	192
Zylinderampullenspritzen	129
Zylinderimplantate	167
Zylinderstopfer	150
Zystektomie	164
Zysten	161, 164
Zystenbalg	163
Zystostomie	164
Zytologie	43